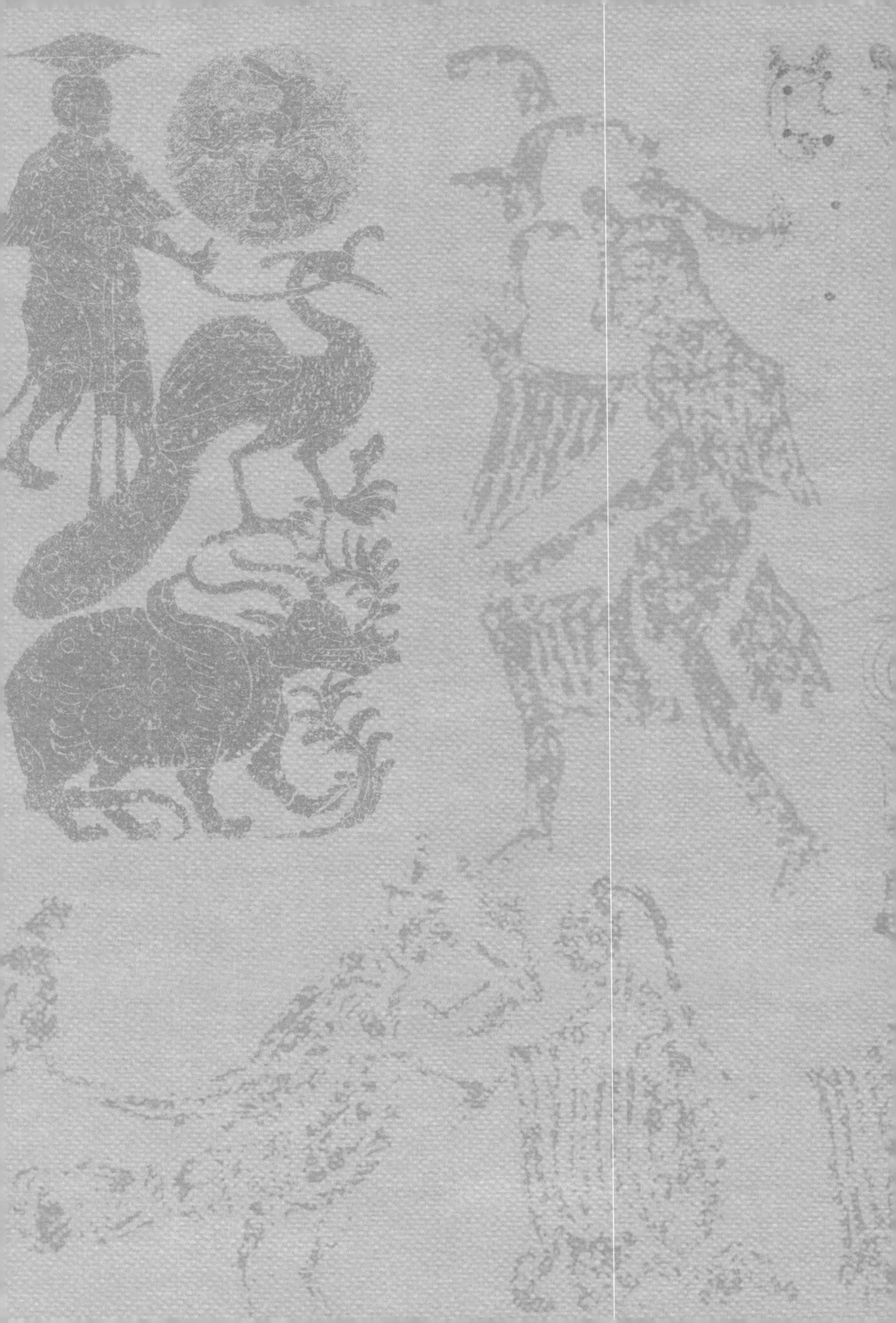

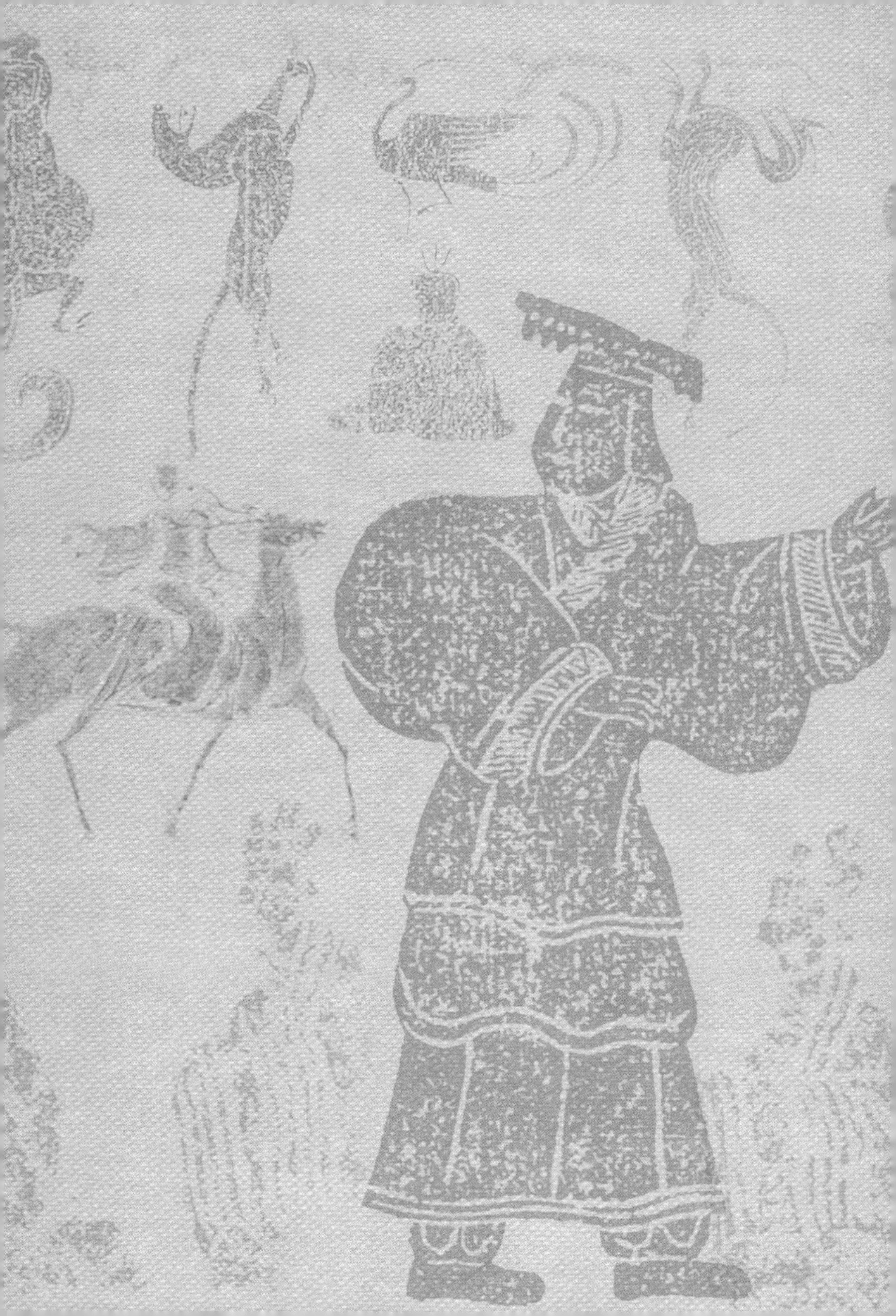

中国古医籍整理丛书

鸡峰普济方

宋·张锐　撰

冯　诩　贾　兼　重校定

张效霞　蔡　群　姜永浩　校注

全国百佳图书出版单位

中国中医药出版社

·北　京·

图书在版编目（CIP）数据

鸡峰普济方/(宋)张锐撰；冯诩，贾兼重校定；张效霞，蔡群，姜永浩校注．—北京：中国中医药出版社，2023.7

(中国古医籍整理丛书)

ISBN 978-7-5132-4820-4

Ⅰ.①鸡… Ⅱ.①张… ②冯… ③贾… ④张… ⑤蔡… ⑥姜… Ⅲ.①中国医药学-中国-宋代 Ⅳ.①R2-52

中国版本图书馆CIP数据核字（2018）第052775号

中国中医药出版社出版

北京经济技术开发区科创十三街31号院二区8号楼

邮政编码 100176

传真 010-64405721

廊坊市祥丰印刷有限公司印刷

各地新华书店经销

开本 710×1000 1/16 印张 51.5 字数 701千字

2023年7月第1版 2023年7月第1次印刷

书 号 ISBN 978-7-5132-4820-4

定价 218.00元

网址 www.cptcm.com

服务热线 010-64405510

购书热线 010-89535836

维权打假 010-64405753

微信服务号 zgzyycbs

微商城网址 https://kdt.im/LIdUGr

官方微博 http://e.weibo.com/cptcm

天猫旗舰店网址 https://zgzyycbs.tmall.com

如有印装质量问题请与本社出版部联系(010-64405510)

版权专有 侵权必究

国家中医药管理局
中医药古籍保护与利用能力建设项目
组织工作委员会

主 任 委 员 王国强
副 主 任 委 员 王志勇 李大宁
执 行 主 任 委 员 曹洪欣 苏钢强 王国辰 欧阳兵
执行副主任委员 李 昱 武 东 李秀明 张成博
委 员

各省市项目组分管领导和主要专家

（山东省）武继彪 欧阳兵 张成博 贾青顺
（江苏省）吴勉华 周仲瑛 段金廒 胡 烈
（上海市）张怀琼 季 光 严世芸 段逸山
（福建省）阮诗玮 陈立典 李灿东 纪立金
（浙江省）徐伟伟 范永升 柴可群 盛增秀
（陕西省）黄立勋 呼 燕 魏少阳 苏荣彪
（河南省）夏祖昌 刘文第 韩新峰 许敬生
（辽宁省）杨关林 康廷国 石 岩 李德新
（四川省）杨殿兴 梁繁荣 余曙光 张 毅

各项目组负责人

王振国（山东省） 王旭东（江苏省） 张如青（上海市）
李灿东（福建省） 陈勇毅（浙江省） 焦振廉（陕西省）
蔡永敏（河南省） 鞠宝兆（辽宁省） 和中浚（四川省）

项目专家组

顾　问　马继兴　张灿玾　李经纬

组　长　余瀛鳌

成　员　李致忠　钱超尘　段逸山　严世芸　鲁兆麟
郑金生　林端宜　欧阳兵　高文柱　柳长华
王振国　王旭东　崔　蒙　严季澜　黄龙祥
陈勇毅　张志清

项目办公室（组织工作委员会办公室）

主　任　王振国　王思成

副主任　王振宇　刘群峰　陈榕虎　杨振宁　朱毓梅
刘更生　华中健

成　员　陈丽娜　邱　岳　王　庆　王　鹏　王春燕
郭瑞华　宋咏梅　周　扬　范　磊　张永泰
罗海鹰　王　爽　王　捷　贺晓路　熊智波

秘　书　张丰聪

前言

中医药古籍是传承中华优秀文化的重要载体，也是中医学传承数千年的知识宝库，凝聚着中华民族特有的精神价值、思维方法、生命理论和医疗经验，不仅对于传承中医学术具有重要的历史价值，更是现代中医药科技创新和学术进步的源头和根基。保护和利用好中医药古籍，是弘扬中国优秀传统文化、传承中医学术的必由之路，事关中医药事业发展全局。

1949 年以来，在政府的大力支持和推动下，开展了系统的中医药古籍整理研究。1958 年，国务院科学规划委员会古籍整理出版规划小组在北京成立，负责指导全国的古籍整理出版工作。1982 年，国务院古籍整理出版规划小组召开全国古籍整理出版规划会议，制定了《古籍整理出版规划（1982—1990）》，卫生部先后下达了两批 200 余种中医古籍整理任务，掀起了中医古籍整理研究的新高潮，对中医文化与学术的弘扬、传承和发展，发挥了极其重要的作用，产生了不可估量的深远影响。

2007 年《国务院办公厅关于进一步加强古籍保护工作的意见》明确提出进一步加强古籍整理、出版和研究利用，以及

"保护为主、抢救第一、合理利用、加强管理"的方针。2009年《国务院关于扶持和促进中医药事业发展的若干意见》指出，要"开展中医药古籍普查登记，建立综合信息数据库和珍贵古籍名录，加强整理、出版、研究和利用"。《中医药创新发展规划纲要（2006—2020）》强调继承与创新并重，推动中医药传承与创新发展。

2003～2010年，国家财政多次立项支持中国中医科学院开展针对性中医药古籍抢救保护工作，在中国中医科学院图书馆设立全国唯一的行业古籍保护中心，影印抢救濒危珍本、孤本中医古籍1640余种；整理发布《中国中医古籍总目》；遴选351种孤本收入《中医古籍孤本大全》影印出版；开展了海外中医古籍目录调研和孤本回归工作，收集了11个国家和2个地区137个图书馆的240余种书目，基本摸清流失海外的中医古籍现状，确定国内失传的中医药古籍共有220种，复制出版海外所藏中医药古籍133种。2010年，国家财政部、国家中医药管理局设立"中医药古籍保护与利用能力建设项目"，资助整理400余种中医药古籍，并着眼于加强中医药古籍保护和研究机构建设，培养中医古籍整理研究的后备人才，全面提高中医药古籍保护与利用能力。

在此，国家中医药管理局成立了中医药古籍保护和利用专家组和项目办公室，专家组负责项目指导、咨询、质量把关，项目办公室负责实施过程的统筹协调。专家组成员对古籍整理研究具有丰富的经验，有的专家从事古籍整理研究长达70余年，深知中医药古籍整理研究的重要性、艰巨性与复杂性，履行职责认真务实。专家组从书目确定、版本选择、点校、注释等各方面，为项目实施提供了强有力的专业指导。老一辈专家的学术水平和智慧，是项目成功的重要保证。项目承担单位山东中医药大学、南京中医药大学、上海中医药大学、福建中医药大学、浙江省中医药研究院、陕西省中医药研究院、河南省中医药研究院、辽宁中医药大学、成都中医药大学及所在省市中医药管理部门精心组织，充分发挥区域间互补协作的优势，并得到承担项目出版工作的中国中医药出版社大力配合，全面推进中医药古籍保护与利用网络体系的构建和人才队伍建设，使一批有志于中医学术传承与古籍整理工作的人才凝聚在一起，研究队伍日益壮大，研究水平不断提高。

本着“抢救、保护、发掘、利用”的理念，该项目重点选择近60年未曾出版的重要古医籍，综合考虑所选古籍的保护价值、学术价值和实用价值。400余种中医药古籍涵盖了医经、基础理论、诊法、伤寒金匮、温病、本草、方书、内科、外科、女科、儿科、伤科、眼科、咽喉口齿、针灸推拿、养生、医案医话医论、医史、临证综合等门类，跨越唐、宋、金元、明以迄清末。全部古籍均按照项目办公室组织完成的行业标准《中医古籍整理规范》及《中医药古籍整理细则》进行整理校注，绝大多数中医药古籍是第一次校注出版，一批孤本、稿本、抄本更是首次整理面世。对一些重要学术问题的研究成果，则集中收录于各书的“校注说明”或“校注后记”中。

“既出书又出人”是本项目追求的目标。近年来，中医药古籍整理工作形势严峻，老一辈逐渐退出，新一代普遍存在整理研究古籍的经验不足、专业思想不坚定等问题，使中医古籍整理面临人才流失严重、青黄不接的局面。通过本项目实施，搭建平台，完善机制，培养队伍，提升能力，经过近5年的建设，锻炼了一批优秀人才，老中青三代齐聚一堂，有效地稳定了研究队伍，为中医药古籍整理工作的开展和中医文化与学术的传承提供必备的知识和人才储备。

本项目的实施与《中国古医籍整理丛书》的出版，对于加强中医药古籍文献研究队伍建设、建立古籍研究平台，提高古籍整理水平均具有积极的推动作用，对弘扬我国优秀传统文化，推进中医药继承创新，进一步发挥中医药服务民众的养生保健与防病治病作用将产生深远影响。

第九届、第十届全国人大常委会副委员长许嘉璐先生，国家卫生计生委副主任、国家中医药管理局局长、中华中医药学会会长王国强先生，我国著名医史文献专家、中国中医科学院马继兴先生在百忙之中为丛书作序，我们深表敬意和感谢。

由于参与校注整理工作的人员较多，水平不一，诸多方面尚未臻完善，希望专家、读者不吝赐教。

国家中医药管理局中医药古籍保护与利用能力建设项目办公室

二〇一四年十二月

许 序

“中医”之名立，迄今不逾百年，所以冠以“中”字者，以别于“洋”与“西”也。慎思之，明辨之，斯名之出，无奈耳，或亦时人不甘泯没而特标其犹在之举也。

前此，祖传医术（今世方称为“学”）绵延数千载，救民无数；华夏屡遭时疫，皆仰之以度困厄。中华民族之未如印第安遭染殖民者所携疾病而族灭者，中医之功也。

医兴则国兴，国强则医强。百年运衰，岂但国土肢解，五千年文明亦不得全，非遭泯灭，即蒙冤扭曲。西方医学以其捷便速效，始则为传教之利器，继则以“科学”之冕畅行于中华。中医虽为内外所夹击，斥之为蒙昧，为伪医，然四亿同胞衣食不保，得获西医之益者甚寡，中医犹为人民之所赖。虽然，中国医学日益陵替，乃不可免，势使之然也。呜呼！覆巢之下安有完卵？

嗣后，国家新生，中医旋即得以重振，与西医并举，探寻结合之路。今也，中华诸多文化，自民俗、礼仪、工艺、戏曲、历史、文学，以至伦理、信仰，皆渐复起，中国医学之兴乃属必然。

迄今中医犹为国家医疗系统之辅，城市尤甚。何哉？盖一则西医赖声、光、电技术而于20世纪发展极速，中医则难见其进。二则国人惊羡西医之“立竿见影”，遂以为其事事胜于中医。然西医已自觉将入绝境：其若干医法正负效应相若，甚或负远逾于正；研究医理者，渐知人乃一整体，心、身非如中世纪所认定为二对立物，且人体亦非宇宙之中心，仅为其一小单位，与宇宙万象万物息息相关。认识至此，其已向中国医学之理念“靠拢”矣，虽彼未必知中国医学何如也。唯其不知中国医理何如，纯由其实践而有所悟，益以证中国之认识人体不为伪，亦不为玄虚。然国人知此趋向者，几人？

国医欲再现宋明清高峰，成国中主流医学，则一须继承，一须创新。继承则必深研原典，激清汰浊，复吸纳西医及我藏、蒙、维、回、苗、彝诸民族医术之精华；创新之道，在于今之科技，既用其器，亦参照其道，反思己之医理，审问之，笃行之，深化之，普及之，于普及中认知人体及环境古今之异，以建成当代国医理论。欲达于斯境，或需百年欤？予恐西医既已醒悟，若加力吸收中医精粹，促中医西医深度结合，形成21世纪之新医学，届时“制高点”将在何方？国人于此转折之机，能不忧虑而奋力乎？

予所谓深研之原典，非指一二习见之书、千古权威之作；就医界整体言之，所传所承自应为医籍之全部。盖后世名医所著，乃其秉诸前人所述，总结终生行医用药经验所得，自当已成今世、后世之要籍。

盛世修典，信然。盖典籍得修，方可言传言承。虽前此50余载已启医籍整理、出版之役，惜旋即中辍。阅20载再兴整理、出版之潮，世所罕见之要籍千余部陆续问世，洋洋大观。

今复有“中医药古籍保护与利用能力建设”之工程，集九省市专家，历经五载，董理出版自唐迄清医籍，都400余种，凡中医之基础医理、伤寒、温病及各科诊治、医案医话、推拿本草，俱涵盖之。

噫！璐既知此，能不胜其悦乎？汇集刻印医籍，自古有之，然孰与今世之盛且精也！自今而后，中国医家及患者，得览斯典，当于前人益敬而畏之矣。中华民族之屡经灾难而益蕃，乃至未来之永续，端赖之也，自今以往岂可不后出转精乎？典籍既蜂出矣，余则有望于来者。

谨序。

第九届、十届全国人大常委会副委员长

許嘉璐

二〇一四年冬

王 序

中医学是中华民族在长期生产生活实践中，在与疾病作斗争中逐步形成并不断丰富发展的医学科学，是中国古代科学的瑰宝，为中华民族的繁衍昌盛作出了巨大贡献，对世界文明进步产生了积极影响。时至今日，中医学作为我国医学的特色和重要医药卫生资源，与西医学相互补充、相互促进、协调发展，共同担负着维护和促进人民健康的任务，已成为我国医药卫生事业的重要特征和显著优势。

中医药古籍在存世的中华古籍中占有相当重要的比重，不仅是中医学术传承数千年最为重要的知识载体，也是中医为中华民族繁衍昌盛发挥重要作用的历史见证。中医药典籍不仅承载着中医的学术经验，而且蕴含着中华民族优秀的思想文化，凝聚着中华民族的聪明智慧，是祖先留给我们的宝贵物质财富和精神财富。加强对中医药古籍的保护与利用，既是中医学发展的需要，也是传承中华文化的迫切要求，更是历史赋予我们的责任。

2010 年，国家中医药管理局启动了中医药古籍保护与利用能力建设项目。这既是传承中医药的重要工程，也是弘扬优秀民族文化的重要举措，不仅能够全面推进中医药的有效继承和创新发展，为维护人民健康作出贡献，也能够彰显中华民族的璀璨文化，为实现中华民族伟大复兴的中国梦作出贡献。

相信这项工作一定能造福当今，嘉惠后世，福泽绵长。

国家卫生和计划生育委员会副主任

国家中医药管理局局长

中华中医药学会会长

王国强

二〇一四年十二月

马序

新中国成立以来，党和国家高度重视中医药事业发展，重视古籍的保护、整理和研究工作。自1958年始，国务院先后成立了三届古籍整理出版规划小组，分别由齐燕铭、李一氓、匡亚明担任组长，主持制定了《整理和出版古籍十年规划（1962—1972）》《古籍整理出版规划（1982—1990）》《中国古籍整理出版十年规划和“八五”计划（1991—2000）》等，而第三次规划中医药古籍整理即纳入其中。1982年9月，卫生部下发《1982—1990年中医古籍整理出版规划》，1983年1月，中医古籍整理出版办公室正式成立，保证了中医古籍整理出版规划的实施。2002年2月，《国家古籍整理出版“十五”（2001—2005）重点规划》经新闻出版署和全国古籍整理出版规划领导小组批准，颁布实施。其后，又陆续制定了国家古籍整理出版“十一五”和“十二五”重点规划。国家财政多次立项支持中国中医科学院开展针对性中医药古籍抢救保护工作，文化部在中国中医科学院图书馆专门设立全国唯一的行业古籍保护中心，国家先后投入中医药古籍保护专项经费超过3000万元，影印抢救濒危珍、善、孤本中医古籍1640余种，开展了海外中医古籍目录调研和孤本回归工作。2010年，国家财政部、国家中医药管理局安排国家公共卫生专项资金，设立了“中医药古籍保护与利用能力建设项目”，这是继1982～1986年第一批、第二批重要中医药古籍整理之后的又一次大规模古籍整理工程，重点整理新中国成立后未曾出版的重要古籍，目标是形成并普及规范的通行本、传世本。

为保证项目的顺利实施，项目组特别成立了专家组，承担咨询和技术指导，以及古籍出版之前的审定工作。专家组中的许多成员虽逾古稀之年，但老骥伏枥，孜孜不倦，不仅对项目进行宏观指导和质量把关，更重要的是通过古籍整理，以老带新，言传身教，培养一批中医药古籍整理研究的后备人才，促进了中医药古籍保护和研究机构建设，全面提升了我国中医药古籍保护与利用能力。

作为项目组顾问之一，我深感中医药古籍保护、抢救与整理工作的重要性和紧迫性，也深知传承中医药古籍整理经验任重而道远。令人欣慰的是，在项目实施过程中，我看到了老中青三代的紧密衔接，看到了大家的坚持和努力，看到了年轻一代的成长。相信中医药古籍整理工作的将来会越来越好，中医药学的发展会越来越好。

欣喜之余，以是为序。

中国中医科学院研究员

马继兴

二〇一四年十二月

内容提要

《鸡峰普济方》三十卷，宋·张锐撰，冯诩贾兼重校定。今存本为清道光八年（1828）汪士钟翻刻南宋本，缺第二、第三、第六、第八共四卷，另有缺页多处。卷一为医论及炮炙法；卷四至卷二十七为本书的主要内容，介绍宋代以前各种病证的临床治疗方剂；卷二十八至卷二十九介绍丹药制法；卷三十为民间常用备急单方。本书集宋以前医疗经验，揆之于经，参以己见，记载效验良方三千余首。每列一方，详述病状，阐发医理，方简而法备。本书选方实用，论理精良，综括了宋代医家的临床要方，为后世所推崇。本次整理以清道光八年（1828）汪士钟翻刻宋本缪荃孙藏本为底本。

校注说明

《鸡峰普济方》三十卷，宋·张锐撰，冯诩贾兼重校定。本次校注，以缪荃孙藏清道光八年（1828）汪士钟翻刻宋本缪荃孙藏本（中医古籍出版社《中医珍本丛书》影印本）为底本。校勘、注释的原则是：

1. 采用现代标点方法，对原书进行标点。

2. 原书繁体字竖排，改为规范简化字横排。

3. 凡底本中因写刻致误的明显错别字，予以径改，不出校。

4. 异体字、古字、俗字，径改为通行简化字，不出校记；通假字，一律保留，并出校记说明本字。

5. 因改为简体横排，原书中代表上文的“右”字一律改为“上”字。

6. 原书标示剂型的“丸”，因避宋钦宗讳“完”，其音与“丸”相近，故南宋椠本医书中“丸”皆改作“圆”；《是斋百一选方》亦因“丸”字犯御讳，故以“元”字代之。根据避讳字可以回改的原则，今皆改作“丸”，不出校记。

7. 原书中方剂剂量的数字作“壹”“贰”“叁”“肆”“伍”“陆”“柒”“捌”“玖”“拾”，根据古代数字运用的基本规则，今皆改作“一”“二”“三”“四”“五”“六”“七”“八”“九”“十”，不出校记。

8. 本次校注以理校、本校为主，并参考《素问》《诸病源候论》《备急千金要方》《外台秘要》《太平惠民和剂局方》等予以他校。若显系底本脱误衍倒者，予以勘正，并出校注明据补、据改、据删之版本、书名或理由；若难以判定是非或两义均通者，则出校并存，或酌情表示倾向性意见；若属一般性虚词，或义引、节引他书而无损文义者，或底本不误而显系校本讹误者，一般不予处理；凡底本与校本虽同，但对原书文字仍有疑问者，不妄改，只出校注明疑误、疑衍、疑脱之处，或结合理校判定是非。

9. 原书每卷首行大题下有“冯翊贾兼重校定”七字，因无关文义，今删去。

10. 对个别冷僻字词加以注音和解释。

重刻宋本《鸡峰普济方》序

《鸡峰普济方》三十卷，每卷署冯翊贾兼重校定，南宋椠本也。缺第二、三、六、八共四卷，目缺一至九叶①，十卷缺第五叶，廿一卷缺第十五、十六叶，廿二卷缺第四叶、五叶，廿五半叶以下，廿三卷缺一至十一叶。每卷有槜李项氏图章，今归予插架。考以行世收藏家各目，并未著录。考《宋史·艺文志·子类·医家》，有张锐《鸡峰备急方》一卷。马端临《经籍考》:《鸡峰备急方》一卷。引陈氏曰：产医教授张锐撰，绍兴三年为序，大抵皆单方也。又考《夷坚志》云：政和中，蔡鲁公之孙妇有孕，及期而病。国医皆以为阳证伤寒，惧胎堕，不敢投以凉剂。锐至曰：十月将生，何药之能败？仍以常法之药，且使倍服之，半日而儿生，病亦去。明日，其妇大泄，喉闭不入食，众医复指其疵。张曰：无庸忧，将使即日愈。乃取药数十粒，使吞之，喉通泄止。及满月，鲁公酌酒而寿曰：君术通神，敢问一药而愈二疾，何也？张曰：此于经无所载，特以意处之。向者所用药，乃附子理中丸裹以紫雪丹耳。方喉闭不通，非至寒之药不为用，既下咽，则消释无余，其得至腹中者，附子也，故一服而两疾愈。陈氏所谓产医者，盖以此。《书录解题》作太医局教授，余同。用是知其时代、姓名及治病之神异，而贾兼之署重校定，亦晓然矣。然此一卷，乃全书之卷第三十；其曰《备急》者，特分门子目之一而已。又明李时珍辑《本草纲目》，列"《鸡峰备急方》张锐"于引据，似犹及见

---

① 叶：书页。

之，亦称《备急》，则皆未见他卷者也。予意，《鸡峰普济》者，当是锐自题之。首一卷《诸论》即锐所撰，分门正出其手，三十卷亦其自定无疑也。观其中有《处方》一论，详言古方治疗之妙，戒学者不可忽斯作书之本旨，实足为通部序例。于以见采摭富而抉择精，倘能用之，其功效诚有今人所不到焉，可听其若存若亡哉！况自宋以来，流传已少，日就残失，将致湮沉，尤宜亟为表彰。爰影摹开雕，校雠竣事，述其梗概如此。若夫四卷之缺，或海内博识君子，竟如河东三箧，有以津而逮之，则固予所旦暮企望者焉！

道光八年戊子夏五月长洲汪士钟撰

重刻《鸡峰普济方》序

阆原观察，多藏秘笈。其《鸡峰普济方》一书，又世所罕传，于是重加刊刻。既成，属予为序。予不知医，其将何以序是哉？虽然，尝病夫今之医者之为方也，举凡方书，罔克究心，虽显著如《千金》《外台》之属精深博大者，家有其书已鲜矣，而况读乎？而况用乎？惟坊肆陋本，抄撮汤头，编为歌诀，人挟一册，口剽目窃，以蕲速化。迨病之来，皆皮附应之，冀望其幸中，此固必不得之数也。太史公传仓公言，意自少喜医药，医药方试之多不验者，得见师临淄元里公乘阳庆，谓意曰：尽去，而方书非是也，欲尽以我禁方书悉教公。然则观国工之所以得，悟俗工之所以失，尽去其不验非是之故方，更受古先遗传之禁方，岂非此日之急务哉？阳庆之予不可遘，特当于昔人方书中求之耳。张氏审择荟萃，以普济之心成书；汪君不专己有，刊普济之书行世。厥以是乎！厥以是乎！予既辞不获命，辄书此序之，以待夫后之读而用者。

时道光八年岁在戊子夏五月顾千里撰

目 录

鸡峰普济方卷第一

鸡峰普济方卷第二

鸡峰普济方卷第三

鸡峰普济方卷第四

鸡峰普济方卷第五

鸡峰普济方卷第六

鸡峰普济方卷第七

鸡峰普济方卷第八

鸡峰普济方卷第九

鸡峰普济方卷第十

鸡峰普济方卷第十一

鸡峰普济方卷第十二

鸡峰普济方卷第十三

鸡峰普济方卷第十四

鸡峰普济方卷第十五

鸡峰普济方卷第十六

鸡峰普济方卷第十七

鸡峰普济方卷第十八

鸡峰普济方卷第十九

鸡峰普济方卷第二十

鸡峰普济方卷第二十一

鸡峰普济方卷第二十二

鸡峰普济方卷第二十三

鸡峰普济方卷第二十四

鸡峰普济方卷第二十五

鸡峰普济方卷第二十六

鸡峰普济方卷第二十七

鸡峰普济方卷第二十八

鸡峰普济方卷第二十九

鸡峰普济方卷第三十

鸡峰普济方卷第一

诸论

诸风

刘子仪曰：《经》有急风候，又有卒中风候，又有风癔候。夫急风与卒中，理固无二。指风而言，则谓之急风；指病而言，则谓之卒中。其风癔，盖出于急风之候也。何者?《经》云：奄然忽[①]不知人，咽中塞室，然舌强不能言，如此则是中急风而生其候也。发汗身软者，生；汗不出身直者，死。若痰涎壅盛者，当吐之。视其鼻人中左右上[②]，白者，可治；一黑一赤，吐沫者，死。

风痱

风痱者，身无痛也。病在脏，四肢不收，智不乱，一旦臂不随[③]者，风痱也。能言，微有知，则可治；不能言者，不可治。足如履霜，时如入汤，胫股淫铄，眩闷头痛，时呕，短气，汗出，久则悲喜不常，不出三年，死。凡欲治此病，依先后次第，不得妄投汤药，以失机宜，非但杀人，因兹遂为痼疾，当先服竹沥饮子。

风痉

《经》有风痉候，又有风角弓反张候。痉者，身体强直，口噤

---

① 奄然忽：《诸病源候论·风癔候》作“奄忽”。

② 上：《诸病源候论·风癔候》同，林亿在《备急千金要方》卷八第一注云：“《巢源》作‘眼下及鼻人中左右白者，可治；一黑一赤，吐沫者，不可治’。”由此可知，林亿所见的《诸病源候论》无“上”字，据上下文义，“上”字亦当为衍文。

③ 随：听使唤。也作“遂”。

如发痫状。角弓反张者，腰背反折，不能俯①仰。二者皆曰风邪伤于阳之经而然也。治法一同。

腲　腿

《经》称腲腿风者，为四肢不收、身体疼痛、肌肉虚满是也。以风邪侵于肌肉之间，流于血脉之内也。既云肌肉虚满，即风邪入肾之经络而然也。《水气论》曰：诸肿俱属于肾是也。治法当兼理肾为得，一云不治变为水气。

癫　疾

癫者，精神不守，言语错乱，甚则登高骂詈，或至狂走。痫者，发则仆地，嚼舌吐沫，手足搐搦，或作六畜之声，顷刻即苏。癫者，邪入于阴经，一日阳并则狂。痫者，邪干于心。其处方用药亦皆相类。

风　眩

夫风眩之病，起于心气不足，胸中蓄热实，故有高风面热之所为也。痰热相感而动风，风心相乱则闷瞀，故谓之风眩。闷瞀，大人曰癫，小儿则为痫。一说头风目眩者，由血气虚，风邪入脑而牵引目系故也。五脏六腑之精气皆上注于目，血气与脉并上为目系，属于脑，后出于项中。血脉若虚，则为风邪所伤，入脑则转而目系急，故成眩也。诊其脉洪大而长者，风眩也。凡人病发，宜急与续命汤。困急时，但度灸穴便宜，针之无不瘥者。初得，针了便灸。最良灸法，次列于后。

风　痹

夫痹者，为风寒湿三气共合而成痹也。其状，肌肉顽厚，或

① 俯：屈身，低头。

则疼痛。此由人体虚，腠理开，则受于风邪也。其邪先中经络，后入于五脏。其以春遇痹者，为筋痹。筋痹不已，又遇邪者，则移入于肝也。肝痹之状，夜卧则惊，饮食多，小便数。夏遇痹者，为脉痹。血脉[①]不流，令人萎黄。脉痹不已，又遇邪者，则移入于心。心痹之状，心下鼓，气卒然逆喘不通，咽干喜噫。仲夏遇痹，为肌痹。肌痹不已，后遇邪者，则入于脾。脾痹之状，四肢懈惰，发咳呕吐。秋遇痹者，为皮痹。则皮肤都无所觉。皮痹不已，则入于肺。肺痹之状，气奔喘痛。冬遇痹者，为骨痹。骨重不可举，不遂而痛。骨痹不已，又遇邪者，则移入于肾。肾痹之状，喜胀。诊其脉，大涩者为痹，脉来急者为痹，脉涩而紧者为痹。

瘫　痪

世传左为瘫、右为痪，此说尤非。何者?《经》既有偏中半身不遂之候，即瘫痪之候，当以左右俱中者名之。又说以春夏得之难治，秋冬得之易疗。春夏者，阳气上腾，火力方盛，风火相得而王[②]，故难治也。秋冬者，阳气降下渐微，即易疗也。此说亦未可必。惟其中之浅深为难易尔。治法兼理肝肾为得。盖肝主筋，肾主骨，风中肝肾，则筋骨瘫痪也。

偏　枯

《经》有偏风候，又有半身不遂候，又有风偏枯候。此三者，大要同，而古人别为之篇目。盖指风则谓之偏风，指疾则谓之半身不遂，其肌肉偏小者呼为偏枯，皆由脾胃虚弱所致也。夫脾胃为水谷之海，水谷之精化为血气润养身体，今脾胃虚弱，则水谷之精养有所不周，血气偏虚为邪所中，故半身不遂或至肌肉枯小

---

① 脉：《素问·痹论》作“凝”，与义为长。
② 王：通“旺”。下同。

尔。治法兼治脾胃。

伤寒表证

伤寒，脉浮紧，表证病不解，心下有水气，呕而发热，或嗽，或渴，或痢，小便数，或哕，或微喘者，小青龙汤主之。

又，太阳证，脉浮紧，病在表，慎不可下。下之若微喘者，是表未解，再宜表之。外证未解，慎不可下。下之则逆喘，重者变结胸。未解者，且宜桂枝、麻黄、青龙汤，细辩[①]前证而服之。

又，太阳候，先曾发汗不解，下之不愈，其脉浮为在外，故令不愈。见今表证在者，且宜解邪，用桂枝。庸医为先曾下之，不敢再表，大为误矣！盖浮为在表，表之必愈。

又，脉浮紧，无汗而发热者，疼痛八九日，当发汗，微除其心烦。目瞑增剧者，必衄血乃解。所以然者，阳气重故也。或当发汗，麻黄汤主之。太阳病，脉浮紧，发热，身无汗，自衄血而愈也。

又，夫伤寒，头不甚痛，脉不紧实，慎不可下。下之必甚，或作结胸，则难愈矣。

伤寒表里

夫医方之用，不可不精。当在审其脉气息数，辩其体候虚实，莫不以寒疗热，以热攻寒。圣贤治病，此为绳墨。更在细详浅深，若夫面赤气盛，则上热膈实；面青唇冷，则寒痞心胸；腹泄肢凉，乃寒湿中下焦之间；捧脐痛闷，是热蓄痹于丹田。又如仰则心胸注满，按之即痛，是结胸之候；指按不痛，意怀膨满，便评虚靳之由；内热则好冷，内寒则好热。更详其在阴、在阳，在上则名外，胸中也；在下则名里，脐腹也；泻实补虚，下气取滞。更须

① 辩：通“辨”。下同。

用意精思，不可自出小见，误用汤丸，枉伤人命。当遵古圣之旨，自获无穷之福。其有悖理，好胜窥财寡义。苟目前之荣华，忘身后之殃祸，余素所深患，遂书于此。

喘　疾

凡喘证，世为危恶之疾。有病喘数十年，每发至危笃而复愈者，有忽因他疾才发喘而便致不救者，有利下而愈者，有因泻而死者，有服金石药接助真气而愈者。以诸家所说亦不同，使学者莫知适从。或才见发喘，便以为不可治者。凡喘而不得卧者，若咳嗽而喘息有音不得卧者，是阳明经气逆也。若肺胀膨膨而喘者，皆当于春秋之交发作，宜以温中下气等药治之。若但坐而不得卧，卧而气上冲者，是水气之客肺经也。当身肿，小便不利。夫水者，循津液而流行，水气上乘于肺，故喘而不得卧。支饮亦上喘，不得眠，身体肿者，此欲变为水证也。《内经》曰：诸痿喘呕，皆属于上脉浮紧者，与小青龙汤、大桂枝汤。脉沉弦者，与泻肺汤、万安丸。若四肢厥冷，脉息沉细，或寸大尺小，六脉促疾，或心下胀满，或结硬，或冷汗自出，或大便频数，气急喘促，或咽喉不利者，此是本气极虚，内外挟寒冷所致。使阴寒内消，阳气得复，则愈。宜用返阴丹、来苏丹及理中汤、四逆汤之类。《内经》曰：阴争于内，阳扰于外，魄汗未藏，四逆而起，起则熏肺，使人喘鸣。及着灸诸穴，若灸之手足不温，气息转高者，此名五脏气逆。肾水乘克于心，为大逆，不可治。《内经》曰：连经则生，连脏则死者，正谓此也。其余如阳明病，汗出不恶寒，腹满而喘，有潮热者，宜下之。若脉浮无汗而喘者，乃太阳证尚在，宜麻黄汤。若表邪未解，误服下利药，不止脉促，喘而汗出者，宜葛根黄连黄芩汤。若微喘者，桂枝厚朴杏子汤。汗出而喘，若无大热者，宜麻黄杏子甘草石膏汤。若表邪未解，心有停水，喘而发热，或呕者，小青龙汤。肺痹者，亦烦满，喘而呕。心下痹者，亦上气而喘。脚气喘满之类，此皆因他疾而发喘，当只从本病治之，则喘证自已，不必专用治喘之药。

泻　痢

诸方论，泄痢止言是脾胃病，不过谓风冷湿毒之所侵入及饮食伤滞，遇肠虚则泄痢，而不知肝肾气虚亦能为泄痢，古书所载甚明，不可不辩。《经》曰：泄痢前后不止，肾虚也。又曰：诸厥固泄，皆属于下。下谓下焦肝肾之气也。门户束要，肝之气也。守司于下，肾之气也。肝气厥而上行，故下焦不能禁固而泄痢。肾为胃关，门户不要，故仓廪不藏也。苟病泄痢，其源或出于此，而专以脾胃药治之，则谬固千里矣。故古人有曰：下痢不止，心下痞，靳①服泻心汤后，以它药下之，痢不止，医以理中与之，痢益甚。盖理中治中焦，此痢在下焦，赤石脂禹余粮汤主之。服不止，当利其小便。以余见如此，泄痢乃肝肾气虚之所致者矣。

处　方

近世医者，用药治病多出新意，不用古方。不知古人方意有今人所不到者甚多。如诸寒食散、五石泽兰丸、三石泽兰丸、登仙酒之类，其治疗有意外不测之效。观其所用药，则皆寻常所用之物也。但以相反、相恶者并用之，激之使为功效。详其妙意，盖出于今人之表②。《经》曰：草生五色，五色之变不可胜视。草生五味，五味之美不可胜极。盖言错杂和合，则其间必有争效其能者，故不可胜视、胜极也。孙真人亦云：神物效灵，不拘常制，至理关感，智莫能知。其犹龙吟云起，虎啸风生，戎盐累卵，獭

---

① 靳：固执，坚持。

② 表：首。

胆分杯，抚掌成声，沃火生沸，不知所以然也。又如五味颜色和合，其变化不可得而名焉，出乎绳墨规矩之外，然后能致颜色、气味之妙。此非神智，则孰能至此？学者不可忽也。

疟　疾

疟之病候，经论载之详矣！先寒后热，名为寒疟。先热后寒，名为温疟。但热无寒，名为瘅疟。但寒无热，名为牝疟。是皆发作有时。若邪气中于风府，则间日而作。邪气客于头项，则频日而作。气有虚实，邪中异所，故又有早晚之异。然《经》止论寒、温、瘅疟所受之因，而不及牝疟。又论温疟、瘅疟所舍之脏，而不及寒疟。意有互见发明处，学者究阴阳之盛衰，深思以得之。大抵风者，阳气也；寒者，阴气也。先伤于风，后伤于寒，即先热后寒。先伤于寒，后伤于风，即先寒后热。阴气先绝，阳气独发，则但热无寒。阳气先绝，阴气独发，则但寒无热。以温疟得之于冬，邪气藏于骨髓，则知寒疟乃得之于夏，邪气客于皮肤腠理之间矣。以瘅疟之气实而不泄，且不及于阴，则知牝疟乃气虚而泄，且不及于阳矣。是皆不出于阴阳上下交争，虚实更作也。又有挟诸溪毒、岚瘴、鬼邪之气，亦寒热羸瘦，延引岁月，休作有时，久不已，变成劳疟，或结为癥瘕者，名曰疟母。至于五脏三阳三阴疟者，皆因脏气偏虚，故邪气乘而舍之。其治法，各随其经络灸刺及所用药，各不同。后学宜细详之。

劳　疰

劳，动作也。郭逢原曰：凡人暂尔疲倦，通谓之劳。而今人以劳为恶疾，而恶闻之。亲戚朋友共为隐讳，见其疾状，莫敢呼之。殊不知劳之为病，初起于动作不能节慎，至于疲倦且伤不已，渐成大疾。凡言虚劳者，五劳是也。六极、七伤为类。盖蒙庄所谓精太用则竭，神太劳则弊者。治法不过补养五脏，滋益气血，使之强盛，则其疾自去。又有传尸劳者，则非此类。盖沿尸疰及挟邪精鬼气而成者也。《经》曰：人有三虚，逢年之衰，遇月之空，失时之和，乍感生死之气，忽犯鬼物之精，大概寒热淋露，沉沉默默，不的知其所苦，而无处不恶，积月累年，渐就委顿①，既死之后，又复传疰他人者是也。兹又须用通神明、去恶气诸药以治之。《经》曰：草木咸得其性，鬼神无所遁情，刳麝剸②犀，驱泄邪恶，飞丹炼石，引纳清和，疑其为此疾而设也。

反治法

治病之法，莫不以寒疗热，以热疗寒，通则塞之，塞则通之，益所不胜，损其所胜，气平邪服，病乃良已③。然疾势有大小，药力有重轻，圣贤制为方论，必求其所因，以伏其所主。譬犹火也，人间之火遇草而热，得木而燔，可以湿伏，可以水灭，疾之小者似之。而疾之大者，则若神龙之火，得湿则焰，遇水则燔，寒与热相拒，热与寒相违，不可以常法治之。故《经》有热因寒用、寒因热用、通因通用、塞因塞用之法，可使气调，可使必已。治热者，以豆豉浸酒，此因热用寒者也。治寒者，以蜜煎乌头，此因寒用热者也。久痢通滑，必当先去其积。中满实塞，必当峻补其下。《经》云：寒积内凝，久痢泄溏，愈而复发，连历岁时，以热下之，结散痢止，此因通治之法也。下虚中满之病，补虚则满甚于中，宣导则转虚其下，故当疏启其中，峻补其下，此因塞治之法也。

妇　人

孙真人云：妇人之病，比之男子，十倍难治。以嗜欲多于丈

---

① 委顿：疲乏，没有精神。委：懈倦，疲惫。顿：疲乏。

② 剸（tuán）：亦作“剬”。割，截断。

③ 已：语气词。表确定语气，相当于“了”。

夫，故感病倍于男子。盖以慈恋爱憎，嫉妒忧恚，染着坚牢，情不自逆，因此成疾，实非感冒外邪、饮食起居失节之所致也。诚以情想内结，自无而生有，是以释氏称谈说酢梅，口中水出，想踏悬崖，足心酸涩，心忆前人，或怜或恨，眼中泪盈，贪求财宝，心发爱涎，举体光润，大率是此。若非宽缓情意，则虽服金丹大药，则亦不能已。法当令病者先存想以摄心，抑情意以养性。葛仙翁云：凡妇人诸病，兼治忧恚，令宽其思虑，则疾无不愈。人之病疾，无不自虚实、冷热而作，各有形证，可以对治，其用药不过补泻寒温而已。然亦不有由虚实、冷热而致者，如前说是也。又有诸虫入耳、喉中，诸梗蠼螋①，溺人影而生疮，目中有眯之类，皆非虚实、冷热之病，法当以意治之。如灌牛乳、炙猪肉掩耳上以治诸虫，默念鸬鹚及戴鱼网以治鱼鲠，以象牙末、狐狸骨以治骨鲠，地上画蠼螋形、取腹中土以治溺影疮，以胆汁、鸡肝血及视水中豆以治目中眯之类，竹蝹牙以治竹刺，此皆以意治之法也。

伤　滞

人之腑脏皆因触冒以成疾病，而脾胃最易受触。盖日用饮食，稍或过多则停积难化，冷热不调则吐呕泄痢，膏粱者为尤甚。盖口腹纵恣，不能慎节。近用消化药，或论饮食既伤于前，难以毒药反攻其后，不复使巴豆、硇砂等药，止用曲孽②之类，殊不知古人立方用意，各有主对。曲孽只能消化米谷，如肉食有伤则非硇砂、阿魏等药不能治也。至于鱼蟹过伤，则须用橘皮、紫苏、生

---

① 蠼螋（qūsōu）：亦作“蠷螋”，昆虫名。体扁平狭长，黑褐色，前翅短而硬，后翅大，折在前翅下，有些种类无翅，尾端有角质的尾铗，多生活在潮湿的地方。

② 孽：通“蘖”。下同。

姜。果菜有伤，则须用丁香、桂心。水饮伤，则须用牵牛、芫花。固不可以一概论也，必审其所伤之因，对用其药，则无不愈。其间轻重，则随患人气血以增之而已。又有一等虚人，沉积不可直取，当以蜡匮其药。盖蜡能粘逐其病，而又久留肠胃间，又不伤气，能消磨至尽也。又有脾气偏虚，饮食迟化者，止宜助养脾胃，则自能消磨，不须用克化药耳。病久成积聚、癥瘕者，则又须用三棱、鳖甲之类。寒冷成积者，轻则附子、厚朴，重则矾石、硫黄。瘀血结块者，则用桃仁、大黄之类。医者宜审详之。

外感内生诸疾

四时之中，有寒、暑、燥、湿、风气相搏喜变诸疾，须预察之，稍失防闲，则并能中人。又有时行、疫疠、瘴疟等疾，递相传染者。而人之五脏，有大小、高下、坚脆、端正、偏倾，六腑亦有长短、薄厚、缓急，禀赋不同，各如其面目。有疾恙至少者，终身长抱一疾者。其饮食五味禽鱼虫菜果实之属性有偏嗜者，金石草木血肉苦辛之药素有服饵者。又有贵者后贱，富者乍贫。有常贵常富者，有暴富暴贵者，有暴苦暴乐者，有始乐终苦者，有离绝蕴结、忧恐喜怒者。故常富者恶劳，骄惰者情消，多事则神劳，多语则气诤，多笑则腑伤，多恐则志慑，多乐则意逸，多喜则错忘，多怒则百脉不定，多恶则憔悴无欢，多好则昏迷不定。此又非外邪所中而得之于内者也。良工必精审察其由，先知病者脏腑经络受病之所由，又别外感内生之所致，则可举万全矣。

咳　嗽

《经》曰：人感于寒则受病，微则为咳，甚为泄、为痛。凡咳嗽，五脏六腑皆有之，惟肺先受邪。盖肺主气，合于皮毛，邪之初伤先客皮毛，故咳为肺病。五脏则各以治时受邪，六腑则又为五脏所移。古人言肺病难愈而喜卒死者，肺为骄脏，怕寒而恶热，故邪气易伤而难治。以其汤、散经过，针灸不及故也。十种咳嗽者，肺咳、心咳、脾咳、肾咳、肝咳、风咳、寒咳、支饮咳、胆咳、厥阴咳。华佗所谓五嗽者，冷嗽、气嗽、燥嗽、饮嗽、邪嗽。孙真人亦有方治寒毒疰嗽者，历代方论著之甚详。惟今之所谓劳嗽者，无所经见，意其华佗所谓邪嗽，真人所谓疰嗽者，是已①。此病盖酒色过度，劳极伤肺，损动经络。其重者，咯唾脓血。轻者，时发时瘥。又有因虚感邪恶之气，且传疰得之，或先呕血而后嗽，或先咳嗽渐就沉羸。此则非特内损肺经，又挟邪恶传疰之气，所以特甚。病之毒害，无过此也。真人治疰嗽通气丸方，用蜈蚣四节。又云：梦与鬼交通及饮食者，全用蜈蚣。《外台》方四满丸治五嗽，亦用蜈蚣。近世名公能推原其指意，率用蛤蚧、天灵盖、桃柳枝、麝香、丹砂、雄黄、安息香之类以通神明之药疗之，高出古人之意矣！又，肺中有虫如蚕，令人喉痒而咳，汤、散径过，针灸不及，以药含化，虫死即嗽止。方列于“治嗽门”中。

难　产

凡治难产之法有四：一肾为悭脏，其气以悭秘为事，故催生之方多用滑利迅疾之药如兔脑、笔头灰、弩牙、蛇皮之类。有水血先下，子道干涩，令儿不能下者如猪脂、蜜酒、葱白、葵子、牛乳、榆白皮、滑石之类。有稽停劳动之久，风冷乘虚客于胞胎，使气血凝涩而不下如桂、牛膝、酒、葱之类，五积散加顺丸散煎服，尤效。有触犯禁忌者如符法及腊月兔脑、朱砂、乳香之类，又有胎肥方用甘草、枳壳，气血实盛人可服，虚人不可服，此药是母气盛实乃可服之。

运　闷

凡产后运闷有四种：有血下太多，虚极运闷宜服羊肉汤兼黑神散。

---

① 已：指示代词。此，如此。

有血下少，血上逆于心，亦令运闷如心腹刺痛，宜服四物汤加桂黑神散、芎劳汤。有体中素多风痰，因产损伤气血，乘虚而运闷四物汤加防风、羌活。热多者，与独活柴胡汤，并治风痰药蝎梢丸之类，不宜用。大段有性之药。有心虚将温，过度邪热上乘于心，亦令言语错乱运闷者宜服镇心丹、补心汤、生姜生地黄散、至宝丹、桃奴丸。

产后用药次叙

凡才产讫，与黑神散，以童子小便调二钱服，三日内别无证候，只须服此，一日之间只可一服。或腹中有块痛，或运闷烦躁，则兼四物汤，日吃三两服不妨，直候三日后与四顺理中丸兼羊肉汤，日各二服。如大段羸劣，气欲脱者，与羊肉汤下丹药一二粒，丹不必多也。盖以今人气候不及古人，所以难用常法，切不可不知也。如不甚羸劣，除丹外，二药日各一服可也，亦不须候三日便可服之。七日后与泽兰丸，若全极消瘦者，与五石泽兰丸，亦不候七日也。服及满月为佳如产后三五日内觉头痛身热，或汗自出，脉浮大者，此只是血虚证候，初不可作伤风攻治，但只与四物汤加人参与羊肉汤相兼服，自愈。大山芋丸、人参丸、鹿角胶散，皆可服之。

又，凡产后血上冲，心烦躁闷乱，狂言妄语，血不下者宜服此圣散。

虚劳用药

凡虚劳之疾，皆缘情欲过度，营卫劳伤，致百脉空虚，五脏衰损，邪气乘袭，致生百疾。圣人必假药石以资血气，密腠理以御诸邪。肌肉之虚，犹物体之轻虚。如马勃、通草、蒲梢、灯心之属是也。非滋润黏腻之物以养之，不能实也。故前古方中，鹿角胶、阿胶、牛乳、鹿髓、羊肉、饴糖、酥酪、杏仁煎酒、蜜、人参、当归、地黄、门冬之类者，盖出此意。《本草经》云：补可去弱，羊肉、人参之属，是也。所谓虚劳者，因劳役过甚而致虚损，故谓之虚劳。今人才见虚弱疾证，悉用燥热之药。如伏火、金石、附子、姜、桂之类，致五脏焦枯，血气干涸而致危困，皆因此也。如虚而兼冷者，止可于诸虚劳方中加诸温热药为助可也。如此即不失古人之意。

取　像

古之论疾，多取像取类，使人易晓。以脏腑稀散为鸭溏，或为鹜溏野鸭谓之鹜，谓其生于水中，屎常稀散故也。以遇夜目昏不见物为雀目，谓雀遇昏晚，目不见物故也。以肾气奔冲为奔豚，以豚为能奔逸而不能远故也。以时气声嗄咽干欲睡复不安眠为狐惑，以狐多疑惑故也。以大便艰难为野鸡痔，谓欲便而复止故也。狼漏始发于颈，肿无头，有根起于缺盆之上，连延耳根肿大，谓其疾来暴猛如狼故也。其源缘忧恚气上不得下。蛴螬漏始发于颈下，无头尾，如枣核块，累移在皮中，谓其无头尾状，若蛴螬故也。

霍　乱

夫霍乱之起，皆由居处之失宜，饮食之不节，露卧湿地，或当风取快，温凉不调，清浊相犯，风冷之气归于三焦，传于脾胃，真邪相干，水谷不化，便致吐利，皆名霍乱。言其挥霍之间，便致撩乱。诊其脉来代者，霍乱。又，脉代而绝者，是证也。霍乱，脉大者，可治；微细者，不可治；脉微而迟，气息少不欲言者，不可治。《养生方》云：七月食蜜，令人暴下。

积　聚

《经》论五脏积气，皆因五脏旺时不受所传邪气而成。如肺病传肝，肝复传脾，脾以长夏旺，旺不受邪，肝复欲还，肺不肯受，因留为积。故肝之积，名肥气。以仲夏戊己日得之。余脏亦如此。例言之，肝之积，在左胁下，如复杯，有头足。久不愈，令人病痎疟。心之积，名伏梁，以秋庚辛日得之。其积起于脐上，大如臂，上至于心，横于心下，如屋梁也。逼心为难治。脾之积，名痞气，于冬壬癸日得之。其积在胃管，覆大如杯。久不愈，令人四肢不用，发黄疸，食不为肌肉。肺之积，名息贲，以春甲乙日得之。在右胁下，覆大如杯。久不愈，令人寒热喘嗽，发肺痈。肾之积，名奔豚，以夏丙丁日得之。其积发于小腹，上至心下，如豚之奔走，上下无时。久不愈，令人喘逆，发骨痿，少气。常究此说，亦未可必。夫肺病传肝、肝传脾之类，自是传其所胜。夫传所胜者死，若如所言，则五脏之积皆死候也。其实不然也。

痃　癖

夫痃癖之病，大同而小异。痃者，近脐左右成条，大者如臂，次者如弦之状。癖在两肋之间，有时而痛。此皆由阴阳不和，经络否隔，饮食停滞不得宣流，邪冷之气搏结而成也。

癥　瘕

癥瘕之状虽同而不动者，名癥。其治有法而可推移者，名瘕。瘕病轻于癥，瘕不动者，必死之候。其发语声嘶挹，言语而不出，此人食结在腹。其病寒，口中常有水出，四肢洒洒如疟，饮食不能，郁郁而痛，此食瘕也。

心　痛

心藏神，心者身之主也。其正经为风邪所乘，名真心痛。旦发夕死，夕发旦死。心有包络脉，是心之别脉。为风冷所乘，亦令心痛。然乍轻乍甚，不至于死。又，手少阴心之经，其气逆，谓之阳虚阴厥，亦令心痛。其痛引喉是也。其心下急痛，名脾心痛。腹胀而心痛，名胃心痛。下重而苦泄寒中，为肾心痛。又有九种心痛：一虫，二疰，三风，四悸，五食，六饮，七冷，八热，九从来。此皆邪气乘于手少阴之络，邪气搏于正气，邪正相击，故令心痛。诊其心脉急者，为痛引背。食不下，寸口脉沉紧，苦心下寒，时痛，关上脉紧，心下苦痛，左手寸脉沉，则为阴阳绝者。无心脉也，苦心下毒痛。

腰 痛

古之论腰痛有五种，而大抵俱本于肾。盖肾主腰脚，而三阴三阳、十二经、奇经八脉皆贯于肾，络于腰脊。或少阴气衰而自病《千金方》云：十月，万物阳气皆衰，是以腰痛，或风湿搏于肾经，或因劳役而伤肾，或内有积水，肾气不宣通，皆令腰痛。治法，补肾而随其风水而处之为得。

六淫之疾

孙尚药曰：夫六淫之气，天之常行者也。盖人无撙①节，伤其气候，暴中邪毒，有疏治疗，转著肢体，或寒温不避，暑湿时伤，忧思喜怒，疾恚便起，治疗有差，攻传五脏，遂至积痳转深。医者苟求目前之捷效，不审丸散之误投，刻意世财，动邀富贵，企踵权豪，希图媒进。病者又即吝惜资财，不知其身可贵，委②凭庸妄，一死无生，可不哀哉！凡六淫疾者，切在细明，治疗有中，必得十全之效。阳淫热疾，则拒热不前，看虚实以凉之。阴淫寒疾，则怯寒而身拒，须凭温药以治之。风淫末疾，必身强直末，四肢也，此乃动性不调，须和冷热以平之在阴则寒，在阳则热。故寒则筋变③骨痛，热则痿缓不收。雨淫腹疾，濡泄湿气，要凭渗燥之方，更看冷热之候。晦邪所淫，精神荧惑，当平正气而可痊。明淫心疾，狂邪重盛，谵妄多言，忧愁转甚。此二气同一，皆引心胸之虚邪，治疗正气须用至宝之药。平生经验甚多，故集口诀方书以

---

① 撙：抑制。

② 委：付托。

③ 变：疑为“挛”之讹。“挛”之繁体作“攣”，“变”之繁体作“變”，形近而误。

传于家。孙尚药曰：夫风者，天地之号令，物性之动气。人虽万物之贵，不能撙节，触冒四时，乘精气虚，邪而入于腠里。积之微末，累伤重并，满而大作，或不慎味欲，所伤又深，虚邪实邪以干正气，搏阳经则痿厥而肢体不收，袭阴经则筋挛络急。中风之名，因兹而起。初得小中之号，渐作瘫痪之疾。故风趣百窍，独聚一肢。言舌謇涩，形若痴人。医者妄令吐泻，用药躁烦，十无一痊，致使人手足不任，精神昏乱。殊不知内不能通，外不能泄，致瞀闷形死。又不知通泄之药，亦不在大吐大下。似此治疗，往往五死五生。虽其人禀气充实，亦为所苦弥甚，不幸遂至枉死。切观自古圣贤治疗有法，十有九验。夫疗病之法，必先准四时虚实以详中病之由，依绳墨拯济乃是解死脱厄之路。四时之病，春中时，风自东而来，名曰温风。盖时令不和而伤人也。浮而轻浅，可汗而解，败毒散、羌活、细辛之类。更看发起在阴在阳，随而得效。若其人自虚羸，从后而来，名曰虚风。中人烦闷，肢体挛痹不任，便可服续命汤、八风汤，成剂顿服，更加灸法，三五日间势必减退，渐渐调和，以求生路。如从前来，名曰实风。亦主人瞀闷。脉紧浮大，宜以茯神汤、西州续命汤求效，不用火劫，自使势慢，须缓缓治之。故《千金》曰：风者，百病之长。又曰：治风不以续命汤治之，则不为治风。所以见圣人之心矣。更有后方经验颇多，并依四时虚实治疗。录之如下，切在对病详证用之。

脉形气逆顺

孙尚药曰：凡诊脉，先视人之长短、肥瘦。形气相得者，不病。形气不相得者，病。形气损者，危。形气反者，死。形气既反，脉又加之悬绝者，形气俱病，见者立死。故人长，脉亦长；人短，脉亦短；人肥，脉亦厚；人瘦，脉亦急。此形气之相得也。

然人赖五行以生，而常为八邪所攻。若非次①有误中他邪，得病亦易为治疗，谓形气相得也。形气不相得而反者，谓人长脉短之类。若得病，必难拯治。此是人之气候无病者，不当病，病必危矣。危者，近于死也。切须畏忌撙节，和气养神，勿更恣意不慎，转耗天真。深思！深思！

凡脉顺四时者，谓春弦、夏钩、秋毛、冬石，中有和气，软滑而长，乃是不病之人，得病亦易为治疗。盖从和气而生也，用法万全。如气反脉逆，形气相失，名曰不可治。是形盛气虚，形虚气盛，故不可治也。凡人形气俱虚，安谷者过期而死，不安谷者不过期而死。安谷谓饮食且进期，是八节之气候也。

诊脉治病，必先度人之肥瘦，以调气之虚实。虚则补之，实则泄之。故人形盛脉细、少气不足者，危。危者，近于死也。犹有可治之理，以气不足而形盛故也。若形瘦脉大、胸中多气者，必死。是形气俱不足而脉反有余，故死也。其形气相得者，生。是人形气、肥瘦、长短，气候相得，故生也。参五不调者，病。谓脉气交乱而不调，故病也。上下寸关尺三部脉如参桩②者，病甚也。三部脉左右手十至不可数者，死。是一呼一吸脉来往十至以上无生气也，故死矣。

形气相得相反

大凡诊脉，先定四时之脉，便取太过、不及，虚实冷热寒温，至数损益，阴阳衰盛，五行生克，脏腑所属看之，以为大法。然后取其人形神、长短、肥瘦、气候、虚实盛衰、性气高下、布衣血食、老幼强弱，但顺形神、四时、五气，气候无过者，生之本，

---

① 次：文渊阁本《医说》引作“果”，于义为胜。

② 桩：一头插入地里的木棍或石头。

其形气与五行反者[①]，危。病若过盛而形气反逆，脉有悬绝者，死不治矣。

五实五虚

五实者，死。五虚者，死。五实[②]，谓脉盛、皮热、腹胀、前后不通、闷瞀，此五实也。五虚者，脉细、皮寒、气少、泄痢前后不止、饮食不入，此五虚也。皆死矣。亦有生者，何？浆粥入胃，泄泻止，则虚者活。身得汗出后，大小便利，则实者活。此有生者也。不可见虚实病重，不急救治，枉致其死。有生气者，救之必活矣。治病先度其病人形之肥瘦，以调气之虚实。实则泻之，虚则补之。急泻缓泻，急补缓补，紧慢皆度病之紧慢，用法治之，万全矣。又，《经》言：先去血，然后调之。去血者，人缘血脉为宗主，血既有瘀滞，气便不能流行，必先去瘀滞恶血，然后调行卫气。瘀血在经脉之中，必络脉有肿毒，独异于常经也。便先砭针去血，然后调逆滞之气。更无问大小、新旧之病，以此为准，治之万全矣。若血在经络分肉，砭射去之，如血在脏腑，须于大小便泻泄破解去之。但血在上则多忘者，病人诈言多忘也。血在下则狂狂者，病人狂言多速急也。便须急去血调之。虚则郑声，实则诚[③]语。郑声，言郑重声散，不知高下也。实则诚语，言语有诚信多狂言，乍言心诚之事也。以上皆病之虚实。若发狂言而有热，去血则用大黄、地黄之类。若病证有寒，破去涩滞之血，则用当归、水蛭之类治疗，效速矣。凡人病作，未有不因六气、七情所中，内外邪攻，致生百疾。风、寒、暑、湿、炎、凉，证

---

① 生之本，其形气与五行反者：原作“生之反本，其形气与五行者”，据文渊阁本《医说》改。

② 实：例之后文，此后当脱“者”字。

③ 诚：诚，诚意。

候各异于常脉，邪气未入于血脉、脏腑，皆可汗可泻、可汗可治、可吐可泄、可和可渗、可决可祛。若邪气深攻腠理，传入大经，又加之误用汤丸，失其绳墨，治疗无准，便成大疾。又如传生者，则病；传克者，则死。生，谓传于木、火、土、金、水；克，谓传于金、木、土、水、火。仍别将证候脉息，看详诊切，从深浅、急缓、标本、轻重治之。若见急病邪盛，但从害命重处先治之，亦便不问阴阳标本也。但体中有寒，则筋挛骨痛，治之以温；体中有热，则痿缓不收，瘫痪少力，治之以凉。更在仔细详之。

四时感病用药次叙

凡人初中病，便不如常者，则诊视脉证。形体恶风者，伤风怯寒者，病寒，脉涩而浮紧，皆中风寒在表也。则可汗之，宜用温药桂枝之类。小寒之邪，乃可温之。大寒之邪，可以热之。理中丸、散主之。有小逆者，可以和之。但身恶热者，有热，脉洪数浮大，则皆中热也。热则从中风治，更看轻重大小，续命汤主之。热在于表，则可汗之，宜用温凉药，柴胡汤之类。小热之邪，乃可凉之。大热之邪，可以冷之。则用白虎汤之类。虚热虚烦，竹叶汤补解之类。或有逆者，可以橘皮人参汤凉温药和之、止之。如病证有寒热者，伤于中寒热也。先寒者，为先中寒于阳经，此乃阴邪在阳经之里也。寒气胜，故先寒动也。先热者，热中于阳，热邪在表，故热先发也。但从热从寒，辨证诊脉，表里先后治之。若病人脉浮、紧、盛、涩，恶寒，身体头面烦痹，项强，四肢疼痛，腰脚皆疼，是太阳中邪，并可汗之。但脉紧、实、沉、盛、涩、滞而头甚痛，体不恶寒，皆可治里。仍看虚实宣泄调顺，不必五日当从急重而治之也。宜慎详之。表和里病，下之、温之便愈。里和表病，散之、汗之立痊。但四体温和，秖①是头痛气满、心腹痃满、脉又沉实或伏经者，此是表和里病，不可须守待第五日方泻。缘其病在里，须且祛逐邪气，虑有变动，若泻出邪气，病必即时而愈。如脉浮，或壮热，四肢烦疼，恶寒，项强，腰膝疼，此是表未和、里却无滞，不可下，下之必危。须且解表发汗，更依日数次第，看证候吐泻调治，必愈。故脉微不可吐，虚细不可下，阴虚脉沉微而气弱者，不可发汗。如不依证候而汗、下，乃医人大禁也。和之、平之，自然即效。今中病者初得，可吐、可汗、可攻、可泻、可平，便愈。其有邪胜未效，或治疗无准，渐传痼疾，则别立证候，理之万全。今再引五脏病证候调治之法，必无损误矣。

用药不同

夫伤寒、中风、温湿热病、痉暍、时疫，虽同阴阳之法，须别作治疗。若与伤寒同治，必致危损。《经》言：脉有阴阳之法，何也？凡脉浮、大、洪、数、动、滑，此名阳脉也。沉、细、涩、弱、弦、微，此名阴脉也。阴病见阳脉者，生。阳病见阴者，死。审而察之。

病生于和气不须深治

凡人三部脉，大小、沉浮、迟疾同等，不越至数，匀和者，虽病有寒热不解，此为阴阳和平之脉，纵病必愈。此乃感小邪之气，故不可深治。大攻、吐泻、发汗，若药势过多，反致危损，切切禁之。脉如应四时气候平匀者，虽有小邪寒热，此乃无妄之疾，勿药有喜，不可拘以日数次第强为攻发，必别致大患，深思！深思！见方士误医致夭枉者，甚多，故立此篇，宜在细意而辨之。

---

① 秖：只，仅仅。

本病中别生滞碍

夫治病之要，切在精详。虚实、冷热、寒温、阴阳、计踵、脉息、时候，并在前文细述。然虑有于本病中别生滞碍，即时变动，兼本病同起，须备急难，先从危急证候去其邪由，然后调治本病，即得万全也①。若七情妄起，五脏暴伤，不慎寒热，误中邪由，百疾斯攻，伎方有失，便生他病。如其以寒疗热，以热攻寒，则为顺治。设或药病偏胜，毒邪转深，更在医攻，别作更新之意，亦不废于绳墨，则治疗必获十全。今述应用经验奇偶方，并治风劳、气冷，备难救急，调治疾邪浅深，具列如下。

五　膈

古方论膈气，乃有五种，谓忧膈、恚膈、气膈、寒膈、热膈也。夫胸中气结烦闷，饮食不下，羸瘦无力，此名忧膈。心下实满，食不消化，噫辄醋心，大小便不利，此名恚膈。胸胁逆满，咽喉闭塞，噫闻食臭，此名气膈。心腹满胀，咳逆肠鸣，食不生肌，此名寒膈。五心中热，口舌生疮，骨烦体重，唇干口燥，背痛胸痹，此名热膈。

五　噎

夫噎病亦有五种，谓气噎、忧噎、食噎、痨噎、思噎。噎者，乃噎塞不通，心胸不利，饮食不下也。治法各随其证候而治之。

痰　饮

古之论痰饮，有五种。有痰饮，有悬饮，有溢饮，有支饮，有留饮。又有痰痹，有痰冷，有痰热，有痰厥，有痰实候。夫痰饮之候，其人素盛今瘦，胸胁胀满，水谷不消，结在腹胁，水入

---

① 也：原与后之“若”字互倒，据文义乙正。

肠胃，漉漉有声，身重多唾，短气好眠，甚则上气呕逆，其形如肿。以其饮水留滞而成痰也。下后，水留在胁下，咳唾引痛，谓之悬饮。饮水过多，溢行四肢，当汗出而不汗出，谓之溢饮。其人咳逆倚息，短气不得卧，其形如肿，谓之支饮。留饮者，其人背寒，手足冷，噫气酸息，腹满吞酸是也。痰癖之候，饮食停聚在于胁肋，痃癖而痛，时有水声。痰冷之候，痰水结聚，停在胸膈，令人吞酸气逆，色变青，不能饮食。痰热之候，身体虚热，逆害饮食。盖由阴阳否[1]膈，饮食不散，热气与痰水相搏而成也。痰厥之候，由痰水结聚，阴气逆冲于头目，令人头痛、胸满短气、呕吐白沫。痰实之候，心腹痞满，气息不利，头痛目眩，常欲呕逆，或发寒热。大抵诸候皆由气脉闭塞，津液不通所致也。

恶　阻

凡妇人虚羸，血气不足，肾气弱，或当风取凉太过，心下有痰水者，欲有胎喜，病阻，何谓？欲有胎，其人月水尚来，颜色、肌肤如常，而沉重愦闷，不用食饮，不知患所在，脉理顺时平和，则是欲有娠。如此经二月日后，觉不通，则结胎也。阻病谓心中愦愦，头重，眼眩，四肢沉重堕，不欲动作，恶闻食气，欲啖咸酸果实，多卧少起，世谓恶食。其至三四月已[2]上，皆大剧吐逆，不能自据，举如前候者，便宜服厚朴茯苓汤散数剂，后服茯苓丸，痰水消除便欲食也。既得食力，体强气盛，力足养胎，母便健也。

难　产

夫难产者，由先因漏胞去血，脏燥，或子脏宿挟疾疢，或触犯禁忌，或胎腹觉痛，产时来到便即惊动，秽露早下，致子道干

① 否：闭塞；阻隔不通。

② 已：通“以”。下同。

涩，产妇力疲，皆令难也。或触犯禁忌，其证候更看。母舌青，儿死母活；唇口青，两边沫出者，子母俱死；面青舌赤，沫出者，母死子活也。故将产时坐卧安定，背平着席，体不伛曲，则儿不失其道。若坐卧未安，身体斜曲，儿正转动，忽然强偃，气暴冲击，则令儿曲后孔或横逆。皆由产时忽遽，或触犯禁忌，坐卧不安。审所为故，产妇坐卧须平安正，顺四时方面，避五行禁忌，所有触犯多至患害也。

产　后

凡母子才获分解，不得问是男是女，须速与产母童子小便一盏，不得与酒。缘酒引血迸入四肢，兼脏腑方虚，若热酒入腹，必致昏闷。可与醋墨服之，不得过多。醋虽破血而又伤肺，因成咳嗽，此其由也。若分解之后，频烧砖石投醋中，使常闻猛醋烟气以防晕也。才生产毕，不得便卧，须坐久乃可高枝①床头，仰卧立膝，厚铺裀裀②褥褥，密遮四壁，使无贼风，时时令人从心上擀③至脐下，如此一日可止。食白粥时，饮童子小便一盏，七日后方可少进醇酒。并少盐味，半月后渐食软羊肉，出月后方可食面。仍不得思虑忧恚恐有所伤，待败血尽，脏气自然安和。切须调养一百日，不得自言平复，取次④违犯，脱⑤有所触，便难整理。

妇人月水不通及不断宜入血脉风药，随冷热用之

妇人冲、任之脉起胞中，为候之海，手太阳小肠之经也，手少阴心之经也。二经为表里，主下月水。月水来如期，谓之月信。

---

① 枝：通“支”。
② 裀：通“茵”。指褥垫、毯子之类。
③ 擀：来回细擦。
④ 取次：亦作“取此”。随便，任意。
⑤ 脱：连词。假使，万一。表示假设。

其不来者，缘风冷伤本经，故血结在内不通也。或曾经唾血及吐血，致血枯；或醉以入室，劳伤肝气，肝脏血竭于内，俱令月水不通。又，胃气虚不能消化水谷，使津液不生血气，亦令月水不通，其候肠中鸣是也。但益津液，则经血自下。久不通者，血结为块，若脾胃虚弱则变为水肿，土不胜水故也。其月水来而断者，由劳伤经脉，冲、任气虚不能制经血也。

漏下带下崩中

妇人冲、任二脉为十二经之海，二经气虚复为劳伤，则不能制其血，故非时即下，淋沥不断，谓之漏下。其血与秽液相兼带而下，谓之带下。忽然暴下，谓之崩中。其色白为冷，赤为热，赤白相兼有冷热也。

尸　虫

柳子厚骂尸虫文云：人皆有三尺，虫处人腹中，伺隐微失误，辄籍记日庚，申幸其人之昏睡，出谗于帝以求飨，以是人多谪过，疾厉夭死。而医经亦云：能与鬼灵相通，常接引外邪，为患害。其发作之状，或沉沉默默，不的知其所苦，而无处不恶，或腹痛胀急，或磥块踊起，或挛引腰脊，或精神杂错。变证多端，其病大同而小异。

尸　厥

夫尸厥者，是阴阳气逆也，此为阳脉卒下坠，阴脉卒上升，阴阳离居，营卫不通，真气厥乱，客邪乘之。其状如死，犹微有息而不常，脉尚动而形无知也。听其耳内脩脩有如啸声，而股间暖者，是也。耳内虽无啸声，而脉动者，故当以尸厥治之。其寸口脉沉大而滑，沉即为实，滑则为气实。气相搏，身温而汗，此为入腑，虽卒厥不知，人气复则自愈。若唇面青、身冷，此为入脏，亦卒厥不知，人即死候。其左手关上脉阴阳俱虚者，足厥阴、手少阴俱虚也。病若恍惚，尸厥不知，人妄有所见也。

总论五劳

夫人作劳伤于五脏，五脏之气因伤成病，故谓之五劳。肺劳之状，短气而面肿，不闻香臭；肝劳之状，面目干黑、口苦，精神不守，恐畏不能独卧，目视不明；心劳之状，忽忽喜忘，大便难，或时溏、时痢，口内生疮；脾劳之状，舌根苦直，不得咽唾；肾劳之状，背难俯仰，小便不利，赤黄而有余沥，囊湿生疮，小腹里急。治法：肝劳补心气，心劳补脾气，肺劳补肾气，肾劳补肝气。此疗子以益母也。《经》曰：圣人春夏养阳，秋冬养阴，以顺其根本。肝心为阳，肺、脾、肾为阴，夫五脏实亦成劳，虚则补之，实则泻之。

七　伤

夫七伤者，一曰大怒逆气伤肝；二曰忧愁思虑伤心；三曰饮食大饱伤脾；四曰形寒饮冷伤肺；五曰久坐湿地伤肾；六曰风雨寒湿伤形；七曰大恐怖惧伤志。故肝伤则少血目暗；心伤则苦惊喜忘；脾伤则面黄善卧；肺伤则短气咳嗽；肾伤则短气腰痛，厥逆下冷；形伤则皮肤枯槁；志伤则恍惚不乐。治法与五劳六极同。

六　极

六极者（筋极主肝，脉极主心，肉极主脾，气极主肺），骨极主肾，精极主脏腑。筋极之状，令人数转筋，十指手甲皆痛，苦倦不能久立。脉极之状，令人忽忽喜忘，少颜色，眉发堕落。肉极之状，饮食无味，不生肌肉，皮肤枯槁。气极之状，正气少，邪气多，气不足，多喘少言。骨极之状，腰脊酸削，齿痛，手足烦痛，不欲行动。精极之状，肉虚、少气、喜忘，鬓衰落。然谓之极者，病重于劳也。治法与治劳同。

骨　蒸

古经惟有骨蒸病候，而巢氏论说乃曰，骨蒸病有五种。一曰骨蒸，其根在肾，旦起则体凉，日晚则热躁，四肢不安，饮食无味，小便赤黄，忽忽烦乱，喘促无力，腰脊背多痛，两足逆冷，手心常热，蒸盛过伤，则内变为疳，蚀入五脏；二曰脉蒸，其根在心，日增烦闷，掷手出足，翕翕思水，多唾白沫，睡即浪言，惊恐不安，其脉浮数蒸盛之时，或变为疳，脐下胀痛，或痢不止；三曰皮蒸，其根在肺，大喘短气，鼻口干，舌上色白，蒸盛之时，骨满注热，两胁下胀，咳嗽胸疼痛，眠卧不安，蒸毒伤肺，即唾血也；四曰肉蒸，其根在脾，体如火，烦躁无时，心腹胀，食即欲呕，小便如血，大便秘涩，盛之时或身肿目赤，眠卧不安；五曰内蒸，亦名血蒸。所名内蒸者，必外寒而内热，以手拊而内热者，其根在五脏六腑，此说殊未当，蒸既异候，即血蒸之候必在于肝，肝主血故也。然又谓三十三蒸者，此盖触类长之，遂至纷纷之论，其实五脏劳而生热故也。然独以骨蒸名之者，此病热深。古人举其重者言之，方虽列骨蒸方内，其五脏热候在第一卷，五脏劳候在前。

虚劳诸疾

男子平人，脉大为劳，极虚亦为劳。男子劳之为病，其脉浮大，手足烦，春夏极，秋冬差。阴寒精自出，酸削不能行。寸口脉浮迟，浮即为虚，迟则为劳，虚即卫气不足，浮即荣气竭。脉直者，迟逆虚也。脉涩无阳，是肾少；寸关涩，无血气，逆冷，是大虚。脉浮微缓而大者也，劳也。脉濡微相搏，为五劳；微弱相搏，虚损为七伤。此云诸杂候，因虚损即生病，其候不一。览者观方意而用之也。

冷　劳

夫冷劳之人，气血枯竭，表里俱虚，阴阳不和。精气散失，则内生寒冷也。皆由脏腑久虚，积冷之气，遂令宿食不消，心腹积聚，脐腹疼痛，面色萎黄，口舌生疮，大肠泄痢，手足无力，骨节酸疼，久而不痊，转加羸瘦，故曰冷劳也。

五噎诸气妇人多有此疾

此病不在外不在内，不属冷不属热，不是实不是虚，所以药难取效。此病缘忧思恚怒，动气伤神，气积于内，气动则诸证悉见，气静疾候稍平，扪之而不得疾之所在。目视之而不知色之所因，耳听之不知音之所发，故针灸服药皆不获效，此乃神意间病也。顷京师一士人，家有此疾证，劝令静观内外，将一切用心力事委之他人，服药方得见效，若不如此，恐卒不能安，但依此戒，兼之灼艾膏肓与四花穴，及服此三药，可以必瘥。孙真人云：妇人嗜欲多于丈夫，感病倍于男子，加以慈恋爱憎，嫉妒忧恚，染着坚牢，情不自抑，所以为病根深，疗之为难瘥。

手足沉重状若风者

此证其源起于脾胃虚，营卫不足。胃为水谷之海，脾气磨而消之。水谷之精化为营卫，以养四肢。若起居失节，饮食不时，则致脾胃之气不足，既营卫之气润养不周。风邪虚而干之。盖脾胃主四肢，其脉连舌本，而络于唇口，故四肢与唇口俱痹，语言蹇涩也。治法宜多用脾胃药，少服去风药，则可取安矣。若久久不治，则变为痿疾。《经》所谓“治痿独取阳明”是也，阳明者，胃之经也。

臂细无力不任重

此乃肝肾气风，邪客滞于营卫之间，使气血不能周养四肢，故有此证候。肝主项背与臂膊，肾主腰胯与脚膝，其二脏若偏虚，则随其所主而生病焉。今此证乃肝气偏虚，宜专补肝兼补肾，宜内补丹并服黄芪丸。

冻 死

人路逢凄风苦雨、繁霜大雪，衣服沾濡，冷气入脏，致令阴气闭于内，阳气绝于外，营卫结涩不复通，故致噤绝而死。若早得救疗，血温气通则生。

又云：冻死一日犹可治，过此则不可也。

溺 死

人为水所没，水从孔窍入灌注腑脏，其气壅闭，故死。若早拯救得出，即泄沥其水，令气血得通，便得活也。

又云：半日及一日犹可活，气若已绝，心上腼亦可活。

自缢死

人有不得意志者，多生忿恨，往往自缢。若觉早，虽已死，徐徐捧下，其阴阳经络，虽暴壅闭，而脏腑真气未尽，所以犹可救。若遽断其绳，则气不能还，不得生。

又云：自旦至暮，虽冷犹可活；自暮至旦，则难活，此谓昼则阳盛，其气易通；夜则阴盛，其气难通。

又云：夏热易活。

又云：气虽断而心微温者，一日已上犹可活。

魇不寤

人眠则魂魄外游，为鬼邪所魇，屈其精神。弱者魇则久不得寤，乃至气绝，所以须傍人助唤，并以方术治之，低声远唤即活。

病名不同

凡古今病名，率多不同，缓急寻捡，常致疑阻。若不判别，何以示众？且如世人呼阴毒、伤寒最为剧病，实阴易之候，命一疾而涉三病，以此为治，岂不甚远？而殊不知阴毒、少阴、阴易自是三候，为治全别。古有方证，其说甚明。今而混淆，害人最急。又如肠风、脏毒、咳逆、慢惊，遍稽方论，无此名称。深穷其状，肠风乃肠痔下血；脏毒乃痢之蛊毒；咳逆者，哕逆之名；慢惊者，阴痫之病。若不知古、知今，何以为人司命？加以古人经方言多雅奥，以痢为滞下，以蹶为脚气，以淋为癃，以实为秘，以天行为伤寒，以白虎为历节，以隔气为膏肓，以喘嗽为咳逆，以强直为痉，以不语为喑，以缓纵为痱，以怔忪为悸，以痰为饮，以黄为瘅。诸如此类，可不讨论，而况病有数候相类，二病同名者哉。宜其视伤寒、中风、热病、温疫通曰伤寒，肤胀、鼓胀、肠辟、石瘕率为水气，疗中风专用乎痰药，指带下或以为劳疾，伏梁不辨乎风根，中风不分乎时疾，此今天下医者之公患也。是以别白而言之。

七　气

《病源》曰：七气者，寒气、热气、怒气、恚气、喜气、忧气、愁气。凡七种之气积聚，坚大如杯，若杯在心下，腹中疼痛欲死，饮食不能，时来时去，每发欲死，如有祸祟，此皆七气所生。寒气则呕逆、恶心；热气则说物不竟言而迫；怒气则上气不可忍；热气则痛上抢心、短气欲死不得气息；恚气则积聚在心下，心满不得饮；喜气则不可疾行，不能久立；忧气则不可剧作，暮卧不安席；愁气则喜忘不识人语，置物四方还取不得去处。若闻急则四肢、手足筋挛不能举，状如得病，此是七气所生。男子卒得，饮食不时所致。妇人则产中风余疾。

炮制法

玉石药

钟乳粉　硫黄别研　寒水石煅红　石膏煅　丹砂别研　玉屑醋和研　曾青煅　石胆　云母　白矾枯　滑石　石脂　紫石英　白石英　金牙石煅，酒淬　理石煅　矾石煅二昼夜　阳起石煅一昼夜　玄石煅，酒淬　代赭煅　青盐　牛黄　自然铜煅红　铅霜　禹余粮醋淬，研　硇砂火飞　硼砂火飞　石燕烧　花蕊石煅

已上，并研如粉。

草木肉药

乌头　附子　侧子　漏蓝子　乌喙　天雄

已上，炮，去皮、脐。

半夏

已上，汤洗七遍，去滑。

半夏曲

已上，每半夏一两，用生姜二两，同捣，捏作片子，焙干。

人参　沙参　玄参　紫参　丹参　甘草　柴胡　羌活　独活　防风　茜根　当归　秦艽　黄芩　藁本　苦参　前胡　紫菀　桔梗　萎蕤　白薇　石斛去根　防葵　紫草

已上，并去苗。

菟丝子浸了研　牛膝　苁蓉　乌蛇去骨，去皮　白花蛇去骨，去皮

已上，酒浸一宿，焙干。

茯苓　茯神去木　杜仲炒，剉　黄柏　厚朴姜制　桂

已上，并去粗皮。

天门冬汤浸　麦门冬汤浸　远志

已上，去心，焙干。

泽兰　石楠　冈草　藿香

已上，用叶。

鹿茸　虎骨　蛤蚧　天灵盖

已上，酥炙黄。

紫河车儿孩儿者，尤佳。用酽醋浸伏时，沥干，火上炙①焦，捣罗为细末　鳖甲醋炙黄　犀角　龙角　羚羊角

已上，错②成粗末。

杏仁　桃仁

已上，汤去皮、尖，麸炒。

大枣　诃子

已上，去核。

白豆蔻　麻子　缩砂　薏苡

已上，去皮。

麝香　没药　芦荟　阿魏　伏龙肝　大青　青黛　蛇黄　琥珀　松脂　枫香脂　天竺黄　龙脑　乳香　白胶香

已上，细研。

细辛　菖蒲

已上，用根。

巴豆

已上，去皮，去油。

阿胶　菖蒲　水蛭　白僵蚕　地龙去土　芫荑　赤小豆　小麦曲　茴香　吴茱萸　破故纸　胡芦巴

已上，并炒。

---

① 炙：原作“灸”，形近而误，据文意改。

② 错：用锉刀锉。

班猫① 蚖蜻 僵蚕

已上，炒变色。

艾叶

已上，先用清面丝遍洒，焙干后方捣，可免作熟艾难罗也。

枇芭叶 石韦 茵草 金毛狗脊

已上，并去毛。

菊花 款冬花 旋覆花 覆盆子 薄荷 紫苏 吴茱萸 丁香

已上，去枝杖。

车前子 葶苈 葛根剉 地龙

已上，去土。

甘草 蜈蚣

已上，炙。

干姜 天南星 白附子

已上，炮裂。

乱发烧灰 牡蛎 石决明 蚕退② 墨

已上，并烧。

高良姜剉细，炒 牛角鳃

已上，并剉。

麻黄

已上，去节。

乌鸦 兔头 牛胆 猪肪 野狸肝

已上，腊水收。

① 班猫：即斑蝥。

② 蚕退：即蚕蜕。

商陆

已上，切，焙。

古人戒用飞走、杀命药，合药救人只当以自死者代之，为上。若能以金石或草药代之，尤佳。

晚蚕蛾　虻虫　水蛭　蚯蚓　鸠　班猫　乌鸦　桑螵蛸　鱼蜗牛　元青[1]　龟　蜘蛛　雀　蛇　蟹　蝎　鳖　獭　兔

① 元青：即芫菁。

鸡峰普济方卷第二

全卷阙如

鸡峰普济方卷第三

全卷阙如

鸡峰普济方卷第四

脚气曹防御方，论著之首篇

昔孙思邈著书，叙百病必先中风，叙中风必先脚气，岂无意哉？盖以谓风者百病之长，而卑湿蒸郁之气中人尤重。虽方既举纲目，而治疗之法颇为疏。况自古以来，斯疾甚于卑湿之处，时感此患，人多不辨识。贯之自少为此所苦五六年，遂博览《素问》《灵枢》《甲乙》《巢源》《千金》《外台》《圣惠》《小品》《金匮玉函》、诸家本草及苏恭方论、古今脉书，凡有是说，无不穷治，而脏腑之论、针艾之法、脉证之辨、食饮之宜、四时之要、道①引之术，以至淋渫②蒸熨、备急要方，或经验者，悉录而集之，名曰《脚气治法总要》，分为一十九门，通为一卷。非敢自谓有补于将来，亦欲传于好事者，庶几临病有所考焉！

天门冬丸

治风毒、四肢顽痹、手足浮肿、脚弱，医所不治，此悉主之。

天门冬切，二斗半，杵，绞取汁　生地黄如上　枸杞子切，三斗，净洗，以水二石五斗，煮取一斗三升　鹿獐骨一具，碎之，以水一石，煮取五斗　酥三升，炼　白蜜三升，炼

已上六味，并大斗铜器中，微火先煎地黄、门冬汁，减半，仍合煎，取二大斗，下后药，煎取一斗，纳铜器重釜煎，令隐掌可丸③，梧桐子大。二十丸，日二服，加至五十丸。慎生冷、醋、滑、鸡、猪、鱼、蒜、油、面等。择四时王相日，合之散如下：

---

① 道：通“导”。

② 渫：清除污秽。

③ 隐掌可丸：将药煎煮至不用力而可为丸的火候。

白茯苓　柏子仁　白术　葳蕤　菖蒲　远志　泽泻　薯蓣　人参　石斛　牛膝　杜仲　细辛　独活　枳实　芎䓖　黄芪　苁蓉　续断　狗脊　萆薢　白芷　巴戟　五加皮　覆盆子　陈橘皮　胡麻仁　大豆黄卷　茯神　石南　桂①各三两　甘草六两　蜀椒　薏苡仁一升　阿胶十两　大枣一百个　鹿角胶五两　蔓荆子三两

上，三十八味内，煎中添牛髓、鹿髓各三升，大佳。小便涩，去柏子仁，加秦艽二两、干地黄六两。阴痿失精，去葳蕤，加五味子二两。头风，去柏子仁，加菊花、防风各二两。小便利，阴气弱，去细辛、防风，加茱萸二两。小便②冷，去防风③，加干姜二两。无他疾，依方合之。女人先患热者，得服；患冷者，不得服。

金牙酒

治瘴疠毒气中人、风冷湿痹、口喎面戾、半身不遂、手足拘挛、历节肿痛，甚者不仁，名曰脚气，无所不治。

金牙石一斤　侧子　附子　天雄　当归　人参　苁蓉　白茯苓　黄芪　防风　薯蓣　细辛　桂心　萆薢　葳蕤　白芷　桔梗　远志　牡荆子　川芎　地骨皮　五加皮　杜仲　厚朴　枳实　白术④各三两　磁石　薏苡仁　麦门冬各十两　石斛八两　蒴藋四两　生地黄六升，切

上，锉碎，以酒八斗，渍七日，温服一合，日四五，夜一。

---

①　桂：《外台秘要》卷十八《大法春秋宜服散汤方六首》作“桂心”，于义为胜。

②　小便：《外台秘要》卷十八《大法春秋宜服散汤方六首》作“腹中”，于义为胜。

③　防风：此后原有“各二两”三字，据前后文义及《外台秘要》卷十八《大法春秋宜服散汤方六首》删。

④　白术：此后原有“黄芪”二字，据前后文义及《备急千金要方》卷七《酒醴第四》删。

石药细研，别绢袋盛，共①药同渍。药力和善，主治极多。凡是风虚，四体小觉有风者，皆须时服。一依方合之，不得辄住。

大鳖甲汤

治脚弱风毒、挛痹气上及伤寒恶风、温毒、山水瘴气热毒、四肢痹弱。

鳖甲二两　防风　麻黄　白术　石膏　知母　升麻　茯苓　黄橘皮　芎䓖②　杏仁　人参　半夏　当归　赤芍药　甘草　麦门冬各一两　羚羊角一分　大黄一两半　犀角　雄黄　木香各半两　枣十个　贝母七个　乌头七个　生姜三两　薤白十四个　麝香二铢　小豆五合　吴茱萸五合　葳蕤三分

上，为粗末，每服三钱，水一大盏，入生姜五片、枣半个、薤白三寸，同煎至七分，去滓，温服，相去十里③得下止。一方用大黄半两，得④下，可用六铢。一方用羚羊角半两，毒盛，可用三分⑤。

犀角饮子

治脚气大效。

羚羊角　羌活　桂心　白茯苓　牛膝　杏仁　郁李仁　半夏　附子　大腹皮　麻黄　大黄　白附子　槟榔各半两　葶苈子　木香　白术　陈橘皮　防风　枳壳　甘草各一分　犀角三钱

上，各净洗，细锉，日晒干，分为八份。若年高，或脏腑虚

---

① 共：原作“去”，据前后文义及《备急千金要方》卷七《酒醴第四》改。

② 䓖：原无，据《备急千金要方》卷七《汤夜第二》补。

③ 里：此后《备急千金要方》卷七《汤夜第二》有“久”字，可参。

④ 得：《备急千金要方》卷七《汤夜第二》作“畏”，于义为胜。

⑤ 三分：《备急千金要方》卷七《汤夜第二》作“十八铢”，于义为胜。

冷，即分作十六服。每服用水两碗、姜钱十片，煎至两中盏，浓磨犀角水一合投入药内，更略煎，过滤去滓，分作二服，不以时候温服，重用水一中盏，煎至半盏，作一服。更看病状，每料临时添药如后。

脚膝痛，添肉桂、牛膝、羌活、附子各一两。

大便涩秘，添大黄、滑石各一钱。若脏腑实，更添一钱无妨。

筋脉拘急，添苏、牛膝各一分。

脚转筋，添木瓜、牛膝各半两。

攻作浮热，添天麻、石膏各半两。

气攻心痛，添槟榔半两，木香一钱。

已上药，依法服食，万不失一。切忌湿面、炙爆、动风等毒物。

乌蛇丸

治风毒湿脚气攻注疼痛，或即痒痹生疮，疮中黄水不止，服之大效，诸药不及方。

乌蛇四两　虎骨醋浸，净洗了，涂酥炙，二两　黄松节酒浸，炙干　天麻　牛膝　石斛令取末　萆薢　杜仲各一两　菟丝子　巴戟　独活　防风　桂心　肉苁蓉　金毛狗脊　续断　荜澄茄　当归　附子各一两　木香半两　乳香研令匀，半两

上，为细末，研匀，用木瓜隔子皮蒸，令烂，研如糊，以法酒化开，银石器中熬过，和剂前药为丸，如梧桐子大，温服，空心下三十丸，日二，一月必愈。

侧子酒

治虚风冷湿、顽痹不仁、脚弱不能行。

侧子　牛膝　丹参　山茱萸　蒴藋根　杜仲　石斛各一两　防

风　干姜　蜀椒　细辛　羌活　秦艽　川芎　当归　白术　茵芋　桂①各三两　五加皮五两　薏苡仁六两

上，为细末，绢袋盛，清酒四斗，渍六宿，初服三合，稍加，以知为度。

深师增损肾沥汤

治风虚劳损挟毒，脚气疼弱，或痹不随，下焦虚冷，胸中微有客热，心虚惊悸不得眠，食少乏气，日夜数渴②，心头迫不得卧，小便不利，又时复下。

黄芪　甘草　白芍药　麦门冬　人参　苁蓉　熟地黄　赤石脂　地骨皮　白茯神　当归　远志　磁石　枳实　防风　龙骨各一两　川芎　桂③各二两　五味子三两　半夏曲五两

上，为粗末，每服三钱，水二盏半，先煮羊肾一具，去筋膜，煎取汁一盏半，入药，并生姜五片、枣一个，同煎至七分，去滓，空心，温服。不利下者，除龙骨、赤石脂。小便赤色，以赤茯苓代茯神，加白术三两。多热，加黄芩一两。遗溺，加桑螵蛸二十个。

预防法

凡治脚气风毒，发不与人期，攻心即死。若居僻远无药物处，致毙为横死。其要：药常有备，随身妙。

半夏　青木香　吴茱萸　木瓜子　犀角　大黄　生姜片切，焙干　黄橘皮　槟榔　茯苓　昆布　荜茇　紫苏　杏仁　前胡　细辛　桂心　旋覆花　当归　防风

---

①　桂：《备急千金要方》卷七《酒醴第四》作“桂心”，于义为胜。

②　日夜数渴：《备急千金要方》卷七《汤夜第二》作“日夜数过心烦”，于义为胜。

③　桂：《备急千金要方》卷七《汤夜第二》作“桂心”，于义为胜。

并须备急救命。若新患无药处，随病所在，三五味浓煮服之，后依方合药服之。

巴戟丸

治虚劳羸瘦、下元冷惫、脚膝无力、风气相攻。

巴戟　菟丝子　石斛　牛膝　松子　人参　桂心　羌活　附子　白茯苓各一两　钟乳粉　云母粉　肉苁蓉　熟干地黄各二两　甘菊花　五味子　防风各三分

上，为细末，同研了，药研令匀，炼蜜和杵五七百杵，丸如梧桐子大。每服三十丸，空心及晚食前，以温酒下。

补泄丸

治脚气方熙宁年间，三川知寨魏琦得此方，三服而愈。

木香　槟榔　大黄各十二分　麻子仁十二分，别研如泥　姜屑一两　桂心二两　诃子一两半　枳壳二两　牛膝二两半　山茱萸一两半　附子二两　芎䓖一两半　萆薢二两　羚羊角一两　独活　前胡　防风各一两半

上，为细末，炼蜜为丸，如梧桐子大，每服二十丸，空心，温酒下。

风引汤

治两脚疼痹、脉微而弱、肿或不仁、拘急、屈不得行。

麻黄　石膏　羌活　白茯苓　白术各二两　附子　吴茱萸　秦艽　细辛　人参　川芎　防风　防己　干姜　甘草　桂①各一两　杏仁三两

上，为细末，每服三钱，水一盏，煎至六分，去滓，温服，食前。

① 桂：《备急千金要方》卷七《汤夜第二》作“桂心”，于义为胜。

竹沥汤

治两脚痹弱、脉浮大而紧，或转筋、皮肉不仁、腹胀起如肿、按之不陷指、必中恶或患冷。

升麻　防风各一两半　附子　白术各一两　甘草　秦艽　葛根　黄芩　麻黄　防己　细辛　干姜　桂①各一两　茯苓三两　杏仁半两

上，为粗末，每服三大钱匕，竹沥一合、水一盏，同煎至八分，去滓服，空心。

独活汤

主脚气风疼痹不仁、脚中沉重行止不随气上方。

独活　桂心　半夏曲各四两　麻黄　芎䓖　人参　茯苓各三两　附子一个，八角者　大枣十二个，擘　防风　芍药　当归　黄芪　干姜　甘草各二两

上，十五味，㕮咀，以水一斗五升、酒二升，煮取三升半，分为五服。

独活寄生汤

治腰背痛。夫腰背痛者，皆由肾气虚弱，卧冷湿地，当风所得也。不时速治，善②流入脚膝，为偏枯冷痹缓弱疼重，或腰痛挛脚重痹，宜急用此方。

独活　续断　杜仲　牛膝　细辛　秦艽　茯苓　桂心　防风　川芎　人参　甘草　当归　白芍药　熟地黄各二两

上，为细末，每服四钱，水一盏半，煎至六分，去滓，食前，温如③身勿冷也。若虚下痢，当除干地黄。服汤，取蒴藋叶火

① 桂：《备急千金要方》卷七《汤夜第二》作“桂心”，于义为胜。

② 善：《备急千金要方》卷八《偏风第四》作“喜”，于义皆通。

③ 如：《备急千金要方》卷八《偏风第四》无此字，疑衍。

燎①，厚安席上，及热，睡其上，冷复燎之。冬月取根，春取茎，熬热，卧之佳。其余薄熨，不及蒴藋蒸也。诸处风湿亦用此法。如新产了便患腹痛，不得转动，及腰脚挛痛，不得屈伸，痹弱者，宜服此汤，除风消血也又：《肘②后》有附子一枚、大者，无寄生、人参、甘草、当归。

续断煎丸

治湿痹、肾关不利、腰脚等病。

续断　牡丹　山药　泽泻　山茱萸　石斛　五味子　白茯苓　麦门冬　桂各三两　人参　阿胶　防风　白术各二两　熟干地黄各③十两

上，为细末，炼蜜和丸，如梧桐子大，每服三十丸，不以时，米饮下。一方，加附子一两，减地黄五两，或麦门冬。

薏苡汤

治风湿毒气攻两腿疼重，或连足浮肿，或皮肤憔悴、肉色紫破、筋骨抽痛、心闷气胀、头旋多睡、眼暗，并治。

薏苡仁八两　白茯苓　防风　羌活　玄参　石膏　麻黄各五两　牛膝　五加皮　桂心各六两　羚羊角　枳壳各四两　升麻六两　防风十两

上，为细末，每服三钱，水一盏半，先浸一宿，平旦煎至八分，去滓，温服，不以时。

硫黄散

主大补。脚弱面热风虚方。

硫黄　钟乳粉　防风各五两　干姜一两　白术　人参　蜀椒　细

---

① 燎：烘烤。

② 肘：原无，据《备急千金要方》卷八《偏风第四》林亿注补。

③ 各：原无，据前后文义及本书体例补。

辛　附子　天雄　茯苓　石斛　桂心　山茱萸各三分

上，一十四味，为细末，旦以热酒服方寸匕，日三，加至三匕。

趁痛丸

治妇人、男女风毒走疰，腰脚疼痛。

芸苔子　木鳖子仁　白胶香　地龙　五灵脂　赤小豆　当归　骨碎补　海桐皮　威灵仙各半两　草乌头一两半，生，白者　乌药　甜瓜子各半两

上，为细末，酒煮，面糊为丸，如绿豆大。每服三五丸，空心，加至七八丸，嚼木瓜，热酒下。服药后，忌热物少时。

杨皮汤

淋渫脚气挛疼缓弱，消肿毒。

白杨皮　莽草　羌活　独活　杜仲　防风　蒺藜　夏枯草　荆芥穗　地椒　威灵仙　白矾各一两

上，为粗末，每服用半两，水五升，煮至四升，乘热淋渫两足。

陈元膏

治脚气筋骨疼痛拘挛，去一切风湿肉疼而痹、皮肉紫破。《干脚气论》曰：夫干脚气者，由肾虚每事不节，当风取凉，卧不覆足，或夏月冷水渍脚，腠理开疏，风冷湿气外入，而脚胫枯细，或痛挛，或冷，或热，烦渴、吐逆、喘燥而无疮破者，是其候也。今随证序药。

当归　细辛各三两　桂①一两　天雄三个　生地黄二斤　白芷一两半　川芎一两　丹砂二两　干姜十两　乌头三两　松脂八两　猪脂十斤

① 桂：《备急千金要方》卷七《膏第五》作“桂心”，于义为胜。

上，十二味，㕮咀而生地黄取汁，渍药一宿，煎猪脂，去滓纳药，煎十五沸，去滓，纳丹砂末熟搅匀，涂药，炙手摩病上，日千遍，瘥。《胡洽》有人参、防风各三两，附子三十枚，雄黄二两，大酢三升。

牛膝煎

治脏腑气血俱虚、风冷攻注、四肢疼痛、腰脚无力。《虚脚气论》曰：人有禀赋气虚及兴居不节，或谓脚气。不可滋补，冬日略不小补，但服疏泻药过度，脏虚而两脚酸削，身体酷冷，少力，膝冷，转筋，挛紧而重者，是其候也。宜风引汤、八味丸、木瓜丸、石南丸、金牙酒及炙绝骨，于冬时服之，即免毒气入腹及不作也。

牛膝　羌活　五加皮　杜仲　安息香　干姜　当归　桂各一两　补骨脂　石斛　巴戟各一两半　附子二两

上，为细末，蜜煮，面糊为丸，如梧桐子大，每服三十丸，空心，盐汤下。

牛蒡子酒

陶隐居江左之时，世患脚膝寒痹，皮肤不仁，骨中疼痛，行履不得。

牛蒡子　茵芋各十两　白茯苓　杜若　干姜各四两　枸杞子　石斛　牛膝　侧子各七两　川椒五两　大豆二合　麻子一合

上，为粗末，以夹绢袋盛，安瓷瓶子中，以好酒二十升，浸二七日，空心，饮之量人，气熏二饮了，于夹幕及不见风处坐。

附子木瓜煎丸

治丈夫、妇人风湿客中经络，疼痛传入脏腑，冲满昏塞，咽搐直视，面色青黑，脉道闭伏，不省人事，平时心神不乐，语涩舌紧，腰腿沉重，行履艰难，补元气，壮筋骨，养脾肾，大疗干湿脚气，避寒邪，除风涎，行滞气，活血进食。

附子二个，每个六钱已上　木瓜大者四个，去子，入艾、青盐，蒸　牛膝二两　白术一两　薏苡仁一两，生　羌活半两，不焙　杜仲半两　续断　萆薢　防风　五加皮　熟干地黄各半两

上，为细末，木瓜丸如梧桐子大，每日服，空心，日午，温酒任下四十丸。

茱萸散

治风冷脚气偏中、两足枯瘦不随、疼痛呻吟，医所不能治。

吴茱萸　干姜　白敛　牡荆　附子　天雄　金毛狗脊　干漆　薯蓣　秦艽　防风各半两

上，为细末，每服方寸匕，饮调，日三。药入肌浮浮然，三日知，一月瘥。

神仙紫雪

治脚气毒攻、内外烦热，狂易叫走。解一切热毒。

黄金一百两　寒水石　石膏各三斤，碓，研屑①　犀角屑　羚羊角屑各十两　玄参一斤，锉　沉香　木香　丁香各五两　甘草八两　升麻六两

上，以水八斗，煮至三斗，去金，入诸药，再煎至一斗，去滓，投朴硝二斤，微火煎，以柳木篦子搅匀，停手，候欲凝，入盆中，便下研朱砂、麝香各三两，急令搅匀，候冷凝成雪。

神仙红雪

治脚气气毒、身内外烦热、疮肿，狂叫及诸般石毒、瘴疠时行、一切风热方。《实脚气论》曰：人有久蓄积热，因感寒毒成之

---

① 研屑：后原有“各十两”三字，据《外台秘要》卷十八《服汤药色目方一十九方》删。

后，或一向补益不经汗，即使风毒盛实，因致和结，壮热喘满，脚肿赤痛，大小便秘，喜妄语者，是其候也。宜红雪防风汤、神功丸、犀角饮。如小便涩，即服绛宫丸、白皮小豆散治之重校定：前件汤散，并在本门。

升麻三两　大青三两　桑白皮二两　犀角屑一两半　羚羊角一两　诃子三十个　槟榔三十个　苏木①六两　淡竹四两　山栀子三十个　槐木花一两

上，并锉细，以水二斗，浸经宿，煎取一斗，去滓，下好朴硝十斤，又煎，以柳木篦子搅，新瓦盆中②，时时倾去余煎不尽水，即成红雪。

石南煎丸

治肾气虚弱、风湿脚气、筋脉拘急挛痹缓弱、下气。除筋骨间邪气、阴不仁、寒厥痿痹、腰脊痛、脚膝冷、转筋、腿紧不能久立及如履物隐痛。

石南叶　附子　防风　桂各六两　牛膝　白茯苓各八分　熟地黄　菟丝子　薏苡仁各十分　五加皮六分　木瓜一两

上，为细末，用大木瓜一个，去皮、穰，蒸熟，研成膏，和前药末为剂；如干，更入少熟蜜和丸，如梧桐子大，空心，薏苡汤下三十丸，日二服。

独活汤

治脚气腿膝疼痛、乍③肿乍瘦、缓弱不能行、喘满上气。

独活　丹参　细辛　五加皮　牛膝　川芎　白僵蚕各半两　桑

---

① 苏木：原作“苏禾”，据《脚气治法总要》改。

② 新瓦盆中：《脚气治法总要》作“于新瓦盆中贮，又经宿”，于义为胜。

③ 乍：原作“下”，据文义及《脚气治法总要》改。

白皮一两半　麻黄一两　杏仁　甘草各三分

上，为粗末，每服三钱，水一盏，煎至八分，去滓，温服，不以时候。

食前丸

调补。寻常服之，不令脚气发动，疏散营卫气血，风气通行。《阴脚气论》曰：阳气衰于下则为寒厥，其人足胫寒、筋挛急、胫酸、膝冷痛，或顽痹不仁、恶明好净，此其候也。宜以食前丸、金牙酒、侧子酒、八味丸、海桐皮散、木香饮子、松节散及灸风市穴，即愈。金牙酒、侧子酒在前，八味丸、海桐皮散、木香饮子、松节散及灸风市穴法在后。

木香　白茯苓　羚羊角　薏苡仁　槟榔各二两　熟地黄　楮实各三两　旋覆花　桂各一两　大黄一分

上，为细末，炼蜜和丸，如梧桐子大①，空心，温酒下三十丸。

立应散

治干湿脚气冲注四肢。

大腹子　木香　诃子皮　汉防已　紫苏茎　羌活　赤芍药　干木瓜　松木节　沉香

上，各半两，锉细，分十贴，每贴水八合，煎取二合已上，去滓，温服，空心、夜卧各一服，两服滓并煎作一服。

黄芪煎

治脚膝酸疼。

黄芪十斤　乌药十五斤　地龙四十两　赤小豆十斤　杜蒺藜五斤　防风十斤　川乌头四十两　川楝子十斤　陈橘皮十斤　茴香十斤

---

① 大：原无，据本书体例及《脚气治法总要》补。

上，为细末，酒煮，面糊丸，如梧桐子①大，每服三十丸，空心，木瓜汤下。重校定：此方分两多，可改“斤”作“两”，贵易合也。

食后丸

治寻常脚气。欲发，先大便秘涩，腹中气满，胁肋妨闷，不思饮食，小便赤黄，肉多蠕动，痰涎不利，烦热缓弱。

前胡　防风　黄芩　犀角　蔓荆子　栀子　人参　车前子　麦门冬各一两

上，为细末，炼蜜和丸，如梧桐子大，每服二十丸，食后，温浆水服。

独活寄生汤

治腰背痛。夫腰背痛②者，皆由肾气虚弱，卧冷湿地，当风所得。不时速治，喜流入脚膝为偏枯冷痹缓弱疼重，或腰胁痛，脚气偏重，宜急服此汤。《脚气毒湿多风少论》曰：素无风，或久履湿冷，或足汗脱履，或洗足当风，为湿毒内攻足经，两腿缓纵挛痛，若或皮肉紫破有疮，其候也。宜以独活寄生汤、薏苡汤、木瓜丸、天麻丸及蒸熨摩膏也。

独活　寄生　细辛　杜仲　牛膝　防风　芎䓖　桂　熟地黄等分

上，为细末，每服三钱，水一大盏，煎至六分，去滓，温服，日二。服讫，温身勿令冷也。若虚下利者，去地黄服之，取蒴藋叶火燎，厚安置床上，及热，卧上，冷复燎之。冬月取根，春取茎，熬热，卧之。其余薄熨不及蒴藋蒸也。诸处风湿亦用此法。妇人新产竟，便患腹痛、不得转动及腰脚痛挛不得屈伸、痹弱者，

① 子：原无，据前后文义及本书体例补。
② 痛：原无，据前后文义及本书前引“独活寄生汤”条补。

尤宜服之，除风消血也。

海桐皮散

治风湿脚气、气胜于形、两腿肿满疼重及一切风湿凝滞、百节筋挛痛等。

海桐皮　羌活　防风　赤茯苓　槟榔　熟地黄　桂①各一两　羚羊角　薏苡仁各二两

上，为细末，每服三钱，水一盏，入生姜五片，同煎至七分，去滓，温服，食前。

传信散

疗风毒。腰脚无力肿痛，腹胀，心烦闷气，上冲咽喉，头面浮肿，呕逆之候，当日服之。

旋覆花头子　白茯苓　黄橘皮　桑白皮各三两　犀角屑一两　紫苏茎二两　豆豉三合　生姜四两　枣十二个

上，除姜、枣外，细锉，都以水八升，煎至三升，绞取汁，去滓，分三服，每服如人行十里，不以时。

海桐皮酒

治毒气流于脚膝、行立不得。

海桐皮　五加皮　独活　防风　枳壳　杜仲　牛膝　薏苡仁各三两　生熟地黄各②二两

上，㕮咀，以绵裹，用无灰酒二升，春浸七日，秋二七日，空心，温服一盏，常令酒气相接，勿令大醉，重者不过二剂即瘥，忌生冷、蒜等。如盛热时恐坏，且浸半。料江南多有此疾，号为软脚。博陵崔公信居吴兴得此疾，凡半岁服百药无效，朱邑为处

---

① 桂：《脚气治法总要》作“筒桂”，于义为胜。

② 各：原无，据前后文义及本书体例补。

此方服之，立效。公信云：其疾退之状，如蛇数百条奔走而出。

无不效者。

发热闷眊、唇口干焦、意欲嗔叫、喜明

带方。

升麻　麦门冬　石膏　甘草各一两　竹

，水一大盏，入生姜五片，同煎至七分，

，温服，食后。

力，脚膝缓弱，或肿，或不肿，痹麻胫冷，

筋脉挛急，不得屈伸，项背腰脊肿痛及虚

疮痒痛，脓汁浸渍，手脚少力，牙龈宣烂，

狗脊　木瓜　乌药各半斤　地龙　乌头各

煮，面糊为丸，如梧桐子大，每服三十丸，

两腿，肿破重疼，皮肉顽紫，或上攻头面，

活　附子生　桂心　没药　荆芥穗各一两　麝

匀，以生蜜丸如弹子大，垍器①盛，每服，荆芥蜡茶嚼下一丸，如是破至甚者，不过二十日；上攻者，食后服；下注者，食前服。

斛麦散

治荣卫凝涩、风冷乘袭腰胯、脚膝疼痛。

当归　杜仲各一两半　延胡索　吴茱萸　赤芍药　牡丹　斛麦　桂各三分

上，为细末，空心，温酒调下二钱。

降气汤

治下虚上壅、气不升降、膈滞痰实、咳嗽喘满、头目昏眩、肩背拘急及治脚气上攻、脚弱腰痛、心胸不快。可思饮食。

紫苏子　半夏各五两　桂四两　橘皮三两　前胡　紫厚朴　甘草　当归各二两

上，为粗末，每服二钱，水一盏，入生姜、紫苏叶各三片，同煎至七分，去滓，热服，不以时。

石斛丸

治脚膝屈伸不得。

石斛　牛膝各十两　天雄　侧子各四两　狗脊　桂各三两　茯苓五两　干姜三两

上，为细末，蜜丸如梧桐子大，食前，温酒下三十丸。

海桐煎

治久患脚膝湿痹、行履不得。

海桐皮十两　牛膝九两　楮实七两　枳实陆两　木香　白芍药各四两　桂八两

上，为细末，蜜和丸，如梧桐子大。食前，空心服四十丸。

木香饮子

治阴脚气、冷积于脏腑、胀闷冲心、呕逆气促、膈寒不通、饮食不下、腹胁满痛、肢体顽痹、脚膝冷挛方。

木香八分　吴茱萸　桔梗各六分　大腹子五个，并皮　大黄四两　厚朴八分，姜汁浸，炙。

上，为细末，每服三钱，水一大盏，入生姜三片，同煎至七分，去滓，温服。如人行十里再服，良久气通乃瘥。

沙节汤

治风毒脚气下注两脚疼肿淋渫方。

沙木节　木通　羌活　川椒各半两　乌头一分　橘皮半两，橘叶尤佳。

上，以水三斗，葱一握，煎减半，通手淋渫再暖，可两日淋渫。

白蔹散

治肾脏风毒流注脚膝生疮、痛痒有时。

白蔹　白及　黄芩　当归　芍药　吴茱萸各半两

上，为细末，看疮多少，用生蜜调膏，摊纸上，帖疮，日一换之。先用盐汤热㵒，洗了拭干。

麻仁丸

解风秘不通、胀满气闷、两脚痛风、气不顺。

麻仁一升　白芍药四两　枳实四两　大黄半斤　厚朴半两　杏仁二两

上，为细末，炼蜜和丸，如梧桐子大。每服三十丸，熟水下，不以时。

唐侍中散

自疗脚气攻心。此方，甚散肿下气，效极验。

槟榔七个　生姜二两　橘皮　吴茱萸　紫苏茎叶　木瓜各一两

上，锉细，以水三升，煮取一升，分再服，不以时。

松节散

治脚气。

松节　槟榔　紫苏　桑白皮　芎䓖各一两　甘草一分

上，末之，每服三钱，水七分、童子小便三分，同煎取六分，去滓服，不以时。

活血丹

若一边足膝无力，渐渐瘦细，肌肉不泽，上牵胁肋，下连筋急，不能行步，此由大病之后，数亡津液，血少不荣，气弱不能运行，肝气亏损，肝虚无血以养筋，筋不荣则干急而痛，亦不能举。

干地黄二两　当归一两　白芍药一两　续断一两　白术一两

上，为细末，酒煮，面糊为丸，如梧桐子大，温酒下三十丸，渐加至五十丸。

木通丸

治脚气服补药太过、小便不通淋闭、脐下胀。

当归　栀子仁　芍药　甘草　赤茯苓各一两

上，为粗末，每服三钱，水一盏，煎至六分，去滓，通口服，不以时。

平补萆薢丸

治脚膝冷气冲腰、行履不前。

萆薢一两半　杜仲　干木瓜　续断　牛膝各一两

上，为细末，炼蜜丸，如弹子大，每服一丸，空心，盐酒、盐汤任下，日三服。

吴茱萸汤

淋渫，暖筋脉，壮筋力，调畅荣卫。

青嫩蒴藋一大握　附子二两　青橘皮一两　吴茱萸一两　椒一两

上药，粗末之，作两次，使每次水五升，煮三十余沸，去滓，先淋右肩至手指，无风处淋之，三五日一次，再暖汤方淋右膝胻①至脚趾为佳。

白皮小豆散

治脚气。小便涩，两脚肿，气胀。

赤小豆半升　桑白皮三两　紫苏一两　生姜半两

上，以水三升，煎至豆熟，取之食，余饮之。

木瓜丸

治风湿脚气。两足缓弱，转筋疼痛，久服如飞。

木瓜大者一个，破为两片，出穰，入　乳香一两　青盐二钱　菊花为末，二两

上，将木瓜去穰，入二味后，以线系定入饭甑内，蒸熟，研为膏，和菊花丸如梧桐子大，每服三十丸，空心，酒下。

越婢汤

亦名麻黄白术汤。治素风盛、疼痹脚弱。

麻黄六两　白术四两　甘草二两　附子一两

上，为细末，每服四钱，水一盏半、生姜七片、枣三个，同煎至一盏，去滓，温服，取汗出为佳，食前服。

趁痛丸

治脚气毒攻两脚、痛不可忍。

白甘遂　白芥子　大戟　白面各二两

上，为细末，滴水和丸作饼子，炙黄色为末，醋煮面糊和丸，

---

① 胻：膝骨。

如绿豆大，每服十丸，冷酒下。利则止，不服。

大黄汤

如脚气，大便秘，服诸药不通，风毒攻心，气闷，心欲狂，热闷口干，喉中如火生，秘涩不通。

红雪　大黄各二两　黑豆　木香各一两

上，锉碎，先以水一升，煎取八合，将药汁浸一宿，时时饮之。

四斤丸

补肾。治风强脚膝。

苁蓉　天麻　牛膝三件，各一斤，共酒五斗，浸一宿　木瓜一斤

上件，焙干，捣，罗为细末，炼前浸药酒如膏，用和丸，如梧桐子大，空心，汤、酒任下三十丸。如浸药酒少，和不尽，更添酒炼。

沉香煎

治气厥。上重下轻，久成脚气。

黄橘皮四两　沉香　紫苏叶　人参各一两

上，为细末，姜汁糊和丸，如梧桐子大，每服二十丸，生姜汤下。

枸杞汤

淋洗脚气如有疮，服橘皮丸。

枸杞　荨麻根　枸椒根　蒴藋根

上，等分，为粗末，煎汤淋洗。

四柱丸

虚人服，又曰长生丹。此药，添精补髓，长筋力，缩小便，大壮筋骨。久患腰脚者，能去根本，头白再黑，齿落再生。

何首乌　石菖蒲　牛膝各四两

上，锉为粗末，以酒三升，入瓷锅内，慢火煮，令干，更用川乌头四两，炮，细锉，同上件药末之，酒煮，面糊为丸，如梧桐子大，每服三十丸，空心，盐、酒任下。

松节散

治脚气冷传于筋、转筋挛痛方。

松节取茯神中根心子，用一两，削如末　乳香一钱

上，用银石器中炒，令焦，只留一二分性，出火毒，研细，每服一钱至二钱，热木瓜酒调下，应是筋病治之。

茱萸汤

治毒气攻心、手足脉绝。此亦难济，不得已作此汤，得下十愈七八。专主脚气入腹、困闷欲死、腹胀方。《脚气入腹毒攻五脏论》曰：风湿毒气中于足经，遂为脚气。若妄治之，一向疏下，乘脏腑气虚弱，毒内攻入腹，闷乱烦喘，气不得息，若不速以溱毒之药，必致恶气内熏五脏，使三焦荣卫不通，则治疗为难。譬由浸溪，疮从四肢者易治。此疮毒不由经络，外自皮肤者尚尔，又况风毒因经络受邪，而内连五脏者欤！如此极内攻腹者，无出木瓜丸、茱萸汤最救困急。服饵之后，虽使恶毒邪湿盛来，无由入矣。

吴茱萸六升　木瓜大者，二枚

上，二味，水一斗三升，煮取三升，分为三服，或以吐、汗，便愈。苏恭云：服得下，治此甚易，但久服则见效耳。此方为是起死，乃高丽老师方，与《徐王方》相似，故云神验。如无木瓜，取吴茱萸一色煮服。又方，加青木香三两、犀角屑二两，亦云此方起急病。

黄柏散

治肾脏风毒流注脚膝生疮紫黑、久不瘥。

黄柏一两　葱根十茎

上，二味同捣为泥，再焙，捣为细末，每用看疮多少，以蜜调，摊纸上帖之。先以汤浸二三钱，淋渫疮，拭干后，用黄柏散帖之亦佳。

槟榔丸

若服药之后，麻痹渐退而但微痛拘急、大便秘涩，此由先气涩而后生风邪，服药风去而气涩尔。

槟榔　芎䓖

上，等分，为细末，炼蜜和丸，如梧桐子大，姜汤下三十丸，不以时。

橘皮丸

治脚气有风、人气不顺致生热而大便秘。此药通用，不损人进饮食，散胀满，调中下气，偏宜脚气。

黄橘皮四两　干生姜三两

上，为细末，以蜜半斤，同熬成膏，丸如梧桐子大，每服三十丸，生姜汤下，食前。

淋渫汤

治脚气两足寒热肿痛、胀满挛缓。

韶脑不以多少

上，每用半两，以水一斗，煎两沸，濯足膝。

止呕汤

治脚气呕逆及吐利后转筋。

木瓜

上，取五钱，水一盏，煎至半盏，去滓，温服，不以时。

木瓜浆

防热疾兴，下气，利腰脚，治缓弱不得行。

上，取木瓜，削去皮，片切，以汤浸之，加少姜汁，沉之井中，冷以进。如新木瓜，涩，入少铅白霜；如味酸，入少蜜。

蓖麻散

治脚气初发、从足起至膝骨肿疼者。

上，取蓖麻子叶，切，捣，蒸，薄裹之，日二三易，即肿消。若冬月，无蓖麻叶，取蒴藋捣碎，和酒糟三分，相合一分，令蒸熟，及热封裹肿上，如前法，日二易，肿即消。亦治顽痹。

蜀椒汤

治脚气肿挛。消赤肿。

上，蜀椒四升，以水四斗，煎至三斗半，瓮盛，下着火暖之，悬板为桥，去汤上二寸许，以脚踏板柱，脚坐以绵絮密塞，勿令泄气。若觉冷，即出，入被，以粉摩之，一食久。更令瓮下火不绝，勿使汤冷，如此消息不过七日，得伸展并肿消。

矾石汤

治脚气冲心。

上，以矾石三两，研水一斗五升，煎数沸，浸脚。

神应丹

治脚气。

上，以附子大者十个，用赤小豆一斗半、水三斗，慢火，同附子煮，令水尽拣出，附子去皮、脐，十字切作块子，再同赤小豆五升、水一斗，煮附子至水尽，取附子切片，焙干，为细末，入青盐一分，酒煮，面糊为丸，如梧桐子大，空心，盐、酒任下三十丸。

脚气道引法

论曰：夫中央者，其地平，以湿法土德之用，而生物也众。故中国之人食杂而不劳，是以多痿厥。因遇有疾当行道引、按跷，不可专以汤药。故《素问》云：中央之人，道引，药不能独治也。又况脚气有风之人，尤要气血流通，四时之中独禁于冬，须在春夏，故岐伯所谓“冬不按跷者，良以不欲扰动阳气”故也。

治脚气肿痛及四肢风

上，当存息，正坐，直伸两足，立指在上，伸两手齐足趾，渐渐及足心。若肥盛人，手不能及足者，以绵绳两条作两卷子，蹬两足心，以手攀之，如此五七遍，大轻腰脚，逐四肢风。

若始觉脚气，连灸风市、三里各二十一壮，以泻风湿毒气。若觉闷热者，慎毋灸之，以本有热，灸之则大助风生。食物，大忌酒、面、海藻，仍忌房劳。不尔，服药无益。

取穴法

风市穴，使病人平身正立，垂两手贴两腿，中指尖头，是穴。

三里穴，取病人膝盖下三寸，𦟘外按之，少陷者是穴。又法，以指深按之，则足趺阳脉不见者为准。

脚气燥热紫雪等

郭都官，久患脚气，发即寒热、胀满、气上，服热药即甚，兆与《外台》延年茯苓饮以下其气，再用六物麻子丸以泄其热，后来见之，但尚苦燥热，遂令服紫雪，大效。

脚气槟榔汤

少府监韩正彦得疾，手足不能举，诸医皆以为中风，针刺臂腿，不知。兆曰：此脚气也。令服此汤乃愈。

槟榔不以多少

上，为细末，每用三钱，生姜三片、紫苏七叶、陈橘皮去白者三枚、水一盏半，煎至八分，去滓，稍热服，不以时。

脚气后心腹不快青木香

部署郝质患脚气，肿满生疮，有人治之如水气，以药下之，日三，凡五十余行，脚肿即消，后或有时心腹不快，兆令服青木香丸，甚觉快畅而有效。校定：青木香丸见《局方》。

虎骨丸

治肝肾脏风流注腰脚、疼痛冷痹及筋骨拘急、行履不得。

虎胫骨一两　沉香半两　白花蛇二两　干蝎半两　天麻　防风　羌活各三分　天南星半两　海桐皮一两　桂心三分　芎䓖　白附子各半两　麻黄一两　赤芍药半两　羚羊角屑三分　硫黄半两　川乌头半两　牛膝一两　白僵蚕半两

上，为细末，炼蜜和捣三二百杵，丸如梧桐子大，每服二十丸，食前，以温酒下。

八风散

治风虚面青黑色、不见日月光、脚气痹弱。准经，面青黑主肾，不见日月光主肝，补肾治肝。

甘菊花头子三两　石斛　天雄各一两半　人参　附子　甘草各一两六铢　薯蓣　钟乳令研三日三夜，水飞之，研令无声　续断　黄芪　泽泻　麦门冬　远志　细辛　龙胆　秦艽　石韦　菟丝子　牛膝　菖蒲　杜仲　白茯苓　熟地黄　柏子仁　蛇床子　防风　白术　干姜　萆薢　山茱萸各一两　五味子　乌头各①半两　苁蓉二两

① 各：原无。据前后文义及本书体例补。

上，为细末，酒服方寸匕，日三。不知，加至二匕，不以时。

地黄粥

以补虚。

上，取肥好地黄四两，取汁，去滓，作粥，候粥半熟即下之，以绵裹椒一百粒、生姜一片，投粥中，候熟出之，下羊肾一具，去脂膜细切如韭叶大，同煮熟，加少盐，食之。

防风粥

以去四肢风。

上，取防风一分，去芦头，煮取汁，去滓，如食法作粥，食之。

紫苏粥

以去壅气。

上，取紫苏子，炒令黄、香以研，滤汁去滓作粥，食之。

桑枝煎

本方云：桑枝平，不冷不热，可以常服，疗遍体风痒干燥、脚气四肢拘挛、上气眼晕、气喘咳嗽，消食利小便。久服，轻身利耳目，令人先泽，兼疗口干。《仙经》云：一切仙药不得桑枝煎不服。出《抱朴子》《孙真人方》。

上，取桑枝如箭竿者，细锉三斗，炒令微黄，以水六斗，煎取三斗，去滓，以重汤煎取二升，下白蜜一合，黄明胶一两，炙、捣末，煎成入，以不津器封贮之，每服一匙，汤化服之。

大牛膝丸

治风毒脚气流注腰腿、两脚疼重挛痛及肾虚、目见黑花。

牛膝　川芎　续断　萆薢　丹参　黑狗脊　杜仲　独活　白

术　枳壳　当归　白芍药　防风　干木瓜各一两　熟干地黄各①二两

上，为细末，炼蜜和丸，如梧桐子大，每服二十丸，空心，木瓜汤下。

楝花粉

粉身汗以固阳气，御风寒雾湿，止痱子、风疹瘙痒。

川芎　藁本　楝花各一两　丁香二两　英粉半升

上，同杵匀细，粉身以止汗。校定：英粉不知何物，疑糯米粉也。

道引法

主消食，暖元气，去壅滞。方：

行住坐卧处，手磨胁与肚，胸膈通快时，两手脐下锯，锯之膀胱通，背拳摩肾部，胸膈壅滞消，两腮红色聚，才觉力稍倦，却使家人助，行之但须频，昼夜无拘数，岁久积功成，渐入神仙路。

行气大法：夜半后、日午前于密室中，令铺厚软，仰卧，枕下共身平，舒手展足，手握大指节，去身四五寸，两脚相去亦可四五寸，引气从鼻中入足即停，有力便取，久住气闷，从口细细吐出，尽，更作。若患寒热及偏风、脚气、霍乱等并疗之。每旦天晴朗时，常以鼻引清气，口吐浊气，皆除百病，每作东向微微吐之。大凡气宜清炼，液宜数咽，手宜在面，齿宜数叩，形宜数见，此五宜为大率。意者气之使，意有所到则气到，每体不安处，则微闭气，以意引气到疾所而攻之，必瘥。

大豆蒸法

崔氏疗暴风四肢挛缩枯细不能行动，用此方。

上，取大豆三大升，净拣择淘之，漉出蒸之，待气溜下甑，

① 各：原无。据前后文义及本书体例补。

投二大升醇醋，甑中和搅，令遍，密室内地上漫铺席，又铺一帛帕，倾豆伫帕上，仍以五六重绵衣覆豆，令病人于上卧，以被覆。若豆冷，渐渐取却绵衣，令一人于被下引挽挛急处，却绵衣，尽豆冷收取，更着甑中，依前法蒸热，复着醋半升和豆，一准前用，每收豆作二升，每三日一作之。

茴香丸

治风毒湿气攻注成疮、皮紫破脓坏、行步无力，皮肉焮热。

舶上茴香　地龙　赤小豆　川苦楝　川乌头　乌药　黑牵牛各一两

上，为细末，酒煮，面糊为丸，如梧桐子大，每服空心盐汤下十五丸，日二。

三脘散

治三焦气逆。解大便秘涩、胸膈满胀、奁气，除风气，或已服诸药，大便不通者。依法煎服，就腹中药，便通大效。极不虚人脚气，心腹胀闷，大便不通，宜服。

大腹皮酒浸一遍，更以大豆汁洗三遍，焙干用　木瓜　紫苏并梗　独活　沉香各一两　木香　甘草　槟榔　陈橘皮各三分　白术三分　川芎半两

上，为细末，每秤一分，水二盏，同煎至一盏，去滓，温服，取便通为效，不以时。

脚气针灸法

凡针灸孔穴主对者，穴名在上，病状在下。其脚气一病，最宜针灸。若针而不灸，灸而不针，非也；针灸而不药，尤非也。脚气初得，便速针灸。若专以药不针灸，则可半瘥矣。然取寸之法，人有长短，肤有肥瘦，皆须精思准折之，不得一概致有差失尺寸之准，以铜人随中指中文为是。若坐点穴者，坐灸之卧点穴者，卧灸之立点穴者，立灸之，不依此者徒破肉耳。昔苏恭有云：

脚气始发，随痛处灸，不必依穴者。亦如《素问》缪刺之法，亦可依用。

初灸风市主脚既挛痛，引胁拘急痿躄，或青或枯，削黑如腐，大缓纵痿痹。

次灸伏兔主中寒。按：《甲乙经》云：是阳明经，刺可伍分，不可过也。

次灸犊鼻主膝中病痛不仁难跪。此处穴肿，不可灸，亦不可刺。

次灸膝两眼主膝冷、足痿、经疼。

次灸三里穴主腰痛不能久立，膝疼胀，内臁痛，足痿步履不收。

次灸上臁穴主小便难，广狂言非常。

次灸绝骨穴主风劳身重，髀枢痛，脉骨捡痹不仁，筋缩，诸节酸折，四肢懈惰不收，风劳身重。

次灸下廉穴主小便难、黄赤。

上，八穴。第一，风市点穴之法，令病人起正身，平垂两臂，直下，舒十指，掩着两髀，便点当手中指头，痹大筋止是也，灸百壮，多亦任人。轻者不减百壮，重者乃至一处五六百壮，勿令顿灸，须三报之乃佳候。盘色赤白、平如旧则风毒尽矣；若色青黑，风毒未尽，当再报之；第二，伏兔穴，令病人平身端坐以灸，人手掩横膝上，手下傍与曲膝头齐，上傍侧手际当中央是，灸百壮亦可，五十壮；第三，犊鼻穴，在膝头盖骨上际外骨边平处，以手按之得节则是，一云在膝头下，近外三骨箕踵动脚，以手按之窟解是，灸三五十壮；第四，膝眼穴，在膝头骨两傍陷者宛中是，灸五十壮；第五，三里穴在膝头骨下三寸附胫骨外是，一云在膝骨节下三寸，人长短大小当以病人手度取，灸之百壮；第六，上廉穴在三里下一寸，亦附胫骨外是，灸之百壮；第七，绝骨穴在脚外踝上一寸；第八，下廉二穴在辅骨下，去上廉一寸，辅兑肉其分外斜治头风臂肘痛溺黄，可灸三七壮。凡此诸穴不必一顿灸尽，壮数可日月报灸之，三日灸令尽壮数为佳。凡病一脚则灸一脚，病两脚则灸两脚，凡脚弱皆多两脚。又一方云：如觉脚恶，便灸三里穴及绝骨各处，两脚恶者灸四处，灸之多少随病轻重大约，虽轻不可减，百壮不瘥，速以灸之多益佳。

五枝汤

淋渫风湿一切筋骨疼痛。

桑枝　槐枝　楮枝　桃枝　柳枝各一两

上，各细锉，更以麻叶一把、水三斗，煎取二斗，去滓淋洗，洗毕宜就便寝，不可见风。

元和十二年二月得干脚气，夜半痞绝，左胁有块如大豆，且因大寒不知人三日，家人皆号哭，有郑绚美传杉木节方服之，半食间下气通，立愈。

杉木节　橘叶各锉一大升　大腹子七枚　童子小便三大升

上，四味同煮，取一大升，分作两服，得快利即止。干脚气者，头痛腰脚酸疼，心间躁闷，干渴，食饭粥饮药立吐却遍出，汗出气喘者，是疗脚气攻心。

上，取生猪肉去脂，以浆水洗净，两板压去汁，细切鲙蒜齑啖之，日二顿，下气除风神验，此外国法。

桃花散

疗脚气及腰、肾、膀胱宿水及痰饮。

上，取桃花阴干，量取一盏，但虚满不须按捺杵为散，纱纱罗下，温酒调一服，令尽通利为度。空肚服之，须臾当转，可六七行，但宿食不消化等物总泻下。若中间觉饥虚，少进软粥饭，安稳不似转药，虚人不废朝谒，但觉腰脚轻快，使人勇跃，食味倍加，脚气先肿者，一宿顿消，三日内腹虚大都消悉。慎生冷、酢、滑、五辛、酒、面及黏食、肥腻，四五月外，诸食复常。

延年茯苓饮子

主脚气肿痛喘急、上攻心腹、热冒闷呕逆、饮食不下。

白茯苓　紫苏叶　杏仁　橘皮　升麻　柴胡　犀角各二两　槟榔十二枚　生姜四两

上，为粗末，以水八升，煮取二升五合，去滓，温分三服，如人行八里，忌醋物。

桃花引气丸

治温湿风毒，客伏经络，气壅血涩，肢体闷痛，懊烦壮热，气奔逆冲，心腹痞满，腰脊重痛，脚膝难举，痛不能动，肩背拘强，眩冒神昏，或将温过度，客热内盛，随气升降，游注疼痛及肿满水气。

桃花七钱　染胭脂五钱　白附子　甘遂　天南星各二钱　大麦面十钱　威灵仙五钱　大戟三钱

上件为末秤，生用，滴水和丸，如梧桐子大，每服二十丸，先用水一大盏，煎桑白皮三寸，煎五七沸，去皮不用，纳药再煮五七沸，漉出，并放温，将丸煮药汤下，食后临卧，常服不耗气血，疏风气。

鹤顶丹

强脚膝补气，能令气下行，安五脏，填骨髓，补虚羸，去百病。

辰砂　椒红　青盐各五两

已上三味，入银瓶中，木塞口，油纸封角，重汤煮七昼夜，入地坑出火毒一宿，入后药：

鹿茸五两一分，酒浸，水洛，焙干　参五两　茅术五两九分

上，同前三味拌匀，同杵三五百下，丸如梧桐子大，服四十粒，空心，食前，米饮下。

椒仁丸

治足膝虚肿。

椒仁　商陆　橘皮　桑白皮

上，各等分，为细末，白面糊丸，如梧桐子大，饮下二十丸，以小便通为度，不以时。

虎骨煎

治风湿筋脉缓纵不随、言语謇涩及治中风脚气等。去麻痹，止风，通利血脉。

虎骨　当归　海桐皮　参　木香　附子　白花蛇　桂心　败龟　天南星各七分半　干姜　没药　麝香　地龙　蔓荆子　菊花　僵蚕　干蝎　防风　芎䓖各一两　羌活二两　天麻一两

上，为细末，入麝香、没药，研匀，炼蜜和丸，如梧桐子大，每服三十丸至五十丸，食前，温酒下。

思仙丸

治肝肾风虚弱，腿膝酸疼不可履地，风湿毒流注脚气，行履不得，小便余沥，里急后重。久服，补五脏内伤不足。调中，益气，凉血，坚筋骨，轻身。

思仙木二两　干蝎半两　五加皮　防风　萆薢　天麻　薏苡仁　续断　白术　羌活　牛膝　生干地黄各一两半，老人加附子一两。

上，为细末，宣州木瓜去穰、皮了，秤半斤，先蒸过，切作片子，以好酒二升化青盐三两，同盐、酒煮烂为膏，和药丸如梧桐子大，每服四五十丸，空心，食前，温酒、盐汤任下。如膏少，添酒煮，面糊为丸，日三服。

防风汤

治肢体虚风、微肿发热、肢节不随、恍惚狂言、来去无时、不自觉语。南方支法师所用多，得力温和，不甚损人为胜，风引、续命、越婢等汤。风引汤在前，续命汤在风门，越婢汤在后。

《阴脚气论》曰：阴气衰于下则为热厥，则令人足热、赤肿、缓纵、胫软，若带抽痛喜嗔叫、好明处者，阳脚气之候也，宜以防风汤、食后丸、三黄丸、竹沥汤、紫雪犀角饮及针石之类方。重校定：防风汤等，并于本门，前已重出。

鸡峰普济方卷第五

伤寒中暑附

圣泽汤

治伤寒、时行疫疠、风温①、湿温，不问②阴阳两感、表里未辨③，或内热外寒，头项腰脊拘急疼痛，发热恶寒，肢节疼重，呕逆喘咳，鼻塞声重及食饮生冷，伤在胃脘，胸膈满闷，腹胁胀痛，心下结痞，手足逆冷，肠鸣泄泻，水谷不消，时自汗出，小便不利。亦名圣散子。

草豆蔻十个　猪苓　菖蒲　良姜　羌活　附子　麻黄　厚朴　藁本　白芍药　枳壳　柴胡　泽泻　细辛　防风　白术　藿香　半夏各半两　甘草一两

上，为粗末，每服四钱，水一盏半，煎至一盏，去滓，热服，不以时。一方，加术④、吴茱萸。

五积散

一名异功散。治一切风疾，解伤寒及五劳七伤、头痛目赤、咽喉痛涩、痰涎不利、劳疾咳嗽及产前、产后诸疾。

苍术六十两　桔梗三十两　桂九两　白芍药二两　白芷九两　枳壳十三两　厚朴六两　茯苓　人参各三两　当归六两　川芎四两半　半夏三两　甘草　麻黄各九两　干姜六两　陈皮十八两　乌头二两　附子　天南星

---

① 温：原无，据《太平惠民和剂局方》卷二补。

② 问：原作“同”，形近而讹。据《太平惠民和剂局方》卷二改。

③ 辨：原作“办”，形近而讹。据《太平惠民和剂局方》卷二改。

④ 术：《太平惠民和剂局方》圣散子的药物组成有白术、吴茱萸，此之“术”，当为“白术”。

各一两　木香半两，名顺元散

上，为粗末，每服二钱，生姜、白水同煎，不以时。一服，以水一盏，煎七分。

木香丸

治瘴气。

槟榔　陈皮各三两　木香　附子　人参　厚朴　羌活　独活　芎　甘草　荆三棱　大黄　赤芍药　干姜　桂各半两　黑牵牛取粉，四两　肉豆蔻六个，止泻方用

上，为细末，瓷器密盛之，临服用牵牛末二两、药末一两，研匀，炼蜜和丸，如梧桐子大。心腹胀，一切风疾、劳、冷气，脐下刺痛，口吐清水白沫，醋心，痃癖气块，男子肾脏风毒攻刺四体及阳毒脚气，目昏头痛，心间呕逆及两胁坚满，服时，橘皮汤下三十丸，以利为度。自后，每夜二十丸。女人血痢，下血刺痛，积年血块，胃口逆，手足心烦热，不思饮食，姜汤下三十丸，取利，每服每夜更二十丸。小儿五疳气，腹胀气口，空心，温汤下五七丸，小者减之。凡胸肠饱闷不消，脾泄不止，临卧，温酒下，取利。食毒，痈疽发背，岚瘴气，才觉头痛、背膊拘急，便宜服之，决利为度，常服可以不染瘴气。凡瘴皆因脾胃实热所致，常以凉药解膈上壅热，并以此药通利，弥善。此丸本治岚瘴及温疟，大效；服讫，灸气海百壮、中脘三十壮，尤善。

顺元散

治脾元虚弱、肌体羸瘠、食饮难消、胸膈痞闷、痰多呕逆、气刺胀满及外感寒邪，头昏体倦，项强恶寒，并宜服。

当归　厚朴　干姜各六分　人参　茯苓　半夏　芎各四钱半　枳壳一两二钱　陈橘皮一两八钱　桔梗三两　甘草　白芷　桂各九钱　白术　白芍药三钱

上，为粗末，每服二钱，水一盏，生姜三片、葱白二寸，煎至六分，去滓，食前，温服。

神健散

解利伤寒。

人参　白术　牡丹　桑白皮　当归　柴胡　枳壳　桔梗　甘草　杏仁　旋覆花　泽泻　茯苓　半夏　芎等分

上，为细末，每服三钱，水一盏，煎至七分，去滓，温热服，食后空时。

林檎散

治伤寒及时行疫疠。头痛项强，壮热恶寒，腰背拘急，四肢烦疼，面赤咽干，呕逆烦渴。

川乌头　干葛　木通　大黄　石膏　桔梗　山栀　藿香　瞿麦　白术　甘草　桂各一两　麻黄六两

上，为粗末，每服二钱，水一盏，入林檎片十数片，新者亦得，煎至七分，去滓，稍热不以时服，相次再服，衣被覆出汗。

犀角散

治热病、黄疸、热渴及热患酒劳，胸满气促，皮肤渐黄如金色。

犀角屑　通草　人参　柴胡各一两　葛根　秦艽　知母　蓝叶　桔梗　桑根白皮　赤茯苓各三两

上，为细末，每服四钱，水一中盏，煎至五分，去滓，入竹沥一合，搅令匀，非时温服。

人参前胡散

治风温疠气、头痛项强、壮热恶风、身体烦倦及寒咳嗽、鼻塞声重、风痰头痛，呕逆寒热。加陈皮、杏仁，名百解散，亦名败毒散。

柴胡　前胡　羌活　独活　桔梗　枳壳　人参　茯苓　甘草　芎各一两

上，为粗末，每服二钱，水一盏，生姜三片，煎至六分，去滓，温服。加薄荷三叶煎为佳。

百顺散

解利伤寒。

芎䓖一两半　羌活　防风　木通　荆芥　甘草　大力子各一两　菊花　白芷　麻黄各半两

上，为细末，每服一钱，白汤点服。如解伤寒，加生姜、薄荷煎。

刺蓟散

治热病吐血并鼻衄不止、头面俱热。

刺蓟　川升麻　鸡苏茎叶　川朴硝各一两　子芩　赤芍药各一两半　大青　犀角屑　甘草各三分　生干地黄二两

上，为细末，每服四钱，水一中盏，煎至六分，去滓，非时温服。

附子鳖甲汤

治天行病七日已上，热势弥固，大便秘涩，心腹痞满，饮食不下，精神昏乱恍惚，狂言异语，其脉沉细。众疾之中，无一可救计诀。

鳖甲　白鲜皮　茵陈各半两　白术　吴茱萸　附子　枳实　桂各一分　大黄三分　生姜一两，切片或旋入

上，为粗末，每服三钱，水二盏，煎至一盏，去滓，温服，不以时。

大半夏汤

与鳖甲汤治病相近。

半夏　大黄各五两　吴茱萸　朴硝　桂各一两　牡丹　柴胡　干姜　细辛　白术各三两

上，如前法煎服。

中和散

治热病毒气在心、脾燥、口干烦闷。

犀角屑　瓜蒌根　川升麻　寒水石　葛根　胡黄连　生干地黄各一两　麦门冬二两　甘草半两

上，为细末，每服一钱，以新汲水调下，非时。

麻黄丸

治伤寒，解正头疼，兼治破伤风及一切诸风。

麻黄六两，去节，沸汤爁去黄水，焙干　乌头水浸三日，频换水，布拭干，去皮、脐　天南星　半夏　石膏泥裹，火烧通赤，研。已上各四两　白芷三两　甘草一两　龙脑半两　麝香一分

上，水煮天南星为丸，如小弹子大，每服一丸，葱茶或酒嚼下，薄荷茶亦得。此乃白龙丸加麻黄，去寒水石、石膏，小伤风服之甚妙。

前胡散

治热病壮热咳嗽、头痛心闷。

前胡　川升麻　地骨皮　杏仁汤去皮、尖，麸炒黄，各一两　紫菀一[①]两半　石膏二两半　麦门冬二两　甘草半两

上，为细末，每服五钱，水一大盏，竹叶五七片，煎至五分，

① 一：此前原衍有“各”字，据前后文义删。

去滓，非时温服。

生地黄饮子

治热病毒气攻肺咳嗽、中生疮。

生地黄三两　川升麻　玄参　川大黄生　贝母　麦门冬　百合　甘草各一两　柴胡二两

上，细锉，和匀，每服半两，水一大盏，煎至五分，去滓，入蜜一小匙，更煎一沸，放温，非时服。

百合散

治热病心肺热盛、小便黄赤、上气咳嗽。

百合一两半　杏仁　木通　黄芩各一两　麦门冬　甘草　甜葶苈各三分　麻黄　紫菀各半两

上，为粗末，每服五钱，水一大盏，煎至五分，去滓，非时温服。

川升麻散

治热病口疮、壮热头痛、心神烦躁。

升麻　玄参　黄连　大青　知母　黄芩各一两　柴胡一两半　甘草三分　地骨皮半两

上，为粗末，每服三钱，水一盏，入淡竹叶五七片，煎至六分，去滓，非时温服。

马蔺根散

治热病咽喉闭塞、连舌肿疼。

马蔺根　川升麻　玄参各二两　川大黄生　射干各三分　犀角屑　木通　棘针　甘草各半两

上，为细末，每服五钱，水一大盏，煎至五分，不以时，去滓温服。

白药子散

治热病咽喉肿塞、连舌根疼痛及干呕头疼、不下食。

川升麻　白药　前胡　石膏各一两　羚羊角屑　甘草炙，各①半两　玄参三分　麦门冬一两半　川朴硝二两

上，为粗末，每服五钱，水一盏，竹茹一分，煎至五分，去滓，非时温服。

和解汤

治血气虚弱、外感寒邪、身体疼倦、壮热恶寒、腹中疠痛、鼻塞头昏、痰多咳嗽、大便不调。

白芍药　桂各二分　厚朴　甘草　干姜　白术各一两　人参　茯苓各一两半

上，为粗末，每服二钱，水一盏，生姜三片、枣一枚，煎至六分，去滓，温服，不以时。

麦门冬散

治热病头痛、咳嗽。

麦门冬一两半　葛根　贝母各三分　柴胡一两　百合　川升麻各半两　栀子仁　甘草各一分

上，为粗末，每服四钱，水一中盏，入豉半合、葱白二茎，煎至六分，去滓，非时温服。

麻黄散

治热病咳嗽不止、心胸烦闷、上气喘促。

麻黄　前胡　紫苏子各三分　大麻仁　桑白皮　杏仁各一两　麦门冬一两半　甘草半两

---

① 各，原无，据前后文义及本书体例补。

上，为粗末，每服五钱，以水一盏，煎至五分，非时温服。

解风散

解利风寒。头昏，拘急，体倦。

荆芥　麻黄　石膏　细辛　羌活　人参　芎各一两　甘草半两

上，为细末，每服二钱，水一盏，煎至七分，温服，不以时。

调中汤

治暑气。

陈粟米三两，炒　缩砂　香茸　零陵香　藿香　香附子　甘草　白扁豆各一两

上，为粗末，每服二钱，生姜煎服，不以时。

八神汤

辟除雾露山岚之气，消饮食，补脾胃。

神曲炒　麦蘖炒焙　青盐炒，各三两　甘草三两，炒　胡椒二钱　生姜六两，去皮，生秤　草豆蔻二个，大者，面裹，烧黄熟，去面并皮　丁香①

上，除丁香、胡椒外，将六味合杵成粗滓带润，淹一宿，焙干，同八味捣为细末，沸汤点服，不以时。

水葫芦丸

治冒暑伏热、欲渴引饮、口干无味。

百药煎三两　甘草一两　乌梅肉　白梅肉各半两　人参　干葛　麦门冬各一两半　紫苏叶半两

上，为细末，炼蜜和丸，如樱桃大，含化一丸，不以时。如无百药煎，以余甘子代，尤妙。

温白丹

治伤寒及冷腹痛。

---

① 丁香：此后，《是斋百一选方》有“一分”字样，可参。

黑附子炮　白附子　川乌头　半夏　天南星各一两，四味，浆水浸软，切，焙　干姜半两　石膏　寒水石三①味，烧，各二两

上，为细末，水煮面糊为丸，如豌豆大，每服十丸、五丸，生姜艾叶汤下。

藿羌汤

治形表虚疏、风邪乘袭、头昏烦强、壮热恶风、鼻塞声重、肢节烦疼及时行疫疠、冬温、疮疹，悉解。

人参　白术　白茯苓　羌活　防风　芎各一两　甘草半两

上，为粗末，每服二钱，水一盏，姜三片、枣一枚，同煎至六分，去滓，温服，不以时。

顺气人参散

温和表里，祛逐风寒。治壮热、头痛、项强、腰疼、心胸气痞、咳嗽痰多、发热恶寒、咽膈不利。

人参　桔梗　干葛　白芷　白术各一两　干姜　甘草各半两

上，为粗末，每服二钱，水一盏，姜三片、葱白二寸，煎至六分，去滓，温服。

金沸草散

治伤寒暑热、风气壅盛。头目心胸不利，妇人血风潮发，丈夫风气上攻，其状②如醉人，中脘有痰，令人壮热头痛，项筋紧急，时发寒热，皆类③伤风④则汗出，如风盛则解利。

荆芥四分　麻黄　旋覆花⑤　前胡各三分　甘草　半夏　芍药各

---

①　三：疑作“二”。

②　状：原作“壮”，音近而误。据前后文义改。

③　皆类：此二字，疑衍。

④　伤风：《太平惠民和剂局方》卷二作“有寒邪”，可参。

⑤　花：原无，据《太平惠民和剂局方》卷二补。

一分

上，为细末，每服三钱，水一盏，荆芥三穗，煎至八分，去滓，热服，不以时。

屠苏酒方

辟疫气，令人不染温病及伤寒时疾。

大黄十二铢　白术十八铢　桔梗　蜀椒各十五铢　桂十八铢　乌头六铢　菝葜十二铢

一方无大黄，加防风一两、大枣二分。

上，七味，㕮咀，红袋盛，以十二月晦日中悬沉①井，令至泥，正月朔日平明出，药置酒中煎数沸，于向东户饮之。屠苏之饮，先从小起，多少自在。一人饮一家无疫，一家饮一里无疫。饮药酒得三朝，还滓至井中，能仍岁饮，可无病。当家内外有②井，皆悉著药，辟温气也。

地黄煎

治热病热毒、气攻咽喉、肿痛连舌根、生疮。

生地黄汁半升　牛蒡根汁三合　蜜三合　黄丹一两　杏仁二两　铅霜一分　太阴玄精半两

上，合研匀，入银器内，重汤煮，用槐枝子搅，不得住，看色紫即倾入瓷合中盛，每服不以时，取如小弹子大，含咽津。

龙胆煎

治热病、口疮、发渴、疼痛不可忍。

龙胆　黄连　川升麻　槐白皮　大青各一两　竹叶　蔷薇根各二两

① 沉：深。

② 有：《外台秘要》卷四《辟温方二十首》无此字，当为衍文。

上，细锉，都以水五大盏，煎至一大盏，去滓，入蜜三合，慢火煎成膏，涂于疮上，有涎吐了。

小香薷丸

治暑气。

香薷一两半　白扁豆　木香各一两　藿香　零陵香各半两　益智一分　丁皮二两

上，为细末，水煮面糊和丸，如梧桐子大，每服三十丸，食前，紫苏汤下。

和解散

治温疫，散寒邪，解利伤寒。

川芎　羌活　独活　厚朴　苍术　细辛等分　甘草减半

上，为粗末，每服二钱，水一盏，生姜三片，同煎至七分，去滓，温服，不以时。

香朴补虚汤

治伤寒伤食及夏秋疟疾，不过三两服见效，大益脾胃，老幼皆可服。

厚朴　苍术各十分　茴香　附子　干姜各五分　陈皮四分　甘草三分

上，为细末，每服二钱，水一盏，生姜三片、枣一个，同煎至八分，温服，空心。生姜、盐煎，不以时服，亦可。

六神散

调适阴阳，和养荣卫。治脾胃虚弱、不思饮食、肌体瘦瘠、咽干口燥。时气已经汗下，血气已虚，邪犹未解，变生诸疾。

人参　白术　黄芪　甘草　百合　茯苓各一两

上，为细末，每服二钱，水一盏，生姜二片、枣一个，煎至六分，去滓，服不以时。

含化射干丸

治热病脾肺壅热、咽喉肿塞、连舌根痛。

射干　川升麻各一两　硼砂　甘草各半两　杏仁　豉心各二合

上，为细末，研药令匀，炼蜜和杵三二百杵，丸如小弹子大，每服含化一丸，咽津。

生地黄煎

治热病心胸烦热、口干、皮肉黄。

生地黄汁　生瓜蒌根汁各五合　蜜二合　生麦门冬汁五合　酥一两　生藕汁三合

上，一处相和于锅中，熬令稠，每服不以时，抄①服半匙。

犀角煎

治热病咽喉赤肿、口内生疮、不能下食。

犀角屑　川升麻　川大黄　黄药各一两　马牙硝　黄柏各半两

上，为末，以水四大盏，煎至一大盏，去滓，入蜜三合相和，更煎一两沸，放温，徐徐含咽。

红蓝花散

治热病吐血、心胸不利。

红蓝花　川大黄各一两　诃黎勒皮　羚羊角屑　黄芩　刺蓟各三分

上，为粗末，每服五钱，水一大盏，煎至五分，去滓，下赤马通汁半合，更煎一两沸，非时温服。

硫黄丸

治中暑吐逆不止。

---

① 抄：用匙取食物。

硫黄　焰硝　滑石　白矾各二两　半夏三两　白面四两，临和时入

上，为细末，姜汁和丸，如梧桐子大，每服二三十丸，熟水下。小儿，三五丸。

大戟散

治结胸伤寒下不透者。服此，立得出汗。

大戟　甘遂各一两　腻粉半两　硫黄一分　水银半两，同研匀，以新垍盏子，内结砂子

上，合研匀，每服一二钱，温浆水调下。

柴胡芍药汤

治伤寒、温疫。身体壮热，头痛项强，腰背四肢烦疼，胁下牢满，干呕哕逆，不能饮食及妇人经水方来适断，热入血室，寒热如疟，谵言妄语。

柴胡二两　赤芍药　人参　甘草各二分　半夏六钱

上，为粗末，每服三钱，水一盏半，生姜五斤、枣三个，煎至八分，温服，不以时。

竹叶石膏汤

治虚烦头痛、痰逆恶心、潮热烦燥、口干好饮、四肢倦怠、呕吐心忪及疗时行气病后虚羸、吸吸少气、恶心欲吐、全不入食。

人参　甘草　石膏四两　麦门冬二两　半夏三分　重校定：此方内人参、甘草无分两；此方，《南阳活人书》亦载之，内人参、甘草各半两。

上，为粗末，每服四钱，水二盏，竹叶二十片、粳米一合、生姜三片，煎至七分，食后服。

小柴胡汤

治伤寒、温病，表证未解，壮热恶风，头痛项强，骨节烦疼，寒热往来，里病尚在，胸满胁硬，呕逆烦渴，嘿嘿可食。又疗妇

人中风，续得寒热，发作有时，经水适断，热入血室，其状如疟。

柴胡　人参　黄芩　甘草各三分　半夏一分

上，为粗末，每服三钱，水一盏半，生姜四片、枣二个，煎至六分，去滓，温服。

五苓散

治水饮停积、留滞不散。胸膈膨闷，腹胀喘逆，口干引饮，呕哕恶心，中暑烦渴，脾湿生黄，飧泄注下，水谷不分及疗伤寒恶乱，头痛发渴，口燥消渴，水入吐逆，心下痞闷，小便不利。

泽泻一两一分　白术　猪苓　茯苓各三分　桂半两

上，为细末，每服一钱，熟水调下，不以时。

交泰丸

治阴阳痞隔、荣卫差错、水火不交、冷热乖适、邪热炎上、烦躁闷乱、昏塞不省人事、冷气上冲、胸膈痞塞、霍乱吐泻、手足逆冷、唇青气喘及疗伤寒下早、冷热结痞、心下胀满、呕哕咳逆，阴阳不辨，并宜服之。

硝石　硫黄研细，于铫子内炒令得所，研细入　五灵脂　青皮　陈皮各一两

上，为细末，水煮面糊和丸，如梧桐子大，每服二十丸，米饮下，不以时。

竹茹散

治热病吐血兼鼻衄不止。

青竹茹一两半　子芩　蒲黄　伏龙肝各二钱　生藕汁二合

上，先以水一大盏半，煎竹茹、子芩至一盏，去滓，下蒲黄等三味，搅匀，非时，分为三服。

万参散

解风温、时疫、疮疹。

葳蕤　干葛　人参　甘草　芎

上，等分，为细末，水煎二钱，水一盏，煎至七分，去滓，热服，食后。

牛黄丸

治伏暑气。不问新久，曾经取转针灸不校①，卧床危困及伤寒余毒并四时山岚之气，皆治。

大黄好者　白不灰木好者，各一两　黑牵牛一两半，用一半炒、一半生　粉霜光明者一分，有黄石者不用　朴消一两一分，青白成块子佳，黄色不用

上，除粉霜别研外，余为末，入粉霜同拌匀，炼蜜和丸，如梧桐子大，随证服之，每服三五丸，食后，以生姜汤下，热多者可服。

紫苏丁香丸

消暑益胃，调阴阳，止烦渴，宽中进饮食，消痰定逆。

真紫苏叶　好人参　桂　陈皮不去白　丁香各一两

上，为细末，炼蜜和丸，如梧桐子大，每服十五丸至二十丸，温熟水嚼下，不以时。

人参四顺汤

治表里俱虚，伤冒寒冷，腹胁胀满，呕逆痰涎，及治邪中阴经，手足厥冷，既吐且利，小便频数，里寒，身体疼痛，脉细微，下利清谷，头痛恶寒，亡阳自汗。

人参一两　附子一个，生　干姜一两半　甘草二两

上，为粗末，每服三钱，水一盏，煎至六分，去滓，食前，温服。

---

① 校：病愈。

甘草附子汤

治风湿相搏，骨节疼烦，腰痛不得屈伸，近之则痛剧，汗出短气，小便不利，恶风不欲去衣或身微肿者。

甘草　白术各一两　附子一个　桂三分

上，为粗末，每服三钱，水一盏，煎至六分，去滓，温服，不以时。身肿者，加防己二两。悸气、小便不利者，加茯苓。

升麻散

治风温疫疠。头疼体痛，壮热恶风，口鼻干燥，眠卧不稳，目眩项强及小儿风温，疮疹已发、未发。

升麻　葛根　白芍药　甘草

上，等分，为粗末，每服二钱，水一盏，煎至六分，去滓，温服，不以时。

大顺散

治伏热、伤冷，脾胃受湿，水谷不分，霍乱吐泻，心胸烦闷，燥渴引饮，肠胁疼胀，不思饮食。

干姜八钱　杏仁　桂各八钱半　甘草六两，同盐炒黄色

上，为细末，每服一钱，沸汤点，温冷任意，不以时。

梅实散

调中止渴，去痰滞，消宿酒。治霍乱烦热，心腹不安，服之令多睡。又治诸疟。少力气弱，吐逆不利，肢体倦痛，好睡口干，或伤寒躁渴，虚劳骨蒸，产妇气刺。

白梅二十九斤　白檀十两　盐十五斤　甘草十三斤

上，为细末，每服一钱，沸汤点服，或干掺舌上，咽津亦得，不以时。

防己黄芪汤

治营卫虚弱，风湿相乘，关节烦疼，一身尽重，恶风自汗，

洒淅不欲去衣及治风水客抟，腰脚浮肿，上轻下重，不能屈伸，大便不利。

黄芪五两　防己四两　白术三两　甘草二两

上，为粗末，每服三钱，水一盏，生姜三片、枣一个，煎至一盏，去滓，稍热服，取微汗。

承气丸

治伤寒十余日不大便者。

大黄　杏仁各三两　枳壳一两　芒硝一合

上，为细末，炼蜜和丸，如弹子大，每服一丸，用白汤六分化破，温服，不以时。

石膏丸

治伤寒偏正头疼，恶心痰逆。

石膏四两　元精石二两　硝石　乌头各一两半

上，为细末，姜汁糊和丸，如梧桐子大，荆芥汤下十丸至十五丸。

白术附子汤

治风湿相搏，身体疼烦，不能转侧，恶风多汗，食不知味，不呕不渴，体若熏黄，风虚眩冒。

白术四两　附子三个　甘草二两

上，为粗末，每服三钱，水一盏，生姜三片、枣二个，煎至六分，去滓，温服，不以时。

香薷散

治冷热不调，饮食不节；或食膻脍、生冷过度，或起居不节，或露卧湿地，或当风取凉，冷气乘于三焦，传于脾胃，脾胃得冷，不能消化水谷，致令真邪相干，肠胃虚弱。因饮食变乱于肠胃之间，致吐利、心腹疼痛、霍乱吐逆。有心痛而先吐者，有腹痛而先利者，有吐利俱发者，有发热头痛、体疼而复①吐利虚烦者，或但吐利、心腹刺痛者，或转筋拘急疼痛，或但呕而无物出，或四肢逆冷而脉②绝，或烦闷昏塞而欲死者。一方，加黄连。

香薷去梗，二两　厚朴　白扁豆各一两

上，为粗末，每服二钱，水一杯，酒一分，煎至七分，水中沉冷，连吃二服。一方，无白扁豆，只用黄连。

消毒黄龙丸

治中暍。烦躁汗出，身热头疼，痰逆恶心，口燥多渴，胸膈不利，饮食减少，昏困嗜卧。又治暑毒热气内伏，久久不已，变成痎疟黄疸，困倦减食，日益羸瘦。

半夏半斤　白茯苓　甘草生，各二两

上，为细末，姜糊丸，如绿豆大，每服二十丸，生姜汤下，烦躁用新汲水下，不以时。

贝母散

治热病鼻衄不止。

贝母　刺蓟　蒲黄各一两

上，为细末，每服一钱，新汲水调下，非时。

三顺散

治暑气。

干姜　陈橘皮　甘草各半两

上，为粗末，每服二钱，水一盏，煎至六分，去滓，温服，

---

① 复：原作“腹”，据前后文义及《太平惠民和剂局方》卷二改。

② 脉：此前原衍“逆”字，据前后文义及《太平惠民和剂局方》卷二删。

不以时。

复阳汤

治脾胃虚弱，阳气衰微，手足逆冷，烦躁吐逆，咽中干燥，自汗恶寒及肺痿吐唾涎沫，上虚不能制下，小便频数，遗溺虚强。

干姜一钱　甘草二钱

上，为粗末，每服三钱，水一盏，煎至六分，去滓，温服，不以时。

姜附汤

治咳逆、中寒，心腹冷痛，痰饮痞满，饮食不下，腹内拘急，胁肋牵疼，及治攻下太多，发汗过甚，阳气虚弱，阴邪独在，手足厥冷，脉候沉微，不呕不渴，身无热证，尽日烦躁不能眠，夜则安静或欲寐。诸虚寒湿，悉宜服之。

干姜一两　附子一个，生

上，为粗末，每服三钱，水一盏，煎至七分，去滓，食前，温服。

枳壳汤

治伤寒痞气，胸满欲死者。

桔梗　枳壳各一两

上，锉如豆大，用水一盏半，煎减半，去滓，分二服。

逼毒散

治瘴气，截伤寒。

苍术八两　甘草二两

上，为细末，每服三大钱，生姜、葱白煎，水一盏半，煎至一盏，去滓，热服，不以时。

暑暍汤

治暑暍逡巡，闷绝不救者。

道上热土　大蒜

上，各等分，烂研，冷水和，去滓，饮之。又治暑伏肌肤疮烂或因搔成疹者。取干壁土，捣细末，敷之，随手即卷。

酒煮黄连丸

治暑毒伏深，累取不瘥，无药可治。伏暑发渴者，宜服。

黄连四两，以无灰酒浸药上约一寸，重汤熬之

上，为细末，水煮面糊和丸，如梧桐子大，熟水下二三十丸，胸膈不热、不渴为验。

神仙辟温汤方

每年腊辰前一日，看合家几口，用黄明乳香一小块子，合聚于乳钵内，顺日在研极细，即于腊日五更初起旋汲井花水，先取数滴在乳钵内香末如泥，然后添水调匀，五更面东，每人呷一茶脚许，老小任意加减。此方得于孔宗翰待制，家眷百口服之，数十年无疫疠之疾。

冷壶散

治伏暑伤冷、暴泻不止。

上，粗锉，良姜末，水煎三钱，沉冷服。

黑龙散

治伤寒阴盛格阳，身冷烦躁，脉细沉紧。

附子一个，半两者，烧存性取出，以冷灰焙杀。

上，细研，入真腊茶一大钱，同分作二服，每服用水一盏、蜜半匙，同煎至六分，放冷饮之，须臾躁止得睡、汗出，为效。

治伤寒下部生䘌疮

乌梅肉三两，炒燥

上，为细末，炼蜜和丸，如梧桐子大，煎石榴皮汤，下十丸。

治伤寒蚀狐

或出蚀下部，肛外如䘌，痛痒不止。

雄黄半两

上，先取小口瓶子一个，内盛灰，如妆香法烧熏。

治热病下部有䘌虫生疮

上，以盐炒热，以绵裹熨之。

循衣摸床大承气

有人苦风痰头痛，颤掉①吐逆，食饮减少。医以为伤冷物，遂以药温之；不愈，又以丸药下之，遂厥；复与金液丹后，谵语吐逆，不省人事，狂若风鬼，循衣摸床，手足厥冷，脉伏。此胃中有结热，故昏瞀不省人事。以阳气不能布于外，阴气不能持于内，即颤掉而厥。遂与大承气汤，至一剂乃愈方见仲景。服金箔丸方见《删繁》。

不卧散

截伤寒。

苍术　川芎　甘草　藁本各一两

上，为粗末，每服三钱，水一盏，葱白三寸，同煎至八分，去滓，温服、热服，不以时。

百解散

治风温疫气、头昏壮热、肢节烦疼。

前胡　柴胡　人参　白术　茯苓　羌活　桔梗　川芎各一两　甘草　陈皮各二分

上，为细末，每服二钱，水一盏，生姜三片，同煎至六分，

① 掉：颤，摇。

去滓，食后，温服。

三山丸

治伤寒、食疫气、温黄疾、病劳疟、岚瘴。

山茵陈　川大黄各五两　常山　山栀子　杏仁　芒硝各三两　豉心五两　巴豆一两　鳖甲二两　重校定：三山丸，山茵陈无分两。此方《千金方》内亦载之，名曰山茵陈丸，山茵陈合用三两。

上，为末，炼蜜和丸，如梧桐子大，每服十丸，葱汤下，老幼临时加减。吃药，或吐或利，或汗或泻，其疫气当解。如风热盛未行，再服三五丸投之。妇人血气刺痛，醋汤下十丸。如患伤寒，不定日数，早晚并可服。若不是兼食伤寒，不可于三日已前服之。如是伤寒，五七日已后，胸膈痞闷，喘急呕逆，亦可服。若无此证候，不可与服。

羌活散

治伤寒头疼、体倦、发寒热。

羌活　菊花　麻黄　川芎　防风　石膏　前胡　茯苓　蔓荆子　甘草　白僵蚕　细辛各一两　枳壳　黄芩各半两

上，为粗末，每服二钱，水一盏，生姜四片、薄荷三叶，同煎至六分，去滓，温服，不以时。

杂治法

凡伤寒之病，本是风、寒、暑、湿、疫疠之气，其证各别。初觉病在表，寒热，头疼，四肢拘急，六脉浮紧，此乃邪气肤浅、真气尚盛，宜发汗而取安也。又有初病时六脉沉涩，宜用理中丸，散去冷，温脾胃。候日高再审其脉，必浮洪，当令解也。又有兼饮食作孽，因好用消化之药，虽不利动，要为妄攻，虽复发汗不能解也。

凡调治伤寒，切须慎初。《经》云：伤寒之病作于阳者，为病必热，虽甚而不死，惟阴厥多危。细详其由，多缘寒药及妄转泻之所致也。此阴厥证，皆缘始感寒，服辛甘药发散，既不愈，却不保其真而调其谷气，故邪不退而成此疾。若保真气，调谷气，邪必自退也。

若伤真坏谷，邪气炽盛，变异多端。仲景云：春夏宜汗，是不可下也，下、汗须随其所宜。今病发于阳，而反攻下，必致搐热入骨，气结伏心胸也。通滞解结药，不可不用。又：结胸，脉浮大，下之必死。可不慎哉！若自得此疾，全不服药者，亦得中存真调谷，七日之外，十瘥八九。今转为药所误，十死一生。犹云：疏取不尽，若胃气不败，不问强弱老幼、病重病轻，无缘死得。今劝病者之家，应于病疾，切在安养胃气，不得妄乱攻取，必无夭枉之人。今将《伤寒时气》论下、汗、吐、补之法，随顺阴阳证候，不损脾胃，保护真源，的①不误人之诀，尽述于此。愚每念伤寒有仓卒之变，害人最急。《经》云：伤寒吐下、发汗之相反，其害至速。信哉！愚欲使人人尽达其理，凡卫生者，幸少留心而详考之。

治疗有下汗吐补交错致于死候

夫病有宜汤、宜丸、宜散者，宜下、宜吐、宜汗、宜灸、宜针、宜补者，宜按摩、宜导引者，宜蒸熨者，宜澡洗者，宜悦愉者，宜和缓者，宜水、宜火者，种种之法，岂能一也。非良善专博，难以得愈。于庸下识浅，乱投汤丸，下汗吐补，动使交错，轻者令重，重者令死，举世皆然。

且汤可以荡涤脏腑、开通经络、调品阴阳、祛分邪恶、润泽枯朽、悦皮肤、益气力、助困竭，莫离于汤也。

---

① 的：确实。

丸可以逐风冷、破坚癥、消积聚、进饮食、舒荣卫、宣开窍、缓筋脉，无出于丸也。

散者，能散风寒暑湿之气、摅寒温浊秽毒、发扬四肢壅滞、剪除五脏之结伏、开肠利胃、行脉通经，莫离于散也。

下则舒豁闭塞。

补则益助虚乏。

灸则起阳救阴。

针则行荣引卫。

导引则可逐客邪、流利关节。

按摩则可以祛浮肿于肌肉。

当汗而不汗，则使人毛孔闭塞、闷绝而死。

当下而不下，则使人腹胀、通手浮肿而死。

当吐而不吐，则使人胸结上喘、水食不入而死。

当灸而不灸，使人冷气重凝、阴毒乃聚、厥气上冲、分决不散以致消灭。

当针而不针，则使人荣卫不行、经络不利、邪渐据真、矇昧而休。

宜导引而不导引，则使人邪浸关节、固径难通。

宜按摩而不按摩，则使人淫随肌肉、久留半消。

宜蒸熨而不蒸熨，则使人冷气潜伏、渐成痹厥。

宜澡洗而不澡洗，则使人阳气不行、阴邪相害。

不当下而下，则令人开肠荡胃、洞泄不禁。

不当汗而汗，则令人肌肉消绝、津液枯耗。

不当吐而吐，则令人心神烦乱、脏腑奔冲。

不当灸而灸，则令人伤经害络、内蓄炎毒，及害中和，致于不救。

不当针而针，则使人气血散失、机关细陷。

不当导引而导引，则使人真气劳败、邪气妄行。

不当按摩而按摩，则使人肌肉内冲、腹肿、筋骨舒张。

不当蒸熨而蒸熨，则使人劳气顿行、阴气内聚。

不当澡洗而澡洗，则使人湿起皮肤、热生肌体。

不当悦愉而悦愉，则使人神失气消、精神失次。

不当和缓而和缓，则使人气停、意折、健忘、伤失。

大凡治疗要合其宜，脉候、病状少陈于后：

病不发汗，则勿发其汗。

脉不疾数，则勿疏其下。

心胸不闭，尺脉微弱，不可吐也。

关节不急，荣卫不壅，不可用针。

阴气不盛，阳气不衰，不可灼艾。

内无客邪，勿导引。

外无淫气，勿按摩。

皮肤不痹，勿蒸熨。

肌肉不塞，勿澡洗。

神不凝迷，勿悦愉。

气不奔走，勿和缓。

顺之者生，逆之者死尔。谨叙下、汗、吐、补交错证卞①于前，病类对药，备说于后。凡卫生者，宜加意而详审焉。

《经》曰：治伤寒有法，非杂病之比。然昔人禀气强实，可以依次用法治疗。今人气血怯弱，其治法之要，宜以温药扶持，过七日之后，邪气自衰。如遇有他证，则随证用药，无不愈也。

九似丸

治中暑伏渴、变生诸疾。时发寒热似疟疾，头痛壮热似伤寒，

---

① 卞：法度。

翻胃吐食似膈气，饮水不止似消渴，小便不利似淋沥，大便有血似脏毒，困倦无力似虚劳，通身黄肿似食黄，眼精①黄赤似酒疸。

舶上硫黄　玄精石　滑石　寒水石煅过，江水浸一宿　甘草　白矾　盆硝各半两　寒食面一两

上，为末，滴水和丸，弹子大，每服一丸，同芝麻、生姜各少许，同细嚼，唾津咽下，食后、临卧，非时服亦可。

香苏散

治瘟疫及烟岚瘴气。

紫苏叶四两　陈橘皮二两，不去白　香附子四两，慢火炒香，去毛秤　甘草一两，炙

上，为粗末，每服三钱，水一盏，煎至七分，去滓，热服，不拘时候服。

柴胡地黄汤

治产后恶露方下，忽尔断绝，昼日明了，暮则谵语，寒热往来，如见鬼状。此为热入血室，不即治之，诸变不测。

柴胡八两　人参　黄芩　甘草　地黄各三两　半夏二两

上，为粗末，每服五钱，水二盏，生姜三片、枣一个，煎至一盏，去滓，温服。

藁本散

治头目昏重，鼻塞清涕。

防风　白芷　何首乌　麻黄　甘草　白芍药　旋覆花各一两

上件，为细末，每服二钱，茶清调下，食后服。

如圣散

治风毒上攻，头目遍痛。

① 精：通"睛"。

焰硝二分　青黛一分　郁金　薄荷叶　川芎各二分　硼砂一字

上，为末，鼻内搐之。

芎辛散

治风客阳经，头痛运①眩，项背拘急，肢体疼痛倦，鼻塞声重，发热恶寒及诸语涩，麻痹而筋挛。

川芎四分　苍术八钱　甘草三钱　细辛一钱

上，为末，每服一钱，茶清调下，不以时。

大圣人参散

治头昏体倦，胸膈不利，状若感寒。

白术　人参　白芷　葛根　青皮　桔梗各三分　甘草　干姜各二分

上，为细末，每服二钱，水一盏，生姜三片、枣一枚，煎至六分，去滓，食前，温服。

① 运：通“晕”。下同。

鸡峰普济方卷第六

全卷阙如

鸡峰普济方卷第七

补虚

走马茴香丸

治肾虚挟寒、小肠气痛。

附子　桂　胡芦巴　马兰花　青橘皮　川楝子　干姜　茴香　破故纸　巴戟各一两

上，为细末，酒煮面糊和丸，如梧桐子大，每服二十丸，空心，温酒下。

乳粉散

补虚扶衰。

钟乳粉一两　金钗石斛　人参各一分　干姜半两

上，为细末，合和匀，每服一钱，以酒一分，米饮擦生姜汁少许，同调服，再用米饮送下，空心服。

薯蓣丸

治健忘，安魂魄。

薯蓣　远志　熟地黄　天门冬　茯神　龙齿　地骨皮　防风　茯苓　麦门冬　人参　桂各六分　五味子　车前子各五分

上，为细末，炼蜜和丸，如梧桐子大，酒服二十丸，食后、临卧。

巨胜煎

补虚损，变白为黑发。

巨胜半大升　地黄十斤，取汁六升　杏仁五大两　桂末一两　黑豆黄子一大升，末之　乳苏五两上，先下地黄汁，煎至三升，次下杏仁、巨胜、乳苏等，候凝下豆、桂末和丸，如梧桐子大，每服四五十丸，温酒下，不以时。

五补鹿茸煎

治肾气虚损，五劳七伤，腰脚酸疼，肢节苦痛，目暗䀮䀮，心中喜怒恍惚不定、夜卧多梦，觉则口干，食不知味，心神不乐，多有恚怒，心腹胀满，尿有余沥。

鹿茸十五分　天门冬七分　熟干地黄　苁蓉各十分　巴戟　五加皮　五味子　天雄　人参　防风　牛膝　远志　石斛　狗脊　薯蓣各四分　萆薢　石南叶　蛇床子　白术各三分　菟丝子五分　覆盆子　石龙芮各八分　杜仲六分　茯苓五分

上，为细末，炼蜜和丸，如梧桐子大，每服三十丸，空心，米饮下。有风，加当归、黄芪、茯神、羌活、柏子仁、芎䓖，增石南、五加皮、天雄、白术。有气，加厚朴、枳壳、橘皮。有冷，加干姜、桂、吴茱萸、附子、细辛、川椒。泄精，加韭子、白龙骨、牡蛎、鹿茸。泄痢，加赤石脂、龙骨、黄连、乌梅各三分。

茴香煎

治丈夫元脏久虚，冷气攻冲，脐腹绞痛，腰背拘急，面色萎黄，饮食减少及膀胱小肠气痛，并肾脏风毒，头面虚浮，目暗耳鸣，脚膝少力，肿痛生疮，妇人血脏虚冷，饮食减少，肢体疼痛。久服，补虚损，除风冷，壮筋骨，明耳目。

茴香　赤小豆各一分　川楝子　川乌头　萆薢　防风　威灵仙　青橘皮　乌药各①五分　川椒二分　地龙一分

上，为细末，酒煮面糊和丸，如梧桐子大，酒下二十丸。小

---

① 各：原无，据前后文义及本书体例补。

肠气痛，炒生姜、茴香酒下；脚转筋，木瓜汤下；腹痛清利，艾汤下。

熟干地黄丸

治虚劳损，小便出血，时复涩痛。

车前子　熟干地黄　葵子　鹿茸

上，为细末，炼蜜和丸，如梧桐子大，每服三十丸，食前，米饮下。重校定：此方无分两，与《指迷方》内苁蓉丸一同，并各用一两。

地黄煎丸

治肾脏风劳损。添精，补髓，益气，养神，驻颜，调血脉，令人轻健。

生地黄五斤，取汁　无灰酒一斗，二味于银器以火熬成膏　肉苁蓉二两　巴戟一两　鹿茸二两　桑螵蛸　五味子　蛇床子　石斛　枳壳　黄芪　牛膝　菟丝子　陈皮　石龙芮　沉香　鹿角胶各一两　补骨脂　附子各二两

上，为细末，用先膏和丸，如梧桐子大，温酒下三十丸，空心。

人参薯蓣丸

治肾脏虚弱，客风流入四肢，腰背拘急不能俯仰，体热身重，毒风上攻，心胸闷满，攻注颈项，志意不乐，肌肤消瘦，嗜卧无力，喜怒好忌。若服暖药又加转甚，常服聪明耳目，保定骨髓，开心强记，去惊怖，除邪热、四肢烦满沉重、虚劳等疾。

生地黄　人参　防风　薯蓣　五味子　茯苓各一两　麦门冬二两半　贝母　远志各半两　熟地黄　百部　柏子仁　丹参　杜仲　茯神　黄芪各三分

上，为细末，炼蜜和丸，如樱桃大或梧桐子大，每服十丸，熟水下，食后。

无名丹

补气守神，涩精固阳道。男子服之有奇功，非笔舌可尽；量其作用，非至神不能处之，无名可称其效，因此为名。

茅山苍术一斤　川乌头一两　龙骨　破故纸各二两　川楝子　茴香各三两

上，为细末，酒煮面糊和丸，如梧桐子大，以朱砂为衣，多可百丸，少止三十丸，空心、食前，温酒或米饮、盐汤下。欲得药力，冷酒下五十丸。妇人无子，至百日妊娠。

固真丹

固真壮阳气。专治梦遗妄泄及虚损真耗等疾。

天雄长者，一对　鸡头壳五十个　覆盆子半升　龙骨白者，四两　家韭子半升　莲花蕊七月七日采者，四两，窨干

上，以水七升，煮陕西白蒺藜二升，耗至五升，去蒺藜子，将所煎汁再入银锅内熬如饧状，又入白沙蜜四两，同熬数沸，将此膏子同和前件药末，看稀稠得所，丸如梧桐子大，每服三四十丸，空心，温酒下，服至百日，精气固密，神彩倍常，忌葵菜、车前子等。

玉关丸

亦名趁邪丹。治男子、妇人关键不牢，精源失禁，神志恐怯，梦见妇人，宜进此药。服药数日后，虽与阴人交，交而不泄；又服数日后，虽与阴人戏，戏而不交；又服数日后，遂见阴人回避而走。程君容、杨廷珪、桓虞臣皆曾病此，与说先有梦应之验，悉皆不信，至服药次渐见如余所说，神妙有如此者。

山茱萸　补骨脂　龙骨　牡蛎　白茯苓　青盐

上，等分，为细末，炼蜜和丸，如梧桐子大，每服三十粒，空心，煎车前子叶汤下。乃太医博士巢氏治隋炀帝方。

毗沙门丸

治诸虚热。头昏眩运，耳鸣作声，口干微嗽，手足烦热，忪悸不安。

熟干地黄二分　阿胶一分　黄芪　五味子　天门冬　山药各二分　柏子仁　茯神　百部　丹参　远志　人参　麦门冬各一分　防风二分

上，为细末，炼蜜和丸，如樱桃大，每服一丸，水八分，煎至五分，和滓热服，临卧。

木香锉散

治虚劳气弱。寒热往来，不思饮食，口舌生疮，四肢劳倦，五心烦躁，肌肤不泽。

木香一分　鳖甲　银州柴胡各一两　秦艽三分　黄芪一两　知母　茯苓各三分　人参一两　桔梗三两　白术一两　甘草半两　防风三分　肉豆蔻一分　白芍药三分　半夏　枳壳各半两

上件药，并洗泽净，须是州土者，依分两细锉如绿豆大，每服半两，生姜一分，枣三个，水一升，煎十分，以生绢滤过，温分二服，辰暮各进一服尽，将两服滓依前煎作一服。

五香鳖甲散

治五脏虚气攻注。四肢无力，手足疼痛，背甲气刺，日渐瘦弱，心下气满，不思饮食。

鳖甲二两　荆三棱　茯苓各一两　人参二两半　大黄三分　黑附子　枳壳　牛膝各一两半　官桂半两　羌活　槟榔各一两　熟干地黄一两半　厚朴　五味子　木香　丁香　当归　白术　芍药　肉豆蔻仁　沉香各一两

上，为细末，每服三钱，水一大盏，枣三枚，生姜五片，同煎至七分，去滓服；再将两服滓用水一盏半，煎取七分，作一服。

补真丸

治脾元脏虚冷。四肢无力，吃食不得，心腹满胀，或时下痢，虚惊盗汗，冷劳痃癖。

厚朴　苍术净，刮去黑皮。二味各四两，用大枣一斤、姜二片细切，同入锅，以浆水煮一日，耗更添之，慢火熬尽水，焙干用　陈橘皮二两　鳖甲一两，小便、酒、醋各一升，同煮一日了，更将汁涂炙了，焙干　石斛二两　丁香　肉苁蓉　木香　巴戟　当归　草豆蔻　诃子皮　肉桂　五味子　槟榔　山茱萸　杜仲　破故纸　人参　附子　柴胡　茯苓　沉香各一两　黄芪三两

上件药，为细末，将一半用枣肉为丸，如梧桐子大，空心，米饮下二十丸；一半作散，米饮调下一钱；或煮羊肝，每具用药十钱，盐花、葱白、浆水煮熟，空心服之。又用羊肝切如柳叶，更入吴茱萸半两，水煮半日，五七度换水，煮了焙干，与上件药同杵，罗为末，依法修制服之。

败龟散

治丈夫、妇人一切风虚、劳气。喘嗽发热，并宜服之。

败龟　虎骨各半两　官桂　木香各一两　海桐皮　防风　当归　赤芍药　木通各半两　酸枣仁　黄芪　大腹子　麻黄　牛膝各一两

上，为细末，每服三钱，水一盏，入青蒿、乌梅各少许，同煎至七分，去滓，温服。又法，加柴胡、熟地黄各半两。

远志散

治心虚劳损羸瘦、四肢无力、心神昏闷。常服，除寒热，利腰脚，充肌肤，益气。

远志　白术　人参　杜仲　川椒　牛膝　白茯苓　薯蓣　山茱萸　柏子仁　生干地黄　石斛　黄芪各一两　甘草半两　肉桂　鳖甲　天门冬各一两半

上，为细末，每服一钱，以温酒调下，空心及晚食前服，忌鲤鱼、苋菜。

小黄芪丸

治脾胃虚劳、羸瘦、脚膝疼痛。服之，充肌，调中，助力。

黄芪　覆盆子　牛膝　鳖甲　石斛　白术　肉苁蓉　附子　五味子　人参　沉香各一两　肉桂　熟干地黄各二两

上，为细末，炼蜜和捣三二百杵，丸如梧桐子大，每日空心及晚食前，以温酒下三十丸。

磁石丸

治肾气虚损，卧多盗汗，小便余沥，阴湿痿弱，名曰劳极，宜服此。

磁石二两　五味子　鹿茸　菟丝子　蛇床子　车前子　白茯苓　桂心　黄芪　肉苁蓉　防风　阳起石　附子　山茱萸　熟干地黄各一两

上，为细末，炼蜜和丸，捣三五百下，如梧桐子大，每日空心，以温酒下三十丸，渐加至四十丸，晚食前再服。

天雄散

治虚劳客邪所攻。偏枯不遂，肢节疼痛，昼夜呻吟，不能治，宜服此。

天雄　当归　牛膝　白术　桂心　侧子　干漆　狗脊各一两　防风　吴茱萸　枳壳　丹参各半两

上，为细末，每服二钱，空心及晚食前，温酒调下。

酸枣仁散

治虚劳。口舌干燥，心忪烦渴，少得睡卧。

酸枣仁　人参　黄芪　乌梅肉　麦门冬　白茯苓各一两　覆盆

子　瓜蒌　甘草各半两

上，为细末，每服二钱，水一盏，煎至七分，去滓，食后、临卧服。

茯神散

治虚劳多渴、四肢羸乏。

茯神　石斛　瓜蒌根　肉苁蓉　知母　人参　白茯苓各一两　五味子半两　黄连三分　丹参　当归　葳蕤　甘草各半两　麦糵二分

上，为粗末，每服三钱，水一中盏，煎至六分，去滓，不计时候温服。

瓜蒌煎

治虚劳躁渴、四体虚乏羸瘦。

瓜蒌二两　茯神　石斛　人参　肉苁蓉各一两　甘草　黄连　当归　五味子　丹参各半两　知母　胡麻各一两　地骨皮　葳蕤各二两　蜜五合　生地黄汁一升　牛髓一合　淡竹叶五十片　生麦门冬汁五合　生姜汁一合

上件药，以水三升，煮地骨皮、葳蕤、胡麻、淡竹叶四味，去滓，取汁一升，和地黄汁、麦门冬、牛髓、蜜、姜汁等，入前药末搅令匀，又煎成膏入于铜器中，每服不计时候，以粥饮调下半匙。

人参散

治虚劳脾胃虚冷、食不消化、腹胁气痛。

人参一两　当归　草豆蔻　桂心　白术各三分　陈橘皮一两　厚朴　大麦糵各二两　吴茱萸　甘草各半两

上，为粗末，每服三钱，水一中盏，入生姜半分，枣三枚，煎至六分，去滓，食前稍热服。

草豆蔻散

治虚劳脾胃虚冷、食不消化。

草豆蔻　人参　白术　陈橘皮　厚朴各一两　桂心　半夏各半两　甘草一分

上，为粗末，每服三钱，水一中盏，生姜半分，枣三枚，煎至六分，去滓，食前稍热服。

石斛丸

治久虚冷、腰脚疼痛。

柏子仁一两半　石斛　汉椒　硫黄　楮实各二两　杜仲　续断　鹿茸　巴戟　附子各一两　补骨脂二两　桂心三分

上，为细末，研令匀，炼蜜和捣三五百杵，丸如梧桐子大，每服，食前以暖酒下三十丸。

迅补丸

治脾胃久虚，积寒在内，气羸食少，食饮迟化，腹胀倦怠，服药不能取效者，服之即愈，累经大效。

舶上硫黄　阳起石　钟乳粉　礜石各一两，大火煅过，法在《炮制门》中　川乌头四两

上，为细末，水煮面糊和丸，如梧桐子大，朱砂为衣，每服十丸、十五丸，空心及晚食前，温米饮下。

覆盆子丸

治元脏虚弱，脐腹疠痛，膝胫少力，百节酸疼，昏倦多睡，小便频浊，头旋痰唾，背脊拘急，饮食无味。常服，温顺脏气，补益丹田。

覆盆子　肉苁蓉　黄芪各一两　芎䓖　当归　赤芍药各三分　五味子一两　补骨脂　乌药　石斛　泽泻　荜澄茄　沉香　巴戟各二两

山茱萸三分　熟干地黄　菟丝子各二两

上，为细末，蜜丸梧桐子大，空心，盐汤下二十丸。

麋角丸

治真元亏耗，荣卫劳伤，精液不固，大便不调，食少乏力。久服，填骨髓，补虚劳，驻颜色，去万病。

生麋角镑为屑，十两　附子一两

上，为细末，酒煮面糊为丸，如梧桐子大，每服三十丸至四十丸，空心，米饮下。

钟乳散

治六极虚寒，昼瘥暮甚，气短息寒。主百病，令人力强，能饮食，去风冷。

钟乳　干姜　桔梗　茯苓　细辛　桂心　附子　人参各二两　白术四两　防风　牡蛎　瓜蒌各十两

上，为细末，以酒服方寸匕，日三，渐加二匕，五十已上可数服，得方寸匕。

五柔丸

治亡津液、虚秘大便不通，结燥后重，饮食不生肌肉。补虚损，调三焦。

大黄二两　前胡　半夏　苁蓉　苦葶苈　赤芍药　白茯苓　细辛　当归各一两

上，为细末，炼蜜为丸，如梧桐子大，温水下二十丸，以通为度，渐渐加之。重校定：此方，大黄一味无分两字，此方《千金方》内亦载之，大黄合用二两。

麝香鹿茸丸

益真气，补虚惫。治下焦伤竭，脐腹绞痛，两胁胀满，饮食减少，肢节烦疼，手足麻痹，腰腿沉重，行步艰难，目视茫然，夜梦鬼交，遗泄失精，神□不爽，阳事不举，小便滑数，气虚肠鸣，大便白痢，虚烦盗汗，津液内燥，并宜服之。

鹿茸七两　附子四百枚　苁蓉三斤　熟干地黄十斤　干山药四斤　五味子三斤　牛膝一斤四两　杜仲三斤半

上，为细末，炼蜜为丸，如梧桐子大，用麝香为衣，每服二十丸，温酒下，盐汤亦可，食前。

附子鹿茸煎

治肝肾气虚、肢体疼痛。

鹿茸　破故纸　山药各二两　桂一两半　附子　牛膝　泽泻　熟地黄　山茱萸　茯神　巴戟　赤石脂各一两　苁蓉四两　五味子半两　菟丝子　杜仲各三两　麝香一钱

上，为细末，蜜和为丸，如梧桐子大，每服三十丸，空心，温酒下。

白豆蔻散

治肾脏积冷气攻，心腹疼痛，两胁胀满，不思饮食。

白豆蔻　茴香子　槟榔子　木香　青橘皮各半两　干姜　吴茱萸各一分　硫黄半两

上，为细末，每服一钱，以热酒调下，不以时。

木香煎

治肾脏积冷气攻，心腹疼痛，发歇不定。

木香　桃仁　附子　青橘皮　桂各一两　阿魏　干蝎各半两

上，为细末，用童子小便二大盏，煎药成膏，收垍器中，每服不计时候，生姜酒调下一茶匙。

阿魏丸

治肾脏积冷气攻、心腹疼痛不可忍。

阿魏　自然铜　硇砂各一分　木香　白矾　干蝎　桃仁各半两

上，为细末，醋煮面糊为丸，如绿豆大，每服二三十丸，以热生姜酒下，不以时，

肉苁蓉散

治肾脏虚损，精气衰竭，阳道痿弱。

肉苁蓉　麋茸　牛膝　石斛　远志　菟丝子各一两　石龙芮三分　雄蚕蛾半两　五味子　蛇床子　天雄　巴戟各一两

上，为细末，每服二钱，温酒调下，食前服。

鹿茸续断散

治肾气虚衰、阳道不振。

肉苁蓉　钟乳粉　鹿茸各三两　远志　续断　天雄　石龙芮　蛇床子各一两　菟丝子一两半

上，为细末，每服二钱，食前，温酒调下。

附子丸

治肾脏衰弱、手足多冷。

附子　蛇床子　钟乳粉　鹿茸　菟丝子　肉苁蓉各二两

上，为细末，醋煮面糊为丸，如梧桐子大，每服空心酒下三十丸，盐汤亦得。

肉苁蓉牛膝丸

治下元。补伤惫，驻颜悦色。

黄狗脊骨一条，两头去节截段，留少许，取硇砂一两，研，以浆水一升调匀，消化作水方下脊骨，在汁中浸三日，炭火炙干，以汁旋刷，汁尽令黄　肉苁蓉　肉桂　附子　干姜各一两　蛇床子　牛膝　五味子　胡椒　阳起石各半两　鹿茸一只

上，为细末，用枣肉五两、酥一两相和入臼，杵一二千下，

看硬软得所为丸，如绿豆大，晒干，每日盐汤下十丸，服之一月，其精如火，两月精结实，三月精秘不泄，益颜容，壮筋力，百病不生。

杜仲丸

补下元，乌髭须，壮脚膝，进饮食，悦颜色，治腰痛。

杜仲　补骨脂　胡桃仁各一两

上，为细末，炼蜜为丸，如梧桐子大，每服三十丸，空心，温酒下。

酸枣仁散

治胆虚冷，精神不守，头目昏眩，常多恐惧。

酸枣仁　羌活　黄芪各一两　柏子仁　茯神　甘菊花　防风　熟干地黄　人参各三分　白芍药　当归　甘草各半两

上，为细末，每服三钱，水一中盏，煎至六分，去滓，不计时候，忌生冷、猪、鱼，温服。

茯神散

治胆虚不得睡、神思不安。

茯神　酸枣仁　黄芪　人参各一两　柏子仁　远志　五味子　熟干地黄各半两

上，为细末，每服一钱，不计时候，以温酒调下。

伏火雄黄丸

治心腹固冷百疾。

雄黄　锦纹大黄　不蚛皂角等分

上，以坩埚子一个揩令干净，入雄黄末实捺约五分已来，然后入大黄、皂角末，盖头亦捺令实，于文武火中安放，坩埚子上用瓦子一片盖，微歇口一分已来，候烟色渐青、雄黄成汁急取出，倾入厚坩器中放冷，研为细末，以生姜汁煮面糊和丸，如梧桐子大，每服一丸，空心，米饮服下。

二气丹

治痼冷。

硫黄　桂各一分　干姜二钱　附子半两

上，为细末，水煮面糊为丸，如梧桐子大，以朱砂为衣，每服五七丸，煎艾盐汤下。

正元散

治一切冷气。

乌头四两　益智三两　干姜　青橘皮各二两　茴香一两

上，为粗末，每服二钱，水一盏，入盐同煎至六分，食前服。

填骨髓煎

治虚劳干渴、羸瘦少力。

白茯苓二两　山茱萸　当归　巴戟　五味子　人参　远志　桂心　附子　菟丝子　天门冬　大豆黄卷各一两　肉苁蓉二两　石斛　石韦各半两

上，为细末，取生地黄汁二升，生瓜蒌根汁一升，白蜜三合，牛髓二合，入银锅中煎药，搅令匀，以慢火熬成膏，收入坩合中，每服，食前以粥饮调下半匙。

玉饮方

治虚劳烦渴。镇心神，宜服此。

真玉可重十两　粟谷一升

上，以水一斗，煮粟谷取汁五升，去粟谷澄滤，却以此汁煮玉至三升，旋旋分呷服之，神验。

茜根散

治虚劳少力，吐血心闷，头旋目运。

茜根　柏叶　刺蓟　羚羊角屑　阿胶　白芍药　白术　黄芪　当归　黄芩各一两　甘草　生干地黄　伏龙肝各二两　乱发灰半两

上，为粗末，每服四钱，水一中盏，入竹茹一分，煎至六分，去滓，不计时候温服。

伏龙肝散

治虚劳吐血、心烦头闷。

伏龙肝　生干地黄　鹿角胶各二两　芎䓖　当归　桂心　白芍药　白芷　麦门冬　细辛　甘草各一两

上，为粗末，每服三钱，水一中盏，煎至六分，去滓，不计时候温服。

补肺散

治虚劳咳嗽，气喘乏力，吃食全少，坐卧不安。

人参　桂心　钟乳粉　白石英　麦门冬　五味子　白茯苓　熟干地黄各一两　干姜半两　黄芪三分　鹿角胶二两　甘草三分

上，为细末，每服二钱，不计时候，煮姜粥饮调下。

鹿髓煎

治虚劳伤中，脉绝筋急，脚痿咳嗽。

鹿髓半升　蜜　酥各二两　生地黄汁四合　杏仁三两，研取汁　桃仁一两，研取汁

上，以桃仁、杏仁、地黄等汁于银锅内煎令减半，次下鹿髓、酥、蜜等同煎如饧，每于食后含咽一茶匕。

白术散

治虚劳里急，四肢不和，身体疼痛，不欲吃食。

白术　人参　当归　附子　黄芪各一两　白芍药三分　甘草　半夏各半两　桂心三分

上，为粗末，每服三钱，水一中盏，生姜半分，枣三枚，煎至六分，去滓，食前，温服。

诃黎勒散

治虚劳里急，两胁疼痛，四肢无力，不欲吃食。

诃黎勒一两　木香　陈橘皮　当归　白术　桂心各三分　黄芪　白茯苓　人参　白芍药各一两　甘草半两

上，为粗末，每服三钱，水一中盏，生姜半分，枣三枚，煎至六分，去滓，食前，温服。

人参散

治虚劳少气，四肢疼痛，心神烦躁，不得睡卧，吃食全少。

人参半两　黄芪三分　麦门冬一两半　甘草　当归各半两　熟干地黄　酸枣仁各一两　白芍药　白术各三分

上，为粗末，每服三钱，水一中盏，生姜半分，枣三枚，煎至六分，去滓，不计时候温服。

酸枣仁丸

治虚劳烦热、不得睡卧。

酸枣仁　榆叶　麦门冬各二两

上，为细末，炼蜜和杵百下，丸如梧桐子大，每服不计时候，以糯米粥饮下三十丸。

黄芪散

治虚劳不足，小便数，四肢少力，不能自持。

石斛一两半　黄芪　补骨脂　人参各一两　熟干地黄二两　泽泻　远志　当归　桂心各三分　牛膝　白茯苓　龙骨各一两　五味子半两　鹿茸一两半

上，为粗末，每服用羊肾一对，切去脂膜，以水一盏半煮取汁一盏，去羊肾，入药五钱，煎至五分，去滓，食前温服，晚食前服滓再煎之。

石斛散

治虚劳不足、乏力食少。服此，大补益。

石斛　肉苁蓉　枸杞子　熟干地黄　远志　菟丝子　续断各一两　天雄三分

上，为粗末，每服二钱，食前，以温酒调下。

建中散

治虚劳，益气，补不足。

黄芪　桂心　白芍药　白术　当归　附子各一两　甘草半两　木香　熟干地黄各三分

上，为粗末，每服四钱，水一中盏，生姜半分，枣三枚，煎至六分，去滓，下饧糖如枣大，更煎一两沸，食前，温服。

鹿茸丸

治虚劳不足、肾脏伤惫。

鹿茸一两　麋茸　熟干地黄各二两　牛膝　人参　白茯苓　桂心　五味子　巴戟　菟丝子　附子　肉苁蓉　山茱萸　薯蓣　车前子　远志　蛇床子各一两　汉椒半两

上，为细末，取白羊肾十只，去筋膜，细切，烂研，用好酒五升慢火熬成膏，入前药末，和捣三五百杵，丸如梧桐子大，每服空心及晚食前，温酒下三十丸。

钟乳天雄丸

治虚劳，水脏久惫，腰膝疼冷，筋骨无力，梦寐不安，阳道劣弱，面色萎黄，饮食不得，日渐羸瘦。

钟乳粉　天雄　巴戟各一两半　肉苁蓉　菟丝子　茴香子　补

骨脂　木香　天门冬　续断　沉香　石斛　丁香　山茱萸　肉桂　当归　麝香　白术　人参　仙灵脾　薯蓣　牛膝　厚朴　磁石　附子各二两　熟干地黄　石龙芮各一两

上，为细末，炼蜜和捣五七百下，丸如梧桐子大，每日空心，温酒下三十丸，临晚再服。如不饮酒，盐汤亦服得。

川椒丸

治虚劳羸瘦，食饮无味，百节酸疼，神思昏沉，四肢无力。常服，补益，强元气，令肥健。

川椒一两　黄芪　干姜　白茯苓　柏子仁　芎䓖　人参　桂心　当归　山茱萸　附子　枸杞子　薯蓣各三分　枳实半两　牛膝　厚朴　肉苁蓉　石斛　熟干地黄　菟丝子各一两

上，为细末，炼蜜和捣三五百杵，丸如梧桐子大，每服空心，温酒下三十丸，晚食前再服。

煮肝散

治虚劳、不思饮食。

木香　人参　白术　白芍药　陈橘皮各一两　桂心　补骨脂　高良姜　干姜　厚朴　缩砂各半两　胡椒一分

上，为细末，每服用豮猪肝一具，细切，以药末五钱拌和，令匀，入于铛内，以浆水四大盏，入葱白五寸，煮令烂熟，任意食之。

人参煮散

治虚劳惊悸、心神不安。

人参　黄芪　茯神　白龙骨　牡蛎　远志　泽泻各一两　白芍药　桂心各三分　甘草半两　酸枣仁二两

上，为粗末，每服三钱，水一中盏，煎至六分，去滓，不计时候温服。

远志丸

治虚劳惊悸、神气不宁。

远志二两　茯神　石菖蒲　黄芪　熟干地黄　人参各一两

上，为细末，水煮面糊为丸，如梧桐子大，米饮下一十丸，不以时。

荜茇散

治虚劳，大肠久冷，泄痢不止。

荜茇　肉豆蔻各三分　赤石脂　诃黎勒各一两　丁香　白茯苓　阿胶　当归　桂心　陈橘皮各二分　白龙骨　缩砂　人参　厚朴各三分　甘草一分

上，为细末，每服艾粥饮调下二钱，空心及晚食前服。

八石散

治虚劳泄。泻痢至甚者，神效。

白矾　阳起石　太阴玄精石　禹余粮各三分　钟乳粉　寒水石　金牙石　黄丹各一两

上件药，捣研如粉，以盐泥固济瓶子，纳诸药末，蜜封泥，候干，渐渐以火逼之，相次加火至二十斤煅之，火尽为度，候冷取出，同研令极细，每服三钱，病重者四钱，以猪肝一具切作片子，入药末在肝内，并入盐一钱、葱白一握擘碎，炉鏊煿，令熟了，便以胡椒、荜茇末、生姜、醋、酱吃，后饮暖酒一二盏，渴即粥饮解之，甚者不过三度。

诃黎勒丸

治虚劳，脾胃气不和，大肠泄痢，水谷不化，少思饮食。

诃黎勒　当归各三分　地榆　乳香　白龙骨　阿胶　附子各一两　木香　干姜各半两

上，为细末，炼蜜和捣三五百杵，丸如梧桐子大，每服空心及晚食前以米饮汤下三十丸。

麋角丸

治一切风气。壮筋骨，实下元，秘精，安魂定魄，却老延年，补壮腰膝，永除诸疾。

麋角霜一斤　白龙骨半斤，佳者，杵碎以绢袋盛，蒸一日　天雄长大者，十两，酒浸一伏时，泡未得出，再于酒内浸，再浸再泡，如此经七次，候放冷，取去皮、脐　红椒半斤，去目并合口者，酒浸一宿，放微干于新盆内，以慢火炒去汗，杵筛取红　菟丝五两，淘去浮者，酒浸一伏时，蒸一次，捣烂细，焙干　牡蛎五两，水浸洗，火煅通赤，放冷，研　韭子　肉苁蓉各二两　磁石一两　金钗石斛　肉桂　巴戟　木贼各二两　朱砂一两　泽泻　阳起石各二两

上，为细末，酒煮面糊为丸，杵千下，如梧桐子大，每服三十丸，酒或盐汤下，经旬自觉强健。

八味丸

治虚损不足，大渴饮水，腰脊痛，小肠拘急，小便不利及脚气上入小腹不仁。

熟地黄　山茱萸　薯蓣各四两　泽泻　牡丹皮　白茯苓　桂心　附子各二两

上，为细末，炼蜜和丸，如桐子大，每服二十丸，空心，木瓜汤下，加至三十丸。

鹤顶丹

强脚膝，补气，能令气下行，安五脏，填骨髓，补诸虚，去万病。

辰砂打碎千百遍，入水不住手研七日可用，浸去黄脚，别以器中沥干，秤五两　青盐五两

上，为细末，水煮面糊丸如梧桐子大，每服二十丸，米饮下，

空心。

乌头苁蓉丸

治肾脏风下注脚膝疼痛，行履艰难。

川乌头一两，锉，入盐炒，去盐，用乌头　肉苁蓉　海桐皮　牛膝　骨碎补　当归　天台乌药　杜蒺藜　羌活　木鳖子　地龙各半两　没药　乳香

上，为细末，酒煮面糊为丸，如梧桐子大①，每服二三十丸，空心、食前，米饮下。

养血百补丸

治真元衰弱，荣卫虚微，风劳气冷诸疾荏苒不愈，久病羸瘦，咳嗽痰涎，唾如胶黏或如红物，手足心热，虽思饮食而吃不多，眠睡不安，或梦见先亡之人，或梦与鬼邪交通，肩背拘急，百节烦疼，足胫痿弱，行步无力，腹中如空，气短喘促，喜见人过，旦起惺惺，午后昏沉，精神烦扰，郁悒悲啼。此药，补脏腑虚，消化为害诸虫。

人参　牡丹　槟榔　吴茱萸　肉豆蔻　白芍药　泽泻　木香　远志　缩砂　枳壳　柴胡　麻黄　麝香　盐各半两　乌梅二两　知母　升麻　甘草　鳖甲　苁蓉　白蔹　葳蕤　虎骨　桃仁　羌活　防风　茯苓　附子　青蒿　秦艽　厚朴　牛膝　半夏　桂各一两

上，为细末，炼蜜和丸，如梧桐子大，每服三十丸，加至五十丸，空心，温酒下。

槟榔丸

治男子五劳七伤、虚乏羸瘦。

茯神　山药　人参　五味子　附子　石斛　牛膝　苁蓉各八分

① 大：原无，据前后文义及本书体例补。

远志　鹿茸　泽泻　山茱萸　蛇床子　黄芪　诃子　桂各六分　熟地黄十分　麻仁　钟乳各十二分　槟榔十分

上，为细末，炼蜜和丸梧桐子大，空心，酒下二十丸。

地黄煎丸

治肾脏风劳损。添精补髓，益气养神，驻颜调血脉，令人轻健。

生地黄五斤，取汁　无灰酒一斗，二味于银器以火熬成膏　肉苁蓉二两　巴戟一两　鹿茸二两　桑螵蛸　五味子　蛇床子　石斛　枳壳　黄芪　牛膝　菟丝子　陈皮　石龙芮　沉香各一两　补骨脂　附子各二两　鹿角胶一两

上，为细末，用先膏和丸，如桐子大，温酒下三十丸，空心。

山药附子丸

治男子五劳七伤，虚乏羸瘦，大便秘滞，小腹满闷。

茯神　山药　人参　五味子　附子　石斛　牛膝　苁蓉各八两　远志　鹿茸　泽泻　山茱萸　蛇床子　黄芪　诃子　桂各六两　熟地黄　麻仁　钟乳粉各十二两　槟榔二两

上，为细末，炼蜜和丸，如桐子大，空心，酒下二十丸。

鸡峰普济方卷第八

全卷阙如

鸡峰普济方卷第九

劳 疰

出毛丸

治肺疼久嗽，梦见先亡，或梦中饮食，亡精失血，多怒少睡，饮食不入，渐渐羸瘦及骨蒸虚劳、传染鬼气服之。

雄黄　大蒜　杏仁各一两

上，除雄黄外，先捣如泥，入乳钵内与雄黄同研匀，日内晒，候可丸，即丸如梧桐子大，每服二十一丸，凌晨空心，清米饮下，服毕不得洗手，频看十指甲中有毛出，逐旋拭了，至辰时候方得洗手。

百劳煎

治劳嗽。旦轻夕重，憎寒壮热，少喜多嗔，忽进忽退，面色不润，积渐少食，必入肺脉，紧浮者宜服。

杏仁半斤　新坩瓶一个，口小者

上，取杏仁于坩瓶内，以童子小便二升浸七日，泻出去小便，以暖水淘过，于砂盆内研如泥，别用坩瓶以小便三升煎之如膏，量其轻重食上熟水调一匙至半匙，室女妇人服之妙，以炒面和膏为丸尤佳，白汤下，食后。

安息香汤

治恶疰入心欲死，宜服此方。

安息香半两

上，为末，分为二服，以热酒和服之，不以时。

阿魏药法

主一切尸疰恶气，疗人有亲近死尸，恶气入腹，终身不痊，遂至死亡，医所不疗；亦主一切疰神效方。

阿魏三两，研如麻子大

上，一味，以馄饨面裹半两，熟煮吞之，日三服；满三七日未瘥，忌五辛、油、面、生冷、酢滑，以酒服之即瘥。

皂荚丸

治骨蒸、传尸、鬼气。

上，取皂荚并树白皮及棘刺各五片，烧为灰，水淋取汁，更于灰上再淋，如此三五遍即煎成霜，取二两，入麝香三钱，同细研，用软饭和丸，如小豆大，每服空心以酒下七丸，泻下劳虫即愈；如未利，即加丸服之，以利为度。

桃仁粥方

治传尸、骨蒸、鬼气、咳嗽气急，不能下食及痃癖气，日渐黄瘦。

桃仁二两

上，以水二盏半和桃仁研，取汁煮米二合，煮粥，空腹食。

青蒿煎

治一切劳瘦。

青蒿细锉，嫩者，一升

上，以水三升，童子小便五升，同煎成膏，丸如桐子大，每服十丸，温酒下，不以时。

治尸疰

鬼疰遁尸，腹胀气急冲心，或成块起，或牵腰脊痛。

上，以炒盐热，以青布裹熨之。

白柘汤

治人素有劳根，苦作便发，发则身体百节皮肤疼痛，或热极筋急。

上，以白柘东南根一尺，去皮，取中皮炙熟，细切为末，每服三钱，温酒调下。

地黄汤

治劳瘦。

生地黄　面各一斤

上，杵烂，炒焙干为末，每服二钱，米饮或酒调下，非时。

茯神散

治积热劳瘦。妇人产后血虚、潮热、蓐劳、五心有热，皆疗，累有验。

茯神　牡丹皮　地骨皮　官桂　山茵陈　人参　白芍药　甘草　丹参　玄参　胡黄连　石斛　柴胡各一两　麦门冬三分　犀角末　羚羊角末各半两

上，为细末，每服二钱，水一盏，生姜三片，同煎至五七沸，温温和滓服之，食后。

大麦煎散

治劳气，四肢烦疼，拘急劳倦，兼治虚风。

九肋鳖甲一两半　银州柴胡　秦艽各一两　木香　川乌头各半两　干漆　干葛　石菖蒲　宣连各一两　官桂　黑附子各半两　石斛　沉香各一两

上件药，细锉如豆，每服一两，用小麦汤一升，同煎至五合，去滓，温分二服。

麝香散

治气劳及一切痞气、胸膈膺胁疼痛不利。

沉香　白术各半两　人参三分　肉豆蔻五个　槟榔三分　木香半两

官桂　陈橘皮　枳壳　荆三棱　草豆蔻各三分　厚朴　丁香　诃子　茯苓　益智　青橘皮　蓬莪术各半两　甘草一两　干姜一分　郁李仁汤浸，去皮，放干，研如膏，入白面一大匙，盐水和饼子，爆令黄香，熟用

上件药，除郁李仁外，为细末，后以郁李仁饼子与药同捣，罗令细，更研入真麝香半分，令和匀，每服一钱，生姜汤调下，入盐点亦得，神妙。

团参补气丸

治积劳损。或因大病后不复常，苦四肢沉滞，骨肉酸疼，吸吸少气，行步喘惙，心中虚悸，口燥咽干，渐致瘦削，痰唾稠黏，饮食减少，梦寐失精，神思不乐。

大豆黄卷　熟地黄　神曲　当归　桂各五分　防风　芍药　白术　杏仁　麦门冬　芎䓖各三分　薯蓣十五分　甘草　阿胶　人参各三两半　桔梗　茯苓　柴胡各一两半　干姜一两半　白蔹一分

上，为细末，蒸枣肉二百枚为膏，和丸如梧桐子大，每服二十丸，米饮或温酒下，空心服。

大羌活丸

治肝脏风劳，筋脉拘急，头目不利，腰脚冷疼，四肢羸瘦。

羌活一两半　茯神　五加皮　鹿茸　防风　牛膝　桂心　五味子　熟干地黄　生干地黄　菟丝子　柏子仁　酸枣仁　山茱萸　巴戟各一两

上，为细末，炼蜜和捣三二百杵，丸如梧桐子大，每日空心，温酒下四十丸，晚食前再服。

生干地黄丸

治肝脏风劳，头眩多忘，忧恚不足，面色青黄。

生干地黄　防风　薯蓣　茯神　山茱萸　桂心　天雄　远志　柏子仁　川椒　细辛　枳实　甘菊花各一两　甘草三分

上，为细末，炼蜜和丸，如梧桐子大，杵三五百下，每服食前，以温酒下二十丸。

橘皮桃仁丸

治劳热伤心，有长虫长一尺贯周心为病，令人心痛。

雷丸　狼牙刺　陈橘皮　贯众　桃仁　芜荑　青葙子　蜀漆　桃白皮　吴茱萸根各一两　白僵蚕三七个　乱发灰三分

上，为细末，炼蜜和丸，杵三二百下，丸如梧桐子大，每服空心，以粥饮下三十丸，以虫下为度。

白术散

治脾劳，胃中虚冷，饮食不消，腹胁胀满，忧恚不乐。

白术三两　白茯苓　厚朴　人参各二两　桂心　陈曲　吴茱萸各三分　草豆蔻　大麦蘖　木香　陈橘皮　槟榔各一两

上，为细末，每服二钱，食前，温酒调下。

芜荑煎丸

治脾劳，饮食不节，口苦舌涩，多吐清水，四肢黄瘦，虽食不成肌肤，大肠时时泄滑。

芜荑仁二两，为末，以米醋二升煎为膏　人参三分　木香半两　陈橘皮一两　丁香　乳香　肉豆蔻各半两　附子　缩砂　香附子　枳实　白术　厚朴　肉桂　荜茇　辛夷各三分

上，为细末，入芜荑煎，和令匀，更入蜜和，捣三五百杵，丸如梧桐子大，每服空心及晚食前，以粥饮下二十丸，渐加至三十丸。

黄芪散

治肺劳少气，津液不通，皮毛枯燥。常服，思食，补虚。

黄芪　赤芍药　五味子　天门冬　白茯苓　人参　杏仁　生

干地黄各一两　桂心　甘草　半夏各三分

上件药，捣罗为散，每服四钱，水一中盏，生姜半分，枣三枚，煎至六分，去滓，不计时候温服，忌鲤鱼、饴糖。

天门冬丸

治肺劳，痰嗽气促，下焦虚损，上焦烦热，四肢羸瘦。

天门冬　麦门冬　鳖甲　熟干地黄各二两　牛膝　人参　黄芪　杏仁　白茯苓　薯蓣　五味子　石斛　枸杞子　沉香　诃黎勒皮　肉苁蓉各一两　紫菀三分

上，为细末，炼蜜和捣三五百杵，丸如梧桐子大，每服食前，以枣汤下三十丸，忌鲤鱼、苋菜。

麦门冬丸

治肺劳经久即生虫，在肺令人咳逆气喘，或为忧恚气隔寒热。

附子　人参　细辛　桂心　远志　百部　黄芪　杏仁各一两　麦门冬二两　川椒　干姜各半两

上，为细末，炼蜜和捣三二百杵，丸如弹子大，每服绵裹一丸，含化咽津。

小羊肾汤

治肾劳虚损，面黑耳聋，腰脚疼痛，小便滑数。

磁石　肉苁蓉各一两　白茯苓　桂心　石菖蒲　附子　五味子　当归　芎䓖　石斛　桑螵蛸　杜仲各半两　熟干地黄一两

上件药，捣筛为散，每服用羊肾一对，切去脂膜，以水一盏半，煎至一盏，去肾，下药末半两，入生姜半分，煎至五分，去滓，空心，温服，晚食前再服。

大羊肾汤

治肾劳虚寒，面肿垢黑，腰脊痛不能久立，屈伸不利，梦悟，惊悸，上气，小腹里急，痛引腰脊，四肢苦寒，小便白浊。

人参　白芍药各一两　麦门冬一两半　熟干地黄　杜仲　当归　芎䓖　远志　白茯苓　石斛　五味子　桂心　续断各一两　黄芪半两　磁石三两

上，为粗末，每服用羊肾一对，切去脂膜，以水一盏半，煎至一盏，去肾，下药末五钱，入生姜半分，枣三枚，煎至五分，去滓，空心及晚食前，温服。

防风散

治风劳体虚，食少羸劣，筋脉不利，手足疼痛。

防风　天麻　海桐皮　附子　沉香各一两　桂心　芎䓖　白术　白茯苓　山茱萸　熟干地黄各一分　枳壳半两

上，为粗末，每服二钱，水一盏，入生姜三片，煎至六分，去滓，食前，温服。

巴戟散

治风劳气血不足，脏腑虚伤，肢节烦疼，腰膝无力，形体羸瘦，面色萎黄，小便数多，卧即盗汗。

巴戟　柏子仁　石龙芮　天麻　牛膝　牡蛎　菟丝子　天雄各一两　萆薢　防风　羌活　当归　桑螵蛸各三分　肉苁蓉各二两

上，为细末，每服二钱，空心及晚食前，以温酒调下。

樟木散

治风劳羸瘦，面色青黄，肢节烦重，神思不安，脏腑虚伤，有虫作梗，令人心躁，食饮无味。

樟木瘤节　皂荚木瘤节　槐木瘤节各三两　天灵盖一两　牛黄三分　麝香半两

上，为细末，入牛黄、麝香研令匀，每服空心及晚食前，以温酒调下二钱。

薄荷煎丸

治急劳骨蒸。

薄荷汁　生地黄汁　青蒿汁各一升　童子小便二升　桃仁三两　麝香二钱　朱砂一两　秦艽三两

上件药，用薄荷等汁取小便同煎，然后下桃仁膏及朱砂等，以慢火熬，候可丸，即丸如梧桐子大，每日空腹以清粥饮下三十丸，晚食前再服。

獖猪肝丸

治急劳瘦病。

獖猪肝四两　柴胡　黄连各二两　诃黎勒皮二两半　甘草一两　鳖甲二两

上件药，先将肝用童子小便五升煮，以小便尽为度，取出，薄切，焙干，与诸药同捣，罗为末，用猪胆汁和杵三二百下，丸如梧桐子大，每日空心及晚食前，以粥饮下三十丸。

柴胡煎丸

治虚劳骨热，肢节烦疼，心膈躁闷。

柴胡一两半　犀角屑　知母　胡黄连　桔梗　川升麻　地骨皮　黄芩　诃黎勒皮各一两　瓜蒌一枚　鳖甲二两　甘草　人参　赤茯苓各三分

上，为细末，用猪胆五枚，取汁及蜜半斤搅和令匀，慢火煎成膏，和药末捣三五杵，丸如梧桐子大，每服食后，煎乌梅、小便下二十丸，忌苋菜。

三神煎

治虚劳癥瘕，结块不消者。

桃仁一千二百粒　京三棱　鳖甲各三两

上件药，除桃仁外，捣罗为细末于铛中，先煎桃仁汁耗一升，下二味，以木篦不住手搅，煎良久，又下好酒，三味煎如稀饧，收瓷器中盛，每日空心及晚食前，以热酒一中盏调下一茶匙，忌苋菜、生冷、湿面。

三棱煎丸

治虚劳癥瘕，心腹疼痛，胸膈不利。

京三棱　陈橘皮各八两　黑三棱　桃仁各四两，研如膏

已上四味，除桃仁外为末，用好酒五升于铛中以慢火煎，次下桃仁膏，熬如稀饧，入后药末：

槟榔　诃黎勒　木香　鳖甲各二两　枳壳四两　硇砂　硫黄各一两　附子二两　干姜三两

上，为细末，入研了硇砂、硫黄等，重研令匀，入前药内，和丸如梧桐子大，每服空心及晚食前，以生姜汤或温酒下三十丸，忌苋菜。

炙肝散

治冷劳咳嗽，四肢无力，大肠不调，吃食减少，腹胁气胀。

苍术　桔梗　陈橘皮各半两　柴胡一两半　赤芍药　紫菀　缩砂各三分　诃黎勒　高良姜各一两

上，为细末，每服用猪肝一具，切去脂膜，如肉片入散一两，拌和令匀，竹箸子串，慢火炙令熟，食前，任意吃，以粥饮下。

桃仁散

治气劳羸瘦，腹胁痞坚，脐下冷疼，不欲饮食。

桃仁三分　吴茱萸　木香　芎䓖　桂心　青橘皮　当归　槟榔　赤芍药　甘草各半两　京三棱　白术　诃黎勒　高良姜各三分　柴胡一两

上，为粗末，每服三钱，水一中盏，入生姜半分，枣二枚，

煎至六分，去滓，不计时候，稍热服。

丁香散

治气劳脾胃久弱，呕逆，不纳饮食，四肢羸瘦，渐加乏力。

丁香　白术　前胡　桂心　人参　白茯苓　陈橘皮各三分　半夏　甘草　枇杷叶各半两　厚朴三分　诃黎勒　柴胡各一两

上，为粗末，每服三钱，水一中盏，生姜半分，枣三枚，煎至六分，去滓，不计时候，稍热服。

丁香散

治虚劳，脾胃气，呕逆，不欲饮食，四肢少力。

丁香　人参　白术各三分　甘草　高良姜　白豆蔻　陈橘皮　半夏各半两　茯神一两

上，为粗末，每服三钱，水一中盏，生姜半分，枣三枚，煎至六分，去滓，不计时候，稍热服。

石斛散

治虚劳，手足烦疼，羸瘦无力，不能饮食，小便频数等疾。

石斛一两半　黄芪　桑螵蛸　鸡肶胵　人参　牛膝　熟干地黄　当归各一两　赤芍药一分　白龙骨　麦门冬各三分

上，为粗末，每服四钱，以水一中盏，生姜半分，枣一枚，煎至六分，去滓，不计时候，温服。

黄芪散

治虚劳，手足烦疼，羸瘦困乏，两胁里急，不欲饮食。

黄芪一两　牛膝　白术　陈橘皮　人参　桂心　白茯苓　白芍药　当归各三分　麦门冬一两　五味子　甘草各半两

上，为粗末，每服四钱，水一中盏，生姜半分，枣三枚，煎至六分，去滓，不计时候，温服。

石斛丸

治虚劳痿痹，四肢挛急，肌体枯瘦。

石斛　牛膝　肉苁蓉　附子各一两　熟干地黄　秦艽　桂心　白茯苓各三两　麦门冬一两半　五味子　泽泻　防风　芎䓖　独活　人参　甘草　细辛　黄芪　石龙芮　白芍药各半两

上，为细末，炼蜜和丸，捣三五百杵，丸如梧桐子大，每服于食前以温酒下三十丸，忌生冷，猪、鸡、牛、马肉。

熟干地黄散

治虚劳气弱，四肢少力，筋脉拘挛，骨节疼痛，不欲饮食。

熟干地黄　黄芪　牛膝　人参　薏苡仁　附子　白茯苓各一两　酸枣仁　当归　桂心　五加皮　白芍药　防风各三分　甘草半两

上，为粗末，每服四钱，水一中盏，生姜半分，煎至六分，去滓，食前，温服。

羚羊角丸

治虚劳，筋脉拘挛，牵引头面，眼目瞤动，胸中气逆，不多思食。

羚羊角屑　酸枣仁　防风　晚蚕砂　附子　藁本　黄芪　威灵仙　白芍药　羌活　白茯苓各一两　熟干地黄二两

上，为细末，炼蜜和捣三二百下，丸如梧桐子大，每服以温酒下三十丸，日三服。

鹿角胶散

治虚劳少气羸损。

鹿角胶　肉苁蓉各二两　熟干地黄三两　黄芪　当归各一两半　麦门冬二两半　石斛一两　五味子二两

上，为细末，每服二钱，食前，以生姜枣汤调下，温酒亦得。

麻仁散

治虚劳四肢浮肿。

大麻仁　商陆　防风　附子　陈橘皮　汉防已各一两

上，为粗末，每服五钱，水一大盏，入赤小豆一百粒，煎至五分，去滓，食前，温服。

陈橘皮丸

治虚劳，心胸壅闷喘促，大小便不利，四肢浮肿。

陈橘皮二两　紫苏子三分　郁李仁　桑根白皮　甜葶苈　赤茯苓　木通各一两　甘遂　汉防已各半两

上，为细末，炼蜜和捣三二百杵，丸如梧桐子大，每服空心及晚食前，以生姜枣汤下二十丸。

鹿角胶丸

治虚劳，腰脚疼痛不可行步。

鹿角胶一两半　附子　桂心　杜仲　山茱萸　菟丝子　肉苁蓉　熟干地黄　五味子　巴戟　牛膝各一两　干姜半两

上，为细末，炼蜜和丸，如梧桐子大，每服食前，以温酒下三十丸。

川椒丸

治虚劳，膝冷阴痿，四肢羸弱。

川椒　续断　肉苁蓉　附子　山茱萸　蛇床子各一两　菟丝子二两　桂心三分　牛膝一两半　鹿茸二两　远志　防风各三分

上，为细末，炼蜜和捣三二百杵，丸如梧桐子大，每服食前，以温酒下三十丸。

钟乳粉丸

治虚劳，衰弱绝阳，阴痿膝冷。

钟乳粉　菟丝子各二两　蛇床子三分　石斛　桂心　肉苁蓉各一两

上，为细末，炼蜜和捣三五百杵，丸如梧桐子大，每服食前，以温酒下三十丸。

木香丸

治虚劳，四肢逆冷，心腹气胀，唇青吐逆。

木香　荜澄茄　桂心　硫黄各三分　附子　陈橘皮各一两　诃黎勒皮各一两　干姜　吴茱萸各半两

上，为细末，炼蜜和捣三二百杵，丸如梧桐子大，每服不以时候，以姜枣汤下十丸。

麋角丸

治虚劳，肾气久弱，阴下湿痒，小便遗失，夜梦鬼交，精泄不禁。

麋角半斤，镑细，以牛乳少许拌和得所于小甑子内，以大麦压蒸一伏时　黄芪　补骨脂　当归　龙骨各二两　韭子三两　蛇床子　石龙芮　覆盆子　附子　远志　续断　石斛　柏子仁各一两　人参

上，为细末，炼蜜和捣三五百杵，丸如梧桐子大，每服空心及晚食前，以温酒下三十丸。

韭子鹿茸丸

治虚劳，梦与鬼交，精泄不止，四肢羸瘦，少力，心神虚烦。

鹿茸三分　韭子　柏子仁　菟丝子　黄芪　巴戟　附子各一两　泽泻　茯神　石斛　石龙芮　麝香各半两　天门冬一两半　龙骨　露蜂窠各三分

上，为细末，炼蜜和丸，如梧桐子大，每服空心及晚食前，以温酒下三十丸。

覆盆子丸

治虚劳，梦与鬼交，失精，腰膝疼痛。

覆盆子四两　菟丝子　肉苁蓉　熟干地黄各二两　龙骨一两半　附子半两　巴戟一两　人参一两半　蛇床子　柏子仁　鹿茸各一两

上，为细末，炼蜜和捣三五百杵，丸如梧桐子大，每服空心及晚食前，温酒下三十丸。

棘刺丸

治虚劳，肾气不足，梦泄。

棘刺　葳蕤　石斛　牛①膝　厚朴　龙齿　远志各一两　干姜三分　乌头　甘草　防风　细辛各半两　菟丝子二两　薯蓣　石龙芮　枸杞子　巴戟　桂心各三分　萆薢　天门冬各一两半

上，为细末，炼蜜和捣三五百杵，丸如梧桐子大，食前，以温酒下三十丸。

小肉苁蓉散

治虚劳羸损，阴痿，精气乏弱。

肉苁蓉　枸杞子　天雄各一两　石斛三分　远志半两　续断　原蚕蛾各三分　菟丝子　熟干地黄一两半　重校定：此方内菟丝子无分两，其本方内天雄丸治疗药味与此方相类，今从此天雄丸方，菟丝子用三两。

上，为细末，每服二钱，食前，以温酒调下。

天雄丸

治虚劳羸瘦，阳气不足，阴痿，小便数。

天雄　鹿茸　菟丝子　肉苁蓉　羌活　山茱萸各二两　覆盆子　巴戟　五味子　桂心　石龙芮　石南叶各一两　牛膝　防风各一两半

① 牛：原无，据前后文义补。

熟干地黄二两

上，为细末，炼蜜和捣五七百杵，丸如梧桐子大，每服食前，以温酒下三十丸。

金锁子丸

治虚劳小便出精。

补骨脂　韭子各二两　牛膝　巴戟　肉苁蓉　龙骨　菟丝子　山茱萸　桑螵蛸各一两

上，为细末，炼蜜和捣三二百杵，丸如桐子大，每服食前，以温酒下三十丸。

海藻丸

治虚劳损肾，阴肿疼痛。

海藻一两　肉苁蓉　茴香子　沉香　天雄各三分　牡蛎粉　木香　牛膝　硫黄各半两

上，为细末，酒煮面糊和丸，如梧桐子大，每服二十丸，空心，以温酒下。

治虚劳阴肿痛方

上，取桃仁去皮、尖，炒黄为末，以热酒服弹丸许，日三四服即瘥。

青蒿丸

治少年十五岁至二十岁已上，骨蒸热成痨，不思饮食，食即无味，身体苦痛，阳热转盛，面色赤，多无心作用，起身多慵。

青蒿四两　甘草　桃仁　杏仁各一两，去皮、尖，以童子小便五升，垍瓶内焙灰，火烧一宿，取出别研　天灵盖　车前子　知母　赤芍药　紫菀　黄连　葳蕤　枳壳　槟榔　熟地黄　荆三棱　秦艽　柴胡　续断　当归各一分　麝香三钱　犀角　獭肝各半两上，为细末，以前小便和捣，丸如梧桐子大，每服米饮下三十粒，不以时。咳嗽，加贝母二分；妇人月水不调，加牡丹皮、延胡索各一分；五心烦躁，加地骨皮、茯苓；夜梦不祥，加茯神、羚羊角。初患为传诸脏，酒下四服即愈；腹中有块及痃癖无度、恶寒头痛、面黄毛发焦枯，服必便愈。

柏子仁丸

治虚劳多汗。

柏子仁四分　人参　半夏　茯苓　牡蛎　五味子　白术　净麸各三分　木香一分

上，为细末，枣肉和丸，如梧桐子大，每服二十丸，米饮下，不以时。

秦艽散

治虚劳羸瘦，身体发黄，食少忪悸，头昏眩运，上焦虚热，口干烦郁。

秦艽　金钗石斛　茯神　山药　人参　五味子　当归　远志　白芍药　牡丹皮　黄芪各一两　苁蓉　熟干地黄各二两　葳蕤三分

上，为细末，炼蜜和丸，如梧桐子大，每服五十丸，空心，米饮下。

黄芩散

治痨人不甚虚，有热，胸中烦，手足热，心忪悸，口苦咽干，痰嗽，潮躁。

黄芪　白术　前胡　枳壳各五两　柴胡　杏仁　人参　白茯苓　甘草　当归　半夏　黄芩　白芍药　麦门冬　熟干地黄各三两

上，为细末，每服二大钱，水一盏，煎至七分，去滓，食后、临卧，温服。

鳖甲丸

治风痨肌瘦面黄。

人参　牡丹皮　槟榔　吴茱萸　盐　肉豆蔻　赤芍药　泽泻　木香　远志　缩砂仁　枳壳　柴胡　麻黄　麝香各半两　乌梅二两　知母　升麻　甘草　鳖甲　苁蓉　白蔹　葳蕤　虎骨　桃仁　羌活　防风　茯苓　附子　青蒿　秦艽　厚朴　牛膝　半夏　桂各一两

上，为细末，炼蜜和丸，如梧桐子大，每服三十丸，空心，温酒下。

积　聚

万病丸

治结聚、癥癖、气块，血脉不通。

雄黄　狼毒　附子　乌头　巴豆　甘遂　芫花　大戟　桃仁　桂　当归　川芎　蜀椒　吴茱萸　厚朴　干姜　鳖甲　大黄　柴胡　枳壳　干漆　犀角　槟榔　朱砂

上，等分为细末，炼蜜和丸，如梧桐子大，每服一二丸，米饮下，空心。

如圣丸

治腹内诸积聚，岁入癖块不消，黄瘦宿水，朝暮咳嗽，及治积年冷气，脐下绞结冲心，膀胱两胁彻背连腰痛无休息，绕脐似虫咬不可忍，及十种水病，五般痔疾，九种心痛，反胃吐逆，饮食减少；又治宿食不消，妇人月水不通，五邪八瘕，沉重欲死，恐惧，歌笑不定，心神狂乱，形体羸瘦；又治一切风，遍身顽痹不知痒痛，或似虫行手足，烦热，夜卧不安；又治小儿惊疳等。但是诸疾，莫辨其状，曾服诸药未瘥者。

草乌头　黄连各三分　官桂　干姜　桔梗　茯苓　川椒　茱萸

柴胡　厚朴　干地黄　菖蒲　紫菀　防风　人参　鳖甲　大芎　枳壳　贝母　甘草　甘遂各一两　巴豆一两半，取白霜　重校定：此方内二味无分两，以本方紫菀丸治疗药味一同，内草乌头、黄连各用三分。

上，为细末，面糊和丸，如梧桐子大，每服五丸，食前，米饮下，每日只一服。先因马坠，临老痛楚不能饮食，命在须臾，日服五丸，经旬日，取下血如鸡肝一二千片，奥脓清水二升许，其病遂瘥。又，三原主簿妻病十五年，羸瘦至甚，日服五丸，旬日取下青虫六十四个，脓血三四升，其病遂瘥。又，柳功曹卧病经年，服此药，取下肉蜣螂近百个，清黄水一升许，便愈。又有一人患大风病，眉毛落尽，遍身生疮，服药百日，取下五色脓并清水各数升，遂得平复。又有人食即吐逆，羸病十年，服药半月，取下虾蟆七个、清水一升许便愈。又有人患癖块积年，服药二十日，取肉蛇二条，各长尺余。又有人久患带下，服药二十日后汗出及取下鸡肝色恶物，病瘥。其功不可具述。

礞石丸

治诸虚中积。

硇砂一两，醋三升化　巴豆霜三两半，先同煮　青礞石半两　三棱一两，醋浸一宿，煨。已上次煎　大黄一两半，三分生，煨，又次入　木香　槟榔　肉豆蔻　干姜　猪牙皂角　术　芫花醋浸一宿，微炒有烟　丁香　桂各一两　白豆蔻　墨　青皮　胡椒　粉霜各一分　面二两，酒半升化

上，硇砂合巴豆煎两食久，投礞石、三棱，又投酒面，又投大黄，相去皆半食，久乃入众药熬丸，如绿豆大，每服三五丸，酒饮调下，凡癥积饮食所伤等治之。

大白术丸

去积聚，癖气不能食，心肋下满，四肢骨节酸疼，盗汗不绝。

白术　黄芪　人参　茯苓　乌头　干姜　当归　甘草　槟榔各

六分　牡蛎　白芍药　细辛　麦门冬　前胡　鳖甲各四分　桂五分　防葵　紫菀　桔梗各三分

上，为细末，炼蜜和丸，如梧桐子大，每服空心，酒下二十丸，日再加至三十丸，忌苋菜、桃、李、雀肉、猪肉、生葱、海藻、菘菜等。

桃仁丸

主痃癖气，心胸胀满不能下食，发即便连乳胀满，头面闭闷，咳嗽气急。

桃仁八分　鳖甲　枳实　白术各六分　桔梗　吴茱萸　槟榔仁　防葵　干姜各五分　乌头七分　赤芍药　紫菀　细辛　人参各四分　皂荚三分　黄橘皮　甘草各四分

上，为细末，炼蜜和丸，如梧桐子大，每服十丸，日再加至二十丸，酒下，忌海藻、菘菜、猪肉、冷水、生菜、桃、李、雀肉、苋菜等。

如意丸

治五积气及消酒食。

硇砂一两半　木香　楝丁香　荜澄茄　牵牛子各一两　附子　桂　干姜　大黄　巴豆　陈皮　香墨　青橘皮　蓬莪术　京三棱　筒子漆各二两

上，为细末，用醋熬硇砂、大黄、巴豆成膏，和前件药末为丸，绿豆大，每服五丸，温水、好茶任下。

京三棱丸

治食癥，癖气，食痨，宿食不消，痰逆。

京三棱　乳香　木香　丁香　肉豆蔻　当归　青橘皮　五灵脂各半两　紫菀　干姜　附子　硇砂　猪牙皂角各一两　朱砂半分　巴豆一两半　鳖甲二两

上件，乳香、巴豆同捣如泥，余药为细末，以酽醋一升化硇砂，去石滓，熬令稠，入面煮为糊，和诸药末，令软硬得所，捣三五百下，丸如绿豆大，每服以温酒下三丸至五丸。

丹砂沉香煎

治久积虚冷伏滞及呼吸寒气膨胀，心腹暴痛，两胁刺疼，并妇人血气疼痛皆主之。

沉香一两，为末，以蜜半斤，煎五七沸　阿魏一分，以酒半升研细，银器内熬尽　没药一两，为末，酒半升，慢火熬尽　巴豆一钱，去皮，研细，酒半升，煎十余沸　硇砂一两，以酒半升，研令化尽。上五味同合，慢火熬成膏　丹砂半两，细研　硫黄一两，滴雪水研一日　槟榔　木香　人参　胡椒各一两　丁香半两　干姜三分　青橘皮　良姜水煮五七沸　桂各一两

上，为细末，入丹砂、硫黄，再研令匀，以前膏和丸，如梧桐子大，每服二三丸，温橘皮汤下。如心痛，嚼破，温酒下，不以时；妇人血气，当归酒下。

乌头煎

治男子女人寒冷，腹内积聚，邪气往来，厥逆抢心，心痛痞闷，吐下不止，妇人产后羸瘦。

乌头十五个　吴茱萸　蜀椒　干姜　桂心各二两半　前胡　细辛　人参　芎䓖　白术各一两半　皂荚　紫菀　白薇　芍药各十八铢　干地黄一两半

上，为细末，炼蜜和丸，如梧桐子大，每服十丸，酒下，日三，稍加之，以知为度。

三棱丸①

治脾胃气结聚。

---

① 三棱丸：原无，据本书目录补。

三棱　鳖甲各二两　草豆蔻　槟榔　枳壳　白术各一两半　桂　神曲　郁李仁　五味子　当归　木香　附子各一两

上，为细末，炼蜜醋胶和丸，如梧桐子大，每服三十丸，空心，生姜汤下。

如意紫沉煎

治气虚中寒，脾胃不和，宿谷迟化，饮食多伤，胸膈痞闷，心腹疞痛，噫醋吞酸，呕逆恶心，胁肋胀痛，泄痢里急，久新积聚，疝瘕癖结等疾。

沉香　木香　朱砂　硇砂　使君子　荜澄茄　荆三棱　术各一分　肉豆蔻　槟榔各一两　母丁香五个　巴豆二十个　黑牵牛粉半两

上，为细末，水煮面糊和丸，如麻子大，每服三二丸，温酒下，空心。

木香三棱丸

治男子、妇人右胁下痛。

芫花三分，醋炒赤黄色　京三棱　青皮　陈皮　茴香　干漆　蓬莪术各半两　硇砂　干姜　桂各一分　槟榔一个　巴豆四十个，醋煮，去油

上，为细末，醋浸蒸饼和丸，如梧桐子大，每服七丸，橘皮汤下，空心。

乳香丸

消化积滞。

乳香　木香　沉香　枳壳　槟榔　术各二两　芫花　干漆各半两　阿魏一分　青皮　硇砂各三分　川楝肉二分

上，为细末，将川楝醋熬膏和丸，如豌豆大，每服十丸至十五丸，温酒下。

硇砂煎丸

治一切滞积，化气消食，补益真气及妇人产后逐败血，补

虚损。

硇砂　当归　苁蓉　巴戟　槟榔　茴香　木香　沉香　黑附子　天雄　阿魏醋磨半两成膏　川楝子二两，酒浸，去皮、核，余药各酒制

重校定：此方内硇砂以下无分两，此方《苏沈良方》内亦载之，内硇砂、当归、苁蓉、巴戟、槟榔、茴香、木香、沉香、黑附子、天雄各一两。

上，为细末，酒煮面糊和丸，如梧桐子大，每服三十丸，空心，酒下。蓐中利与它利不同，常利可用苦涩药主之，蓐中利生于血不足，投涩药则血愈不行，痢当更甚，惟此药最能治产后利。先以桂丸小下之，次投硇砂丸，日九十丸，痢顿减半，次日必愈。硇砂丸，产后无疾亦宜服，能养血、去积聚。

大温白丹

疗男子妇人心腹积聚，久癥癖块，大如杯碗，黄疸宿食，朝起呕吐，支满上气，心腹胀满，心下坚结，气攻胸胁连背痛无常处，心痛状如虫咬，疗十种水气，八种痞塞，返胃吐呕，饮食噎塞，五淋九种，心疼七十二种，风三十六，遁尸注或癫痫，五邪失心，愁忧思虑，情意不乐，恐惧悲啼，妇人月水不通直似怀孕，连年累月四肢沉重，羸瘦困弊。

紫菀　吴茱萸　菖蒲　枇杷叶　桔梗　茯苓　皂角　厚朴姜　连翘　椒　巴豆各等分

上，为细末，炼蜜和丸，如梧桐子大，每服三丸，食后，米饮下。一方，无枇杷叶，有柴胡、人参、桂、川乌头。

半夏汤

主酒癖，心胸胀满，肌肉沉重，逆害饮食，小便赤黄。此根本虚劳风冷饮食冲心，此由脾胃客痰所致。

半夏一升　生姜十两　黄芩　前胡　茯苓各三两　当归　茵陈各一两　枳实　大戟　白术　甘草各二两

上，十一味㕮咀，以水一斗，煮取三升，分三服。

灵砂丹

治脏腑怯弱，内有积滞，脐腹撮痛，下痢脓血，日夜无度，里急后重，肠鸣腹胀，米谷不化，少气困倦，不思饮食，或发寒热，渐向羸瘦。

信州砒霜半两　硝石半两，与砒一处研，入瓷罐内，用石灰盖口，炭火烧半日，取出火毒　枯矾　黄丹各一两半　朱砂飞，一两　粉霜　腻粉各半两　桂府滑石　乳香各一分

上，研罗为细末，用蒸饼三两浸开和丸，如梧桐子大，每服五丸，温粟米饮下。未愈，加丸数再服，小儿一二丸，随儿大小，临时增减。

三棱煎丸

消积化滞。

桂一斤　干姜　三棱　当归　半夏　丁香皮　乌梅各四两　硇砂一两　巴豆半两

上，为细末，煮面糊和丸，如麻子大，每服三五丸，橘皮汤下。

酒癥丸

治酒癖，引饮唾涎，头痛背倦，小便赤数。

白茯苓　木猪苓　蒲黄各半两　神曲　白丁香　大麦糵　干葛　葛花各一两，生用

上，八味，以神曲末二两半，滴水调成糊，拌和前末，丸如梧桐子大，放一宿，用陈粟米同炒药丸，每丸子有窍出香熟为度，每服五七丸，不以时，酒下。

石燕子丸

治肋下有硬癖，寒热不尽。

石燕子　青礞石　寒水石　海金沙　白丁香　硼砂　硇砂　轻粉各六钱

上，为细末，炼蜜和至第六七日，丸如梧桐子大，茴香汤下五丸。

桂　丸

治年久冷积，诸药不效者。

桂　硇砂　甘遂　丁香　木香　芫花　巴豆如法制

上，等分，为细末，水煮面糊和丸，如绿豆大，每服二三十丸，温水下，量虚实加减。

半夏丸

治癖结坚痼，经久不瘥，令人少食。

半夏　杏仁　桂　川椒　细辛各两　狼毒二两　附子三分

上，为细末，炼蜜和捣五百下，丸如梧桐子大，每服五七丸，生姜汤下，或生姜粥饮下。

木香五积丸

消化陈积，和脾胃，进饮食。

三棱　蓬莪术各二两　木香　丁香　陈皮　神曲各半两　芫花一两，并三棱、木香三味，并以醋二升，火煎，煨一宿，三棱并蓬莪术、木香切作片子，焙干，将余醋投芫花并黄焦色

上，为细末，醋煮面糊和丸，如绿豆大，每服二十丸，生姜汤下。

桂参丸

崔氏疗痃癖积冷，发如锥刀所刺，鬼疰往来者。

乌头八钱　人参　桂　附子　干姜　赤石脂各八分　朱砂三分

上，为细末，炼蜜和丸，如梧桐子大，以暖酒服七丸，加至十丸。忌生冷、醋、滑、猪、鱼、鸡、蒜、小豆、油腻、牛、马

肉、生血、葱物等。

煮金丸

取积。

雄黄　硇砂各二钱　续随子半两　轻粉一钱　青礞石三钱　芫花末一钱　白面半两

上，为细末，滴水为丸，如豌豆大。大人，九丸；小儿，如黄米大五丸，齑汁煮，浮起取出干用，皂角子汤下，积下药出。

化癖丹

治癥瘕癖等积。

黄膺条　腻粉　朱砂各一钱　巴豆霜半钱　硇砂　白丁香各一字

上，为细末，用糯米饭和丸，如绿豆大，每服一丸，一岁服皂儿汤下。

酒癥丸

治酒积，诸药不效者此方重出《痰饮门》。

大药　小药　半夏各半两　巴豆二钱　大麦蘖半两　雄黄五铢

上，各为细末，却合作一处，再研匀细，蒸饼剂和丸，如梧桐子大，放半日之间，欲干不干，却于铫内用麸炒令香熟，勿令大焦，放水上药丸子浮为度，用温酒下一丸为候。若服二丸，微利，取下酒积、食痨之病，若验其效，著酒唤之，随酒便行。

金箔丸

治虚中久积，取转不下者，并小儿乳癖及大人、小儿痃疟神效，及治疟。

金箔十片　白丁香十月中收者，一分　诃子皮　丁香各一分　密陀僧半两　硫黄一钱

上，同研匀细，水煮寒食面糊和丸，如梧桐子大；小儿，麻

子大。每看虚实，临夜卧腹空，以白面汤下五丸至七丸、十丸。若乳癖，更用朱砂丸投之，虚积难取者亦可投之。

玉壶丸

治冷积。

附子　礜石煅熟，研如粉　雄黄　丹砂　藜芦　巴豆各等分

上，为细末，炼蜜和丸，如梧桐子大，每服一丸，米饮下，食前，服食后亦得。

妙应丸

治气虚有积。

大附子　破故纸　荜澄茄　木香各半两　硇砂半钱

上，为细末，和大麦面裹药同烧，候面黄焦去面，将药为细末，用面糊和丸，如绿豆大，每服三五丸，米饮下，食后、临卧服。

小化癖丸

消癖气，治胀满。

青皮末二钱　蝎梢一钱　胡椒十四个　麝香少许　晋枣五个肥润者，去核，每个入巴豆仁一个，湿纸裹煨，以枣紫色为度，却巴豆不用，只用枣

上，合杵如泥，油单裹，旋丸如绿豆大，食后、临卧，煎葱白汤下二丸。一方，无青皮。

乌金硇砂饼子

治男子、妇人左胁下痛。

干漆三两，炒取一两　硇砂　没药　乳香各一分

上，为细末，和作饼子，以梧桐子大为剂子，每服一饼子，热汤下。

返魂丹

治肠内一切卒暴百病。

大黄　干姜等分　巴豆减半，熬令黄，去皮、心，杵作泥，又研入，令碎

上，大黄、干姜捣筛成末，和巴豆膏熟研，须急至匀，炼白蜜为丸，更杵三千下。若中恶客忤，心腹胀满刺痛，气急口噤，停尸卒死者，以暖水或酒服如大豆许三个，捧起头，令得下便愈；若已口噤，研一丸成汁，仍倾口中，令从齿间入至腹，良验。忌芦笋、猪肉、冷水。

硇砂丸

消痼冷沉积、胁下作块。

肉豆蔻仁　木香　硇砂各一分

上，用白面三钱，与木香和为饼子，将硇砂饼子拌匀，以木香饼子包裹作球子，用铜钱二十文作一垛，上安药球子四两，以炭火逼，候匀，遍黄色为度，碾为细末，滴水和丸，如梧桐子大，每服三五丸，空心，米饮下。

茯苓丸

治饮湿。

茯苓一两　吴茱萸三两

上，为细末，炼蜜和丸，如梧桐子大，每服十丸，不以时，米饮下。

猫粪散

治人腹中块，攻疰发痛，诸药不效。

人家仓内猫粪生白衣者

上，用泥球子裹，烧红，取出，放冷，研细，入麝香少许，温酒一盏，调下一钱，立愈。

妙香丸

治伤寒结胸。及疗五日、六日、七日已上，面赤、大躁、喘

粗，鼻中黑或有血，用龙脑浆水下一丸，斯须压下躁喘，不出一伏时，已裹下恶物并药丸，据丸法却收，再用朱砂、麝香末养之，一丸可治三人，不收亦得。

牛黄　腻粉　麝香　龙脑各三分，研　辰砂九两，水飞　巴豆三百一十五颗，去皮，取霜　金箔九十箔，入好黄蜡六两，和匀

上件，各研极细，炼黄蜡为丸，每两作三十丸；如小儿服，丸作绿豆大。丈夫、妇人并孕妇，患经十日病证，恶极，医所难辨者，但与一丸服，必获大效。惊痫年深，不过五服，永不发。如小儿惊热、惊风，可旋丸三粒如绿豆大，准前汤使下；小儿惊涎积热、颊赤口干，患经五七日已上，小方脉不能疗者，十岁儿服如绿豆大七丸，亦用汤使下。如妇人产后伤生硬物，服之神妙；大人、小儿虚中有积，吐泻、诸痢不止，脏腑疠痛甚者，并宜服之，临时以岁数、虚实加减。

丹砂丸

治积冷作痛不止。

当归一两　槟榔一个　白术一两　木香　雄黄　乳香各一分　麝香　犀角各半分　沉香　安息香　朱砂各一分　桃仁三十个　重校定：此方内雄黄一味无分两，此方《太平圣惠方》亦载之，内雄黄合用一分。

上，末之，水面糊和丸，如梧桐子大，每服十丸，生姜汤下，白汤亦得。

万灵丸

治腹中积块疼痛。

硇砂　没药　乳香各一皂大　丁香五个　巴豆五个　肉豆蔻一个

上，为细末，每用晋枣一个，取核，内盛硇砂、没药，用面裹烧熟，不用面，取出枣，将其余药末同枣合和，每量虚实旋丸。伤寒，葱茶下；伤食，食汤下；心痛，艾醋汤下；妇人产后，红

花酒下；妇人赤白带下，当归酒下；痞疾，桃柳汤下；赤痢，甘草汤下；白痢，干姜汤下；五色痢，荆芥木瓜汤下，并一丸至二三丸。

乳石乌头丸

治男子女人百病虚弱，痨冷宿寒久癖及癥瘕积聚，或呕逆不下食并风湿诸病，无不治之者。

钟乳炼　紫石英　硫黄　赤石脂　矾石　枳实　甘草　白术　紫花　茱萸　防风　白薇　桔梗　天雄　皂荚　细辛　苁蓉　人参　附子　藜芦各一两六铢　干姜　吴茱萸　蜀椒　桂　麦门冬各二两半　乌头三两　厚朴　远志　茯苓各一两半　当归二两　枣膏五合　干地黄一两十八铢

上，末之，蜜和捣五千杵，酒服如梧桐子十丸，日三，稍加之。

小丁香煎

治积滞，止心腹疼痛新附。

丁香三两　木香三两半　硇砂　粉霜各一两　五灵脂十五两　肉豆蔻　巴豆各三十个

上，为细末，水煮面糊和丸，如粟米大，每服五七丸，食后，米饮下。

酒癥丸

治酒积，开胃取痰新附。

巴豆一百六十个，内一百五十个去皮、膜纸，止炒去油；一十个不去皮，生用　半夏　粉霜各一分半　神曲半两　乳香一钱　面一斤　硇砂一分半　轻粉一钱半

上，将麦蘖末半两，用水半碗，熬麦蘖末至八分一盏，去滓，再入黄连三二钱，熬成水黄，和硬软得所，少水只熬黄连水添，

和丸如小豆大，晒干，用陈粟米半升，炒药丸子如银褐色为度，每服一丸。食前，开胃口；食后，止痰涎嗽，生姜酒下至二丸；消食，浓煎萝卜汤下；中酒，嚼丁香、生姜酒下二丸；如要动取积，嚼破一丸，相脏腑加减，大有神效。

黄　疸

知母散

治中热黄疸，寒热往还，脉数烦倦，四肢懈怠。

柴胡半两　知母　恒山各一分　鳖甲半两，青厚者，削去脊骨、裙襕，醋炙焦　人参　白茯苓　山茵陈叶　黄连　生犀角　羚羊角各一分　甘草　龙胆草各半两

上，为细末，朱砂三分，细研令匀，收以瓷合，每服二钱，人参汤调下，食前，日三服。

茵陈丸

主黑疸、身体暗黑、小便涩、体重方。

茵陈一两　甘遂一分　当归　蜀椒各半两　杏仁　大黄　半夏各三分　葶苈　茯苓　干姜各一两　枳实　白术各五分

上，为细末，炼蜜和丸，如梧桐大，空心，米饮下三丸，日三服。

茵陈汤

主时行黄疸、结热、面目四肢通黄、干呕、大便不通、小便赤黄、腹痛、心烦方。

茵陈　半夏各二两　生姜四两　大黄二两半　芍药　白术各一两半　栀子　前胡各二两　枳实　厚朴　黄芩　甘草各一两

上件，吹咀，以水四斗，煮取九升七合，分十服。

杏仁茯苓丸

主患黄、心下纵横结坚、小便赤色，此是酒疸。

茯苓　茵陈　干姜各一两　半夏　杏仁各三分　商陆半两　甘遂一分　枳实五分　蜀椒二合　白术五分

上，为细末，炼蜜和丸，如蚕豆大，每服三丸，以枣汤下之。夫患黄疸，常须服此，若渴欲饮水，即服五苓散；若妨满，宛转丸治之。

小茵陈丸

治黑疸，身体间黑，小便赤色。

茵陈　枳壳　白术　赤茯苓　甜葶苈各一分　半夏　当归　川椒　大黄各三分　甘遂一分

上，为细末，炼蜜和杵三百下，丸如梧桐子大，每服十丸，食前，白汤下。

甘露饮子

治胃热，齿龈宣露，口臭，心中多烦，饥不欲食，喜睡，目睑重，及治小儿疮疹已发者，并治血虚黄疸，尤效。

生干地黄　熟地黄　天门冬　枇杷叶　黄芩　石斛　枳实　山茵陈　甘草

上，等分，为细末，每服二钱至三钱，水一大盏，煎至七分，去滓，食后，温服。若齿龈宣露，煎药稍热嗽之，冷即吐却，极效。

恒山汤

治急黄、酒黄、心黄、劳黄、气喘欲发。

柴胡八两　恒山　芒硝　大黄各十二两　黄芩　龙胆　茵陈　秦艽各六两　栀子十四个

上，为细末，每服二钱，水一盏，煎至六分，去滓，温服，不以时。

茵陈栀子丸

治时行病、急黄并瘴疠疫气及痎疟。

茵陈　栀子　芒硝　杏仁各二两　巴豆一两　恒山　鳖甲各二两　大黄五两　豉五合

上，为细末，炼饴为丸，如梧桐子大，每服三丸，米饮下，以吐利为佳，不知，加一丸。凡病初觉体气有异，急服之。

朱砂丸

治羼食气，遍身黄肿，多年不瘥及一切块积。

朱砂　硇砂　麝香各一分　雄黄　黄丹各半两　腻粉三个子　巴豆三十个，去皮，出油后烂研，又用醋半盏，熬成膏为度

上，为细末，入巴豆膏内，用面尘和滴水，丸如绿豆大，每服五七丸，用水半盏，煮一沸取出，临卧，温酒下，至晚但微泻二三行，是效，并不搜搅人脏腑。

赤小豆散

治急黄，身如金色。

赤小豆　丁香　黍米　薰陆香各一分　瓜蒂半分　青布五寸，烧灰　麝香一分

上，为细末，与研药和匀，每服一钱，米饮调下，不以时。若用少许，鼻中当有黄水，即效。

水解散

治温黄。天行时气，预防。

麻黄三两　桂　芒硝　甘草各一两　大黄二两　干葛半两

上，为细末，空心，冷水服一钱。如欲汗，即以葱豉粥热

投之。

赤小豆散

治阴黄吐。

赤小豆　丁香　瓜蒂各二七粒　麝香一钱　青布灰二钱

上，为细末，每服一钱，温水调下，日四五服。若取少许吹鼻中，即出黄水，为效。

茵陈五苓散

治因病未除，忽然一身面目悉黄如橘色，由瘀血在里，或因大热以冷水洗之，湿热相抟，熏蒸肌肉，谓之黄疸。宜此药并柏皮汤。方在后。

猪苓　茯苓　泽泻　白术各一两　桂半两

上，为细末，以茵陈蒿一分，水一盏，煎至七分，去滓，调二钱匕，服不以时。

瓜蒂吹鼻散

治黄疸，面目爪甲皆黄，心膈躁闷。

瓜蒂　赤小豆　秫米　丁香各二七个

上，为细末，取如豆大，纳鼻中，痛搐之，须臾，当出黄汗或涎，口中出升余，则愈。若病重者，加一豆不瘥，即复纳鼻中，即效。

山茵陈散

经验解黄。

山茵陈　栀子各一两　枳壳七个

上，细锉为一剂，水二升，煎至一升，作三服，去滓，温、冷任意服。如脏气实、秘结，加大黄一两，未愈，再作一剂；小便不利，加茯苓一两。

丁香散

治急黄。

丁香　瓜蒂　赤小豆各七粒

上，为细末，以鸡子清一个相和，用新汲水调，顿服，当吐利，即效；未应，再服。

苦酒汤

治病人一身面目悉黄，身体四肢微肿，胸满不得卧，汗出如黄柏汁，此由大汗出，卒入水中所致，谓之黄汗。

黄芪五两　芍药　桂各三两

上，为粗末，每服五钱，水一盏半，苦酒半盏，煎至一盏，去滓，温服。

茵陈蒿汤

治食毕头痛，心忪拂郁，由失饥大食，胃气不转，与热相抟，谓之谷疸。

茵陈蒿六两　大黄三两　栀子一两

上，为粗末，每服五钱，水二盏，煎至一盏，去滓，温服，非时。

瓜蒂散

治心下懊痛，足胫肿满，小便黄色，面发赤斑，由大醉当风入水，冷热相抟，蒸于脾气所致，谓之酒疸。治如饮法。脉浮、腹满、欲呕吐者，先吐之；脉沉、腹满、大便秘者，先下之、吐之，宜此药。

瓜蒂　赤豆　秫米各半两

上，为细末，米饮调下二钱，不以时。

小建中汤

治疸，面目黄，气力乏少，膝胫痿弱，由营卫虚弱，里急虚热与湿气相抟所致，治属虚劳。

芍药六两　桂三两　甘草二两

上，为粗末，每服五钱，水二盏，姜三片，枣一个，饧如枣大，煎至一盏，去滓，温服。

矾石散

治身皆黄，发热恶寒，小腹急，小便难，大便黑，由大痨已，交接竟入水，所谓女劳疸。

矾石　硝石

上件，等分，为细末，麦粥饮调下二钱。

小半夏汤

治身面黄，小便色如故，欲自利，腹满而喘，不可除热，除必哕，此腹中有饮，谓之湿疸。

半夏五两　生姜八两

上，以水七升，煮一升半，分温，三服，去滓。

黑虎丸

治食气，遍身黄肿，气喘，吃食不得，心胸满闷

上，用不蚛皂角一挺，去皮、心，以醋炙令焦为末。每用皂角末一分，入巴豆七个，去皮出油和匀，以淡醋磨好墨，和丸如麻子大，每服三丸，食后，橘皮汤下，日三服，至隔日又增一丸，每隔日增一丸，以利动为度，常服大消酒食。

大黄丸

治心下懊痛，足胫肿满，小便黄色，面发赤斑，由大醉当风入水，冷热相抟，蒸于脾气所致，谓之酒疸。治如饮法。脉浮、腹满、欲呕吐者，先吐之；脉沉、腹满、大便秘者，先下之，宜服此。

大黄　苦葶苈等分

上，为细末，炼蜜和丸，如梧桐子大，蜜汤下十丸、十五丸，以利为度。

鸡峰普济方卷第十

血　小便

《千金要论》曰：禀上云：吐血有三种。有内衄，有肺疽，有伤胃。内衄者出血，如鼻衄，但不从鼻孔出，是近从心肺间津液出还流入胃中，或如豆羹汁，或如切啖，血凝停胃中，因即满闷便出，或出数斗至于一石者是也，得之于劳倦、饮食过常所为也；肺疽者，或饮酒之后毒满闷，吐之时，血从吐后出，或一合、半升是也；伤胃者，因饮食大饱之后，胃中冷物不能消化，便烦闷强呕吐之，所食之物与气共上冲蹙，因伤裂胃口，吐血色鲜赤，肠绞痛自汗出，其脉紧而数者，为难治也。

问曰：病胸胁支满，妨于食，病至则先闻腥臊臭，出清液，先唾血，四肢清瘦，目眩，时时前后失血，病名为何？何以治之？对曰：病名血枯，此得之年少时有所大夺血，醉以入房，中气竭而肝伤，女子则月事衰少不来也。

活鳖煎

治先因吐血，止而后嗽中血出如线，引胁下时痛，日渐羸瘦。此由悲忧伤肺，肺主气而血随气伤，则血无所主，故始则暴去，后随病而上下，脉缓小可治，细数加急者不治，宜此药并黄芪散。

活鳖一个，重半斤者，以河水养五日，用童子小便、法酒各五升，乌梅五个捶碎，桃柳枝各锉一合，共用新绵包子，慢火同煮令鳖死，候减耗一半取出绵包子，将鳖去甲肠肚，细切研烂再熬，约得至半碗珀盖盛，将甲骨炙令焦黄色，入后药　人参　琥珀　木香　柴胡　枳实　杏仁　黄芪　恒山　安息香　附子　当归　桂　羌活　知母　茯苓　乌梅肉

上件，等分为细末，将鳖甲膏加杵千下，丸如桐子大，温酒

下三十丸，食前、临卧服，更有使胡黄连、三棱亦等分。

木香丸

治血气及一切积聚败血为病。

人参　木香　茯苓去皮，水煮如面者，研　没药　青橘皮　菴闾子各一两　槟榔　白豆蔻仁各五个　水银四两，水煮一伏时，同枣肉研星尽　当归八两　金牙石　麒麟竭各半两　薄荷　荆芥穗各半两　犬胆十四个　不蚛皂角一挺

上，为细末，分一半，别入灯上燎者，巴豆、杏仁各二十一个，同用面糊为丸，如梧桐子大。治干血气积血气，有巴豆、杏仁者名大药，无巴豆、杏仁者名小药，治产后及血气、疰闷、不下食、血晕大效。一半药末只炼蜜为剂，回面向东杵一千下，吃时旋丸小豆大，每服五七丸，看病大小用之，汤使临时。

白头翁汤

治下血连月不瘥。

厚朴二分　阿胶　黄连　秦皮　附子　黄柏各一两　龙骨三两　茯苓　白头翁　芍药各二两　干姜　当归　赤石脂　甘草各三两

上，为细末，每服二钱，入枣一枚擘破，以粳米饮煎至七分，和滓温服，不以时。

血竭散

治妇人血气，产后渴燥，一切血邪乱语，眼如血袋及血上冲，口鼻血出。

硇砂　血竭　没药　桂　木香　朱砂各一分　海马一对　干漆一两　虻虫二十个　龙脑一钱　水蛭十四个　当归　硼砂　阿魏各一大钱

上，研为细末，每服一钱，冷水调下，如产后血上冲，口鼻血出，用童子小便调服三服，必效。

人参黄芪散

治劳嗽呕咯血出。

黄芪二两　紫菀　款冬花　知母　芍药　人参　阿胶各一两　食茱萸　桂各半两　糯米半升　伏龙肝一鸡子大　鳖甲一个

上，为细末，水一盏，煎三钱，食后临卧热服。盗汗，入竹三叶同煎；咽痛，入干姜皂大；困乏，入葱二寸、姜七片、枣二个；嗽甚，入杏仁七个；惊悸，入茯神半钱；烦渴，入乌梅二个，捶碎；气逆，入橘皮二钱；头目痛，入生甘草二寸；咯血，红花少许同煎。

伤中汤

主伤中，肺气不足，胁下疼痛，上气咳嗽，唾有脓血，不欲食，恶风，目视眩眩，足胫肿痛。

小麦一升　熟地黄　桑白皮　紫菀各三两　麻仁一两半　阿胶半两　人参　桂　甘草各一两　芎䓖四两

上，为粗末，每服二钱，水一盏，生姜三片，饧一枣大，煎至六分，去滓，温服。

伏龙肝散

治衄血。

伏龙肝二个，如鸡子大　生地黄六两　芍药　干姜　吴茱萸　甘草　白芷　桂各三两　芎一两　细辛六铢

上，为细末，每服二钱，水三分，酒七分，煎至七分，去滓，温服，不以时。

附子地黄散

治虚劳、吐血、下血、衄血、崩血、漏血。

附子　干姜　桂　黄芪　龙骨　乌鱼骨　白术　牡蛎　生干

地黄各二两　白芍药一两

上，为细末，每服二钱，空心，米饮调下。

竹茹汤

治妇人汗血、衄血、尿血、下血。

竹茹二升　干地黄四两　人参　芍药　桔梗　当归　甘草　芎　桂各一两

上，为细末，每服一钱，水一盏，煎至七分，食后，去滓，温服。

柏叶膏

治咳嗽唾血久不效。

人参　黄芪去皮，略擦蜜，轻炙，各一两　桑寄生　当归　沉香　荆芥穗各二钱　麦门冬半两　黄连每枚用蜜炙焦，烟起为度，一分半　槐实片切，炒色转，一钱

上，为细末，每服二钱匕，用新汲水八分化破柏叶膏少虚气弱或投高坠下、劳伤所至，其脉虚弱，当补阴平阳，宜阿伽陀丸方在后。

人参　白术　桔梗　黄芪　白茯苓　山药　甘草　阿胶

上件，等分为细末，每服三钱，水一盏，煎至七分，去滓，温服，不以时。

芍药散

治吐血、衄血、溺血，皆脏气虚、膈气伤或起惊悸。

生竹皮一升　芍药　黄芩各二两　当归　甘草　芎　桂各一两

上，为粗末，每服二钱，水一盏，煎至七分，食后，去滓，温服。

黄土汤

治吐血、衄血、下血。

黄土一升　甘草　黄芩　附子　白术　阿胶　熟地黄

上件，等分为粗末，每服三钱，水一盏，煎至七分，去滓，食后，温服。

小刺蓟煎

治吐血。

刺蓟　白薄荷各二两　荆芥　生地黄　柏叶　赤芍药　甘草各一两半

上，为细末，炼蜜和丸如弹子大，食后，茶清嚼下一丸。

刺蓟散

治鼻衄昼夜不止。

刺蓟　生地黄　黄连　柏子仁　大黄　柏叶　苦参各一两

上，为粗末，每服五钱，水二盏，入青竹茹半鸡子大，同煎至一盏，去滓，温服。

小伏龙肝散

治五脏经热，鼻衄、心胸烦闷。

伏龙肝　赤芍药　当归　黄芪　犀角屑　刺蓟各一两　生地黄三两

上，为粗末，每服五钱，水二盏，竹茹一鸡子大，煎至一盏，去滓，温服。

黑玉丹

治吐血先闻腥臊臭，出清液，胸胁支满，妨于食，目眩，时时前后失血。此由素经大失血，若醉入房中，气竭伤肝，女子则月事衰少不来，病名血枯，宜乌贼鱼骨丸。

槐花四两　枳壳　地榆　黄芪　芎䓖各二两　五灵脂　五倍子各一两

上，为细末，水煮面糊和丸，如梧桐子大，每服三十丸，空心，米饮下。

人参柏叶汤

治宫脏虚弱下血不止。

人参　柏叶仁　芍药　熟地黄　当归　阿胶各半两

上，为粗末，每服二钱，水一盏，煎至六分，去滓，温服。里急虚寒、脉凝欲绝者，宜加干姜、附子、桂等分。

麝香绵灰煎

治咯血。

麝香半钱　绵灰　乳香各一钱　防己三分　阿胶　甘草各半两

上，为细末，炼蜜和丸如鸡头大，每服一丸，含化咽津。

生地黄汤

治鼻衄，面无颜色。

生干地黄半两　赤芍药　赤茯苓各三分　柏叶一两　阿胶　当归各半两

上，为细末，煎黄芪汤调下二钱，及搐向鼻内，先含水一口，闭目搐入，然后吐出水即止，神妙。

蒲黄散

治大便出血及口鼻皆出血，血上胸心气急，此是劳热所致。

生地黄八两　蒲黄一升　地骨皮五两　黄芩　芍药　生竹茹各三两

上，为细末，每服二钱，水一盏，煎至六分，去滓，食后，温服。

阿胶散

治鼻衄不止，此是阳毒伤肺。

阿胶　伏龙肝　黄芩　地骨皮　葱白连须二茎　豉一合　重校定：此方内四味无分两，其《卫生秘方》内有黄土汤，与此方治疗药味相类，阿胶等各用二钱半。

上，锉令匀，以水一大盏半，煎至一盏，去滓，入生地黄汁二合，搅匀，分温三服，非时。

鹿角胶煎

治血少气多，体热羸瘦。

鹿用胶一两　乳汁一升　酥　蜜　姜汁各一两

上，先下乳煎，即下鹿角胶销，即下酥等，缓火煎七八沸，埳器中凝，以竹刀割服之，热水下半匙，食后、临卧。

柔脾汤

主脾气不足，下焦虚冷，胸膈满塞，汗出，胁下支满，吐血，下血。

熟地黄三两　黄芪　桂　芍药　甘草各一两

上，为粗末，每服二钱，水、酒少许，煎至六分，去滓，温服。

槐花丸

治肠风下血。

槐花一两　蒲黄　地榆　卷柏各半两　干姜一分

上，为细末，每服一钱，水一盏，煎数沸，不以时候服。

阿伽陀丸

治久新百疾，诸病失血，寒热往来，不知痛处，或惊悸恍惚，昏昏似醉，肤体斑驳，失心癫狂，面肿心闷，尸注复连，梦想颠倒，身体瘦损，乍起乍卧，咽中噎塞，疳䘌下利，下部肿痛，中恶疰忤，脐下坚疼，心腹胀满，气急奔冲，不得上下。

紫檀如无，用青木香　茜根　郁金　黄柏　胡椒各一两

上，为细末，水煮面糊和丸，如梧子大，每服一丸，米饮下，

不以时。

百草霜散

治金疮，止血。

石灰一斤　刺蓟六两　马齿二两　韭四两　百草霜一斤

上，先将草药四味同捣烂，渐渐入石灰，再捣匀捏作饼子，阴干为末，干掺之。

大犀角散

治热病毒气未解，心肺积热，吐血不止，心中壅闷。

犀角屑　栀子仁　地骨皮　子芩　川大黄各半两　麦门冬三分　甘草　茯神　川升麻　茅根　芦根各半两　生熟地黄一两

上，为细末，每服四钱，水一盏，煎至六分，去滓，非时，温服。

白术煎丸

治吐血、腹中绞痛、汗出、胸中闷。此由饮食过伤，胃中冷不能克消，便觉烦闷呕吐，所食之物与气共上冲蹙，因伤胃裂。

白术二两　当归一两　神曲　干姜　人参各半两

上，为细末，炼蜜和丸，如梧桐子大，每服米饮下十丸，食后服。

小柏叶汤

治吐血不止。

柏叶　艾叶　干姜　阿胶等分

上，为粗末，每服二钱，水一盏煎至六分，去滓，温服。

棕榈散

治久鼻衄不止。

棕榈　刺蓟　桦皮　龙骨

上件，等分为细末，每服二钱，米饮调下。

黄龙散

治脾毒、脏毒下血。

鲫鱼一头大者，不去皮鳞，只去肠肚　荜茇　木香各一分　黄连半两

上，三味，为细末，纳鱼腹中，以数重湿纸裹，入糖灰火内烧熟，取去皮骨后焙干，细研为末，每服一大钱，空心，米饮下。肠风、下血并治。

地黄汤

治衄血。

生干地黄一两一分　芍药　牡丹皮各四分　玄参三分

上，为粗末，每服二钱，水一盏，煎至六分，去滓，食后、临卧温服伏热者，以犀角代玄参。

人参丸

治鼻血。

人参　生蒲黄各半两　甘草生一分　麦门冬二分

上，为细末，炼蜜和丸如酸枣大，每服一丸，温水化下，含化亦佳。忌热面、炙煿等物。

犀角地榆汤

治杂血，兼治蛊及着药等下血而有热者。

干蓝　犀角　地榆各八分　蜜二合

上四味，㕮咀，以水五升，煮取一升半，去滓，下蜜煎取五合，分三服。此药治热毒蛊妙。

艾叶丸

治血。

艾叶　赤小豆　当归　阿胶各四分

上，为细末，水煮面糊丸，如梧桐子大，每服三十丸，空心，米饮下。

柏叶汤

治吐血至一斗，脉细小，气奔急。此由阳暴逆，其血横流无所，居不循经络而行，故其出亦暴譬如泥水之来，宜此药。若脉洪大、喜渴、心中烦，宜地黄煎在后方。

柏叶　干姜　阿胶

上件，等分为粗末，每服五钱，水二盏煎至一盏，去滓，温服。

人参汤

吐血服汤转加闷乱烦躁、纷纷欲呕、颠倒不安者。此由逆气停留，血在胸上，其脉沉伏，急须吐之。

瓜蒂三分　杜衡　人参各一两

上，为细末，温浆水调方寸匕，须臾，更吐清黄汁，或血一二升，无害。

黄芪散

治吐血不止。

黄芪　阿胶

上件，等分为细末，米饮调二钱，不以时。

立愈丸

治鼻衄不止。

朱砂　硼砂　牙硝各一钱

上，为细末，醋煮面糊和丸，如麻粒大。遇衄时，先用新汲水洗两脚心净，次用蒜二片，研如泥，贴在脚心上，次一药丸贴在蒜上，却以纸裹定，立地抬头三次，立止。

柏皮汤

论诸气皆属于阳，诸血皆属于阴，阴盛则阳亏，阳盛则阴亏。《经》所谓阳胜则阴病，阴胜则阳病。诸血衄血由阳气侵阴，阴气被伤，血失常道，或从口出，或从鼻出，若暴出而色鲜，心烦躁闷，时欲引出至一二斗，此阳邪暴入于阴分。血得热则流散，盖人之经血譬如天地之经水，天暑地热则经水沸溢而涌起，故有衄血。肺疸，其证大同而小异，其脉洪数者为逆，微少者为顺，衄至一二斗闷绝者，宜此并剪金汤方在后。

柏皮　栀子各一两　甘草半两

上，为粗末，每服五钱，水二盏，煎至一盏，去滓，温服。

地黄煎

治脾虚失血。

生地黄汁半升　大黄末一两

上，将地黄汁熬去一半，纳大黄末一处再熬，和丸如梧桐子大，每服五丸，米饮下，不以时。

蓝根人参散

治一切血。

芦蓝根一两　人参半两

上，细锉，每服二钱，水一大盏，煎至六分，去滓，温服，食后。

紫菀丸

治吐血、咯血、嗽血。

真紫菀　茜根

上，等分为细末，炼蜜和丸如樱桃子大，含化一丸，不以时。

淡黄丸

治虚冷、下血不止。

石灰炒赤　硫黄

上，等分为细末，水煮面糊和丸如梧子大，每服三十丸，空心，米饮下一方，使白面，不使硫黄。

治鼻衄方①

治鼻衄不可欲绝者。

大刺蓟一两　相思子半两

上，为细末，每服十分，水一盏，煎至七分，去滓，不以时，温服。

隔竹煮粥法②

治服乳石人咳嗽有血。

糯米　白蜡弹子大

上，以青竹筒一个，入水一升，下米与蜡密封了口，重汤煮熟，稍热，任意食之。

川芎散

治男子、妇人、小儿鼻血。

川芎一两　甘草一分

上，为细末，每服半钱，水煎，乘热服，不以时。

蒲黄散

治鼻血。

蒲黄　龙骨等分

上，为细末，干搐鼻中。

---

① 治鼻衄方：原无，据本书目录补。
② 法：原无，据本书目录补。

治小便鲜血方①

大麦糵　竹叶等分

上，为细末，或粗末，或不捣，同煎，温服不以时。

凉血散

治上热吐血。

蛤粉四两　朱砂一两

上，为细末，每服一钱，新汲水调下。

牛膝丸

治血瘕，脐腹坚胀，下痢羸瘦。

牛膝四两，酒浸一宿，焙为末　干漆半两，捶碎，炒烟出

上，为细末，酒煮面糊为丸，如梧桐子大，每服五丸，空心米饮下，日二三服。

柏叶膏

治吐血下血。

上，用新柏叶去木取叶，不要坟墓丘墓上采，寺中最佳三斤，清水淘，控干，木石臼中捣，旋洒些腊水，只取一两盏许，俟捣得烂新绵裂取自然汁，生绢重滤退银盂内，重汤慢火熬成膏，旋炼旋添白砂蜜二两，俟如稠饧，用新垍瓶收之，少许含化。

治金疮等血方五②

治金疮流血不止

饶州白垍器　黄柏末等分

上，为细末，以唾津调涂。

---

① 方：原无，据本书目录补。

② 治金疮等血方五：原无，据本书目录补。

剪金汤

治吐血。

剪金花并茎叶阴干，不以多少

上，浓煮，服之立定。

治吐血下血后渴不止及产后渴不止

莲子心不以多少

上，生取为末，每服二钱，米饮调下，不以时。

治时气鼻衄血五七日不住

人中白不以多少，刮在新瓦内，火逼干

上，研过，入麝香少许，温酒调下。

治中蛊下血欲死

上，以蓝汁一服半盏，频与服。

治男子妇人小儿鼻衄

上，以头上掠发子，男左女右系中指根，于风府穴以手按之数下。

修善散

治肠风大便血。

当归不拘多少

上，为细末，食前、空心，一大钱，浓煎赤小豆汁取一盏，与当归同煎五七沸，通口顿三服，立效。

治吐血等方

《仙经》治异吐血出

用白胶香研为细末，每服二钱，新汲水调下，无时候。

又方

治食吐。

用胡椒新汲水下十粒，无时，立效。

大圣散

治吐血、咯血。

黄蜀葵去萼焙干

上，为细末，用一钱，鸡子清或温水调下，食后。

救暴散

治鼻血一方，用壁上蜘蛛，烧灰于出血鼻中。

真明净乳香一块皂子大，用倒流水于砚瓦中，以墨同研约半盏，碎尽香为度，顿服止。

又方

急以梁尘一名歌尘，捻于出血鼻窍前，气吸一吸一开指，候尽，再捻，一面出一面吸尘，得少顷方定，更吸，以止为度罢，用新水轻着洗四面并面上不得动，着至三两时辰，慢慢取去干血尘。

治衄血等方

治牙衄出血不止，用蟾酥涂立止。取蟾酥法，将虾蟆挤两眉正白汁，放在青竹片上，不可对面，恐汁射人损目，即便放之勿杀。

治嗽潮烦卧不安，随咯唾有清血

天南星拣不坚硬绝白大者，不洗，生用

上，不以多少，捣为细末，每服秤半两，用水两大盏，生萝卜大指大十块，同煮水用尽，温汤洗净萝卜，用温热饮嚼下，不以时。

治卒中蛊毒下血如肝昼夜不绝脏腑不坏

桔梗

上取生者捣汁，服七合。

又方

猬皮烧灰存性

上，水服二钱，温酒送下。

治男子妇人下血

五灵脂五两

上，用水二升煮，去滓熬成膏，别入神曲一两、炒枳壳一两炒去穰为末，同和丸如梧桐子大，每服十丸、十五丸，米汤下，不以时。

治肠痔下血如泥水久不瘥者

上，用河水，每遇洗衣罢，便冷泼之，久泼为佳，无河水，井水亦得。

小品治下血连岁不愈下清血萎黄者

黄连去须为末，以鸡子白和为饼子，猛火炙令黄焦

上，为细末，每服一钱，米饮调下，次服：

苍术米泔浸三日，去皮　甘草　灯心　米囊子

上，等分，细锉，每服三钱，水一盏，煎至八分，去滓，温服，极有神效。

五伤汤

治劳伤营卫，吐血下血，诸虚不足。

当归　白芍药各三分　人参　川芎各二分　甘草　桂各一两　阿胶一分

上，为粗末，每服三钱，水一盏，生姜三片，枣一枚，同煎

至六分，去滓，食前温服。

开胃阿胶散

治吐血。

阿胶三十片　木香三钱　糯米三合

上，为细末，每服三钱，白汤调下，食后、临卧。

紫金丸

治嗽血、衄血。

紫金粉十分，露蜂窠顶上实者　贝母四分　芦荟二分

上，为细末，炼蜜和丸如指头大一丸，以水七分，煎至五分，温服。衄血，以酒半盏化一丸服之。

治鼻衄

上，以羊粪干者一枚，扎在血出鼻中。

小　便

石韦饮子

治气淋小遗涩痛。

石韦汤浸刷皮　瞿麦　木通各一两　陈橘皮　茯苓　芍药　桑白皮　人参　黄芩各三分

上，为细末，每服二钱，水一大盏，生姜一分，煎至七分，温服。

榆白皮散

治久挟风冷入脬中，小便肥浊如膏，或如稠泔成块者。

榆白皮　韭子　滑石各一两　沉香　黄芪　黄橘皮　黄芩　甘草各二分　瞿麦二两

上，为细末，每服二钱，米饮调下。

七宝散

若砂石自小便出，出辄欲死，此由故热伏留肠间，与水液相搏结而成石，诊其脉散涩而无常度，谓之石淋，宜琥珀散方在后。

琥珀　没药　乳香　蒲黄　百部末　桃胶　郁李仁汤浸去皮研，入面少许，研匀，令干，入温水和作饼子，焙为末

上，各等分，研匀，温酒调下一钱，腹空服，仍先用引药，好胡桃一个，烧存性。

上，细研，酒一盏调服，移时服七宝散。

阿胶汤

若血随小便出，每便辄痛，由心气留热搏于小肠，盖心主血，遇热即流散渗于脬中，诊其心脉大散而数疾，谓之血淋，宜此阿胶汤。其不痛不涩者，非热非淋，由惊气乘心，心气散溢，血无所归，诊其脉濡弱，宜地榆饮子方在后。

猪苓　茯苓　泽泻　滑石　阿胶各四分　车前子二分

上，为粗末，每服五钱，水二盏，煎至一盏，去滓，温服，不以时。

葵子汤

治小便凝涩不通。

葵子　车前子　茯苓　白术　木通　赤芍药

上，各等分，为细末，每服二钱，酒调下。

又方

若便辄微痛，渐渐艰难，数往而欲出，痛不可忍，亦由心与小肠受热，肠中热则传道涩，或由服五石及其气搏津液枯涸，诊其尺脉微小而疾，谓之热淋。

赤茯苓一两　葵子　石韦　泽泻　白术各半两

上，为粗末，每服五钱，水二盏，煎至一盏，去滓，温服，食后。

固脬丸

治脬寒，小便频数又，一方，覆盆子二两。

益智仁二两半　石菖蒲一两　白龙骨三分　川乌头一两，生，去皮脐，锉，用牡蛎粉一两，炒

上，为细末，酒煮面糊和丸，如梧桐子大，每服，空心煎益智汤下四十丸。

阿胶汤

治虚热，小便利而多。或因当风取冷，脚气发动兼消渴消肾，脉细而弱，服此汤立减。

阿胶半两　干姜七两　麻子　远志各一两半　附子一个

上，为粗末，每服三钱，水二盏，煎至一盏，服之。说云小便多利，日夜数十行至不计数者，频服。

大固脬丸

若小便滑数，日夜十数行，此由脬门不闭，水液不藏，或因思虑过多，心气散溢，小肠又弱不能禁制者，至夜梦恍惚，诊其脉微散，宜大建中汤方见《发热门》。

又或作劳过度，肾与膀胱俱虚，不能禁固，至于胫酸无力，其脉微弱。

茴香一两　附子半两　菟丝子拣净，水淘酒浸一宿，承润捣粗末，焙，二两　桑螵蛸半两　戎盐一分

上，为细末，酒煮面糊和丸，梧桐子大，米饮下三十丸，空心服一方，加磁石半两，鸡膍胵一两。

苁蓉丸

若小便纯血，血下凝结，愵愵气短，日就羸瘦不食。此由阳

气不固，阴无所守，五液注下，诊其脉散涩欲绝而身冷者死，治属虚损。

菟丝子拣净水淘，酒浸一宿，乘润捣粗末，再焙　干地黄　鹿茸各一两

上，为细末，酒煮面糊为丸，如梧桐子大，米饮下三。

葱白汤

若卒暴不通，小肠膨急，气上冲心，闷欲绝死，此由暴气乘并膀胱，或从惊忧，气无所伸，郁而不流，气冲脬系不止，诊其脉右手涩，左手急大，宜服。

青橘皮三两　葵子一两　葱白一茎

上，为细末，每服二钱，水一盏，至七分，去滓，温服，不以时。

琥珀散

小便涩痛。

淋石二分　琥珀半两　当归　重校定：此方内当归一味无分两。此方，《指迷方》内亦载之，当归用半两。

上，为细末，米饮调下二钱匕。不瘥，服后方。

菟丝子丸

若脂肥随便而下，策策而痛，由肾气虚衰，精液不收，气不禁固，诊其脉散涩而微，谓之膏淋，宜此。

菟丝子拣净水淘，酒浸一宿，乘润先捣为粗末，焙　桑螵蛸二两　泽泻一分

上，为细末，炼蜜和丸，如梧桐子大，米饮下三十丸，空心。

蓬莪散

治小便暴不通方。

蓬莪术　茴香　生茶等分

上，为细末，每服二钱，水一大盏，盐二钱，葱白二寸，同

煎至七分，和滓，空心，温服。

厚朴散

治白便溺。夫妇、小儿并用，专治白浊，不治淋。

厚朴　牡蛎　白术各半两

上，为细末，空心，米饮调下二钱，日进二三服。

蒻叶散

论曰：小肠为受盛之府，传导水液。若始觉小便其色赤黄，渐渐不通，脐腹膨亨，此心经蕴热传于小肠，小肠受湿渗于脬，脬屈擗而系转，其心脉大而牢治之。

裹茶蒻叶一两　滑石

上，同研为细末，沸汤点二钱，温服。

石韦汤

治小便淋沥疼痛。

石韦　车前子等分

上，为粗末，每服五钱，水二盏，煎至一盏，去滓，温服。

茯苓汤

小便白浊不利，时有作痛。

赤茯苓　沉香各一两　一方，用琥珀代沉香

上，为细末，每服二钱，白汤点，食后、临卧服之。

地榆饮子

治小便凝涩。

新香附子　新地榆

上，㕮咀，各浓煎汤一盏，先呷附子汤，次呷地榆汤，以尽为度，未知再服。

治大小便不通等五①方

治大小便不通

上，以皂角烧灰为细末，每服二三钱，粥饮调下，不以时。

治小便不通

琥珀研末

上，一味，空心，浓煎萱草根汁调下二钱，乃通。

治小便数

纯糯米秆一把，去穗、去根、取秆，净器中烧作灰

上，临卧每用一合汤浸良久，澄去滓，乘温顿服之，其味如灰汁。

治小便不通或利不得，服滑药急闷欲绝方

盐二升。

上，以铛炒，用布绵帛裹，熨脐下，挼之，小便当渐通之，用后方。

又方。

上，取盐填满脐中，大作艾炷灸，令热为度。

治小便数

上，取纯糯米糠一手大，临卧时炙，令软熟啖之，仍以温酒送下。

小豆散

治肿满、小便不利。

赤小豆烧熟

---

① 五：原无，据本书目录补。

上，细末，酒调二钱，食前，葱白酒尤佳。

鹿角丸

治小便数日夜一斗。

鹿角擘开，炙焦黄，为细末

上，为细末，酒煮面糊为丸，如梧桐子大，每服五十丸，空心米饮下，日三服。关格、大小便不通大承气。奉职赵令仪妻忽吐逆，大小便不通，烦乱，四肢渐冷，无脉，凡一日半，与大承气汤一剂，至夜半，渐得大便通，脉渐生，翌日乃安，此关格之病，极为难治，兆所见者，惟此一人。

鸡峰普济方卷第十一

心肺[1]心痛附

养心丹

补益心气，常服安神，去百邪，调顺营卫，补养肾气。

菖蒲　紫石英　茯神　苁蓉　远志　麦门冬　豆卷　柏子仁　当归　细辛　卷柏　干姜　人参　石膏　泽泻　薯蓣　秦艽　丹参　熟地黄　桔梗　白蔹　前胡　防风　白术　半夏　桂各一两　牛黄　铁粉精　麝香　朱砂各一分　金箔　银箔各百片，一方多山药、甘草、芍药各一两

上，为细末，用枣肉为丸，如绿豆大，以牛黄等为衣，人参汤下三十丸。铁粉精乃炉内铁烟，如紫粉。

镇心丹

治忧愁思虑过伤，心气不足，神色损变，志意沉伏，怔忪恍惚，眩冒恐怯惊怖，及治骨热诸劳，失精乱梦，飞尸鬼注，肌瘦色黄，食少倦怠，夜寝盗汗，胃府气痞，以至大怒小恐所伤，吐血失血，丈夫劳损，妇人血虚，产前产后虚损种种心疾。

熟地黄　远志　茯苓　柏子仁　白术各一两半　人参　菖蒲　麦门冬　酸枣仁　木通　百部　贝母　茯神　甘草　朱砂　天门冬　赤石脂心　防风　桂各一两　枣肉四两

上，为细末，炼蜜和丸，如梧子大，每服三十丸，人参汤下，如大瘕血气虚弱，食少不眠，煎酸枣仁汤下。

---

① 肺：原无，据本书目录补。

门冬山药汤

补心虚惊悸，治虚风颤掉，风中有热，眩冒风气百疾。

麦门冬　山药各二两　人参　甘草　生地黄　神曲各三分　桔梗　紫菀　犀角　白茯苓　柴胡　黄芩　大豆卷　芍药白者　白术　防风　阿胶　茯神　芎䓖　当归各半两　朱砂三分　干姜一分

上，为细末，每服二钱，煎枣汤调下，食后。

安心汤

补心虚惊悸。

麦门冬　山药各八分　芎䓖　茯苓　犀角　桔梗　柴胡　紫菀　黄芩　白术　白芍药　防风　阿胶　当归　茯神　大豆卷各二分　神曲　生地黄各三分　人参　甘草各六分　干姜一分　朱砂二钱

上，除研药外为细末，与研药和匀，每服半钱，食后、临卧，枣汤调下。

黄芪汤

治禀气怯弱，将温过度，积温成热，熏蒸五脏，或外触微寒，搏于咽膈，寒热相壅，攻冲肺经，或咳嗽曲折，或胸满短气，或壅邪渐退，气血犹弱，或胃口虚烦，饥而不欲饮食，或余邪尚留经络，小劳辄剧。又，不可服诸补药者，宜服。

黄芪　人参　秦艽　甘草　紫菀　桑白皮　五味子　前胡　陈橘皮　白茯苓　贝母　桔梗　山药　白芍药　当归　天门冬　干地黄各一分　半夏　木香各半分

上，为细末，每服二钱，水一盏，入生姜五片，枣一个，同煎至六分，去滓，温服，不以时。

朱砂膏

镇心安神，解热，及肺损嗽血等疾。

朱砂　真珠　生犀　玳瑁　人参　甘草各一两　苏合油二分　牛黄　麝香　生脑　硼砂　琥珀　羚羊角　安息香　远志　茯苓各半两　金箔　铁液粉各一两

上，都为细末，合研匀，炼蜜破苏合香油剂，诸药为铤子，更以金箔裹之，每服一皂子大，食后含化。凡嗽血，与阿胶相杂服之，妙。

镇心散

治风气惊弱，恍惚失常，忽嗔恚悲愁、志意不乐。

紫石英　白石英　龙齿　朱砂　细辛　人参　白术　防风　茯苓　干姜　桂　远志　天雄　附子　生地黄

上件，等分为细末，每服一钱，温酒调下。

远志煎

治健忘，安魂魄。

薯蓣　远志　熟地黄　天门冬　茯神　龙齿　地骨皮　防风　茯苓　麦门冬　人参　桂各六钱　五味子　车前子各五钱

上，为细末，炼蜜和丸，如梧桐子大，每服二十丸，酒下。

犀角丸

《古今经验》疗久患心痛，积年不定，不过一时间还发，发甚则数日不能食，又便出干血。

犀角　麝香　桔梗　莽草　鬼臼　附子　桂　芫花各三分　朱砂四分　贝齿五个　甘草六分　巴豆二十个　赤足蜈蚣二个

上，十三味为细末，炼蜜和丸，如梧桐子大，每服一丸，米饮下，渐加三丸，以利为度，忌生葱、猪肉、野猪肉、芦笋、生血等。

雄黄麝香丸

治九种心痛及恶血结块。

乌头八两　大黄十二两　雄黄五两　麝香一两　朱砂六两　蜀椒　巴豆各四两　槟榔十两　当归　木香　桂各六两　犀角三两　干姜四两

上，为细末，炼蜜和丸，如梧桐子大，空心，米饮下七丸。

茯苓丸

安定心神，亦治虚损方。

远志　甘草　茯苓　麦门冬　人参　当归　白术　泽泻　独活　菖蒲各三两　薯蓣　阿胶各一两　干姜四两　干地黄五两　桂三两

上，为细末，炼蜜和丸，如大豆大，未食，温酒服二十丸，日三。不知，稍增至五十丸。若大虚，身体冷，少津液，加钟乳三两为善。

丹砂丸

治风虚，心神惊悸，或时烦闷，志意不安。

丹砂一两　龙齿　铁精　人参　生干地黄各三分　金箔三十一片　牛黄　麝香各一分　柏子仁　菖蒲　远志　琥珀　茯神各半两

上，为细末，入研了药，令匀，炼蜜和捣三五百杵，丸如梧桐子大，每服二十丸，不以时，金箔汤下。

雷丸散

治蛔虫咬，心痛闷绝，坐卧不安。

雷丸　鹤虱　萆薢　芜荑各四两　干姜　干漆　石脂各三两　龙胆　槟榔各六两　当归五两

上，为细末，每服三钱，煎石榴根汤调下。

茱萸煎

治心痛。

吴茱萸　干姜各半两　桂一两　白术二两　人参　陈皮　川椒　甘草　当归　桔梗各一两

上，为细末，炼蜜和丸，如梧桐子大，每服十丸至十五丸，米饮下一方有黄芩一两。

蜀椒汤

疗产后心痛，大寒冷所致。

蜀椒三合　芍药三两　半夏　当归　桂　人参　甘草各二两　生姜汁五合　蜜一升

上，以水九升，煮椒令沸，下诸药，煮取三升半，去滓，下姜汁、蜜等，更煎取三升，一服五合，瘥，忌如常。

地黄丸

治心经热。

菖蒲四两　蜜半两　生地黄汁一中盏

上，研为膏子，蒲黄为丸，如弹子大，新水化下一丸，食后。

远志丸

治心气不定，恍惚健忘，语言错乱，或即謇涩，惊悸心忪，神思不定。常服，镇心安神，爽识强记。

朱砂　远志　人参　茯苓　茯神　甘草　白石英　紫石英　干山药　龙齿各一两

上，为细末，炼蜜和丸，如梧桐子大，每服三十丸，煎人参汤下，寅、午、戌时服。

当归汤

《广济》疗心痛，癥块硬筑，心气欲绝。

当归　桔梗　白芍药各八分　厚朴十分　黄橘皮八分　人参六分　良姜十分　桃仁五十个　生姜八分

上，九味，以水八升，煮取三升五合，去滓，分温三服，讫如人行六七里进一服，不利，忌猪肉、生冷、油腻、鸡、鱼、黏食、小豆、大蒜。

远志丸

治心中恍惚不宁。

远志　菖蒲　龙齿　茯神　黄芪　人参　赤石脂各一两　干地黄二两　麦门冬半两

上，为细末，炼蜜和丸，如梧桐子大，每服二三十丸，米饮下。

桂心汤

若心痛不得卧，如从心间，动作亦甚急，面色不变，此肺气逆行，遂乘于心，盖肺在膈上，病则不可以偃，故动则痛甚而其脉涩，谓之肺心痛，宜此桂心汤。

紫苏叶二两　桂一两　黄橘皮　桔梗各三钱　甘草　细辛　附子各半两　半夏　人参

上，为粗末，每服五钱，水二盏，煎至一盏，去滓，温服。

附子煎

治冷气及瘀血心痛兼癥块。

附子　乌头各六两　干姜　当归各五两　槟榔十两　赤石脂八两　桂五两　蜀椒四两

上，为细末，炼蜜为丸，如梧桐子大，每服十丸，空心，米饮下。

槟榔鹤虱散

《广济》疗诸虫心痛，无问冷热、蛔虫、心痛。

当归　桔梗　芍药　黄橘皮　鹤虱各八分　人参　桂各六分　槟榔半两

上，为细末，空腹，煮姜枣汤，服方寸匕，渐加至二匕，乃利，忌猪肉、生葱、油腻、小豆、黏食等。

紫桂煎

《延年》疗冷气，又刺心痛，不能饮食。

当归　桂　桔梗　吴茱萸　人参　白术　良姜各六分　黄橘皮三分

上，为细末，炼蜜和丸，如梧桐子大，每服十丸，酒下，日二服，加至十五、二十丸为度，忌生葱、桃、李、猪肉、雀肉等。

补心汤

治心气不足，惊悸汗出，心中烦闷短气，悲忧独语，自梦悉不自知，及诸失血，舌本强直。

人参　白术　茯苓　茯神　菖蒲各半两　远志四钱　甘草　桂各三钱

上，为细末，每服二钱，水一盏，生姜三片，枣一枚擘破，同煎至七分，食后，温服。

集效丸

治久心痛不可忍，发歇经年不止，治虫疰心痛并痔疾，下部有虫，痛痒不止。

木香　鹤虱　槟榔　诃黎勒　芜荑　附子　干姜各二两　大黄四两

上，为细末，炼蜜和丸，如梧桐子大，每服三十丸，食前，橘皮汤下，妇人，醋汤下。

蛇黄丸

通心气，治惊悸状若心风，谵语狂癫，化痰涎。

蛇黄　朱砂　铁粉　不灰木　人参　茯苓各半两　甘草生　雄黄各一分

上，为细末，用糯饭为丸，如梧桐子大，每服十丸，金银薄荷汤下。久服，令人心开聪惠。

犀角散

治心经，行营卫，凉血疗疮。

白茯苓　人参　甘草　干地黄　芍药　麦门冬　黄芪　黄芩各半两

上，为细末，每服一钱，水一盏，紫苏、木瓜少许，同煎至六分，食后，温服。

麝香丸

治心痛。

桂一两　当归　芍药　人参　细辛　川乌头各一分　麝香一钱　巴豆半两

上，为细末，白面糊为丸，如绿豆大，米饮下三丸，不以时。若痛而冲聚，往来上下行，痛者休止，腹中热，燥烦，吐清水，其脉当痓而无常，此由胃弱而湿则生虫，谓之虫痛，宜此如智丸、九痛丸方在前。

如智丸

木香末　硫黄各半两　密陀僧一两　附子半两，炮去皮为末，醋煮成膏

上，为细末，将三味为末，研匀，以附子膏丸如绿豆大，每服三十丸，茶下。

益智散

若痛如针刺其心而痛甚者，此脾受邪气，以其脉上膈，注心中，邪气随经直干于心，诊其脉缓甚，谓之脾心痛，宜此方。

乌头四两　益智三两　干姜三两　青皮一两

上，为粗末，每服三钱，水一盏，盐一字，煎至七分，去滓，温服。

六气散

治脾胃伤冷，心腹疼痛，又治霍乱吐泻，妇人血气血刺。

白术米泔浸一宿，焙干，面炒微黄取出　良姜　桂　陈皮　茴香　甘草

上，等分为末，每服二钱，水一盏，生姜三片，煎至六分，去滓，稍热服，空心；食前，入盐，沸汤点，亦得。

蕊珠丹

镇心，空膈，去八邪气及妇人血攻寒热，惊忧成病。

朱砂五分　阿魏　木香各二分　附子一分半　生姜或用雄　安息香各一分　桃仁四十九个

上，蜜和丸，如梧桐子大，每服十丸，桃心汤下，腹中有块如拳尤宜。重校定：此方生姜注云或用雄，疑此当用雄黄。

补心丹

治心虚诸疾。

干山药　人参　茯苓　菖蒲各四两　熟地黄　黄芪　紫石英各二两

上，为细末，炼蜜和丸，如弹子大，辰砂一两为衣，临卧，白汤化下一丸。

茯神汤

治或惊恐失财，或忿怒惆怅，若惊忧逼逐，致志气错越，心行违僻，不得安定。

龙骨　远志　茯神　防风　牡蛎各二两　甘草七两　大枣七个

上，为粗末，每服三钱，水一盏，枣一枚，同煎至六分，去滓，温服。

又方

熟地黄　茯苓各四分　人参　桂各三分　甘草二分　麦门冬五分

半夏

上，为粗末，每服二钱，水一盏，生姜一片，煎至六分，温服，不以时。

守灵散

补心脏劳极。

茯苓白者　丁香　诃子各半两　桔梗　芍药白者　羌活　甘草各一分

上，为细末，每服二钱，水一盏，用银耳环一只，葱白一寸，煎至八分，通口服，不拘时。

补心汤

治心气虚弱，少乐多忧。

麦门冬一钱　人参二两　紫菀一两　桂　紫石英各二两　甘草三钱半　赤小豆二十四粒

上，为细末，每服二钱，水一盏，生姜三片，枣一枚擘破，同煎至七分，食后，温服。若心咳、脉浮、恶风，宜桂心汤；恶寒、时不能言、口噤、脉紧大，宜附子细辛汤方在后；恶热、脉疾、小便赤涩，宜茯苓汤。

桂心汤

人参二两　桂　白茯苓各一两　麻黄　贝母各半两　甘草　远志各一分

上，为粗末，每服五钱，水二盏，煎至一盏，去滓，温服。

茯苓汤

茯苓　麦门冬　黄芩各一两　秦艽　柴胡各半两　五味子一两　杏仁一分

上，为粗末，每服五钱，水二盏，煎至七分，去滓，温服，不以时。

九痛丸

治心痛。

附子三两　干姜　巴豆去油，取霜　人参　吴茱萸　狼牙草各一两

上，为细末，炼蜜和丸，如梧桐子大，每服三丸，食前，温酒下。

高良姜汤

治心痛。

高良姜五两　厚朴二两　当归　桂各三两

上，为粗末，每服五钱，水二盏，煎至一盏，去滓，温服。

温中丸

治心腹痛。

干姜　半夏各一两　白术二两　细辛　胡椒各半两

上，为细末，炼蜜为丸，如梧桐子大，每服三十丸，米饮下，食前服。

拈痛丸

治九种心痛。

五灵脂　木香　当归　良姜　蓬莪术

上，等分，为细末，炼蜜为丸，如梧桐子大，每服五七丸至十丸，空心，木香汤下。

细辛煎

治心腹俱痛。

附子　细辛　人参各二分　干姜四分　吴茱萸一合

上，为细末，炼蜜和丸，如梧桐子大，每服十丸，空心，米饮下。

紫石英汤

主心虚、惊悸、寒热百病，令人肥健。

紫石英　白石英各十两　赤石脂　白石脂　干姜各三十两

上，五味，㕮咀，皆毕用二石英各一两，石脂等三味各三两，以水三升，用微火煎，煎一宿，且勿食，稍定则分为四服，日三夜一服，后午时乃食，日日依前秤取，昨日药仍置新药中，同煮至药尽，不妨其水数一准，新药才尽便添水，去滓服之，至四十日止。忌酒肉，药水须用大升取汁，亦用大升服汤，讫即便行动，勿得住坐及卧，令药力遍百脉中。行若大冷者，春秋各四十九日服，令疾退，服时直须澄清药汁乃佳。

大圣散

治心腹疼痛不已。

川乌头四钱　益智三钱　青橘皮　干姜各二钱　茴香一钱

上，为细末，每服三钱，水一盏，入盐少许，同煎至六分，去滓，食前，温服。

桂枝乌头汤

若痛引小腹，此寒气客于厥阴之脉，或胁肋相引肝肾，脉弦大而紧，久成寒疝，宜此。

桂枝　白芍药各三两　乌头二两半　甘草二两

上，为粗末，每服五钱，水二盏，生姜三片，枣三枚，煎至一盏，去滓，温服，不以时。

杏仁紫菀丸

治心下停水。

葶苈子二十分　杏仁十二分　茯苓六分　牵牛子八分

上，为细末，炼蜜和丸，如梧桐子大，每服八丸，日再夜一服，渐加至二十丸，煮枣汁送下，忌醋物。

大温中汤

治心腹疼痛，寒冷停凝。

干姜　良姜　厚朴　官桂等分

上，为粗末，每服三钱，水一盏，煎至七分，去滓，温服，不以时。

孔子大圣枕中方

补心虚健忘，助神。

龟甲　龙骨　远志　菖蒲各一两

上，为细末，每服一钱，食前，温酒调下。

失笑丸

治九种心痛。

茴香一字　当归　金毛狗脊　芫荑各一两

上，为细末，醋煮面糊为丸，如梧桐子大，每服十丸，先用油衮过热醋下，男子冷水下。

养心丹

服之能宽神消虑，全志通神明，不老不忘。

光明朱砂　明净乳香各一分　酸枣仁　雪白茯苓各半两

上，为细末，以枣和丸，如梧桐子大，空心，清净水吞下一丸。

定志丸

治心气不定，五脏不足，恍惚振悸，忧愁伤嗟，夜多梦寐，惊魔恐怖不宁，喜怒非时，朝瘥暮剧，暮瘥朝剧，或发狂眩，可服。

人参　茯神　远志　菖蒲各半两

上，为细末，炼蜜和丸，如梧桐子大，每服二十丸，食后、临卧，米饮下。

生姜枳实汤

若痛而但腹胀，心痛甚者，此由胃邪干心，其脉微缓，谓之胃心痛，宜此。

桂　生姜各一两半　枳实半两

上，为细末，以水三升煎至一升，去滓，分温三服，不以时。

五味子煎

治心痛。

五味子五两　桂　川乌头各一两

上，三味，为粗末，水五升，煎取一半，绞去滓，入好蜜二两，再熬成膏，温酒化下一弹子大，不以时。

斑蝥丸

治心痛。

斑蝥七个　胡椒四十九个　乳香一象子大

上，三味，为细末，水蜜煮面糊为丸，如梧桐子大，每服三粒，妇人醋汤下，男子菖蒲酒下，不以时。

良姜汤

治心痛腹痛，久疟瘦弱。

干姜　真良姜油焙紫色，水洗去油

上，等分，细末，每服二三钱，白汤点，不以时，温酒亦得。

椒茱丸

治心腹疼痛。

椒二两　吴茱萸四两

上，为细末，醋煮面糊为丸，如梧桐子大，每服三四十丸，米饮或酒下，空心服。

鳖甲散

治痞气，心腹坚胀，饮食不消。

鳖甲一两半　诃黎勒皮一两

上，为细末，每服二钱，食前，煎生姜橘皮汤调下。

雄黄丸

治久患心痛，时发不定，多吐清水，不下饮食。

雄黄二两研　好醋二升，慢火熬成膏

上，干蒸饼和丸，如梧桐子大，每服七丸，生姜汤下，空心。

撞气丸

治一切痰积心痛不可忍者。

良姜生用　干姜各一两，炮　半夏二两，作曲用　青皮不去白　陈皮各一两，不去白　巴豆二七个，去皮，同陈橘皮、青橘皮炒巴豆令黄，去巴豆不用

上，为细末，生姜面糊为丸，如桐子大，每服二十丸至三十丸，煎生姜汤下，食前服。

肺嗽附

胜金丸

治肺虚劳咳嗽不出声者。

肥皂角五寸　马屁勃一分　干枇杷叶三片　厚朴半分　半夏一分　葶苈子半分　甘草　百部各一分　人参半分　吴术　紫菀各一分　青皮四片　鬲蜂窠一分　白茅半分　茯苓　石菖蒲　木通　贝母　百合　杏仁　熟地黄　甘松　麦门冬各一分

上，为细末，炼蜜和丸，如樱桃大，每服一丸，含化，不以时。

神效四时加减养肺汤

治肺气不足，病苦气逆胸腹满，咳逆上气抢喉，喉中闭塞，咳嗽短气，气从背膂有时而痛，然自惊，或笑、或歌、或怒、无常、或干呕，言语过多，触风邪而便发咳嗽，四时往来不愈。

紫菀　五味子　干姜　款冬花　半夏　人参　糯米　杜仲　白术　桂各一两　柴胡　茯苓　甘草　陈皮　丁香　细辛　射干　山药　独活　防风　钟乳各半两

上，为粗末，每服二钱，水一大盏，入生姜三片，枣一个，同煎至五分，去滓，稍热服，不以时。夏秋，柴胡、独活、射干、细辛、桂减半；久嗽、虚寒人，加蜀椒一分。

泻肺散

治酒后劳倦，或出当风，喜怒气含于肺，面目黄肿，起即头眩，咳逆上气，时忽忽欲绝，心下弦急，不能饮食，或吐脓血，胸痛引背，支饮欲呕。

五味子　百部各二两半　茯苓　附子　苁蓉　当归　石斛　远志　续断各一两　细辛　甘草各七分　防风　蜀椒　紫菀　款冬花　干姜　桂各一两半　桃仁　杏仁各九十个

上，为细末，每服一钱，空心，温酒调下。

大阿胶煎

补肺祛风。

阿胶　熟地黄　茯苓　山药　五味子　麦门冬　贝母　百部　柏子仁　茯神　丹参　杜仲各半两　远志　人参　防风各一分

上，为细末，炼蜜和丸，每两作二十四丸，每服一丸，细嚼，米饮下，食后。

五参散

治肺脏风毒，皮肤生疮欲似大风者。

人参　沙参各一两　玄参半两　苦参　丹参　赤箭各一两　乌蛇三两　甘草半两　白蒺藜一两

已上，九味，为细末。

桑白皮　白杨皮　地骨皮　槐白皮　重校定：此方内白皮等四味无分两，其《太平圣惠方》内亦载之，内四般皮药各一两。

上，白皮等四味并细锉，用生姜汁煮三二十沸，取出焙干，捣罗为细末，与前药末和匀，每服一钱，温酒调下，不计时。

平肺汤

治肺气久虚，喘急多倦。

款冬花　五味子　白茯苓　阿胶　白术　芎䓖　人参　熟地黄　黄芪　紫菀　甘草　杏仁　桂

上，等分，为粗末，每服三钱，水一盏，同煎至六分，去滓，温服，食后。

麦门冬五膈下气丸

疗肺劳热，肺损生虫，形如蚕，在肺为病，令人咳逆气喘，或为忧膈、气膈、恚膈、寒膈、热膈，皆此劳气所生，名曰膏肓，针灸不着。

麦门冬　远志　附子　细辛　甘草各十分　人参　干姜　黄芪　百部　白术　桂各五分　川椒四分　杏仁四十个

上，为细末，炼蜜和丸，如弹子大，每服一丸，含化。

百花煎丸

治肺虚客热，咳嗽气急，胸中烦悸，肢体倦疼，咽干口燥，多唾痰沫，或有恶物，肌瘦发热，减食嗜卧。

人参　紫菀　阿胶　百部　款冬花　山药　天门冬　麦门冬　贝母各一两　甘草四两　杏仁半斤　蜡二十两

上，为细末，熔蜡丸如弹子大，每服一粒，水一盏，煎至七分，和滓热服之，食后。

钟乳白石英丸

治肺虚咳嗽，背寒食少，泄泻。

钟乳粉　白石英粉　鹿角胶　五味子　山药　麦门冬　黄芪　干姜　熟地黄　人参　桂各一两　甘草半两

上，为细末，炼蜜和丸，如梧桐子大，每服三十丸，空心，米饮或酒下。

定嗽散

治十五种嗽，上气不顺，咽喉痒，诸药无效，服之甚良。

汉防己半两　雪白茯苓　紫菀　款冬花　桔梗　桑白皮　紫苏茎叶　杏仁　贝母各一两　甜葶苈　甘草各一两半　人参半两

上，锉碎，焙干为末，每服一钱，津液含化，徐徐咽之。

温肺丸

治肺挟寒，上气咳嗽，胸满短气，呕吐痰涎，喘鸣肩息，全不嗜食及寒毒疰嗽，咯唾脓血。

紫菀　陈皮　附子　款冬花　半夏　杏仁各一两半　干姜　甘草　细辛　桂各一两　人参三分

上，为细末，炼蜜和丸，如梧桐子大，每服二十丸，食前，生姜汤下。

紫菀丸

治嗽。

人参　紫菀　附子　款冬花　橘皮　半夏　杏仁各三分　细辛　甘草　干姜　桂各半两

上，为细末，炼蜜和丸，如梧桐子大，每服二十丸，食前，姜枣汤下。

款肺散

治肺虚气痞，咳嗽喘满，胸膈不利，痰涎呕逆，可思饮食。

五味子　紫菀　赤茯苓各一两　槟榔　枳壳各半两　桔梗　大腹皮　白术各三分　贝母　人参各一两　甘草半两

上，为粗末，每服三钱，水一大盏，入生姜少许，同煎至七分，去滓，温服，不以时。

白石英散

治肺气虚，恶寒咳嗽，鼻有清涕，息气微，四肢少力，宜服补肺。

白石英　五味子各一两　麦门冬三分　干姜半两　白茯苓　附子各一两　甘草半两　桂　阿胶　人参　陈皮各一两　重校定：此方内人参无分两，其《太平圣惠方》内亦载之，人参用一两。

上，为粗末，每服三钱，以水一中盏，入枣三个，煎至六分，去滓，不以时。忌生冷、油腻等。

温中当归汤

若痛而不休，此重于寒，寒留不去与正气相搏，脉紧弦者，谓之虚寒；沉紧而实者，谓之积寒。虚寒者，温而调之，宜此温中当归汤；积寒者，散而泻之，宜麝香丸方在后。

当归　人参　干姜　白术　厚朴　桂各二两　桔梗　白芍药各一两　附子　甘草　木香各半两

上，为粗末，每服五钱，水二盏，煎至一盏，去滓，温服。

通气丸

治寒嗽。

天门冬二两半　蜀椒二两　乌头一两三分　干姜　人参各二两　桂一两半　蜈蚣五节　附子　杏仁各五个　饴糖三斤

上，为细末，炼饧为丸，如鸡头大，每服一丸，含化，食后、临卧，昼夜十丸，以胸中温为度。

补肺汤

治肺气不足，咳逆上气，心胸气逆，喉中闷塞，咳嗽短气，寒从背起，有时而痛，干呕心烦，耳闻风雨声，面目白色，口中如含霜雪，语声不出。

麦门冬四两　五味子三两　紫菀　干姜　款冬各二两　白石英二两一分　桑白皮　钟乳粉　人参各一两　桂六两

上，为粗末，每服四钱，水二盏，入竹二十叶，枣五个，同煎至七分，去滓，食前，温服。

贝母散

治远年日近嗽。

贝母　知母　百部　阿胶　甘草　麻黄　杏仁　人参　茯苓　半夏曲饼子

上，等分，为细末，每服二钱，水一盏，大黄腊一皂大，同煎至八分，通口服。

阿胶丸

平肺气。

阿胶　人参　茯苓　百合　贝母　桔梗　五味子　山药各一两　甘草半两　半夏一分

上，为细末，炼蜜和丸，如弹子大，每服一丸，水一盏，入生姜三片，煎至七分，和滓，温服，食前。

相传汤

治肺气不足，寒邪外乘，咳嗽多痰，肢体疼倦，恶寒发热，呕逆恶心，鼻壅清涕，咽干喘满。

五味子　芍药各一两　半夏　细辛　紫菀　杏仁　桂各三分　甘草一分　人参半两

上，为粗末，每服二钱，水一盏，生姜三片，煎至六分，去滓，温服，不以时。

木香散

治寒嗽。

木香　白术　五味子　细辛　甘草各三钱　干姜　款冬花　桂各半两　附子

上，为粗末，每服二钱，水一盏，枣一枚擘破，同煎至七分，去滓，温服，食后。

戎盐汤

若痛与腰背相引，善瘛疭，如物从后触其心，身伛偻者，此由肾受邪寒，逆气上下于心，其脉沉紧，谓之甄，宜此戎盐汤服。

戎盐半两　良姜　芍药　泽泻各一两　桂二两　吴茱萸　乌喙　黄芪　茯苓　甘草各三分

上，为粗末，每服五钱，水二盏，煮羊肉汤一盏，煎至七分，去滓，温服。

养肺煎

治肺虚。

阿胶　人参　五味子　贝母　百合　桔梗　芍药各一两　甘草　半夏曲各减半

上，为细末，水煮面糊为丸，如梧桐子大，每服四十丸，生姜汤下，食后。

钟乳人参丸

疗嗽逆上气，燥嗽，冷嗽昼夜甚，喉中水鸡声。

钟乳　人参　桂　干姜各八分　附子　款冬花　细辛各六两　紫菀十分　杏仁四两

上，九味，为细末，炼蜜酒和丸，如小豆大，每服三十丸，日三。不知，稍稍加之。忌猪肉、冷水、生葱、生菜等，空心生姜汤下。

胡椒理中丸

治肺胃俱寒，咳嗽上气，咽膈痞噎，呕吐痰沫，腹胁膨满，或时下利，肩背疼倦，饮食减少。

胡椒　荜茇　干姜　良姜　细辛　款冬花　甘草　黄橘皮各一两　白术一两一分

上，为细末，炼蜜和丸，如梧桐子大，每服十丸，米饮下，不以时服。

款冬花散

治肺感寒邪，咳嗽不已，痰实涎盛，头昏鼻塞，呀呷喘闷，介介作声，胸膈痞满，不欲饮食。

贝母四两　知母二两　半夏　杏仁各四两　麻黄半斤　干桑叶二两　甘草四两　款冬二两　阿胶四两

上，为粗末，每服三钱，水一盏，入生姜三片，同煎至七分，去滓，食后，温服，临卧更服。

干姜散

治气嗽，呼吸短气，心胸不利，可思饮食。

干姜　桂　款冬花各半两　细辛　白术　甘草　五味子　木香各三分　附子一两

上，为细末，每服三钱，水一盏，枣二个，煎至六分，去滓，温服，非时。

酥蜜膏

治肺脏虚热，咳嗽咽干痛，唾脓血，宜服此方。

生地黄汁八合　黑饧　白蜜　白糖各三合　生姜汁一合　酥　川麻　鹿角胶　杏仁各三两　校定：川麻不知何物，疑是升麻，以治虚热也。

上，都于银锅中以慢火煎搅，勿住手，候稀稠得所，以不津器盛之，非时，含一茶匙咽津。

虚成散

补治肺脏劳极。

枳实　秦艽　白茯苓　芍药　延胡索　当归　麻黄　茴香各半两　甘草一两

上，九味，为细末，每服二钱，水一盏，入银耳环一只，蜜三五滴，同煎八分，通口，食后服。此补五脏虚劳极方，出在《真君咏诀方》内，药性与本草不同，而服饵神效，须洁静心斋服，若有所觉。

四满丸

治冷嗽、气嗽、饮嗽、燥嗽、邪嗽，胸胁支满，多唾上气，咽中腥臭，咳不得卧，面目浮肿，气喘寒热。

蜈蚣二个　芫花五分　干姜　芎䓖　踯躅花　桂各一两　人参　细辛各半两

上，为细末，炼蜜和丸，如麻粒大，每服二三丸，食后、临卧，温米汤下。

香朴丸

治肺胃虚寒，久冷不除，四时往来，动作咳嗽，中脘气痞，气道不利，饮食进退，肌肉不泽，多倦乏力，恶怕风寒，鼻中清涕，喘出清痰，谷饮不消，脏腑不调。

厚朴　生姜各一斤　大枣百个　半夏半斤　陈皮二两

已上，五味，用水二斗煮尽水，如枣先软，即去皮核，余直至水尽，漉出焙干，入：

人参　白术　白茯苓各二两

上，为细末，以枣肉和杵熟丸，如梧桐子大，每服三五丸，米饮下。

杏仁紫菀丸

《崔氏》疗肺虚而嗽，上气喘急，不得坐卧，身面肿，不下食，消肿下气止嗽，立验方。

葶苈子二十分　贝母六分　杏仁十二分　紫菀　茯苓　五味子各六分　人参五分　桑白皮八分

上，为细末，炼蜜和丸，如梧桐子大，每服十丸，日二服，甚者，夜一，渐加至二十、三十丸，煮枣汁送下。若肿气盛者，宜服此药；若小便不利者，服后方方在后。

润肺丸

治风壅咳嗽，化痰涎止喘痞，利胸膈肺气。

半夏　阿胶　紫菀　桔梗　贝母　款冬花　汉防己各一两　蛤蚧一对

上，为细末，炼蜜为丸，如梧桐子大，每服十五丸至二十丸，食后，生姜汤下，白汤亦得。

水煮丸

治久病不入饮食，胸膈痰满，痰多咳嗽，恶心增烦，头目昏痛。

半夏　藿香叶　白术　人参　山药　茯苓各一两　粟米七两　白面一两

上，为细末，旋以冷水和丸，如梧桐子大，每服三十丸，先用生姜五片，水一盏，煮至七分，去姜，然后入药并枣一皂子大，再煎至四分，缓缓以匙炒吃，用煮药汤下。

通声膏

治肺虚寒属风所伤，语声嘶塞，气息喘满咳嗽，二气嗽。

酥　崖蜜　饴糖　姜汁　百部汁　枣肉　杏仁各二升　甘皮五两

上，合和，微火煎，常搅，三上三下与一炊；久服，姜汁等各减半，温酒一升服方寸匕，细细咽之，日二夜一。

润肺散

治寒壅相交，肺气不利，咳嗽喘急，语声不出，痰涎壅塞，胸膈烦闷，鼻塞清涕，咽喉干痛。

麻黄　人参各二两　杏仁二两半　阿胶半两　贝母二两半　甘草一两　陈皮一分　桔梗半两

上，为细末，每服二钱，水一盏煎至六分，去滓，食后，温服。

麦门冬煎

治暴热咳嗽，心胸烦闷，口舌干燥，上焦壅滞。

生麦门冬汁四合　生地黄汁一升　酥三合　生姜汁二合　五味子二两　赤茯苓三两　射干一两半　杏仁捣膏　贝母各二两

上，先捣罗贝母等四味为细末，入麦门冬汁、杏仁膏等于银锅内，搅令匀，以慢火煎成膏，收于不津器中，非时，取一茶匙，含咽津。

续断散

治盗汗不止。

续断　黄芪　人参　牡蛎　五味子各一两　陈皮　甘草各半两　桂一两

上，为细末，入去心麦门冬二十粒，生姜三片，枣一枚，水一盏，每服一钱，同煎至七分，去滓，温服。

润肺散

治肺感寒气，咳嗽气喘，痰涎不利，胸满背痛。

人参一两　陈皮　五味子　紫菀　干姜　杏仁各三分　桂　甘草各半两

上，为细末，每服二钱，水一盏，入生姜三片，枣一枚，同煎至七分，去滓，食后，温服。

密陀僧丸

治积年肺气咳嗽。

密陀僧一分　金箔十四片　银箔十四片　绿豆粉三钱　胡粉一分　腻粉半钱　葛粉一分　黄丹一分

上，研匀，枣和丸如小枣大，每服一丸，绵裹，含化。

椒红丸

治寒嗽。

川椒半两　款冬花　紫菀　干姜各一两　礜石　附子　细辛　皂角各半两

上，为细末，每服二十丸，食前，米饮下，炼蜜为丸，如梧桐子大。

胶饴汤

若腹痛而色苍，苍如死灰，终日不得太息者，此由肝气受邪，客乘于心，盖肝藏血，寒客于血，血涩而变，气不得速行，诊其心脉急甚，谓之肝心痛，宜此。

地黄一两　芍药二两　当归一两　干姜二两　黄橘皮　川椒各一两　甘草半两

上，为粗末，每服五钱，水二盏，枣一枚，胶饴如弹子大，煎至一盏，去滓，温服。

平肺汤

平肺气，治寒嗽。

人参　五味子　黄芪　桂　杏仁　白茯苓各一两　麻黄二钱

上，并锉碎，每服二钱，水一盏，煎至七分，食后、临卧，细细热呷，才温，再暖热呷之，尤佳。

平肺散

治肺胃受寒，咳嗽上气，涎痰不利，咯唾涎沫，胸满气逆，喘鸣肩息，咽干噫气，语声嘶破，身体疼烦，时发寒热。

桑叶　枸杞　水蓼　覆盆子各二两　皂儿　茴香　荆三棱各一两

上，为细末，每服二钱，生姜一块，胡桃肉半枚，与药同嚼细咽津，食后、临卧。

华盖散

治肺感寒邪，有痰，咳嗽，不治不瘥。

紫苏子　麻黄　杏仁　陈皮　桑白皮　赤茯苓各一两　甘草半两

上，为粗末，每服二钱，水一盏，煎至六分，去滓，食后，温服。

百部丸

治久新咳嗽，唾稠黏，气息不通，嗽有脓血，咽中腥臭，喘息有音。

百部三两　五味子　干姜　紫菀　甘草　桂各一两　升麻半两

上，为细末，炼蜜和丸，如梧桐子大，每服二丸至三丸，食后、临卧，熟水下。

钟乳丸

治肺虚寒嗽不已。

钟乳粉三两　人参　白术　干姜　甘草各二两　紫菀　款冬各一两

上，为细末，炼蜜和丸，如弹子大，每服一丸，含化。

紫菀汤

平肺气。如多嗽，加防己半两，甘草一分。

紫菀　款冬花　麻黄　甘草各一两　干地黄二两　卷柏半两　麦门冬一两

上，为细末，每服二钱，水一盏，煎至七分，去滓，温服，食后。

杏仁煎

治气嗽，心胸不利，喘息短气。

杏仁五两　五味子二两　白蜜五合　酥　生姜汁各一合　贝母二两　紫苏子三两，以水五合，研滤取汁

上，先研杏仁如膏，都与众药合煎，令稠，不以时，服一茶匙，含化咽津。

圣力丸

治肺间有水喘嗽，小便不利，面目浮肿。

葶苈十二分，炒青，别研　郁李仁五分　杏仁三分　汉防己　陈橘皮各四两　茯苓五分　紫苏五分

上，为细末，炼蜜和丸，如梧桐子大，每服十五丸，煎生姜橘皮汤下，食后服，日二。《道藏·千金髓方》孙兆尝进。

阿胶散

治肺痿损伤气喘，咳嗽有血。

阿胶　侧柏叶各一两　熟地黄　人参　麦门冬各三分　茯苓半两　蛤蚧一只，全者

上，为细末，每服二钱，米汤调下，食后。若肾咳、恶风、脉浮，宜白前汤；恶寒、唾冷沫、小便数、脉紧，宜椒红丸方在前；恶热、骨间烦疼，宜地骨皮散方在后。

白前汤

白前　细辛　川芎　五味子各一两　麻黄　芍药　桂各半两

上，为粗末，每服五钱，水二盏，煎至一盏，去滓，温服，食后。

咳嗽论曰：咳嗽之说，古书咳而无嗽。后人则兼言之。大抵皆从肺出，其声响亮，不因痰涎而发者，谓之咳；言其声音闻于人，痰涎上下，随声而发者，谓之嗽。如水之嗽荡谓能嗽，其气往来也。《经》称：五脏六腑皆令人咳。原其至理，必由皮毛先受邪气以合于肺也。又或感寒，饮食入胃，从肺脉而上至于肺，肺寒则内外合邪，因而客之，故咳属于肺。然五脏各以其时感寒受邪于病，谓秋得之在肺，春得之在肝，夏得之在心，冬得之在肾，四季得之在脾，故肺咳之状，咳而喘息有音，甚则唾血；心咳之状，咳则心痛，喉中介介如梗，甚则咽肿喉闭；肝咳之状，咳则两胁下痛，甚则不可转侧，转侧则心胁下满；脾咳之状，咳则右胁下痛，阴阴引背，甚则不可以动，动则咳剧；肾咳之状，咳之则腰背相引而痛，甚则咳涎。

上，诸咳之原，其来虽各不同，要之，其气必至于肺而后发，若非其时感邪而发咳者，因其脏气衰而为病，或五行之气虚衰而为病，或五行之气内相克制而为病。病方作时，寻即治之，无使传注；不即治之，传注他脏，遂致不起。然有因寒者、有风者、有热者，风寒从外至，热则从内起。风寒则诸经自受其邪热，则诸经腑脏或熏乘而为病。风则散之，寒则温之，热则调之，因风者恶风，出风中则咳甚，因寒者得寒则剧，因热者得热而发。

若肺咳，恶风，脉浮，宜小青龙汤方见《伤风门》；恶寒，脉紧，宜杏子汤；微小弱者，宜钟乳丸；恶热，咽燥，脉数，甚则咯血，宜天门冬汤。

杏子汤

杏仁　干姜　细辛　甘草各半两　五味子　桂各三钱，去皮

上，为粗末，每服五钱，水二盏，枣一个，煎至一盏，去滓，温服。痰多浊涕者，加半夏半两。

钟乳丸

钟乳一两，银石器内，甘水煮一伏时，研一伏时　紫菀　桂　款冬花　黄芪各半两　桑白皮一分

上，为细末，炼蜜和丸，如梧桐子大，每服三十丸，米饮下，食前。

天门冬汤

天门冬半两　知母　紫菀各一两　桑白皮　五味子　桔梗各半两

上，为粗末，每服五钱，水二盏，煎至一盏，去滓，温服。有血者，加阿胶半两；大便涩而喘者，加葶苈半两。

附子细辛汤

平养肺气。

人参一两　附子　细辛各半两　菖蒲一两　五味子二两　甘草二分

上，为粗末，每服五钱，水二盏，煎至一盏，去滓，温服。

射干汤

若肝咳，恶风，脉浮，宜此射干汤；恶寒，脉弦紧，宜五味子煎；恶热，目赤，脉弦，宜百部丸五味子煎、百部丸方，并在后。

射干　麻黄各半两　五味子　半夏各一两　款冬花二两　甘草半两

上，为细末，每服五钱，水二盏，生姜三片，煎至一盏，去

滓，温服。

麻黄厚朴汤

若脾咳，恶风，脉浮缓，宜麻黄厚朴汤；口中如含霜雪，中脘阴阴冷，恶寒，脉紧弱，宜温中丸；大便坚，从腹上至头颈发热，宜茯苓丸、温中丸，方在后。

麻黄厚朴汤

麻黄　厚朴　黄橘皮各两　杏仁半两　甘草半两　半夏半两

上，为粗末，每服五钱，水二盏，煎至一盏，去滓，温服，不以时。

茯苓丸

茯苓　黄芩　黄橘皮各一两　五味子　桔梗各半两　半夏三钱

上，为细末，炼蜜和丸，如梧桐子大，每服三十丸，米饮下，食后服。

团参黄芪散

治肺虚热，咳嗽气急，胸中烦悸，肢体倦疼，口燥咽干，情思不乐，多唾涎沫，或有恶物，肌瘦发热，减食嗜卧。

人参　黄芪等分　甘草减半

上，为细末，每服二钱，水一盏，煎至六分，生姜三片，枣二枚，同煎，去滓，温服，不以时。

五味实散

治形寒饮冷，风伤肺脏，咳嗽喘急，涕唾痰涎，鼻塞鼽水，头目眩，声重语音不出，呕逆，咽喉噎闷，恶寒少力，短气心忪，肩背拘急，胸腹膨痞，散风寒，止咳嗽。

细辛　五味子　白芍药　甘草　半夏　桂

上件，等分，为粗末，每服三钱，水一盏，入生姜七片，煎至六分，去滓，温服，不以时。一方，有干姜、杏仁。

五味杏仁汤

治肺经寒壅不调，痰实咳嗽，头昏鼻寒，项强恶气，身体拘倦，痰唾稠黏，语声不出。

陈皮　麻黄　甘草　杏仁　五味子　白茯苓各一两

上，为粗末，每服二钱，水一盏，煎至六分，去滓，食后、临卧，温服。

白石英汤

主肺虚少气，补虚羸益肺，止嗽进饮食。

白石英一分，杵细者，绵裹　五味子　白茯苓　附子　人参各半钱　甘草一字

上，㕮咀，用水五大盏，银石器中煮石英至三盏，投药再煎至一盏半，去滓，分两服，空心、晚食前或鸡鸣拂旦服。

人参半夏丸

治肺胃受冷咳嗽，气息胸膈痞满，喉中呀呷，呕逆涎沫，饮食不下。

人参　细辛　陈皮各二两　丁香　半夏　厚朴各四两

上，为细末，用生姜汁煮面糊为丸，如麻子大，每服二十丸，食后服，生姜汤下。

牡蛎散

治热汗不止。

牡蛎粉　寒水石各一两　铅霜　朱砂　甘草各半两，生　故扇灰半分

上件，同研，令细，每服半钱，以新汲水调下，非时。

温肺汤

治寒壅相交，痰实咳嗽，咽肿疼痛，鼻塞头昏，肢体烦疼，

胸膈痞闷。

麻黄五两，不去节　杏仁三两　甘草一两半　五味子一两　桂半两

上，为细末，每服二钱，白汤调下，不以时。

防己丸

治咳嗽不计新久者。

防己　杏仁　贝母　甘草各二两　甜葶苈四两

上，为细末，水煮面糊丸，如梧桐子大，每服二十丸，食后，生姜汤下。

五味细辛汤

治肺经感寒，咳嗽不已。

白茯苓四两　甘草三两　干姜三两　细辛三两　五味子二两半

上，为细末，每服二钱，水一盏，煎至七分，去滓，温服，不以时。

广济紫菀汤

治肺虚喘乏，痰多咳嗽，胸膈逆满，食少羸瘦，及治肺痿咯唾脓血。

紫菀　茯苓各一两　五味子　百合各三分　甘草半两

上，为粗末，每服二钱，水一盏，生姜五片，煎至七分，去滓，食后，温服。

黄芪补肺汤

治肺虚有热。

黄芪一两　芍药一两半　半夏一两一分　人参　甘草各半两

上，为粗末，每服四钱，水二盏，生姜五片，枣二个，饧一杏核大，同煎至一盏，去滓，温服，食后。

辰砂半夏丸

治肺壅痰实，咳嗽喘急，胸膈痞闷，心忪烦躁，痰涎不利，

呀呷有声。

半夏半两　朱砂　五灵脂各一两　杏仁半两，麸炒杵成膏　葶苈半两，淘净令干，杵成膏

上，为细末，入研药，匀以生姜汁，煮面糊为丸，如梧桐子大，每服二十丸，食后生姜汤下。若痛而呕者，此寒气客于肠胃，得寒则津液流而聚沫，聚沫则痛，痛则气逆，气逆则津液反而呕出，其脉紧细而滑，宜粳米汤及灸中脘。

粳米汤

附子半两　半夏二两半　甘草一两　粳米二两半

上，为粗末，每服五钱，水二盏，枣一枚，煎至一盏，去滓，温服，空心、食前服。

中脘穴在心歧上骨下至脐上取中心是穴，可灸五十壮。

地骨皮散

治肺壅痰嗽。

地骨皮　百部各二两　芍药　赤茯苓各一两

上，为粗末，每服五钱，水二盏，竹叶一把，煎一盏，去滓，食后，温服。

已嗽丸

治嗽久不已者。

款冬花　百部　紫菀　皂角

上件，等分，为细末，炼蜜和丸，梧桐子大，每服十丸，临卧，煎枣汤下。

金露散

平补气。

人参　白术各三分　五味子三分　甘草一分

上，为细末，每服二钱，不以时，白汤点服。

小杏仁煎

治枯瘦发咳逆上气，喉中有病，心下烦不得咽者，宜此。

杏仁二两　紫菀　款冬花　茯苓各半两

上，研杏仁为膏，将诸药末研匀，炼蜜和丸，如梧桐子大，每服五七丸，食后，米饮下。

四顺散

治嗽。

麻黄　杏仁　干姜各半两　甘草二钱半

上，为细末，入盐煎，去滓服，不以时，药末一大钱，水一盏，煎至六分，稍热服。

益肺散

调益肺胃，收敛营卫。

糯米炒黄　阿胶　黄芪各一两

上，为细末，每服二钱，煎鹿胶汤调下，不以时。

紫菀丸

治肺胃劳伤，痰涎咳嗽。

紫菀一两　半夏曲　阿胶各半两

上，为细末，煮面糊为丸，如梧桐子大，每服二十丸，临卧，米饮下。

蜡煎丸

治壅嗽，一名蜡煎散，更不须丸。

防风　桑白皮　甘草各等分，米泔浸一日

上，为细末，以蜡一块子，同煎二钱，水一盏，煎至七分，去滓，温服，食后。

润肺散

治肺虚咳嗽。

阿胶　杏仁各一两　糯米五合

上，为细末，每服一钱，白汤调下，不以时。

瓜蒌煎丸

治肺经攻注，面生风疮，上喘气促，咳嗽等疾。

瓜蒌二个　杏仁一两二钱　半夏一两

上件药，并依法修事，先将瓜蒌瓤用银石器内熬成膏，次入杏仁再熬，候冷，入半夏、瓜蒌皮末为丸，如梧桐子大，每服三十丸，煎人参汤下，临卧服，食前亦得。

橘皮丸

治气咳，不问远近。

陈皮　桂　杏仁等分

上，为细末，炼蜜和丸，如梧桐子大，每服二十丸，食后，白汤下。

国老汤

治肺经积热，外感寒邪，口干喘满，咽燥肿痛，挟寒咳嗽，唾有脓血。

桔梗三两　甘草二两

上，为粗末，每服二钱，水一盏，煎至六分，去滓，临卧，温服。

百部丸

治肺虚。

百部四两　生地黄五斤，取汁熬成稀膏

上，将地黄膏和百部末为丸，如梧桐子大，每服三十丸，食后，米饮下。

款肺散

治嗽。

大半夏　杏仁各三十六个

上，坩埚子内烧烟出存性，每服末半钱至一钱，温米饮调下，不以时。

通声丸

治肺伤风冷，气不通流，咳嗽失声，语音不出，温肺顺气，通畅音声。

桂末　杏仁各等分

上，为细末，炼蜜为丸，如樱桃大，每服一丸，新绵裹，含化，稍稍咽津，不以时。

参角丸

治肺风，皮肤瘙痒生瘾疹，或疥癣等。

苦参　肥皂角各二斤，去皮并子捶碎，以水一斗浸揉，取浓汁，滤去滓，熬成膏

上，将苦参杵为细末，以皂角膏和丸，如梧桐子大，每服二十丸，荆芥汤下。

栀子汤

治胸痹切痛。

栀子　附子各一两

上，锉，每服三钱，水一大盏，薤白三寸，同煎至五分，去滓，温服，不以时。论曰：或气乘客，或脏气相干，其卒然痛而即止者，此寒气客于脉外，得寒则缩绻绌急，外引小络，得热则止，宜先用熨法，后以高良姜汤治之高良姜汤，方在前。

熨　法

盐半斤炒

上，以故帛裹就，热熨痛处。

雄黄丸

治肺劳咳嗽。

雄黄一两

上，入瓦合内不固济，坐合于地上，用土焙之，周匝令实，可厚二寸，以炭一斤簇定顶，火煅之，三分去一，退火待冷出之，细研如粉，用蟾酥和如粟米大，每服三十丸，空心，杏仁汤下。

贝母丸

治久嗽，咽嗌妨闷，咽痛咯血。

贝母不以多少

上，为细末，炼蜜和丸，如弹子大，每服一丸，食后，含化，日可三服。

桃仁酒

治咳嗽。

上，以桃仁三钱去皮、尖，捣烂，著器中密封，头蒸一炊，曝干，以绢袋盛，纳二斗酒中六七日，可饮四五合，稍增之。

三焦胀

厚朴生姜半夏汤

殿中丞郭中妹，十岁，病腹色不变，按之而大、不陷，心腹下痞满，得之因取转数多，病已月余。兆按：《甲乙经》云：三焦胀者，气满于皮肤中，壳然不坚，遂与仲景厚朴生姜半夏甘草人参汤，小其服，凡经二十日，胀消而已。今具方：

厚朴半斤，去粗皮炙　生姜半斤，细切　半夏二两半，洗　甘草二两，

炙　人参一两

上，五味，切，水一斗煮取三升，去滓，服一升，日三服，今人服即减之。

胸痹

三物小陷胸汤

主簿李述之母，患胸中痞急，不得喘息，按之则痛，脉数且涩。兆曰：胸痹也。因与仲景三物小陷胸汤，一剂知，二剂愈。

肺中有痰

葶苈大枣汤

泻肺。

著作雷道矩，病吐痰，坐顷间已及升余，咳不甚，面色黯郁，精神不快。兆告曰：肺中有痰，胸膈不利，令服仲景葶苈大枣汤一服，讫已，觉胸中快利，略无痰唾矣。

久嗽

吸款冬花烟，咽之

有人病久嗽，肺虚生寒热，以款冬花焚三两，才俟烟出，以笔管吸其烟，满口则咽之，至倦则已，凡数日之间五七作，乃瘥。

肺虚客热

广济紫菀汤为丸

国博王珣患咽喉噎塞，胸膈不利，时发寒热，夜多盗汗，忽心胸壅闷，咳血三两口即止，晚后脉数，口干，涎唾稠黏，咳嗽一两声不透，肩背微痛，于关元、气海、中脘、三里等穴着灸，兆详病证肺虚，其中客热证皆因误灸、服暖药所致，遂与《外台》第十广济紫菀汤为丸，令服之，乃效。

肺伤汤

治咳嗽唾脓血，胁下有痛处，不能卧。

人参　桂各二两　紫菀茸　阿胶各一两　桑白皮一斤　熟干地黄四两

上，为细末，每服三钱，水一盏半，煎至一盏，取六分清汁，入胶饴一匙，再温动调匀服，日二三，食后服。

蜀椒丸

治上气咳嗽，心下坚痛，咽中腥臭，胸胁支满，气息不通，面目浮肿，喉中呀呷，嗽逆短气，呼吸气塞，语声不出，久新诸嗽并可服之。

蜀椒　吴茱萸各一两　款冬花　干姜　紫菀各三分　桂　杏仁　皂荚　矾石　菖蒲　乌头各一分　细辛二分

上，为细末，炼蜜和丸，如梧桐子大，每服五丸，米饮下，不以时。

小胡椒煎

治肺胃虚寒，咳嗽食少。

胡椒五分　干姜六分　款冬花三分

上，为细末，炼蜜和丸，如梧桐子大，每服三丸，食前，白汤下。

天门冬煎

治骨蒸劳咳嗽宜此，润心养肺。

天门冬二两半　白茯苓　贝母　杏仁各一两　甘草三分

上，为细末，炼蜜和丸，如弹子大，食后，含化一粒。

五嗽丹

躁嗽、气嗽、冷嗽、热嗽、劳嗽，并治之。

皂角　干姜　桂各等分

上，为细末，炼蜜和丸，如梧桐子大，每服三五丸，空心，温酒下，忌葱。

防风散

治风热咳嗽。

防风　桑白皮　甘草

上药，各等分，米泔浸一宿，曝干为散，每服二钱，水一盏，黄蜡皂儿大一块子，通煎至七分，温服，食后。

茜根散

治久咳嗽不瘥，气喘欲绝，肺伤唾脓。

茜根三分　百合　桑根白皮　鸡苏茎叶　阿胶　麦门冬　黄芩各一两　款冬花三分　贝母　川升麻　甘草各半两　熟干地黄三两　杏仁三分

上，为粗末，每服四钱，水一中盏，入竹茹一握，煎至六分，去滓，不以时，温服。

钟乳丹

治肺虚咳嗽，咯唾脓血。

钟乳粉　白石英粉　五味子　人参　桂各一两　山药　干姜　麦门冬　陈皮　白茯苓各三分　桑白皮半两

上，为细末，枣肉和丸，如梧子大，每服二十丸，米饮下，不以时候。

平肺散

治肺伤唾血。

人参　黄芪　五味子　桑白皮　款冬花　甘草　杏仁各半两

上，为粗末，每服二钱，水一盏，煎至七分，食后，去滓，温服。

生姜汁煎

治上气咳嗽喘息，喉中有物，唾血。

生姜汁　糖　蜜　杏仁　猪脂各一两，二味煎令黄，去脂，研杏仁

上，合煎为膏，每服杏核大，含化，不以时。

白蜜膏

治久新咳嗽上气，心胸烦热，唾脓血方。

紫苏子三两　生姜汁一合　白蜜一中盏　鹿角胶　杏仁各三两　生地黄汁一盏

上件，三味，都捣熟，入生姜、地黄、蜜相和，以慢火熬成膏，于不津器中密收之，每服以温粥饮调下半匙，日三服

五味子散

治肺虚咳嗽，上气喘满，语声不出，心胸痞闷，头昏痰涎，小便赤色。

五味子　人参　桑白皮　麦门冬　防风　麻黄　细辛　甘草　白前各半两　杏仁半两　甜葶苈一分　枳壳半两

上，为粗末，每服二钱，水一盏，入生姜三片，同煎至七分，去滓，食后、临卧，温服。

厚朴散

治咳嗽，呕吐，寒热，不下饮食。

厚朴二两　杏仁　人参　半夏　陈皮　紫菀　白术　贝母各三分　甘草半两

上，为粗末，每服二钱，水一盏，生姜三片，煎至七分，去滓，温服，不以时。

金露丸

治痰多咳嗽。

人参　知母　贝母　甘草各三分　乌梅肉一分　桃仁　杏仁各半分

上，为细末，炼蜜和丸，如鸡头大，每服一丸，含化咽津，不以时。

杏仁煎

疗气嗽。

杏仁五合　生姜汁二合　酥一合　蜜四合

上，四味，以水三升，研杏仁取汁，纳铜铛中，煎搅可减半，纳姜汁煎如稀糖，纳酥蜜煎如稠饧，一服一匙，日三服，稍加至两匙，忌猪肉。

鸡峰普济方卷第十二

脾胃　肝肾

大鳖甲汤

治腹实痛。

鳖甲二两，去筋　防风　麻黄　白术　石膏　知母　升麻　茯苓　黄橘皮　川芎　杏仁　人参　半夏　当归　赤芍药　葳蕤　甘草　麦门冬各一两　羚羊角一分　大黄一两半　犀角　木香　雄黄各半两　贝齿十个　川乌头七个　赤小豆一两半　吴茱萸一两

上，为粗末，每服五钱，水二盏，生姜五片，枣二个，薤白一握，煎至一盏，去滓，温服。

重汤丸

治脾胃虚弱，脏腑不调。

藿香叶　胡椒　白术　当归　桂　青皮　良姜　茯苓　肉豆蔻　神曲　大麦糵　缩砂仁　诃子各一两　木香　半夏曲　丁香各三分　厚朴半斤　甘草三两　干姜二两半　草豆蔻四个　附子一两　荜茇　红豆各二分

上，二十三味，为细末，炼蜜丸如弹子大，每服一丸，一盏水化开，重汤煮沸，空心服之。

智意汤

治脾胃虚弱，中满气痞，四肢怠惰，九窍不通，腰背疼痛，食下闷乱，昏倦嗜卧，愁忧伤意，胃中痞闷，饮食无味，不为肌肤，面色萎黄，大便秘涩不调，面目四肢时肿，身重，喜饥吞酸，呕逆痰水，不能消谷，神效。

肉豆蔻　白术　益智　半夏　附子　桂　干姜各一两　藿香　甘草　茴香　人参　木香　丁香　大麦糵　破故纸　当归　曲各半两　青皮　陈皮　荜澄茄　细辛　良姜半两

上，为细末，每服三钱，水一盏，生姜三片，枣一个擘破，同煎七分，去滓，空心，温服。

沉香养脾散

治脾胃久虚，大腑寒滑，全不思食，益气补虚损，宜服。

制厚朴二两　舶上茴香一分　肉豆蔻仁　桂各半两　白术一两　丁香　荜澄茄各半两　赤石脂　五味子　黄芪各一两　木香　沉香　白檀各一分　良姜半两　陈皮一分　胡椒　草豆蔻仁　人参　甘草　诃子皮各半两

上，为细末，每服二钱，水一盏半，生姜三片，枣二枚，同煎至七分，空心，温服。

三棱散

治脾元虚冷，心胸满闷，腹胁胀满。

三棱　莪术各三两　白术　人参　茯苓　大麦糵　豆蔻仁　青皮各一两　木香三分　桃仁　沉香　神曲　诃子皮　槟榔各半两　甘草三分　干姜一分

上，为细末，每服一钱，入盐点服，不以时。

钟乳健脾丸

治脾胃久虚，肌体羸瘦，腹中虚冷，泄痢肠鸣，脓血相杂，里急后重，饮食减退，难化易伤。

钟乳粉三两　赤石脂　神曲　当归　黄连　人参　细辛　龙骨　大麦糵　干姜　茯苓　石斛　桂　附子各一两　蜀椒六两

上，为细末，炼蜜和丸，如梧子大，每服二十丸，空心，食前，米饮下。

荜澄茄散

治脾胃气虚，不思饮食，胸中气满，四肢不和，食即呕吐。

荜澄茄　白豆蔻　丁香　人参　厚朴　诃黎勒各三分　沉香　木香　良姜　干姜　桂　半夏各半两　白术　陈皮各一两

上，为粗末，每服三钱，水一盏，生姜半分，枣三个，煎至六分，去滓，非时，温服，若以水煮面糊为丸，亦佳。

建脾散

治脾胃俱虚，久积冷气，心腹胀闷，里急刺痛，痰逆恶心，吞酸可食，倦怠少力，肠鸣滑泄，肢体羸瘦，及大病之后诸虚不足。

厚朴　大枣　生姜各一斤　半夏汤洗，以上四味，同捣匀，炒黄干　甘草各四两　黄橘皮　白术各二两　肉豆蔻一两　神曲　人参　藿香叶　缩砂仁　良姜各二两　丁香一两

上为末，每服二钱，水一盏半，入生姜三片，同煎至七分，去滓，食前，热服。

如意紫沉煎丸

治气虚中寒，脾胃不和，宿谷迟化，饮食多伤，胸膈痞闷，心腹绞痛，噫醋吞酸，呕逆恶心，胁肋疼胀，泄痢里急，久新积聚，疝瘕癖结等疾，悉皆主之。

沉香　木香　朱砂　硇砂　使君子　荜澄茄　荆三棱　莪术各一分　肉豆蔻　槟榔各一个　母丁香五个　巴豆二十个　黑牵牛一两，炒熟透汗，取半两

上，为细末，水煮面糊和丸，如麻子大，每服五七丸，生姜汤下，食后。

养脾丸

养健脾胃，进食和中，散风冷宿寒，治腹心肋胁痞塞刺痛，

呕逆恶心，吞酸食气，止腹鸣洞泄泻下痢频滑，后重里急，及疗久新病后肌羸气劣，及困怠无力，全不入食。

黄橘皮四两　诃子三两　茯苓　白术　荜茇　胡椒　红豆各三两三钱一字　大麦糵　神曲　厚朴各二两半　附子一两半　干姜一两二分　桂四两一分

上，为细末，炼蜜和丸，如弹子大，每服一丸，空心，白汤化下。

人参藿香散

治一切气，补真气，及治脾胃呕逆、心胸痞满泻疾等。

人参二两　藿香三两　丁香二两　沉香一两　肉豆蔻二两　木香一两　官桂　姜各二两　厚朴四两　陈皮三两　枇杷叶一两　甘草二两　半夏一两

上，为细末，每服一钱，水一盏，入生姜三片，枣一个，同煎至七分，和滓，温服，不以时。

厚朴汤

治脾气虚，腹胁胀满，吃食难消，面色萎黄，四肢少力。

厚朴二两　丁香　木香　甘草各半两　附子　白术　当归　人参　诃黎勒　白茯苓　桂　陈皮各一两　干姜三分

上，粗末，每服三钱，水一盏，生姜半钱，枣三个，同煎至六分，去滓，食前，稍热服，忌生冷、油腻、湿面、黏滑等。

丁香丸

治脾胃气虚弱，食即呕吐，四肢不利，心腹妨闷方。

丁香　藿香各半两　诃黎勒　附子　草豆蔻　陈皮　人参　白术　良姜各一两　荜茇　白茯苓　桂各三分　甘草一分

上，为细末，炼蜜和丸，捣三二百杵，丸如梧子大，非时，姜枣汤下二十丸。一方，加半夏一两。

肉豆蔻丸

治脾胃俱虚，寒湿气胜，心腹绞痛，胁肋牵痛，手足厥，身冷，胃哽呕吐，不思饮食，无力怠惰，嗜卧，滑泄频数，米谷完出，久痢滑肠或变脓血，腹痛肠鸣，里急后重，逐寒渗湿，补虚断痢等疾。

肉豆蔻　赤石脂　钟乳粉　石斛　干姜　附子　椒　当归　茯苓　龙骨　人参各一两　诃子皮　桂各二两

上，为细末，水煮面糊和丸，如梧子大，每服二十丸，食前，米饮下。

橘皮煮散

治脾胃虚弱，心腹满，饮食进退，大腑不调。

黄橘皮　白术各二两　诃子　干姜　枳壳　桂　木香　人参　甘草各一两　草豆蔻七个　槟榔五个　半夏三分　厚朴一两半

上，为细末，每服三钱，水一盏，煎至七分，去滓，空心，温服。

补脾散

治脾胃虚冷，不思饮食，心胸满闷，多倦乏力，肌肤羸瘦。

肉豆蔻　肉桂　白术　诃子　人参　附子　白茯苓　厚朴各一两　干姜　丁香　沉香　甘草　藿香叶各半两

上，为细末，每服三钱，水一盏，入生姜五片，枣二个，同煎至七分，去滓，食前，温服。

归真散

治脾元气滞，攻疰腹胁，时复刺痛，下注偏坠，发作不定，肾气奔豚，膀胱疝气，服众药不效者。

木香　附子　青皮　草豆蔻　牡蛎　甘草　乌药　沉香　白

术　藿香　厚朴　桂各半两

上，为粗末，每服二钱，水一盏，生姜三片，枣一个，同煎至七分，去滓，空心服。

安胃丸

治脾胃虚弱，饮食减少，呕逆恶心，腹胁膨胀。

人参　白术　茯苓　木香各一分　槟榔一个　枇杷叶　藿香　半夏曲　黄橘皮各一两　甘草　丁香各分　肉豆蔻二个

上，为细末，水煮面糊和丸，如梧子大，空心，生姜汤下二十丸。

神曲丸

治脾肾虚冷，腹胁气胀，不思饮食，四肢无力，睡常不足。

神曲　陈皮　厚朴　诃黎勒各二两　胡椒　桂　干姜　白术　附子　白豆蔻各一两　甘草半两　当归一分

上，为细末，炼蜜和丸，捣三二百杵，丸如梧子大，不以时，粥饮下三十丸，忌生冷、油腻、面物等。

小建脾散

调适阴阳，建中补气，避风寒湿冷、四时非节之气。

厚朴　生姜　大枣各一斤　半夏四两

已上，四味，同捣烂，慢火焙干，入后药：

甘草四两　人参一两　陈皮二两　良姜　白豆蔻　白术　神曲炒　藿香叶各一两

上，同为粗末，每服三钱，水一大盏，入生姜三片，煎至七分，去滓，食前，温服。

平[1]补汤

调胃气，进饮食。

黄芪　白茯苓　白术　人参各一两　五味子　神曲　乌药　沉香　石斛　薏苡仁各三分　橘皮　甘草各半两

上，为细末，每服二钱，水一盏，生姜，同煎至六分，去滓服。

厚朴建中汤

治脾胃虚弱，忽中湿冷，心腹暴痛，胁肋胀满，水谷化迟，肠鸣泻痢，后重里急，脐腹冷痛，胸满气逆，呕吐恶心，手足不和，体重节痛，哕噫吞酸，不思饮食，怠惰嗜卧，四肢少力，此药大能调适阴阳，建中补气，避风寒湿冷非节之气，山岚瘴疟等疾气。

厚朴　生姜　大枣各一斤　半夏合杵，焙　甘草各四两　人参一两半　陈皮二两　良姜　草豆蔻仁　白术　神曲　藿香各一两

上，为粗末，每服三钱，水一盏，煎至七分，去滓，食后服。

进食丹

开胃建脾，消化积滞，止恶心呕酸。

木香　丁香　肉豆蔻各一两　黄橘皮　人参　藿香　白术　神曲　麦糵　术各三分　槟榔一个　半夏五分

上，姜糊和丸，如梧子大，姜汤下三十丸，食后。

诃黎勒散

治脾气不足，四肢不和，腹胁胀满，或时下痢，饮食难消。

诃黎勒三分　人参一两　当归　白术各三分　干姜半两　桂　草豆

---

① 平：原作“飞”，据本书目录改。

蔻各三分　甘草半两　厚朴一两半　吴茱萸半两　陈皮三分

上，为细末，每服三钱，枣三枚，煎至六分，去滓，食前，热服。

白术散

治脾脏虚冷，食少，大肠泄痢，腹痛，四肢少力。

白术一两　干姜　桂心　人参各半两　厚朴二两　陈皮　附子　缩砂　草豆蔻　当归　诃子各一两，或黎勒亦得

上，为细末，每服三钱，水一盏，枣三枚，煎至六分，去滓，食前，热服。

大温脾丸

治脾胃虚寒，腹胁满胀，呕吐痞噎，全不能食，病羸困，经年泄利，米谷不消，肌体黄瘁，气虚固冷。

法曲六两　甘草　桔梗　人参　干姜　吴茱萸各三两　大麦蘖　桂　附子　细辛各一两　枳实三枚

上，为细末，炼蜜和丸，梧桐子大，每服三十丸，空心，米饮下。

桂香散

治脾胃虚弱及妇人脾血久冷。

良姜　草豆蔻　缩砂仁　厚朴　甘草　白术各一两　青皮　诃子肉各半两　桂一分　生姜　枣肉各一两，二味同厚朴，用水一碗煮干，焙

上，为细末，每服二钱，入盐少许，空心，沸汤点服。凡腹痛疾发即闷，连日不瘥者，治之尤佳。

磨脾汤

治脾胃不和，食少倦怠。

附子半两　白豆蔻　甘草　诃子　人参　茯苓　草豆蔻各一两

肉豆蔻　木香　麦糵各一两半　曲二两

上，为细末，每服二钱，不以时，入盐白汤点服。

荜澄茄丸

助养脾胃，快气消食。治脾胃不和，饮食迟化，胸膈噎痞，噫气难通，呕逆恶心，脐腹胀痛，大便不调，或泄或秘，并宜服之。

荜澄茄　白豆蔻　缩砂仁　青橘皮　陈橘皮各三两　莱菔子　肉豆蔻　茴香　桂各一两　丁香　木香各半两

上，为细末，水煮面糊为丸，如梧子大，每服三十丸，橘皮汤下，不以时。

制术散

治大人小儿脾胃气虚，饮食化迟，肠鸣腹痛，脏腑不调。

白术二两，用生姜一两，将生姜分三次捣作末，用生姜焙，如此三次　陈皮　诃子　人参　藿香　神曲　麦糵　丁香　甘草各一两　肉豆蔻　丁香皮各半两

上，为末，每服二大钱，空心，以水一盏半，姜、枣煎，温服。

畅中散

调营卫，健脾胃，快胃膈，进饮食，壮筋力，升降阴阳，安和五脏。

人参一两，大者　五味子佳者，八铢　白茯苓　白术各一两　藿香叶　黄芪各半两　陈皮六铢　肉豆蔻四个　生姜切焙，秤六铢　甘草半两

上，为细末，埚罐盛，勿透气，每服一钱，水八分，盐少许，煎至六分，热服之，日二。

厚朴丸

治脾胃气寒，经年不瘥，瘦弱，下痢频并。

厚朴十两　白龙骨　诃子皮　附子　干姜　黄连　当归　石榴皮　艾叶各五两　青橘皮一两

上，为细末，用蒸饼和丸，如梧子大，空心，茱萸汤下三十丸。

阿胶散

治脾脏虚冷，大肠滑泄，腹痛，食不消化。

阿胶　艾叶各一两　干姜　赤石脂各三分　当归　附子各一两　厚朴二两　桂　芎䓖各半两

上，为细末，食前，热粥饮调下二钱，忌生冷、油腻、湿面。

人参散

治脾胃气弱，食饮不下，肌体羸瘦，四肢无力，宜服，思食补益。

人参　白术　陈皮　五味子　黄芪　附子各一两　木香　桂心各半两　甘草一分

上，为粗末，每服三钱，水一中盏，生姜半分，枣三个，煎至六分，去滓，不以时，温服。

荜茇丸

治脾胃冷气，大便滑泄及便白痢，腹中疼痛。

荜茇　良姜　豆蔻仁　桂　缩砂　附子　白术　胡椒　诃黎勒各一两

上，为细末，炼蜜和丸，如梧子大，每服空心米饮下三十丸。

虚脾丸

温脾胃，进饮食，止泄痢，资血气。

干姜　附子　桂　厚朴　丁香各二两半　白茯苓　肉豆蔻　诃子皮二分　白术二分半

上，为细末，枣肉丸如梧子大，每服五十丸，空心，米饮下。

助脾煎

治脾胃虚寒，腹痛泄泻，饮食无味。

人参　荜茇　胡椒　荜澄茄　桂各一两　白术　干姜　良姜　附子各一两半

上，为细末，水煮面糊为丸，如梧子大，米饮下二十丸，食前服。

生气汤

补气散寒，和养脾胃。

檀香　丁香　丁香皮　白芷　人参　胡椒各一分　甘草　温姜一两　白姜半两

上，为细末，每服二钱，空心，白汤点服。

丁香健脾散

治脾元气弱，食少腹胀，泄泻肠鸣。

草果一个，炮　肉豆蔻二个　丁香一分　舶上丁香皮四两　舶上茴香　白干姜　桂　甘草各半两　郁李仁一分

上，为细末，白汤点之，早晨或腹冷痛服之，尤效。如渴，不得饮水。

温中煎

治脾胃不足，伏留寒气，饮食减少，肌肉消瘦，腹痛不利，滑肠胀满，胸膈膨痞，中寒气逆，干呕恶心，困倦少力，四肢沉重，温养脾胃，思进饮食，久虚羸瘦，寒多热少。

附子　川乌头　姜　良姜二两　荜茇　荜澄　胡椒　红豆　桂心各一两

上，水煮面糊和丸，梧桐子大，每服二十丸，空心，米饮下。

小健脾丸

治脾胃宿寒，胸腹痞闷，噫气吞酸，恶心呕逆，脐腹疠痛，便利不调，食饮化迟。

木香半两　草豆蔻　厚朴　茴香　干姜　荆三棱各二两　神曲　大麦蘖　陈皮各三两

上，为细末，水煮面糊和丸，如豌豆大，每服二十丸，生姜汤下，不以时。或荜澄茄代茴香。一方，有草豆蔻、荜澄茄、青陈皮、良姜、姜黄各一两。

进食散

健脾助胃。

青皮　陈皮　甘草各一分　草豆蔻仁三个　良姜　桂各一分　诃子皮五个　乌头三个

上，为细末，每服二钱，水一盏，生姜三片，枣一个，同煎至七分，去滓，空心，温服。治脾胃虚冷不思食，久病人脾虚全不食者，服之能食。

厚朴丸

治脾胃气虚冷，水谷不化，食即腹胀，胸膈不利。

厚朴三两　陈皮　缩砂　诃黎勒各二两　草豆蔻　白术　桂　干姜各一两

上，为细末，炼蜜和捣二三百杵，丸如梧子大，食前，以米饮下三十丸。

调中丸

治营卫不和，脾虚多病，肌体清瘦或发寒热，面色萎黄，化癖进食，长肌。

人参　白术　鳖甲　柴胡　茯苓　三棱　当归　陈皮各半两

上，为细末，水煮面糊为丸，如麻子大，每服三五十丸，米饮下。

大圣人参散

和气快膈，养胃生津液。

人参　白芷　葛根　青桂皮　桔梗　白术各三分　甘草一两　干姜二分

上，为细末，每服二钱，水一盏，入生姜三片，枣一个擘，同煎至七分，去滓，温服，不以时。

接真丹

治脾肾虚损，益气补血，强力进食，退昏倦四肢不持。

黑附子　干姜　鹿茸各二两，去毛，酒煮，片切，焙干　硫黄别研　补骨脂　官桂　茴香　金铃子各一两

上件，除研者，同为细末，水煮面糊为丸，如梧子大，朱砂为衣，每服三十丸，加至五十丸，生姜汤下，早晚、食前各一服。

鸡舌香汤

治脾胃虚弱，久积寒痰，呕逆涎沫，哕逆恶心，宿食不消，胸膈痞闷，咳逆喘息，目眩头旋，不欲饮食，肢体倦怠。

人参　黄橘皮二分　鸡舌香　半夏一钱　甘草　神曲四钱　生姜六分　草豆蔻三个

上，为细末，每服二钱，沸汤点服。

固阳丹

治脾胃虚弱，脏腑不调或冷热相杂，下痢赤白。

肉豆蔻　缩砂　诃黎勒　当归　厚朴　白术各半两　干姜一分

上，为细末，水煮面糊和丸，如梧子大，空心，米饮三十丸。

小品养脾丸

治脾胃久虚，中焦宿冷，心腹绞痛，胁肋胀满，呕逆恶心，

吞酸噫醋，肠鸣滑泄，米谷完出，肢体倦怠，全不思食。

缩砂　干姜各二两　人参　茯苓　大麦糵　甘草各一两　白术半两

上，为细末，炼蜜和丸，每两作八丸，每服一丸，米饮化下，不以时。

调中白术丸

和脾胃，进饮食。

橘皮半斤　丁香　人参　白术　甘草各四两　神曲　麦糵各一两

上，为细末，炼蜜和丸，如弹子大，每服一丸，空心，白汤嚼下。

魂停汤

补脾脏劳极。

白芍药　桔梗　人参　茯苓　诃子　丁香　甘草各一两

上，七味，为末，每服二大钱，水一盏，入蜜一匙，头同煎八分，通口服，不拘时候，每晚食前、空心、临卧服，即一夜中脘温，温有冲和之气，每服时须念救苦真人一十遍。

烧胃丸

治脾胃虚困，有积冷及痰积，冷热不和，滑泄吐逆，盗汗，脐腹疼痛，肢满膨胀，刺痛倦怠，全不思食，并宜服之。

天雄二个　硫黄　附子　硇砂一两别研　官桂　木香各二两　干姜一两

上，为细末，醋煮面糊和丸，如梧子大，每服五丸至七丸，米饮下。有痰，生姜汤下，食前。

又方

半夏八分　厚朴　人参　白术　生姜　枣各六分　橘皮四分

上，七味，切，以水二大升，煎取一升，去滓，分温四服，空腹服二服，忌羊肉、饧桃、李、雀肉等。

白术胡椒丸

治痰助胃。

白术　胡椒　高良姜　半夏　干姜各一两　茯苓　陈皮各半两

上，为细末，水浸蒸饼，丸如梧子大，每服五十丸，食空时，生姜橘皮汤下。

温胃健脾丸

治脾虚胁寒，食少多倦。

附子三两，生　厚朴二两　大枣五十个　生姜六两，取汁

已上，三件，生姜汁煮附子等透为度，然后焙干入后药：

丁香　胡椒　肉豆蔻各半两

上，同为细末，水煮面糊和丸，如梧子大，每服三十丸至五十丸，空心或食前，米饮下。

沉香神曲煎

治脾虚食少迟化，胸膈痞满，腹胁膨胀，噫气吞酸，呕逆恶心，四肢倦怠，心腹疼痛，饮食减少，大便泄泻，此药大能补养脾胃，助气消谷，若禀受怯弱，饮食易伤者最宜服之。

沉香二分　神曲十六分　干姜　桂心六分　吴茱萸　椒四分　白术十分

上，为细末，酒煮面糊为丸，如梧子大，每服三十粒，米饮下，空心。

神曲汤

温胃破痰，进饮食，消宿谷。

神曲炒香　麦糵　半夏曲　五味子各一两，同为末，面四两，以熟水和作饼子，焙干　木香一分　甘草一分

上，为细末，每服二钱，水一盏，姜、枣煎至七分，去滓，温服，不以时。

健脾人参丸

治脾胃久虚，饮食全减。

钟乳粉二两　人参　石斛各三分　大麦蘖　干生姜　陈橘皮各半两

上，为细末，水煮面糊和丸，如桐子大，每服二十丸，空心，米饮下。一名乳香丸。

十香煎

治胃虚虫动，心中烦愦，口舌生疮。

朱砂　雄黄各一两　麝香　槟榔各半两　白芜荑　阿魏各三分

上，为细末，煮羊肉和丸，如梧子大，每服三十丸，米饮下，空心。

豆蔻散

和养脾胃，消进饮食。

草豆蔻醋和面，裹煨熟，去面和皮用　肉豆蔻仁　陈皮各一两　陈粟米以生姜汁浸一宿，焙干，取末三两　甘草　干姜各半两

上，为细末，每服二钱，水一盏，煎至七分，去滓，温服非时。

小荜澄茄煎

治脾气虚心腹胀。

青橘皮　陈橘皮各二两　缩砂　荜澄茄各一两　神曲　大麦蘖各二两

上，为细末，水煮面糊为丸，如麻子大，米饮下二三十丸，不以时。

开胃丸

治胃气不和，食饮化迟。

木香　白术　蓬莪术　人参　当归各半两　白芍药一分

上，为细末，汤浸，蒸饼和丸，黍米大，每服十丸，米饮下，不以时。

厚朴汤

治脾胃虚冷。

厚朴十斤　枣一斗七两，生　舶上丁香皮八两　甘草十斤　盐五斤　丁香枝杖十二两

上，为细末，每服二钱，白汤点服。

白术丸

温中进食。

白术加一倍　厚朴　橘皮　藿香　甘草　白茯苓等分

上，为细末，水煮面糊和丸，如粟米大，每服三二十丸，温米饮下，不以时。

人参散

治脾胃气虚弱，不能饮食，背心常冷，四肢不和。

人参　白术　高良姜　川乌头　桂各一两　厚朴一两半

上，为细末，每服三钱，水一盏，枣三个，煎至六分，去滓，不以时，稍热服。

神曲白术丸

治脾胃气虚弱，不能饮食，肌肤瘦瘁，面色萎黄，宜服。

白术　神曲　陈皮各二两　人参一两　干姜三分　荜茇一两

上，为细末，煮枣肉和丸，如梧子大，每服三十丸，粥饮下。

如意丹

治脾湿肿满，小便不利。

硫黄　赤茯苓　陈皮　猪苓　白术　泽泻各一两

上，为细末，汤浸蒸饼为丸，如梧子大，空心，米饮下三十丸。一方，有桂一两。

白术厚朴汤

疗不能食，腹内冷气。

厚朴三两　橘皮二两　人参各二两　茯苓三两　生姜五两

上，五味，切，以水四升，煮取一升二合，分三服，忌桃李、雀肉、酢物等。

干姜健脾散

和脾胃，进饮食。

厚朴一斤　陈皮半斤　半夏五两　干姜五两　枣一斤　甘草五两

上，为粗末，每服三钱，水一盏，煎至七分，去滓，温服，食前空心。

加减理中丸

治脾胃不和，三焦壅滞，胸膈痞闷，胁肋胀痛，呕吐恶心，口淡无味，呼吸寒冷，心腹暴痛，饮酒过伤，全不思食。常服，生养诸气，大益脾胃。

白术　人参　甘草　干姜各一两　青皮　陈皮各半两

上，为细末，每服一钱，沸汤点服，不以时。

姜黄丸

消食和胃。

缩砂　草豆蔻　荜澄茄　橘皮　青皮　姜黄各一两

上，为细末，水煮面糊和丸，如豌豆大，每服二十丸，生姜汤下，不以时。

助脾丸

治脾胃久虚，饮食难化，腹胁胀满，脐腹疼痛，噫闻食臭，肌体羸瘦。

川椒　香豉　干姜　神曲　大麦蘖各三分

上，为细末，酒煮面糊和丸，如梧子大，每服三十丸，生姜汤下，以知为度。

安胃丸

治肠胃虚弱，内挟寒湿，邪正相攻，腹中疼痛，大便水谷不消，或冷热客搏，便下赤白后重，频滑无复节度，虚困无力，肌体羸瘦，下利既久，脾胃增虚，呕哕肠鸣，全减饮食。

神曲　当归　人参　白术　干姜各一两

上，为细末，水煮面糊和丸，如梧子大，每服四十丸，空心，粟米饮下。

煨姜丸

治胃冷。

硇砂一两　附子半两　豆蔻仁　胡椒　干漆各一分

上，为细末，枣和丸如鸡头大，每服一丸，生姜剜作合子入药，湿纸裹煨之，细嚼饮下。

附子理中丸

治脾胃冷弱，心腹绞痛，呕吐泄痢，霍乱转筋，体冷微汗，手足厥寒，心下逆满，腹中雷鸣，呕哕不止，饮食不进，一切沉寒痼冷。

人参　白术　干姜　甘草　附子等分

上，为细末，炼蜜和丸，如弹子大，每服一丸，水一盏化破，煎至七分，食前，热服。

龙骨厚朴汤

主诸肠胃阴阳二气不和，水谷气冷，口干肚痛，或则泄泻。

厚朴　当归　龙骨　白术各半两　熟艾一分

上，为细末，每服二钱，水一盏，煎至七分，去滓，温服，不以时候。

大半夏汤

治返胃不受食，食已即吐。

半夏三升，重十五两　人参二两　白蜜一升，重十两　泉水二斗　生姜三两

上，为细末，和水蜜扬之二三百下，煮取一升半，分四服，不以时。

豆蔻散

治脾胃久积虚冷气，大肠滑泄，腹内作声，肌体羸瘦，困至甚者。

肉豆蔻　厚朴　陈橘皮　良姜　干姜各半两，别以白面半两同炒黄，令诸药研

上，为细末，每服一钱半，入稀姜粥调下，空心。

附子白术丸

养胃气。

白术　人参半两　附子半两　甘草　干姜各半两

上，为细末，炼蜜和丸，如梧子大，每服三四十丸，空心，米饮服之。

健脾汤

调中养气，消化宿谷。

生姜一斤切片，青盐三两，研拌一宿，焙干　草豆蔻　大麦糵　陈橘皮各二两　甘草一两

上，为细末，每服一钱，白汤调下，空心。

丁香神曲散

治脾胃气虚寒，脏腑泻食不化，大便兼脓，遇冷而剧，食已多呕，宜服。

丁香半两　神曲一两半　肉豆蔻仁一两　干姜一两　良姜一两一分

上，为细末，每服三钱，白汤调下。

启中丸

温中脘，除胃寒，消痰饮，治腹胀，进饮食。

厚朴　干姜　白茯苓　陈橘皮各二两　甘草八分

上，为细末，炼蜜丸如弹子大，每服一丸，细嚼，热米饮送下，食前。

草豆蔻散

治大肠虚冷，腹痛不思饮食。

草豆蔻一两半　白术　高良姜各三分　陈橘皮　厚朴各一两

上，为细末，每服二钱，水一中盏，煎至七分，空心、食前，和滓温服。

大圣膏

治脾胃虚弱，中脘寒，呕吐痰涎不止。

厚朴　大腹皮　枇杷叶　半夏　人参

上，等分，为粗末，再入生姜二钱，去皮切作片子，一处捣烂和作饼子，当二钱大，焙干，每服一饼子，煎至七分，去滓，不以时，热服。

温胃丸

治吐逆。

丁香　木香各二分　半夏一两　硫黄一分，结砂子

上，为细末，粟米饭和丸，如豌豆大，姜汤下五七丸。

无碍丸

治脾胃病溏泄。

大腹皮二两　荆三棱　莪术各一两　木香　槟榔各半两

上，炒麦蘖捣粉为糊，丸梧桐子大，每服二十丸，生姜汤下，仍服寒药。

千金进食丸

治脾胃不和，水谷迟消，中寒气弱，心腹胀满，痰唾呕逆，口苦无味，嗜卧少力，面黄肌瘦，胸膈痞闷，滑肠下利，病后气虚，连年累月饮食不能增进，美饮食，保养中焦，充肥肌肉。

神曲　大麦蘖各十二两　乌梅　干姜各四两

上，为细末，水煮面糊，丸梧桐子大，每服二十丸，温米饮下，食前加至四五十丸。

曲蘖丸

治脾胃虚弱，久不能食，心腹胀痛，食少多伤，呕逆恶心，噎塞痞闷，口淡无味，舌干咽燥，津液减耗，烦渴喜饮，食已则吐，肠鸣飧泄。常服，温脾暖胃，消谷进食。

小麦蘖　神曲各三两　乌梅　干姜各一两

上，为细末，蜜和丸如弹子大，每服一丸，细嚼，米饮下，不以时。

椒朴丸

治久虚不能食，或发肿，或日渐羸瘦，四肢衰倦，吐利无节，应脾胃虚候。

汉椒　厚朴　茴香　青盐各二两

上，以水二升煮令干，焙燥，杵为细末，煮面糊为丸，如梧子大，空心，米饮下三四十丸。

厚朴煎

治脾胃虚积冷，腹胁刺痛，饮食进退，大便秘泄。

厚朴四两　陈橘皮三两　干姜二两　附子一两

上，为细末，枣肉和丸，如梧子大，每服三十丸，空心，米饮下。

平胃丸

和脾胃，进饮食王叔和。

白术四两　厚朴三两　人参一两　陈橘皮二两半

上，为细末，蒸枣和丸，如樱桃大，每服三丸，白汤米饮嚼下，不以时。

生姜汤

定呕逆、翻胃、膈气、不下食。

生姜四两，和皮切作头子，入石灰一两同炒，姜七分干从，入半夏一两再炒，十分干　丁香末一分　白矾一分　硫黄一分

上，为细末，每服一钱，生姜米饮调下。哕，用干柿蒂汤。

干姜丸

治脾胃冷气，大肠滑泄不禁，腹中常冷，饮食不能化者。

干姜一两　川乌头　胡椒　赤石脂各半两

上，为细末，水煮面糊为丸，如梧子大，空心，米饮下二十丸。

橘皮丸

治腹胀。

厚朴　橘皮黄者　神曲　大麦糵各一两

上，为细末，醋煮面糊为丸，如梧子大，每服三十丸，空心，白汤下。

乌头健脾散

治脾胃虚弱泄泻，老人脏泄等。

乌头　厚朴　甘草　干姜各一两

上，为细末，每服二钱，水三合，生姜二片，煎至二合，热服。

四倍丸

下痰饮，和脾胃。

白术四两　橘皮三两　半夏二两　木香一两

上，为细末，水煮面糊和丸，如梧子大，每服二三十丸，食后、临卧服。

老姜丸

补养脾胃。

泼杀心头火去膈上虚热　燃起脐下灯逐脐下久冷　两条胫腚快　一对眼睛明

生姜十两，净洗，连皮薄切作姜钱，同拣净茴香十两拌匀，共淹一宿，次日炒干，以生姜干脆为度，青盐十两碓碎，以银石铫炒尽硫黄气，摊冷，同前药共三味，一处捣罗为末，好酒煮面糊为丸，如梧子大，每服三十丸，空心，温酒或米饮下，日二服，三两日内便觉心头快，进美饮食，大有效验。

四倍散

大补脾肾。

诃子　人参各一两　白茯苓四两　白术半斤

上，为末，每服二钱，水一盏，生姜五片，煎至六分，空心，温服，去滓亦得。

大橘皮丸

调中顺气，开胃进食，伤冷、胸膈噎塞、吞酸悉治之。

陈皮四两　肥生姜三两　丁香半两　人参二两

上，为细末，蜜和丸如弹子大，每服一丸，姜汤嚼下，不以时。

姜面丸

治腹虚冷不饮食，食辄不消，羸瘦。

好面一斤　干姜十两　吴茱萸五两　青盐一两

上，为细末，蜜和丸如梧子大，每服三十丸，空心，米饮下。

又方

苍术　好面一斤　当归　干姜各三两

上，为细末，炼蜜和丸，梧桐子大，每服三十丸，空心，米饮下。

正气丸

治寒冷。

茴香二两　良姜二两，渍油，炒黄　甘草一两　盐二两

上，为细末，水浸蒸饼和丸，如梧子大，每服五十丸，食空时，生姜橘皮汤下。

理中煎

治脾胃久虚，食少羸瘦，及暴中寒湿，腹痛下利，霍乱吐泻，手足逆冷。

人参　白术　干姜　甘草各一两

上，为细末，炼蜜和丸，如弹子大，或一钱一粒，白汤嚼下，或煎服。

三味建脾汤

行滞气，进饮食。

草豆蔻仁一分　甘草半分　麝香一字

上，为细末，每服二钱，白汤调下。

消谷断下丸

治脾胃气虚，中焦不和，胸膈痞满，饮食迟消，呕逆恶心，胁肋膨胀，心腹时痛，大便溏泄，四肢倦怠，全不思食，若气体不足，内挟风寒，久病肠滑，常服，温肠胃，消散寒冷，收敛脏气，大进饮食。

吴茱萸二两　大麦蘖　神曲各一两

上，为末，蜜和丸如梧子大，食前，米饮下十五丸。

中金丹

主胃气久虚，宿食不消，心下急满，腹胁胀痛，泄泻吐利，恶闻食气，又疗风寒湿痹，风水肿满，风眩头痛，目中冷泪，自汗亡阳或五劳七伤，筋骨软弱，腰膝疼痛或温疟寒热，山岚瘴气，经久未愈，常服益津，暖胃去痰，消谷嗜食。

人参三分　白术三两　枣肉四两

上，为细末，枣肉和丸，如梧子大，每服三十丸，米饮下，不以时。

玉蕊丸

治胃虚因吐生风。

白丸子　金液丹各五十丸

上，为细末，煮面糊丸，如梧子大，每服三十丸，空心，米饮下。

麻豆汤

治脾胃气弱，水谷不得下食受，大小便不利。

麻子三升　大豆三升，炒

上，为细末，每服二钱，沸汤下，不以时。

萝附煎

治腹胀有冷，里急或秘。

好附子为细末　萝卜一个

上，先将萝卜剜作瓮子，次将附子末填在内，却用元切，盖子盖之，用竹签子签定，湿纸裹，灰火中煨熟，取附子末出，用刮下萝卜内有附末，稀软萝卜和为丸，每服三十丸，米饮下，立效。

麦蘖散

治脾胃不进饮食。

大麦蘖四两　甘草半两

上，为细末，每服二钱，水一盏，煎至七分，去滓，温服，非时。

定胃散

《博济》治反胃吐逆。

附子一个，生，去皮脐，切作四块子

上，用生姜半斤，水一碗，同煮附子，汁尽为度，取附焙干为末，每服一钱，冷米饮下。

枣附丸

治诸虚不足，脏腑不调。常服，资血气，进饮食。

大附子三个

上，用晋枣五十个，煮附子至五分软，去皮、脐，别用晋枣五十个，再煮附子，软，片切，焙干，捣为细末，以枣肉为丸，梧桐子大，每服二三十丸，空心，米饮下。

水沃①雪丹

治脾胃虚，腹胀减食，甚者水气，作水治则即愈。

附子四两，去皮脐，切作片子，小豆四升水一斗，煮令水尽，拣出附子，末之

上，以生姜自然汁煮糊和丸，如梧子大，每服三五十丸，陈皮汤下。

发灰酒

治胃气小腹切痛，服热药无效者，取妇人油头发烧灰，温酒调下二钱，即止。

大效厚朴煎丸

治脾胃虚弱，不入饮食。孙兆云：补肾不如补脾。脾胃既壮，则能饮食，饮食既进，能旺营卫，营卫既旺，滋养骨骸，保益精血，是以《素问》云：精不足，补之以味；形不足，补之以气。宜服此药，大补脾肾虚损，温中降气，化痰进食。

厚朴一斤，去皮，用生姜半斤，和皮切作片子，水七升同朴煮，水尽为度，不用生姜，朴焙干　干姜四两，锉作骰子大，用甘草二两半寸截，水七升，同煮水尽，不用甘草，干姜焙干　茴香四两，舶上者佳，微炒　川附子二两，炮，去皮脐

上，为末，枣肉和丸，如梧子大，每服三十丸至五十丸，空心、食前，米饮下。

交加散

治脾胃虚弱，饮食减少。

肉豆蔻两个，一个面裹炮熟，一个生用　草豆蔻两个，依前法一生一熟　厚朴方圆四寸，一半生用，一半姜制　甘草三寸，一半炙，一半生用

上，为细末，每服二钱，水一盏半，入生姜、枣，同煎至一

① 沃：原作“泼”，据本书目录改。

盏，去滓，温服，其滓再煎。

延年白术丸

主宿冷癖气，因服热药发热，心惊虚悸，下冷上热，不能食饮并头风旋晕，米饮下，空心、食前服。

白术六分　厚朴　橘皮　吴茱萸　芎䓖　薯蓣　桂心　大麦蘖　干姜　防葵各四两　人参　防风　茯神　甘草各五分　白芷三分

上，为细末，炼蜜和丸，如梧子大，每服十五丸，加至二十丸，忌桃李、雀肉、海藻、菘菜、醋物、生葱。

牛膝地黄散

治癥癖痃气不能食，兼虚羸瘦。

牛膝六两　生地黄九两　当归　远志　白术　人参各三两　桂心四两　苁蓉六两　五味子五两　曲末五合　大麦蘖一升五合　茯苓六两

上，为细末，空心，温酒服方寸匕，日二服，渐加至一匕半。夏中，煮生姜及槟榔饮下，加麦门冬六两，不利人此方甚宜，久服令人轻健，忌桃李、雀肉、生葱、芜荑、醋物、牛犬肉。

大荜茇丸

治脾虚心腹胀满，食少无力，服此补脾。

荜茇　神曲　附子　白豆蔻仁　人参　白术各一两　丁香　荜澄茄　沉香各半两　诃黎勒　陈橘皮各三分　厚朴二两

上，为细末，酒煮枣肉和杵三二百下为丸，如梧子大，每服二十丸，食前，生姜汤下。

白豆蔻丸

温养脾胃，消进饮食。

人参　茯苓　诃子　白豆蔻　桂　厚朴　陈橘皮　丁香　荜茇　槟榔　附子　当归　缩砂仁　干姜各半两　肉豆蔻仁五个

上，为细末，炼蜜和丸，如梧子大，每服三十丸，空心，米饮下。

大肉豆蔻丸

治脾气虚心腹胀满，胸膈不利，食即欲呕，水谷不消或时下利，四肢无力，服此补脾。

肉豆蔻　附子　石斛各一两　白术　荜茇　椒红　缩砂仁　良姜各三分　肉桂　厚朴各一两半　丁香　当归　木香各半两　诃黎勒二两　人参三分

上，为细末，以生姜汁煮枣肉和丸，如梧子大，每服空心，温酒下三十丸。

附子神曲丸

治脾虚心烦腹胀，食少无力，服此补脾。

神曲　附子　诃黎勒　白豆蔻仁　荜茇　白术　白茯苓　人参各一两　厚朴二两　丁香　荜澄茄　沉香各半两　陈皮三分

上，为细末，酒煮枣肉和丸，如梧子大，每服食前，生姜汤下二十丸。

胃胀丸

主胃气不足，心气上奔，胸中愦闷，寒冷，腹中绞痛，吐痢宿汁。

人参一两　茯苓　橘皮　干姜　甘草各二两

上，为细末，炼蜜和丸，如梧子大，每服二十丸，不以时，白汤下。

人参厚朴散

调脾胃，进饮食，顺三焦，调营卫。

厚朴　橘皮各二两　人参　茯苓　半夏　甘草　桔梗　白术

槟榔　黄芪　五味子　桂　当归各一两　柴胡一两半

上，为细末，每服二钱，水一盏，入生姜三片，枣一枚，煎至六分，去滓，食前，温服。

酒煎附子煎

治心腹积聚，风寒邪气冷癖在胁，咳逆上气，喘嗽寒痰，痃癖痼冷，痛弱，筋骨无力，百节酸疼，虚劳损败，阴汗泄精，腰肾久冷，心腹疼痛，下痢肠滑，呼吸少气，瘦悴异形，全不思食，又主身体大虚，五脏百病。

代赭石一斤　荜茇　胡椒　附子各二两

上，为细末，酒煮面糊和丸，如皂儿大，空心，米饮下二粒。

厚朴散

治胃虚呕吐，腹胀坚硬，饮食减少，因生虚风者。

厚朴半两　天南星三分　白术　人参　干蝎各半分

上，为细末，每服一钱，水一盏，生姜二片，枣一枚，同煎至半盏，温服，食前。

诃子皮散

治脾胃虚弱，脏腑滑利，腹胁胀满，脐腹疼痛，水谷不消，腹内虚鸣，胸满气逆，呕吐恶心，后重里急，心胸胀痛，困倦少力，不美饮食，日久不瘥，渐向羸瘦。

诃子皮四十两　官桂五斤　青皮四十两　附子十两　肉豆蔻仁四十两

上，为细末，每服三钱，水一盏，入生姜三片，同煎至七分，去滓，空心、食前，温服。

温中良姜丸

温脾胃，顺三焦，治寒痰聚结，痞壅不通，食即聚吐，咽膈噎闷，两胁肋疠刺，呕吐哕逆，噫恶，心满短气，噫闻食臭，及疗留饮肠鸣，温泄冷泻，注下不止。常服，建脾胃，美饮食，辟寒邪，养正气。

良姜四斤　甘草一斤半　干姜二斤四两　白术二斤四两　桂一斤十二两

上，为细末，炼蜜和丸，每两为二十丸，每服一丸，细嚼，生姜橘皮汤下，米饮亦得，空心、食前。

参苓白术散

治脾胃虚弱，饮食不进，多困少力，中满痞闷，心忪气喘，呕吐泄泻及伤寒咳噫，此药中和不热，久服养气育神，醒脾悦色，顺正辟邪。

人参　白茯苓　白术　甘草　山药各二斤　白扁豆　缩砂仁　桔梗　莲子肉　薏苡仁各一斤

上，为细末，每服二钱，煎枣汤下，小儿量岁数与之。

平胃散

和脾胃进饮食，作丸服尤佳。

厚朴　陈橘皮各五两　苍术八两　甘草三两

上，为粗末，每服二钱，水一盏，生姜三片，枣一枚，同煎至六分，去滓，食前，温服。

助脾散

治脾胃虚弱，饮食减少。

干姜　草豆蔻　神曲　大麦糵　陈橘皮各二两　甘草一两

上，为细末，每服一钱，空心、食前，白汤调下。

干木瓜丸

治脾胃，生津液，止烦渴。

干木瓜无盐，一两　干紫苏　白术　甘草　干生姜各一钱　乌梅肉　神曲　大麦糵各一钱　丁香半钱　百药煎三字　人参　茯苓各一分上，为细末，炼蜜和丸，如鸡头大，每服一丸，含化，无时服。

四君子汤

和胃进食。

人参　白术　茯苓　甘草各一两

上，为细末，每服二钱，水一盏，入生姜三片，枣一枚，同煎至六分，去滓，温服，不以时。

五百罗汉丸

消食化气。

乌梅　胡椒　丁香　巴豆去尽油　缩砂已上，各五百个

上，为末，蒸饼和丸，如绿豆大，每服五七丸，食后，煎橘皮汤下，小儿一二丸，量大小加减。此药，消食化气，宽膈肥肠进食，甚妙。

肝　肾

沉香猪肚丸

治脾肾虚损不思食。

石斛　荜茇　诃子　沉香　丁香　木香　人参　白术　肉桂　白豆蔻　肉豆蔻　荜澄茄　茴香　胡芦巴　破故纸　乌药　当归　川芎　附子　干姜　胡椒　缩砂仁　川椒　牛膝　巴戟　硫黄　青盐　厚朴　猪肚一只　槟榔已上各一两

已上，除肚外各一两。又，一方治冷积满闷，添枳实、桔梗、麒麟竭、没药、橘皮、三棱、蓬莪、槟榔等八味。又方，添硇砂一两。

上，为细末，猪肚用水煮熟，切作棋子，再入酒内煮软，研和前药，丸如梧子大，每服三十丸，空心，温酒或盐汤下。

沉香豆蔻散

治肝元风虚上攻，头目昏眩，肩背拘急，兼治脾元气不和。

沉香三分　肉桂一两　白豆蔻半两　石斛　巴戟各一两　黑附子半两　赤茯苓一两半　木香　川芎各一两　五味子三分　吴白术　青橘皮各一两　厚朴　黄芪各半两　藿香　荜澄茄　肉豆蔻　人参各三分

上，为细末，每服三钱，水一盏，生姜三片，枣一个，煎至七分，食前，温服。

大石斛丸

补肝肾，益精髓，养营卫，去风毒，强筋骨，明目，强阴，轻身壮气，治肝肾风虚头目诸疾。

石斛一两半　萆薢一两　柏子仁　石龙芮　泽泻各三分　附子　杜仲各一两　牛膝一两半　赤芍药三分　云母粉　松柏各一两　防风　山茱萸各三分　菟丝子一两　细辛　杜仲各三分　鹿茸　巴戟各一两

上，为细末，酒煮面糊为丸，如梧子大，每服五十丸，空心，温酒下，忌生冷油腻、牛肉。

石斛苁蓉散

补肾气。

肉苁蓉一两半　石斛　五味子　黄芪　丹参　牛膝　附子　当归　人参　杜仲　沉香　茯苓　石南　枳实　熟地黄各半两　桂　磁石各二两

上，为粗末，每服三钱，羊腰子汁一盏半，煎至八分，去滓，温服。

沉香丸

治肾脏虚冷气攻，心神闷乱，四肢逆冷，腹胁胀满，疼痛喘促。

沉香　木香　槟榔　桂　桃仁　茴香子　当归　肉豆蔻仁　蓬莪术　阿魏面裹，煨熟为度　苦楝子各半两　丁香　干姜　干蝎　青橘皮各半两　硫黄一两半　吴茱萸半两，汤洗，次焙干用

上，为细末，炼蜜和捣三五万杵，丸如梧子大，每服三十丸，不以时，热酒下。

炼阴丹

治足少阴凝涩，气下坠肿胀，卵核偏，如石游走，疼痛不定。

玄胡索　海藻　昆布　青橘皮　胡芦巴　茴香　川楝肉　马蔺花各一两，醋炒　木香半两　大戟醋炙　阿魏　硇砂　安息香各一分　酒　醋各一升

上，先将阿魏以下入酒醋内，熬成膏，放冷，入麝香一钱，再搅匀，和前药为丸，如绿豆大，空心，烧绵灰酒下，五七丸、十丸。

补肝丸

治肝虚目暗一名兔肝煎。

兔肝一具　车前子　菟丝各二两　柏子仁　熟地黄　茯苓　细辛　枸杞子　蕤仁各一两一分　防风　山药　芎各一两　五味子三分　甘草半两

上，为细末，蜜和丸，如梧子大，每服二十丸，温酒下，加至四十丸。

茯神丸

《千金》疗梦泄失精、尿后余沥、尿精方。

人参　麦门冬　赤石脂　远志　续断　鹿茸各六两　茯神　龙齿　磁石　苁蓉各八分　干地黄十二分　韭子　柏子仁各五分

上，为细末，炼蜜和丸，如梧子大，每服二十丸，温酒下，日再，稍加至三十丸，忌鲊、芜荑。

人参远志汤

治肾气不足，消渴，小便数，腰痛无力，消瘦。

远志　人参　泽泻　熟地黄　桂　当归　白茯苓　黄芩　甘草　芎　白龙骨各一分　五味子二分

上，为细末，羊肾汤煎服，日三，觉减则后方每服三钱。

山药地黄丸

治心肾气不足，惊悸健忘，梦寐不安，遗精，面少色，胫酸疼。

山药　远志　熟地黄　天门冬　龙齿各六分　五味子　白茯苓　麦门冬　车前子　茯神　地骨皮　桂各五分

上，为细末，炼蜜和丸，如梧子大，每服二十丸，食前，米饮下。亦名水芝丹。

益阳散

治湿冷乘袭，下部肿痛。

丁香枝杖　藿香　零陵香　吴茱萸　甘松　紫梢花　菟丝子　桂　蛇床子　笺香　木香　杜狗脊各等分

上，为粗末，每服二钱，水一盏半，煎三五沸，乘热熏洗，须在密室中，勿令见风，仍温暖盖覆。

大通丸

治丈夫肾脏风上攻下疰，头面脚膝疼痒生疮，及小肠膀胱宿冷，滞气攻刺腹胁，并妇人血风攻疰，脚腰拘挛，兼能进食益气。

金钗石斛丈夫服，生用，半两　牛膝各一两　大附子二个，共及两者　干姜三分　豆蔻去壳，面裹，煨熟　槟榔各四个　木香一分　菊花二两　舶上硫黄一分，不见火　白花蛇　枸杞子九蒸，九曝，炒令黄，各二两

上，为细末，酒煮面糊和丸，如梧子大，每服三十丸，空心，

温酒下。如吃了转觉胫骨内疼甚者，乃药效力；如疼发过后，只管吃即永瘥；如怕痛住药，疼亦止，病未愈，妇人当归酒下；如作散子，酒饮调下；如常服，大效。

十一圣丸

治丈夫元脏虚冷，进食壮筋骨，久服经效。

大附子　川乌头各一两　肉豆蔻仁　槟榔各四个　肉桂不见火，一两　胡椒　青皮　半夏　硫黄　硇砂　舶上茴香各一两

上件，除硫黄、硇砂外，余为末，硫黄、硇砂细研，米醋半盏，汤瓶上熬过，次用米醋半碗，将研过硇砂入面一大匙同煮，稀糊和前药成剂，丸如梧子大，每服三十丸，盐汤、盐酒，空心、夜卧服，极有效。

黄芪牛膝散

治肾脏风虚，腰腿脚膝痛。

黄芪　白芍药　牛膝　当归各三分　防风　磁石各二十四铢　五味子　茯苓　熟地黄　芎䓖　桂心各四分

上件，为细末，每服三钱，水一盏，入生姜三片，枣一枚，同煎至七分，去滓，温服，不以时。

胡芦巴散

治肾经膀胱虚，攻刺疼痛。

胡芦巴　茴香　破故纸　川楝子　巴戟各一两　青橘皮　桂各三分　良姜　干姜各半两　斑蝥一分

上，为细末，每服二钱，入盐煎，不以时。

蔺花散

治元阳气弱，肾经不能制水，循运失时。

马蔺花　川楝子　海柑子核柑皮肉不中食，只核可用　荔枝核　附

子炮切片羊肾一对，细切同焙，不用肾　沉香各半两　木香　薰陆香　甘草各一分　麝香一分

上，为粗末，每服二钱，水一盏，入炒生姜、盐茴香，同煎至七分，去滓，空心，温服。

香积散

治小肠气发作，疼痛不可忍，及膀胱偏坠，结硬不散。

荆三棱　土茴香　川楝子　巴戟天　当归各一两　黑附子　益智仁　南木香各半两　枳实二分

上，为细末，每服一钱半，空心，温酒调下既效，即次服舶上茴香丸。

川椒丸

治七疝，忽心腹气逆不得息，痛引背膂，或脐下坚痛，遇冷即极，若小腹虚满，引膀胱里急。

川椒一两，去目，并合口者，炒　桔梗　细辛各半两　厚朴一两　赤芍药　干姜　附子　川乌头各半两　槟榔一两

上，为细末，炼蜜和捣三二百下，丸如梧子大，每服二十丸，食前，以生姜橘皮汤下。

金铃散

治一切冷气，小肠元脏膀胱气痛，脾元积冷，及妇人血刺冷气攻疰心腹，疼痛呕逆，胀满，脐腹绞痛，烦闷喘急。

金铃子四十粒，去皮核，用巴豆二十个去皮，入麸炒金铃子肉如桑根色，去巴豆及麸，只用铃肉　茴香　荆三棱　莪术已上，湿纸裹，煨熟　枳壳　陈皮　川楝子　百部各一两

上，为细末，每服一大钱，炒生姜、盐、酒调下，不以时，亦可作丸。

三茱煎

治小肠、膀胱、肾余气。

山茱萸　吴茱萸　食茱萸　青橘皮　陈橘皮　茴香　川楝子　桂各一两

上，为细末，醋煮面糊为丸，如梧子大，空心，米饮下三十一粒。

大戟丸

治膀胱气、阴肿或小肠气痛。

大戟好者锉之，炒令黄，秤半两　胡芦巴四两　木香　茴香　附子　诃黎勒　槟榔各一两　麝香半两

上，为细末，用川楝子五两，好酒一二升，葱白七枚长三寸，以来一处煮楝子肉软，去皮核，只取肉，和上件药末，丸如梧子大，每服五七丸至十丸，每日空心温酒下，生姜盐汤亦得。如潮发疼痛，用生姜热酒下十五丸，一服立效，吃药后消尽气且却减药。

侧子石斛煎

治脚膝屈伸不得。

石斛　牛膝各十两　茯苓五两　天雄　侧子各四两　狗脊　桂心　生姜各三两

上，为细末，炼蜜和丸，如梧子大，每服三十丸，酒下。

钟乳薯①蓣汤

治阴痿精薄而冷方。

苁蓉　钟乳　蛇床子　远志　续断　薯蓣　鹿茸各三两

① 薯：原作"姜"，据本书目录改。

上，为细末，酒服方寸匕，日一服，倍蛇床子、远志、鹿茸、钟乳尤效。

含明散

补肝脏劳极。

人参　知母　茯苓　秦艽　丁香　甘草　石膏细研各一两

上件，七味，为细末，每服二钱，用水一盏，入葱白一寸，煎至八分，通口服，不以早晚。

七圣丸

治下注生疮。

川羌活　绵黄芪　白附子　沙苑　蒺藜　汉防己　五灵脂别研　地龙等分

上件，为细末，水煮面糊为丸，如梧子大，每服十五、二十丸，腰子羹汤下，后用腰子压之。

沉香丸

治脾肾久虚，水饮停积，上乘肺经，咳嗽短气，腹胁胀，小便不利。

沉香一分　乌药三分　茯苓　陈皮　泽泻　香附子各半两　麝香半分

上件，为细末，炼蜜和丸，如梧子大，每服二三十丸，熟水下，不以时。

楮实煎

治久患脚膝湿痹，行步不得。

海桐十两　牛膝九两　楮实七两　枳壳六两　木香五两　芍药四两　桂心八两

上件，为细末，炼蜜和丸，如梧子大，每服四十丸，酒下。

香茸丸

治肾脏虚寒，腰膝沉重，补益。

麝香一分　破故纸四两　牛膝　鹿茸各二两　附子　苁蓉各四两

上，为细末，酒煮稀面糊和丸，如梧子大，每服五十丸，食前，盐汤或温酒下。

育婴散

补肾脏劳极。

香附子一分　黑附子一枚　白蒺藜　木香各一分　茯苓半两　甘草一分

上，六味，为细末，每服二钱，水二盏，入生姜五片，葱白一小茎，同煎至七分，空心服。

白芍药散

治瘤疾久不瘥。

白芍药　白茯苓　当归　白术　陈皮　香附子各半两

上，为粗末，每服二钱，水一盏，同煎至八分，去滓，食前，温下。

木香荜澄茄丸

治疝气及下部湿冷，脐腹疼痛。

荜澄茄　川楝子　木香　舶上茴香　桃仁各一两　蝎一分

上，为细末，酒煮面糊和丸，如豌豆大，每服二三十丸，空心，温酒或盐汤下。

木通茴香丸

治小肠气，膀胱气，疼痛不可忍者。

川楝子五个，只取肉　青橘皮　茴香各一两　木通一握三茎　巴豆五十个上件，同炒黄，不用巴豆，入海金沙一钱，滑石一钱半，同研匀，每服一大钱，热酒调下，立效。

煨肾丸

治阳气衰弱，腰痛脉冷，精滑阴痿，脐腹疞刺，减食力劣，皆可服之。

附子　胡芦巴　破故纸　茴香已上，并一两，炒香熟

上，为细末，烂研羊腰子和丸，如梧子大，每服三五十丸，空心，温酒下，食前亦得。

羌活散

治肝脏壅实，目赤昏涩，热泪不止，筋脉拘急，背膊劳倦，及头昏、项颈紧急疼痛。

羌活　甘菊花　蔓荆子　芎藭各一分

上，为细末，每服二钱，水一中盏，入酸枣仁、黍黏子五十粒研碎，同煎至七分，去滓，不以时。

四味汤

《小品》治疝气、腹中虚痛及诸胁痛里急。

当归　生姜　芍药各三两　羊肉三斤

上，锉，以水一斗二升，先煮肉烂熟，出肉，纳药取三升，每服七合，日三。

草还丹

明目补肾。

刮皮术一斤，米泔汁浸二日，竹刀片切　菊花八两　青盐　椒各四两

上，用好头醋一斗于砂石银器中，煮术数沸，入椒、菊、盐，煮去一半醋，取出，焙干为末，与余醋为糊丸，如梧子大，空心、临卧下三四十丸。

椒仁丸

通利小便。

椒仁　商陆　橘皮　桑白皮

上件，等分，为细末，水煮面糊为丸，如梧子大，米饮下三十丸，以小便通为度。

沉香散

治寒疝，小腹坚满，攻作不定，时发疼痛，肾虚受邪肿胀，及脏寒气弱、脐常痛。

沉香　附子各一两　川楝子一两半

上，为细末，每服一钱半，水一盏半，生姜三片，枣一个，盐少许，煎至七分，空心服。

七里香汤

草药，治腿膝肿、生疮。

上，一味，炼汁淋，洗一次便无。

橘皮丸

治秘。

橘皮不以多少。

上，为细末，炼蜜为丸，如梧子大，以生姜汤下三十丸。

补肾腰子法

治老人肾脏虚寒，即其肾以寒虚自结实硬，虽服补药，并不入，用羊腰子一对、水半碗，用杜仲阔一寸、长二寸许一片，同煮腰子软，空心，切食，令人内肾柔软，然后服平补药。

生姜丹

治肾受邪，阳气衰弱，意情不快，多倦，男子既肾不受邪即病不生，用茴香二两、生姜四两不去皮，擦拌茴香入坩器内，淹一伏时，不透气，取出，用慢火炒，不得过，次入青盐一两，同为细末，煮好，面糊为丸，如梧子大，每服三五十丸，空心，酒或盐汤下，并无忌。此药，止是用茴香、盐引生姜入肾经，散发邪气也。

肾喘汤

治外肾喘。

上，以左顾牡蛎文片色白者二两，先杵为粗末，以坩埚子盛，火烧通赤，放冷，为细末，每服一钱，浓煎鲫鱼汤调下，不以时。鲫鱼重四两者一个，事持了浓煎，煎时不得动。

论足膝病方

论曰：足膝者，肾之所主。若缓纵无力，胫腿顽痹，或觉转筋，或时疼痛，皮肤肿，按之不陷，或指节拘挛，谓之脚气。甚者，至于胸中痞闷，寒热吐逆，小腹不仁，心中烦躁，小便秘涩，乃邪气自外传内，此由脾肾气郁滞，而湿毒之气伤于经络，与风毒相传，毒气从而入着为病，病从脚起，故谓之脚气。此病有虚有实，有冷有热。治法：实者泻之，虚者调之，冷者温之，热者寒之，唯忌补之。盖本由外邪着于经络，经络之气已不通流，补之则又实其经络，邪气无所从出故也。若膝胫痿弱，痹而不仁，步履无力，宜小续命汤方见《中风门》。

若胸中痞闷，时欲呕者，增以橘皮丸。小便不利则兼以椒仁丸。骨间冷疼者，于小续命汤中去黄芩，增桂成一两半，附子成一两半，加细辛半两，独活半两，及以乌头铿散淋沃，瘥后觉无力专宜续断丸。骨闷烦疼，不可覆以衣者，当作麝香防风独活汤。若协前证者，则以前主对之药治之，服药之后，常觉漐漐汗出为佳。若大实肿痛、大便不通者，宜大鳖甲汤下之，下后未除而复前证者，亦依前药，对证而用之。

手足筋挛

小续命汤加减方

有人年五十四，素羸多中寒，近服菟丝子有效，小年常服生硫黄数斤，脉在上二部、右下二部弦紧有力，五七年来病手足筋急拘挛，言语稍迟，遂与仲景小续命汤加薏苡仁一两以主筋急，减黄芩、芍药、人参各半以避中寒，杏仁只用百枚。后云尚觉太冷，因令尽去人参、黄芩、芍药三物，却加当归一两半，服之遂安。

固元散

治脾胃积寒，饮食无味。

丁香一分　木香半分　芎一两半　桂二分　陈皮一两　削术一两半　藿香　甘草各半两　茴香　乌药各一两

上，为细末，每服二钱，随证改汤事调下。

枣肉丸

治脾胃不和，饮食减。

苍术米泔浸一昼，夜锉碎　生姜去皮，切碎　枣去核，切碎　川芎酒浸一宿，锉碎　桂去皮，锉碎，酒浸一宿　已上各四两。

上，五味，相间，一重重铺，蒸软熟，同捣烂，用坩合子盛，每服旋丸二十丸，如梧子大，空心，白汤下。

养气汤

香附子圆实者，去尽黑皮，微炒，秤四两　甘草一两，炙　姜黄汤洗浸一宿，用水淘去灰，以尽为度，焙干，秤二两

上，三味，同捣罗，成细末，每服一大钱，入盐点，空心服。皇祐至和间，刘君锡以事窜岭南，至桂州遇刘仲远先生，口授此方。仲远是时已百余岁，君锡服此汤间，关岭表数年，竟免岚瘴

之患，后还襄阳，寿至九旬。尝云：闻之仲远曰，凌晨盥栉讫，未得议饮食，且先服此汤，可保一日无事，旦旦如此，即终身无疾病矣。

补肝丹

治肝经风气上攻头脑昏重，目暗䀮䀮，项背拘急，脚膝少力，四肢多倦。久服，养精血，明目注颜。

柏子仁　熟干地黄　沉香一方用半两　干山药　金钗石斛各一两　石麻　覆盆子　牛膝　黄芪各一两　蔓荆子半两

上，为细末，炼蜜和丸，如梧子大，每服二十丸，米饮下，空心服，每日止进一服。一方，加苁蓉一两，酒浸一宿，片切，焙；杜蒺藜一两，木臼杵，去刺，慢火炒黄；后秤菟丝子一两，淘去泥土，酒浸一宿，漉去焙干。

鸡峰普济方卷第十三

热①

丹毒《千金论》

曰：丹毒，一名天火，肉中忽有赤如丹涂之色，大者如手掌，甚者遍身有痒、有肿，无定色。有白丹者，肉中肿起，痒而复痛，微虚，肿如吹状，隐疼起也。有鸡冠丹者，赤色而起，大者如连钱，小者如麻豆状，肉上粟起如鸡冠肌理也，一名茱萸丹。有水丹者，由遍体热起，遇水湿搏结，丹晃晃黄赤色，如有水在皮中，喜着股及阴处，此虽小疾，不治令人至死，治之皆用此升麻膏。

升麻膏

兼治风热上攻头面及项背肿赤等。

升麻　白蔹　漏芦　连翘　芒硝　黄芩各二两　蛇衔　枳实各三两　蒴藋四两　栀子四十个

上，微捣之，水三升，浸半日，以猪膏五升煎，令水气尽，去滓，膏成，敷诸丹及热疮肿上，日三。

七疝散

治疝气。

茴香　川楝子每个钻一窍子　解盐　桃仁　麸各一两　斑蝥四十九个

上，同炒，桃仁熟取出，放冷，去斑蝥，并麸为末，每服一钱，空心，温酒调下。

平肺丸

治上焦有热，微寒外乘，客滞肺经，寒热相交，上抢咽膈，

---

① 热："热"字前原有"治"字，据本书目录删。

成咳嗽不已或邪气留连日久，积动经络或有恶物，或胸满气促，或饮食进退，或寒热不常及治咳嗽，气嗽，燥嗽，喉中呀齁不得睡卧，宜服。

真桑白皮去赤皮，锉半寸，清水、米泔浸十五日，漉出，焙令干，二两　贝母　防己　甘草　杏仁去皮尖，双仁者，麸炒赤，别研，各一两

上，为细末，水煮面糊和丸，如梧桐子大，每服三十丸，食后、临卧，生姜汤或橘皮汤下。

地黄丸

治心热太过，三焦不顺，夜卧不寐，退热安神。

生地黄一两　人参　白芍药　当归各半两　甘草一分

上，为细末，炼蜜和丸，如弹子大，临卧，浓煎淡竹叶汤，嚼下一丸。常服，养营卫，用人参汤下。

椹　煎

除风热之疾。

椹汁三升　白蜜二合　生姜汁一合

上，重汤煮椹汁三升，入盐酥，再煎三沸，下姜汁、蜜等，再熬合得所，下不津器中贮之，每服一合，和酒调服，大理百种风疾。

芍药黄芪汤

疗阴不足则阳偏，阳偏则发热。若热从背起，或从手足渐渐遍身，口舌干燥，思欲引水，时时躁闷，此由阴气亏少，少水不能灭盛火，盖诸阳起四末，循行于背，阴不能敛阳，所以发热，或昼发而夜宁，或夜发而至旦即清，其脉虚疾而小，宜服此。

白芍药三两　黄芪　甘草　青蒿各一两

上，为粗末，每服五钱，水二盏，煎至一盏，去滓，温服，不以时。

参橘丸

疗热从腹起，上循胸腋绕颈额，初似温，温渐至大热，发作无时，遇饥愈剧，中脘不利，善食而瘦，面色苍，肌肉不泽，口唇干燥，此由脾气素弱，曾于他病瘥后误投热药，入于脾，脾热则消谷引食，善消肌肉，其脉濡弱而疾治之。

黄橘皮三两　麦门冬　人参各一两

上，为细末，炼蜜为丸，如桐子大，米饮下三十丸。

大建中汤

疗热自腹中或从背膂渐渐蒸热，日晡则剧，至夜渐退或寐而汗出，小便或赤或白而浊，甚则频数，尿精，夜梦鬼交，日渐羸瘦，此由思虑太过，心气耗弱，阳气流散，精神不收及阴无所使，治属虚劳。

白芍药六两　黄芪　远志　当归　泽泻　龙骨　人参　甘草各二两

上，为粗末，每服五钱，水二盏，生姜五片，枣一个擘，胶少许，煎至一盏，去滓，温服，食前。

论及方

若自腰已上发热，极则汗出，出已凉，移时如故，复加昏冒，腹中膨满，其气上攻，时时咳嗽，嗽引胁下牵痛，睡中惊悸，其脉弦急带疾。此由外寒搏客，内冷相合，寒则气收，而水液聚而不行，内化成饮，医以热药攻寒，寒未已而复增，客热阴寒，肉闭拒阳于外而不得入，逼阳上行发而为热，散而为汗，汗多亡阳，心气内虚，故令惊悸，治属饮家，温而利之，宜礜石丸。若热起骨间烦疼，手足时时微冷，旦起体凉，日晚即发，背膂牵急，或骨节凸起，足膝酸弱，此由邪热加阴，蓄留骨髓，髓得热则稀，髓稀则骨中空虚，阳入于阴，阴虚则水少，脂液干枯，热蒸骨软而凸，其脉沉细，治属骨蒸，宜芦根汤、补髓丸。

芦根汤

芦根　麦门冬　赤茯苓　芍药各一两　地骨皮二两

上，为粗末，每服五分，水二盏，煎至一盏，去滓，温服，食后。

补髓丸

生干地黄三两　干漆半两

上，为细末，炼蜜和丸，如绿豆大，米饮下三十丸，空心，临卧服。

若自胸已上至头，发热、口鼻气塞，时如烟熏，目涩咽燥，口干，唾如凝脂，时咳毛竦，大便不利，小便赤黄，此由肺气不调，邪热乘客上焦不降，其脉疾大，先与桔梗汤，热不退，与五味子汤。

桔梗汤

桔梗一两　人参　麦门冬　甘草各半两　小麦一合

上，㕮咀，水三升，煎至一升，去滓，分三服。

五味汤

柴胡四两　半夏一两一分　黄芩　赤茯苓　五味子各一两半

上，为粗末，每服五钱，水二盏，生姜三片，枣一枚，煎至一盏，去滓，温服，食后。

柴胡芒硝汤

治旦热不休，日晡尤甚，口中勃勃气出，耳无所闻，或时昏睡，睡即浪言，意欲喜冷，小便赤色，大便不通，此由三阳气盛，外蕴经络，内蓄腑脏，或因他病误服热药而致其脉洪数，病久者短疾。

柴胡四两　黄芩　甘草　赤茯苓各一两半　半夏一两一分

上，为粗末，每服五钱，水二盏，生姜三片，枣一个，煎至一盏，去滓，入芒硝一钱，搅匀，温服，以利为度。

橘皮甘草汤

疗若身大热，背微恶寒，心中烦闷，时时欲呕，渴不能饮，头目昏痛，恶见日光，遇凉稍清，起居如故，此由饮食失宜，胃中空虚，热留胃口，其脉虚大而数，谓之中暑。

橘皮三两　生姜二两　甘草一两

上，㕮咀，水三升煎至一半，去滓，分三服，不以时。

白虎桂枝汤

治间日发热，昏昏多睡，热过则清快，至其发时还复如故，每发必数次头痛，身体拘倦，此由肺素有热，气盛于身，厥逆上冲，中气实而不外泄，其气内藏于心外，舍于分肉之间，令人消烁肌肉，其脉弦大而数，谓之瘅疟。

石膏一斤　知母六两　甘草　桂各二两

上，为粗末，每服五钱，水二盏，粳米三十粒，煎一盏，去滓，温服，非时。

泽泻汤

治身热汗出，烦满，不为汗解，此由太阳之经先受风邪，与热相搏，肾气上行，风与热搏则为汗，肾气厥则烦满，谓之风厥。

泽泻半两　白术　防风各二两　石膏　赤茯苓各一两

上，为粗末，每服五钱，水二盏，煎至一盏，去滓，温服。

菟丝子煎

治四肢发热，逢风如炙如火，此由阴虚阳盛，诸阳起于四末，少水不能灭盛火，而阳独治于外，宜服此。

菟丝子　五味子各一两　生干地黄三两

上，为细末，米饮调下二钱，食前。

空心平补丸子

治发热不解，五心烦热不得睡，发渴吃汤饮，初先头痛壮热。

生干地黄　黄芪　白茯苓　楮实子　枸杞　山药　槐实　沉香　泽泻　白蒺藜等分

上，为细末，每服二钱，水一盏，煎至七分，和滓，温服，非时。

又方

非时饮子

人参　黄芪　赤茯苓　白术　麦门冬　白扁豆　蒺藜　甘草各等分

上，为细末，每服二钱，水一盏，煎至七分，去滓，温服，非时。

大便秘

枇杷叶散

适适阴阳，和养脾胃，兼治食饮易伤，腹胁痞满，口干多渴，常欲饮冷，四肢倦怠，大便不利。

人参　枇杷叶去毛，以枣汁，炙令黄　白术　陈皮　前胡　藿香叶　白茯苓各半两　桔梗　甘草各一分　白豆蔻　半夏曲各半两

上，为细末，每服二钱，水一盏，入生姜三片，枣一枚，同煎至六分，去滓，食前，温服。

宣壅丸

治大便秘滞有三：一者三焦五脏不和，热气小偏入肠胃；二

者风客三焦，气弱传道不利；三者肾虚水少，胴肠干涩。皆令大便秘滞，并宜服。

麻子仁　郁李仁去皮，各二两，并研为膏　陈橘皮　羌活　川芎　木香各一两　槟榔二个

上，同为细末，与麻子仁、郁李仁膏同研，炼蜜和丸，如梧子大，每服二三十丸，熟水下，不以时。

四顺饮子

治大便不通，面目身热，口舌生疮，上焦冒闷，时欲得冷，此三阳气壅，热并大肠，其脉洪大。

大黄　赤芍药　甘草　当归等分

上，为粗末，每服五钱，水一盏半，煎至一盏，温服，利为度。

麻仁丸

治气虚秘滞。

麻仁去皮，研，三两　枳实去穰麸，炒，四两　杏仁　芍药　大黄各四两　制厚朴二两

上，为细末，炼蜜和丸，如梧桐子大，每服三十丸，熟水下，不以时。

神功丸

疏解秘滞及风气下流，腰膝疼痛。

麻仁五两　大黄三两　诃子二两　人参半两

上，为细末，炼蜜和丸，如梧子大，每服三十丸，熟水下，不以时，不知加之，以疏为度。

小当归丸

治虚人秘涩，润养肠胃。

当归三分　桂二分　威灵仙茸一两

上，为细末，水煮面糊为丸，如梧子大，每服二三十丸，空心，生姜汤下，不以时。

紫苏丸

治有虚热秘滞。

紫苏子　黄橘皮各二两　知母一两

上，为细末，生姜自然汁浸过一指许，于重汤上煮熬成膏，可丸即丸如梧子，蜜汤下二十丸。

威灵仙丸

若年高之人，津液枯燥无以润养，肠间干涩，气血俱衰，艰于运化，其脉燥大，宜此威灵仙丸、紫苏麻仁粥。

黄芪一两，蜜炙，切　威灵仙去土，洗，半两　枳实一两

上，为细末，炼蜜和丸，如梧子大，生姜汤下二十丸。又，将紫苏子、麻仁研水取汁，煮粥甚佳。

备急丸

治大便秘。

大黄　干姜　巴豆等分

上，为细末，蜜和丸如豌豆大，米饮下一丸，羸人服一丸绿豆大，以大便利为度。

朱砂饼子

治大便秘结。

朱砂辰州尤佳　巴豆七个　水银一皂大

上，同用水熬一宿，去巴豆、水银，将砂细研，蜜和成膏，置心上，立效。

大橘皮丸

治大便秘。

厚朴　橘皮各三两　杏仁五两

上，为细末，炼蜜和丸，如梧子大，每服五七十丸，不以时，米饮下。

赤小豆散

治大便秘。

赤小豆浸令牙出，日干，六两　当归三两

上，为细末，温浆水调服二钱，不以时。

蒲黄散

若纯下清血者，多因忧思之气，不散而乘于血，或怒气伤肝，逆气上行，血溢流散，或饮酒过多，热入于阴而伤于血，其脉或散或涩者，下血久不止也，先与蒲黄散，不瘥，与王瓜散方在后。

木贼一两　蒲黄二两

上，研匀，每服二钱，米饮调下，不以时。

熏　法

野狐骨　艾叶不以多少

上，烧烟，熏谷道，以痛为度。

妙应丸

治气虚有冷，大便不通。

金液丹　半硫丸等分

上，二味，皆妙，每服五七十丸，空心，米饮下。

橘皮杏仁丸

治诸大便秘，兼脚气人秘尤佳。

橘皮四两　杏仁一两二钱，半熟者

上，为细末，炼蜜和丸绿豆大，每服五七十丸，白汤下，不以时。

通肠丸

治大肠干结不通。

厚朴去皮，生姜汁和膏，焙干，为细末　猪胰等分

上，用猪胰同和成膏，丸如梧子大，每服三十丸，生姜水下，汤亦得。

论曰：大肠为传道之官，变化出焉。独受诸阳之浊，或秘而不利，或秘而不通。若其人腹胀痛闷，气绝胸中，痞塞欲呕，此宿食留滞，脾气不转，其脉沉疾而实，宜备急丸方见《头痛门》。

若但秘涩，余无所苦，此由风搏肺经，传于大肠，肠中受风，津液燥少，诊其脉浮涩，谓之风秘，宜脾约麻仁丸；亦有气下降而谷食不流行者，其人多噫，其脉短涩，宜紫苏丸；新产妇人亡血而津液少，大便秘宜服之。

小黄芪丸

治胴肠风热，大便秘滞及五痔结核。

防风一两　黄芪二两　芎䓖半两　皂子仁黄　枳壳各一分

上，为细末，炼蜜和丸，如梧子大，每服三十丸，不以时，米饮下。

冷①

葱白散

治一切冷气不和及本脏膀胱气攻冲疼痛，大治妇人产前、产后腹痛，胎不安或血刺痛者，兼治血脏宿冷，百骨节倦疼，肌瘦怯弱，伤寒滞癖，服久尽除，但妇人一切疾病最宜服之。

川芎　当归　枳壳　厚朴　桂　青橘皮　干姜　茴香　苦楝

① 冷：此前原有“治”字，据本书目录删。

子　芍药　木香　神曲　大麦糵　荆三棱　蓬莪术醋浸一宿　人参　茯苓各一两　干地黄一两　诃子　大黄各半两

上药，同为细末，每有患者三平钱，常服只二钱，用葱白二寸拍破，用水一盏，同煎至七分，入盐半钱，和滓热服，纳诃子、大黄二味，或有用者，或有不用者，盖相度状可入此二味，多不全用者，须入大黄，即服时不须入盐也。

木香散

治脏腑冷极及久冷伤败口疮，下泄谷米不化，饮食无味，肌肉瘦悴，心多嗔恚，妇人产后虚冷下泄及一切水泻、冷痢疾等。

破故纸　木香各一两　良姜　缩砂仁　厚朴各三分　赤芍药　桂　陈橘皮　白术　吴茱萸　胡椒各半两　肉豆蔻五个　槟榔二个

上，为细末，每服三钱，用不经水猪肝四两，去筋膜批开，重重掺药放鼎中，入浆水一碗，醋二茶脚许，盖覆煮熟，入盐一钱，葱白三茎，姜一弹许，同煮水欲尽，空心，为一服，冷食之，或以浆水煮肝为丸亦得，如梧子大，每服五十丸，空心，米饮下。

三建丸

治气极虚寒，癖饮留滞，胸中痰满，心腹疼痛气急，不下饮食，腹胀虚满，寒冷积聚。

硫黄　礜石　乌头　干姜　吴茱萸　人参　当归　蜀椒　细辛　皂角　桂　附子各一两

上，为细末，炼蜜为丸，如梧子大，每服十丸，米饮下。一方，加天雄、赤石脂。

胡芦巴丸

治元脏气虚，下焦冷攻，脐腹胀满疾痛，脾胃肠连阴牵痛不可忍。

胡芦巴　茴香各一两　木香　桂去粗皮，不得见火　当归半两　附子

一两　阿魏半两　硫黄一两　青橘皮　沉香　白豆蔻各半两　桃仁二两，去皮尖，麸炒，研

上，除研药外，同杵为细末，将研药拌匀，好酒一升半，熬桃仁，令稠和，诸药不成剂，入臼杵三二百杵，丸如梧子大，每服二三十丸，空心，温酒下，日三服。

山茱萸汤

东莎刘先生溉固足经，益阳火，玉抱肚法。

山茱萸生　吴茱萸生，各四两　胡椒二两　大川乌头一两　蛇床子生，二两　高良姜生，一两

已上，七味，为粗末，以好酒拌匀，不可太湿，裛一伏时，慢火炒令干，不得有烟，取出冷。

牡蛎四两，炭火烧，令赤，取出，放冷地上　干姜　苓苓香　香白芷　浮萍草阴干，各二两

上，十二味，为粗末，每用水二斗，以来秤药半两，煎五七沸，去滓，盛盆内，以气熏足，候通手淋洗，如冷，再暖亦得，凡淋浴了，着袜卧为佳，若小浴尤佳，若欲坐汤中，须用水五斗，药末一两半，煎十余沸，通手乃可坐之，如冷，再暖之，以手淋肾俞一带愈妙，淋了便须就寝，勿得见风，五七日日一淋，效不欲具述，若卧觉腰膝微汗出尤奇，须饱食可浴。

正气丸

治气弱中暴伤风冷，胸膈痞闷，呕吐清痰，胁肋膨胀，气逆不通，啘噫吞酸，不思饮食，霍乱吐利，心腹疼痛。

吴茱萸六两　桂四两　附子　干姜　厚朴　荜茇　荜澄茄各二两　细辛　川椒　当归各一两

上，为细末，炼蜜为丸，如梧子大，每服三十丸，食前，热米饮下。

大阿魏丸

治男子女人一切冷气，霍乱吐泻，元气将脱，四肢厥冷，本脏气上攻筑，心闷绝不知人事及治伤冷，伤寒，气虚挟阴气伤寒，并宜先服此，固真气。

阿魏一两半，以醋化，入白面三匙，同和为饼子，炒令黄　硫黄一两半　青木香一两　附子一两半，浸一宿，炒　石菖蒲一两半，泔浸，炒　槟榔各一两　白术四两　干姜　肉豆蔻　青皮　白豆蔻各半两

上，为细末，炼蜜和丸，如弹子大，每服一丸，生姜汤嚼下，食前。

胡芦巴散

治脾元积冷，脐腹弦急，引痛腰背，面色萎黄，手足厥冷，胁肋胀痛，小便频数，及治盲肠、小肠一切气痛。

胡芦巴　破故纸　沉香　茴香　巴戟　荜澄茄　川楝子　桂各一两　附子　桃仁　川乌头各半两

上，为细末，每服二钱，水一盏，入盐少许，煎八分，去滓，空心，温服。

正阳丹

治下部虚冷。

硫黄　阳起石　附子　干姜　桂　胡芦巴　破故纸　金铃肉　茴香各一两　木香半两

上，为细末，蒸饼和丸，如梧子大，朱砂为衣，每服三十丸，盐汤下，妇人醋汤下。

大四神煎

治痼冷。

肉豆蔻　丁香　厚朴　白术　半夏　陈皮　硫黄　附子　干

姜　桂各一两

上，为细末，水煮面糊和丸，如梧子大，每服三十丸，空心，米饮下。

已寒丸

治素虚有寒冷。

附子　川乌头　干姜　良姜　胡椒　荜茇　荜澄茄　红豆　桂等分

上，为细末，水煮面糊和丸，如梧子大，每服三五十丸，空心，白汤下。

养正金丹

治中下寒冷，进饮食，暖脾胃张会伯。

硫黄去砂，别研　大附子炮　干姜　丁香　桂　厚朴　半夏　肉豆蔻各二两

上，为细末，酒煮面糊为丸，如梧子大，朱砂为衣，每服二三十丸，加至七八十丸，空心，米饮下，老人服之尤佳。

厚朴煎

治脾胃久积冷气，不思饮食，三焦不调，中脏虚乏，开胃进食。

厚朴二两　陈皮　诃子　干姜　桂各一两　附子二两，炮　茯苓　甘草各一两

上，为细末，炼蜜和丸，如梧子大，每服三十丸，如大段膈气，进食不得，以水、酒共一盏，煎药末二钱，和滓下三十丸，枣肉和丸尤佳。

大硇砂丸

治冷积。

硇砂　芫花　三棱　干姜　皂角　巴豆各半两　五灵脂　川乌头各一两

上，醋熬为膏，可丸即丸如桐子大，每二丸，姜橘汤下。

八神汤

辟除雾露山岚之气，消饮食，补脾胃。

神曲　麦蘖　青盐　甘草各三两　生姜六两　胡椒二分　草豆蔻二个，大者，面裹，烧黄熟　丁香二分

上，除丁香、胡椒外，将六味令杵成粗滓，带润淹一宿，焙干，八物同为细末，汤点服，不以时。

二阳丹

补虚逐冷。

附子　羊肉四两，炮附子蒸无息，研为膏　桂　硫黄　阳起石　鹿茸　白术各一两

上，以附子膏和丸，如梧子大，朱砂为衣，空心，盐酒服三五十丸。

火疰丹

治脾元虚冷，小肠气发动疼痛，及痃癖冷气腹痛。

茴香　木香各一两　硇砂　硫黄　干蝎　白矾各一分　附子半两，炮，去皮脐

上，为细末，酒煮面糊和丸，如鸡头大，每服二丸，略嚼破一丸，烧绵灰二钱，酒调下。

正金丹

治一切痼冷，补虚养气。

附子炮，去皮尖，酒浸三日，切焙，如要速用，浸软切，焙　大乌头如上制　茴香　硫黄各二两　巴戟一两　干姜四两　肉桂一十二两，取皮至味

上，为细末，淡面和丸，如梧子大，每服三十丸，米饮下，空心，食前。

紫桂丹

治脾虚有冷，饮食不入，脐腹疼痛。

苍术　神曲各四两　良姜油煎　干姜　桂　大麦蘖各二两　甘草一两半

上，为细末，炼蜜和丸，如弹子大，每服一丸，细嚼，空心，米饮下。

救阳丹

补虚疗冷。

附子一两　乌头二两　干姜一两二钱　防风　桂　牡蛎　人参各半两

上，为细末，每服三钱，水二盏，煎至八分，空心，并三服效。

赤　丸

主寒气厥逆。

茯苓　桂各四两　乌头　附子各二两　细辛一两　射干如大枣一个

上，为细末，炼蜜和丸，如麻子大，朱砂为衣，空心，酒服一丸，日再。不知，加至二丸。

大效萝卜丸

治诸冷积，腹胀气痛。

萝卜子三两　沉香一分半　草豆蔻一两半　白术　青橘皮各半两

上件，除萝卜子为末，别研面糊为丸，如梧子大，每服十丸，老少皆可服。

助阳丹

治久虚羸瘠，或因大病真气虚耗，阳微阴胜，虚劳百疾，形寒脉结，夜常异梦，尸注传染，多卧乏力，或伤寒变证，脉弱燥，神明错乱及疗动伤脾胃，痼冷坚积，恶利脓血，脐腹撮痛，虚滑无数，厥逆自汗。

硫黄　附子　干姜　桂各一两　朱砂半两

上，为末，煮糊为丸，梧子大，每服二十丸，食前，米饮下。

温脾汤

治久积冷热赤白痢。

大黄　桂各三两　附子　干姜　人参各二两

上，为粗末，服三钱，水一盏，煎七分，去滓，温服，不以时。

丁香神曲散

治大肠宿食，久下白脓，脏腑刺痛，大便稀滑，或青或黑，遇冷便剧，饮食进退，肌体瘦弱。

神曲九两半　肉豆蔻　丁香各四两　良姜五两　干姜六两

上，为细末，米饮调服二钱。一方，草豆蔻、丁香各四两，良姜五两，曲七两半，加干姜六两。

诃梨勒散

治脾胃虚弱，脏腑滑利，腹胁胀满，脐腹疼痛，水谷不消，腹内虚鸣，胸满气逆，呕吐恶心，后重里急，心胸胀痛，困倦少力，不美饮食，日久不瘥，渐向羸瘦。

诃子皮四十两　官桂五斤，去皮秤　附子十两　肉豆蔻四十分，用白面裹，烧熟用

上，为末，服三钱，水一盏，姜三片，煎七分，去滓，空心，食前，温服。

伏火四神丹

治阳虚阴盛，一切痼冷，脏腑滑泻。

辰砂　雄黄　雌黄　硫黄各二两

上，四物，捶碎，用楮皮大纸一张，有体骨者，两面浓研好松烟墨，涂三两，遍令黑光色，曝干，号曰昆仑纸。用裹前药于净室中，掘地坑子一枚，深四寸许，阔狭上下四面皆比药角宽二寸以来，用新瓦细末新瓦不干，两者相摩，取细末置坑子中约二寸许，安药角在内，又盖瓦末二寸许，比地面微高，如龟背状，用炭七八斤在炉面上煅之，徐徐添炭约用百斤，不令减火候，药声作，渐次减炭，直候药声断，先芒归体，方始住火，取去余炭，用新黄土一大檐，罨两伏时，取出药角剥去纸，用樱刷子盆中净水洗刷令净，霜雾三夜早晚不令见日，杵研为极细末，糯米糊丸如小鸡头大，风干，每服一二粒或三粒，温酒或酒下，忌羊肉、葵菜并茶，一曰坑子动八寸下，用瓦末二寸，四侧齐空二寸，并填末上，盖瓦末。

正气丹

治阴寒内盛，元脏不足，阳气暴脱，下焦伤竭，手足厥逆，战栗背寒，腰膝冷重，脐腹疼痛，大便滑泄，小便频数，行步息短，色泽枯悴，呕逆喘急，咳逆自汗，霍乱转筋，寒疝及伤寒阴盛，脉微欲绝，温固精气，大益脾胃。

硫黄　附子　干姜　桂各四两

上，为细末，水煮面糊为丸，如梧桐子大，每服三十丸，食前，热米饮下。

刘快活烧死砂子法　重校定：死砂子法用玄零皮，据药无此名称，当是悬铃也，小椒是。

百花铺地面　玄零作盖头是川椒红　火从坤上起　朱砂死便休

上，将砂子细研二两，玄零皮二两，百花合子内依歌子使用三秤，火烧尽为度，先用糯米、赤石脂固济口缝，次用盐泥厚一指，候火罢出之，以枣肉和如桐子大，每服一二粒。

火轮散

正阳固气，峻补下经，治脏寒滑泄，状如倾注，下痢赤白脓，昼夜无度，脐腹疠痛，呕逆肠鸣，虚滑夜起，全不入食，手足厥冷，面色青白渐致气劣，虚汗不绝。

附子二个　肉豆蔻仁一两　干姜二分

上，为细末，每服一钱，食前，米饮调下。

钟乳丸

治虚冷。

钟乳粉半分　硫黄末三分　干山药一分

上，为细末，用枣肉和丸，如梧子大，每服七八丸至十丸，空心，米饮或酒下。

紫金丹

治冷。

石燕子　赤石脂　代赭石　朱砂　硫黄　钟乳粉　阳起石各一两，火煅一伏时

已上，各一两，研如粉，入沙合子内，以蛤粉糊口，盐泥固济，候干用，炭十斤烧煅，炭尽为度。

良姜　荜茇　桂心　干姜　草豆蔻　肉豆蔻

已上，各一两，为细末。

上，用大附子二两，炮去皮、脐，用好酒一升半，煎成膏子，和前件药如鸡头大，每服二三丸，空心，米汤下，妇人醋汤下。

断下汤

治滑泄久不瘥者。

赤石脂五分　龙骨六两　当归二两

上，为粗末，每服三钱，水一盏，煎至七分，去滓，温服。

温胜散

治大肠虚冷，滑泄如痢。

肉豆蔻二个，炮出大毒　缩砂仁三七个

上，为细末，每服二钱，粟米饮调下，枣汤下亦得。

救阳汤

治阳微阴胜，风寒侵袭，真气暴衰，形寒脉结，神识不明，心胸痰满，呕逆清涎，头目昏眩，不觉倦卧，自汗不止，饮食不入，下痢频并脐腹疼痛，肢体困倦并主之。

川乌头　干姜各四两，捣碎，同炒转色

上，为粗末，每服三钱，水三盏，煎一盏，去滓，食前，温服。寒多，加良姜二两；汗多，加牡蛎一两；痰多，加附子二两；风，加防风一两；肢节疼，加桂一两。

二气丹

治虚冷。

硫黄　水银

上，等分，慢火结砂子糊和绿豆大，丁香汤下五七丸。

豆蔻四神丹

治虚冷。

龙骨　豆蔻　硫黄　附子　干姜　桂各一两

上，为细末，水煮面糊和丸，如梧子大，每服三十丸，空心，米饮下。

烧中丹法

先煅砒炼锡花。

每锡不以多少，以新铁铫子熔过锡屎三数遍，凡锡一两，用水银五钱，以湿筋纸驰马纸亦佳十来重，下用湿布帕子揉取细锡花又三四遍，候锡可擗如粉，研碎为度。

煅砒

每砒五两，用黄丹四两佳者，锡花三两，同研极细用，内有埚者，罐子外用，盐纸泥固济，别泥炉子留门窍子，容上下着火，先放罐子在火内，候罐子红，以长竹筒削如马耳，盛砒泻入罐子内恐手热也，用新瓦作盖子，看火候得所取出，候冷打破罐子取砒。

烧丹

每辰锦砂一两，用煅砒一两，同捣碎研细，用坩埚子一个，外以盐纸泥固济，先晒埚子干，下砂砒在内，凡十两，用炭一秤，平放埚子，却以盐泥作盖子，以醋纸数重先盖了，次用盐泥盖了，发火，候火尽，经夕取出，再研极细，每煅过砂一两，用赤石脂二钱同研细，以井花水丸讫，晒干，并入埚子，烧通红为度，其烧锡花炉子三面作门子及用瓦条子作哨眼。

伏火中丹方

锡花法

黑生锡半斤，以新铁铫子熔成汁，用新瓦一片，底下着火，泻在瓦上，再熔再泻后只取精英五两，每两水银半两同熔，急泻在湿纸上，如粉色佳，自然研得如粉。

琥珀砒法

砒霜五两，精，明白如玉者佳　黄丹四两，色快者　锡花三两

已上，三味，同研细，以盐泥固济，卬州罐子一个，只用销金银，坩埚子最佳，厚三分许，干用风炉子底火四斤，上面四下簇炭三斤，中间坐空罐子，内候火烟出尽，砒熔清如水照人面，有火光出，取出放冷，取如琥珀色，过火色黑，火小无光净。

中丹方

辰砂无石砒佳者　琥珀　砒各五两，同炒，研极细

固济一坩埚子，亦用盐醋纸泥固济，埚子内先用醋薄泥三重如纸厚，候干入药末，以好纸五重，醋湿过盖上，用薄泥一重，四下立炭十斤煅，火尽为度，候经宿，取荸子秤，每两赤石脂二钱同研细，滴井花水，丸如桐子大，焙干，再入坩埚，通用炭火烧。治男子妇人一切痼冷，五劳七伤，形寒脉结，中风手脚不举，肠风、五痔、泄泻、痁疾，妇人赤白带下、血崩并宜服之，每服一粒，大惫不足者，五粒一服，常服一粒，空心温水下，有病者煎茅香汤下，此药不燥上，有冷自去，进饮食，壮筋骨，妇人产后血虚不止，不思饮食，瘦弱，三粒一服，忌羊血。

煅中丹法

造锡花

黑锡不以多少，用薄铁铫子熔成汁，地上取，去滓三两，次候滓子净再熔开，先安排纸十余张，用水微喷过，泻锡在上，急揉自成锡花，未碎者再熔。

煅砒

锡花三两　砒霜二两　黄丹一两

上，同研，入坩埚子，坐在火上，用新瓦盖口，以三四斤炭煅，候熔成汁，急泻在净地上，自如琥珀色。

煅丹

朱砂　砒各二两，合研匀细

上，以醋纸筋和白茶土固济小口，小垍罐子一个约厚一指，候干入药在内，以箄子按实，上用甘草茶末赤土和末子盖面子，次以瓦子作盖子一个，与瓶口相当，留一缺子出气，却用前泥泥合口子，只留箸头大窍子一个，坐在灰上，以火一斤来养半日，令干透，泥合所留窍子，不可令漏气，再养火半日，用醋拌灰五升，放瓶子在内，按如蒸饼样令实，以火三十斤簇煅，火尽取出，

青色乃佳，研细，每一两入烧过赤石脂末二钱同研，入粟米饮少许，滴水丸，候干再烧赤红，放冷于青埚碗中，以帕子裹手出光服时，再烧如常法。

四神丹羊蹄草　丁公藤　锯子草　水境草　并等分，为粗末扑之。

朱砂　雄黄　雌黄各一两　硫黄一两半

上，并各研细，秤合之，以醋纸和赤土泥固济，一内有埚者砂合子一个放干入药，在内以新瓦片子盖炭火三四斤簇煅令熔，用指头大新柳搅，候火焰起，以药四件末少许扑之，再搅旋旋如此，候搅着如水，柳枝上黏者色紫黑乃熟，取下，坐在灰上令稳，以湿纸三两张盖之，候冷打开取细研，以枣肉、绿豆粉糊丸如鸡头大，服如常法。

安炉法

每用灰不以多少，用醋拌过，干湿得所，以筛子筛过，将药炉子先用厚瓦衬炉子，以醋灰为老君冢，炉子四边并上拍厚一指许，用手按实，以十斤火煅，先从顶煅之，经宿取出，拣出朱砂，细研为末，枣肉丸樱桃大，一日空心一丸，熟水下。

治冷令热方

上，内盛茱萸于牛胆中，令满阴干百日，每服二七枚，绵裹之，齿嚼令碎纳阴中，良久热如火。

合光丹

治真阳亏少，脏腑疼痛。

辰砂五两，打如绿豆大匀，用乳香半两，天南星末一两，先将朱砂用蜜浴过。

上，用金箔五片度过，用天南星为底，乳香为粗末，在上面安一张好纸上裹定，用面糊粘合，又上面用苦苣半干，又用一张纸角定糊粘实，使土作一方合，上下用解盐壅实土合，用盐泥固济，下火五秤烧，如火尽，于地下出火毒一日，研细，用生姜自然汁煮糊为丸，用银石出光，每服一丸至三丸，空心米饮下。

治心腹胀满短气

草豆蔻一两

上，为细末，每服半钱，煎木瓜生姜汤调下。

治阴冷

渐渐冷气入腹，囊肿满痛，不得眠。

生椒不以多少，拣净

上，以绵裹着囊，令厚半寸，须臾热气大通，日二次。

治腹胀满二①方

膨曰：腹胀之状，上下膨亨，或鼓之有声，喘息不便，由上者不降，下者不升，气痞于中，无所归息，三焦浑乱，若卒然胀满，余无所苦，此由脾胃不调，冷气暴折，客乘于中，寒则气收聚，聚则壅遏不通，是以胀满，其脉弦迟，先宜调中汤，后宜宽中丸。

调中汤

厚朴四两　枳实三两　桂一两

上，为粗末，每服五钱，水二盏，煎至一盏，去滓，温服。

宽中丸

黄橘皮四两　白术二两

上，为细末，酒糊和丸，如桐子大，煎木香汤下三十丸，食前。

① 二：此前原有“等”字，据本书目录删。

鸡矢醴三棱丸

若心腹满，旦食暮不能食，此由脾元虚弱，不能克制于水，水气上行，浸渍于土，土湿则不能运化水谷，气不宣流，上下痞塞，故令人中满，旦则阳气方长，谷气易消，故能食，暮则阴气方进，谷不得化，故不能食，其脉沉实而滑，病名谷胀，宜鸡矢醴、三棱丸。

鸡矢醴

鸡矢白半升

上，以好酒一斗渍七日，温服一盏，温酒调漱尽净为佳。

三棱丸

京三棱　蓬莪术　青橘皮　陈橘皮各等分

上，为细末，白面糊和丸，梧桐子大，姜汤下二十丸，未知，加三十丸。

附子枳实丸

若腹胀时发时止，发则肠间漉漉有声，痛引胁下，或时目眩头痛，大便秘涩，心胸痞闷欲呕者喜渴，此由脾元虚弱，引饮过多，水渍中脘，伏留肠间，其脉沉细而弦谓之留饮，先宜玉壶丸方见别卷后宜此。

附子半两　枳实一两

上，为细末，炼蜜和捣三百下，丸梧桐子大，饮下三十丸，食前。若腹胀如鼓，腹脉起甚苍黄，以指弹之壳壳然坚，按之不陷，此由脾肾久虚，气结不散，气道闭塞，水气横溢，土不胜水，其脉沉大而滑者易治，细小者难治，脐凸者难治，大便利者为逆，亦有身肿大者本起于水，四肢瘦削者本起于气，大便利宜朱砂丹，大小便涩宜商陆丸。

商陆丸

商陆　木香　丁香　橘皮　附子　槟榔各半两

上，为细末，白面糊和丸，如桐子大，椒仁汤下三十丸。大小便涩烦躁者。去附子，加瞿麦、木通各半两。

硫朱丹

炼熟硫黄一两　银朱一分

上，以水浸蒸饼和丸，如桐子大，饮下三十丸，食前服。

桃仁丸

痷病人觉腹内胀，外视如常，大便黑，小便赤，此由风冷客搏于血，血蓄而不行，其脉沉涩，多生于女人，宜此。

桃仁二十个　虻虫　水蛭各五十个　当归三两

上，为细末，炼蜜和丸，如豌豆大，米饮下二十丸，以知为度。

木香橘皮丸

治一切心腹满，痃癖蛊气。

干蝎一两　胡椒　木香　青橘皮各二分　萝卜子半两

上，为细末，饮米和丸，如绿豆大，每服五七丸至十丸，用姜橘汤任下，温酒亦得，不以时。

赤小豆丸

治腹胀。

赤小豆　好硫黄各一两　附子半两生

上，为细末，水糊和丸，如梧子大，每服二十丸，空心，醋汤下。

橘皮煎丸

治脾胃不和，腹胀食少。

陈橘皮　桂　干姜　当归　附子炮，去皮脐　京三棱　萆薢　神曲各六两　乌头　木香　川椒各一两　大麦糵　厚朴各四两，锉

上，用无灰酒四升，先煎上四味，如人行十里，更下次三味，又如人行十里，次入下六味，又添酒两碗，煎成如膏，以留出药末，相和杵一千下为剂，丸如梧桐子大，每服二十丸，空心，米饮下。此药若用银锅煎，妙；无即取熟，使铛净洗无油腻，先于铛内涂好酥，次下药，慢火煎，不住手搅，候如膏取出，于净盘中匀摊，候硬软得所，然后丸。

迅补丹

一名太一赤丸，治陈寒痼冷。

钟乳粉　礜石煅三昼夜　硫黄煅　阳起石煅一昼夜，各一两，研如粉　大川乌头炮，去皮脐，重罗为细末

上，五味，合研匀，水煮面糊和丸，如桐子大，朱砂为衣，每服十丸至二十粒，空心，温米饮下。

洞阳丹

补真气，去风冷，通血脉。

附子　天雄　乌头各一两

上，三味，同为末，入钟乳粉一两，同研匀，酒糊和丸，如桐子大，朱砂为衣，每服一两丸，空心，温酒下。

鸡峰普济方卷第十四

泻痢呕吐附　疟

钟乳丸

治虚劳泄痢，肠胃虚冷，饮食不消，腹内雷鸣，疠刺疼痛。

钟乳粉　赤石脂　石斛　肉豆蔻　干姜　附子　当归　人参　白茯苓　龙骨　川椒各一两　桂　诃子皮各二两　神曲末半两

上，为细末，酒煮曲末和丸，如梧桐子大，每服三五十丸，空心，米饮下。

藿香饮子

治脓血痢。

藿香　白芍药　米囊皮　黄芪　甘草　当归　白茯苓　泽兰　白头翁　附子　干姜　川芎　蒿豉饼子

上，等分，为细末，每服一钱，水一盏，入生姜、艾七叶，同煎至七分，放温，去滓服。

厚朴荜茇丸

治久痢不止，食不消化。

荜茇　陈橘皮　胡椒　白石脂　龙骨各一两　干姜　诃子皮　缩砂仁　白术各三分　当归　桂各半两　厚朴一两半

上，为细末，炼蜜和丸，如梧子大，每服三十丸，米饮下，不以时。

胜金黄连丸

治脏寒下痢，脐腹撮痛，肠鸣胀满，后重里急，不思饮食，久而不愈，日渐羸瘦。

黄连五两　龙骨四两　草豆蔻　赤芍药　当归　干姜　地榆　橡实各二两　干桑叶　木香各二两　赤石脂　代赭石各四两

上，为细末，醋煮面糊为丸，如梧子大，每服二十丸至二十五丸，空心，食前煎艾醋汤下，米饮亦得。

香连丸

治脏气虚，止便泄下痢，日夜无数，怠惰力少，米谷不化，脓血相杂，脐腹疠痛，气虚痞满，肠鸣里急。

黄连　地榆　赤石脂各二两　龙骨　阿胶　木香　艾叶　黄芩各一两　肉豆蔻一两半　使君子三分　赤芍药一两

上，为细末，醋煮面糊为丸，如梧桐子大，每服三十丸，乌梅米饮下，不以时。

荜茇散

治冷痢腹痛不食，四肢羸瘦。

荜茇　诃黎勒皮　干姜各三分　赤石脂　甘草　吴茱萸　当归各半两　草豆蔻　附子　陈橘皮　厚朴各一两

上，为细末，每服二钱，米饮调下，不以时。

龙脂丸

治男子妇人脾胃虚弱，或伤冷结聚变成脓血，脐腹疼痛，肠滑不止，饮食不进，皆可服之。

诃子　肉豆蔻各一两半　草豆蔻半两，面裹烧，去皮　龙骨　当归　赤石脂　缩砂仁　木香各一两　白矾半两　黄连一两　干姜半两

上，为细末，粟米饭和丸，如梧子大，每服二十丸至三十丸，空心，米饮下，忌油腻、鸡、鱼、猪肉等物。

正元丹

治脾胃虚冷，寒湿久滞，心腹胀满，胁肋牵疼，吞酸气逆，

呕吐清涎，风寒入腹，拘挛不得俯仰，癥瘕积聚，上下奔冲，泻滑肠，里急后重，手足厥冷，口中气寒，腹内虚鸣，腹胀泄注及膈间停水，胁下饮癖，眩晕恶心，饮食不下。一方，添赤石脂、诃子、川椒各一两，去桂。

附子　干姜　良姜　乌头各四两　胡椒　荜澄茄　人参　红豆蔻　白术　桂各一两

上，为细末，水煮面糊和丸，如梧子大，每服三十丸，食前，米饮下。

赤石脂丸

治水泻，心腹疞痛，四肢逆冷，不纳饮食。一方，有当归，无吴茱萸。

赤石脂　龙骨各二两　艾叶　肉豆蔻　良姜　附子　缩砂　干姜　厚朴各一两　吴茱萸半两

上，为细末，醋煮面糊为丸，如梧子大，每服三十丸，米饮下，不以时。

缠金丹

治久积泻痢。

硝石　腻粉　硇砂　粉霜　砒各一分　硫黄二分　巴豆霜　龙脑各一分　辰砂　蜡各半两

上，九味，同研匀细，熔蜡和丸，如梧子大，每服三丸，临卧，米饮下。

大桃花汤

主冷白滞痢腹痛如胀，加厚朴三两；呕，加橘皮二两。

赤石脂八分　干姜　当归　龙骨　牡蛎各三两　附子三两半　甘草一两半　术一升约三两　人参二两半　芍药一两

上，为细末，以水一斗二升，煮术取九升，纳诸药，煮取三升，分作三服　重校定：此方分两甚多，而云煮分三服，恐不可用，于今宜加减，以五大分为一服。

缩砂蜜丸

治久痢颜色相杂，腹中常冷，水谷不化，肠鸣里急后重疼痛，或下如赤豆汁，或如鱼脑者。

厚朴　附子　干姜　艾叶各三两，四味为粗末，生姜四两，拌匀焙干　肉豆蔻　诃子皮各一两半　吴茱萸　缩砂仁　草豆蔻　陈皮各一两

上，为细末，水煮面糊为丸，如梧子大，每服三十丸，空心，米饮下。

乌梅肉丸

治久痢不瘥。

神曲一升　附子二两　大麦糵一升　当归　桂各三两　吴茱萸　乌梅肉　干姜　黄连各四两　川椒一两半，出汗

上，为细末，炼蜜和丸，如梧子大，每服十丸，空心，米饮服。

艾叶散

治久痢痼冷，食不消化，四肢不和，心腹多痛，少思饮食。

附子　艾叶　白石榴　当归　吴茱萸　龙骨各一两　干姜　阿胶　白术各三分　厚朴一两半

上，为细末，每服二钱，米饮调下，不以时。

大丁沉丸

治呕吐不止。

丁香　白茯苓　人参　不灰木　半夏为末，生姜汁和作饼子，爆令干，已上各一两　阳起石　礞石各半两　阿魏半分，醋化面和饼子，爆干　杏仁五个，去皮针上灯燎，去皮研　巴豆五个，去皮心、膜，瓦上出油，炒

上，为细末，白蒸饼浸，漉出，控干，和丸鸡头大，每服二丸，生姜二片，水七分，煎至四分，温服，小儿减服，不以时。

补脾丸

若久痢不止，体重羸瘦，腹中胀急，饮食不化，遇寒则极，脉弦而迟，此脾胃素弱，为风冷则谷不化而水胜，久久不止，成虚劳，宜服此。

厚朴去皮，一两，生姜一两，同杵令烂，焙干　白术　石脂　肉豆蔻各一两　麦糵半两　荜茇　诃子　附子　神曲各半两　干姜一两

上，为细末，醋煮面糊为丸，如梧桐子大，饮下三十丸，未知，加至五十丸。

吴茱萸丸

治久痢不止，腹痛，不能消食。

吴茱萸　干姜　附子　厚朴各一两　甘草　桂心　黄连　木香　青橘皮各半两

上，为细末，炼蜜和丸，如梧子大，每服三十丸，米饮下，不以时。

当归白术丸

治痢后四肢羸困，不能饮食。

附子　白术各二两　人参　神曲　肉豆蔻仁　干姜　当归　木香　桂心各半两

上，为细末，炼蜜和丸，如梧桐子大，每服三十丸，米饮下，不以时。

厚朴散

治白痢，四肢及腹内疞痛。

赤石脂　禹余粮　厚朴各二两　当归　干姜　黄连　地榆各一两

赤芍药　吴茱萸各半两

上，为细末，每服二钱，米饮调下，不以时。

通圣丸

治脾胃虚寒，白痢不止，脐腹疼痛。

肉豆蔻　仁桂　茱萸　大附子　缩砂仁　诃子皮各一分　干姜　硫黄　白矾各二分

上，除研外，同为细末，却将研药拌匀，水煮面糊和丸，如梧子大，每服十五丸，食前，煎醋艾汤送下。

诃子散

治痢泻等。

赤石脂四两　龙骨　干姜　当归　厚朴　甘草　白术　陈橘皮各二两　诃子皮半两

上，为细末，每服二大钱，空心，米饮调下。

小枇杷叶散

治冒暑伏热，引饮过多，脾胃伤冷，饮食不化，胸膈痞闷，呕哕恶心，头目昏眩，口干烦渴，肢体困倦，全不思食，或阴阳不和致成霍乱、吐痢、转筋、烦燥引饮。

枇杷叶　丁香　陈橘皮各半两　香薷三分　麦门冬　干木瓜　白茅根　甘草各一两

上，为细末，每服二钱，水一盏，生姜二片，煎至七分，去滓，温服。如烦燥，新汲水调，不以时；小儿三岁已上，可服半钱，更量大小加减。

正气活命散

治下虚中满，真气上逆，霍乱吐泻，不下饮食。

大附子　藿香叶　半夏　丁香　枇杷叶　人参　厚朴各一两

桂半两

上，为粗末，每服一钱，水一盏，入生姜一分，煎至六分，去滓，稍热服，不以时。

龙骨丸

治久痢赤白不止，腹痛不食。

龙骨　没石子　当归　赤石脂　厚朴　艾叶各三分　川芎　橡实各半两

上，为细末，炼蜜和丸，如梧子大，每服二十丸，空心，米饮下。

黄连散

治热毒下痢脓血，脏腑疞痛，日夜无度，气息欲绝。

黄连　地榆　赤芍药　当归　黄芩各一两　阿胶　龙骨各二两　栀子仁半两

上，为粗末，每服四钱，水一中盏，煎至六分，去滓，温服，食前。

水煮木香丸

治泻变赤白痢，及脾虚冷热不调，风邪湿冷之气进袭肠胃之间使谷不化。

米囊半斤，去茎，蜜炙　当归　陈皮各三两　甘草　厚朴　诃子皮各二两　地榆　木香各一两半

上，为细末，炼蜜和丸，如弹子大，每服一丸，水一盏，生姜三片，枣一个擘，煎至六分，去滓，食前，温服。

露珠丸

治风冷乘虚入客肠胃，水谷不化，泄泻注下，腹胁虚滞，肠胃湿毒下如豆汁或下瘀血、日夜无度，宜服此。

白术　肉豆蔻　吴茱萸　赤石脂　干姜　附子　硫黄各一两　人参一两半　钟乳　胡粉各三分

上，醋糊和丸，如梧子大，每服二十丸。

乌樗散

治赤白痢久不止，腹中疞痛，结疼及脱肛下血。

乌梅肉　樗根皮　赤石脂　当归　地榆各半两　黄连　干姜各三分　甘草一分

上，为细末，每服二钱，温米饮调下，食前。

小诃子散

治风虚肠滑，便痢不禁，神效。

诃子三分　干姜　桂各一分　龙骨一两　附子　肉豆蔻各四两　当归　定粉各一两

上，为细末，每服一钱，空心，米饮调下。

干姜白术散

治久赤白痢不止，肠中疼痛。

白术　干姜　附子　地榆　黄连各一两　阿胶　龙骨各二两　赤石脂三两

上，为粗末，每服二钱，水一盏，煎至六分，去滓，食前，温服。

保安丹

治脾元虚弱，固冷陈寒，脐腹坚疼，泄利无度或气腹膨，痞饮食减，少肌体羸，瘠渐就困笃。

附子　当归　陈皮　面姜各一两　南椒　厚朴　吴茱萸各半两　硫黄一分

上，为细末，醋煮面糊为丸，如梧子大，每服二十丸，空心，米饮下。

朱砂丸

治大人小儿一切泻痢，无问冷热、赤白，连绵不瘥，愈而复发，腹中疼痛者，宜服。

砒霜一两六分，研，入坩合子，以赤石脂固缝，盐泥固济，烧令赤，候冷取出　杏仁　巴豆各七十个　木鳖子炒焦，十个　黄蜡一两三分　黄丹二两半　朱砂半两　乳香六分半

上，合研匀，熔蜡和丸，如黄米大，每分作一百二十丸，每服一丸，小儿半丸。水泻，新汲水；赤痢，甘草汤下；白痢，干姜汤；赤白痢，甘草干姜汤，并放冷，临卧服，忌热物一二时。

沉香水煮散

治下痢五色，后重里急。

米刬子皮一个，蜜炙　当归　诃子皮各五两　陈皮六两　青皮　木香　芍药　地榆各三分

上，冷人，加厚朴、干姜各三钱；下血，去姜，加羌活、黄芪各半两，为细末。每服一钱，水一盏，生姜五片，枣二个，同煎至六分，食前，温服。

厚朴七枣汤

治脾胃虚弱，内变寒气，泄泻注下，水谷不分，腹胁胀满，脐腹疼痛，腹中虚鸣，呕吐恶心，胸膈痞闷，困倦少力，不思饮食。

厚朴一斤　川乌头　茴香　益智　缩砂各半斤　干姜四两　甘草六两

上，为细末，每服二钱，水二盏，枣七个，煎取一盏，去滓，稍热服，空心，食前。

香藤散

治下痢赤白，脓血不止。

香藤　甘草　陈皮　羌活　厚朴　当归各半两　木罂皮四两

上，为细末，每服四钱，水二盏，取清，温服，不以时。

阿胶神曲煎

治冷痢。

神曲　干姜各六分　当归　白术各三分　人参　阿胶各二分　甘草一分

上，为细末，薄糊丸如小豆大，以白面为衣，每服五十丸，水一盏，煎令沸，入药煮熟，以匙抄含之，日二三服。

肉豆蔻散

治久痢，腹胁胀满，食不消化。

肉豆蔻仁　诃子皮　陈橘皮各一两　干姜　荜茇　木香各半两　白术三分

上，为细末，每服二钱，食前，米饮调下。

诃黎勒丸

治肠澼下痢，日夜不止，腹内疼痛。

诃子皮　黄连　干姜　当归　枳壳　肉豆蔻仁　地榆各一分

上，为细末，炼蜜和丸，如梧子大，每服三十丸，空心，乌梅汤下。

木香白术丸

治气痢，调中。

白术五分　豆蔻仁　缩砂仁　诃子皮各二分　藿香二分　丁香　木香各一分

上，为细末，水煮面糊和丸，如豌豆大，米饮服二十丸。

胃风汤

治大人小儿冷气乘虚入客肠胃，水谷不化，泄泻注下，肠胁虚满，肠鸣疞痛，又肠胃湿毒，下如豆汁或下瘀血，日夜无度，并服之。

人参　白茯苓　芎䓖　桂皮　当归　白芍药　白术

上，等分，为粗末，每服二钱，水一大盏，入粟米百余粒同煎至七分，去滓，稍热服，空心、食前，小儿量力减之。

绵姜汤

治久泻。

米豇子一两，蜜炒　赤石脂别研　干姜　诃子皮　吴茱萸　桂附子各一两

上，为细末，每服二钱，粟米饮调下，空心、食前服。

御米汤

治年深日近，赤白痢暴泻不已，脏腑不调。

御米子连皮半斤　当归半两　青橘皮　陈皮　羌活　独活　丁公藤各二两，又名南藤

上，为粗末，每服二大匙，头水一大盏，半煎留，半盏温服，去滓，不以时。

草豆蔻散

治霍乱吐泻不止，脉细而紧，此为内寒。

香薷茎　木瓜各五分　干姜二分　草豆蔻　藿香各四　陈橘皮

上，为细末，每服三钱，水一盏，煎至六分，去滓，温服，非时。

厚朴散

治泻痢

厚朴一两半，去皮，姜制　木香半两　阿胶　当归各三分　肉豆蔻仁　龙骨各一两

上，为细末，每服三钱，水一盏，入生姜半分，枣三个，同煎至六分，去滓，热服，不以时。

附子荜茇丸

治泻痢。

黑附子炮，去皮脐　荜茇　干姜炮　良姜锉　丁香　吴茱萸汤洗，焙，各一两　肉桂去皮　山茱萸去核，炒　草豆蔻各半两

上，九件，治净，捣罗为细末，蒸枣肉，去皮、核，丸如梧子大，每服三五十丸，空心、食前，米饮下。

乌贼鱼丸

治久赤白痢，日夜无数，腹痛不可忍。

乌贼鱼骨三两　樗根皮　白石脂　龙骨　雀儿粪　干发灰各二两

上，为细末，醋煮面糊为丸，如梧子大，每服二十丸，米饮下，不以时。一方，加代赭石一两。

胡粉丸

治积痢药虚中有积，尤佳。

胡粉　阿胶　乌鱼骨各二两半　枯矾　龙骨各五两　密陀僧一两一分

上，为细末，粟米饭为丸，如梧子大，每服二十丸，米饮下。

木香散

治久白痢不止、脐腹疙痛及赤痢。

木香三分　附子一两半　黄连　当归各一两　吴茱萸半两　厚朴二两

上，为细末，每服二钱，水一盏煎至七分，去滓，温服。

甘草茱萸丸

治脏腑虚寒，脾胃怯弱，米谷不化，肠滑泻痢，心腹疠痛，腹胀肠鸣，饮食减少。

吴茱萸四两，以酒醋各一升浸一伏时，煮酒醋令尽，焙干，再炒熟　甘草一两　栀子弹子大一块，烧令通赤，以醋七遍淬　干姜一两　缩砂仁一分　肉豆蔻大者五个，和皮用

上，为细末，酒煮面糊和丸，如梧子大，每服十丸至十五丸，烧生姜汤下。

附子汤

治泻不已。

白术　苍术各二两　芍药一两　茯苓二两　甘草　附子各一两

上，为粗末，每服五钱，水二盏，煎至一盏，去滓，温服。

狗头骨丸

若下利杂色，昼夜不息，其人久虚，所下肠间垢腻，其脉微弱谓之恶利，宜此。

狗头骨　豆蔻各一两　青石脂　附子　败龟　干姜各半两

上，为细末，醋煮面糊为丸，如梧子大，米饮下三十丸。有血，去附子。

五苓散

治温热病表里未解，头痛发热，口燥咽干，烦渴饮水或水入即吐，或小便不利及汗出表解，烦渴不止者，宜服；又治霍乱吐泻，躁渴引饮。

泽泻二十五两　猪苓十五两　桂　茯苓各十两　白术十五两

上，为细末，每服二钱，熟汤调服，不以时，服了多饮热汤，汗出即愈。又治瘀热在里，，身发黄肿，煎茵陈蒿汤下。

半夏正气丹

治下虚，阴阳错逆，霍乱吐逆，粥食不下。

硫黄　半夏　藿香叶各一两　大附子半两　水银砂子一分，水银砂子即取方内硫黄少许，坩碗内盛，慢火上结砂子用

上，为细末，酒煮面糊和丸，如梧子大，以朱砂为衣，每服二十丸至三十丸，煎前方正气活命散下，不以时候。

豆蔻丸

止霍乱吐泻不定，渴躁烦热。

肉豆蔻　丁香各半两　良姜一两　藿香叶一分

上，为细末，用枣肉和丸，如梧子大，每服二十丸至三十丸，温生姜米饮下。

椒艾丸

治真气虚弱，脾胃衰微，身体沉重，肌肉消瘦，心胸逆满，脐腹疼痛，呕哕恶心，逆害饮食，胀闷水谷不消，寒中滑泄不断，下焦积冷，里急后重，肠胃气虚，腹内雷鸣，滞下脓血赤汁或变杂痢臭秽，散风寒，逐湿冷，健脾胃，进食。

蜀椒三百个　艾叶一升　乌梅二百个　干姜三两　赤石脂一两

上，为细末，水煮面糊为丸，如梧子大，每服三十丸，空心，米饮下本方用蜜和，更加黄连、艾一斤。

没食子丸

治赤痢，腹内疼痛，遍数不定。

没石子　地榆各半两　黄连一两半　黄柏二两，锉碎，蜜并炒　酸石榴皮一两

上，为末，醋煮糊丸梧子大，每服十五丸，米饮下，不以时。若下痢呕逆，胸中闷乱，心腹并痛，手足躁扰，卧不安席，此由

冷热不调，伤于脾胃，中焦不和，阴阳错杂，清浊相干，三焦溷乱，脉洪大，其人烦扰者，生脉微迟，短气不语，手足厥者死，服药但增躁热、利不禁、脉小、四肢为难治先宜理中附子汤并太白丸，方在后。

理中附子汤

干姜　甘草　附子各一两

上，为粗末，每服五钱，水二盏，煎至一盏，去滓，温服。

乌梅丸

若痢下纯血，脐腹绞脉，急大而散，此由肠胃乘虚，为热毒所渗，或先经下痢，不应服热药而误投之，蕴毒不散积于肠门，渗而成血，宜乌梅丸。脉浮小，手足冷，此风冷在肠胃，亦令下血，宜附子当归丸。或大或小，浮焰而疾，按无常定，下血如豚肝，五内切痛，此或因服五石汤丸逼损，气毒攻肠胃，或如虫毒为难治。

乌梅肉二两　黄连三两　吴茱萸　当归各一两　酸石榴皮二两

上，为末，蜜丸如梧子大，每服三十丸，食前，米饮下。

紫苏子丸

治一切气逆，胸膈噎闷，心腹刺痛，胁肋胀满，饮食不消，呕逆欲吐及治肺胃伤冷，咳嗽痞满或上气奔急，不得安卧。

紫苏子　陈橘皮各二两　高良姜　桂　人参各一两

上，为细末，炼蜜和丸，如弹子大，每服一丸，细嚼，温酒或米饮下，不以时。若食瓜脍生冷，觉有所伤噫气，生熟欲成霍乱者，含化一丸，细细咽汁，服尽应时立愈。常有此药，永不患霍乱，甚神妙。一方，加大腹皮，去人参。

四味阿胶丸

治泻后成痢。

黄连四两　茯苓二两　白芍药三两　阿胶一两，炒为末

上，将前三味为细末，以好醋熬阿胶成稀膏，和丸如梧子大，米饮下三十丸，食前。若下痢鸭溏，滑数不止，肌肉消瘦，饮食不入，脉细皮寒，气少不能言，口舌生疮，有时潮热，此由脾虚胃耗，胃耗则气夺，气夺则谷不入，谷不入则胃无主，胃无主则气消索，五脏之液不收，谓之五虚，为难治，宜炙肝散。如浆粥入胃，泄注止则可活。又，下焦利宜禹余粮丸，理中丸亦可服。

炙肝散

紫菀去苗及枯者，洗焙　苍术　桔梗　白芍药

上，等分，为细末，用猪肝三指许批开，掺药在上，湿纸裹，慢火炙熟，细嚼，米饮下，食前。

禹余粮丸

禹余粮　石脂　干姜　附子

上，等分，为细末，水煮面糊为丸，如梧桐子大，米饮下三十丸，不以时。

四顺汤

治吐下，空腹干呕，手足冷不止。

干姜　甘草　人参　附子各一两

上，以水六升，煮取三升半，分为三服。若不止。加龙骨二两；腹痛，加当归二两。

厚朴汤

治烦呕腹胀。

厚朴四两　桂一两　枳实五个　生姜三两

上，以水六升，煮取二升，分为三服，空心、食前。

槐花散

治热吐。

皂角　白矾飞过　槐花　甘草

上，等分，为细末，每服二钱，白汤调下，不以时。

乌头散

治吐逆。

乌头三两　川楝肉一两半　槟榔　木香各一两

上，为细末，每服二钱，水一盏，姜二片，煎至七分，空心服，去滓。

软红丸

止吐。

辰砂　信砒各半钱　烟脂一钱　巴豆十个

上，熔蜡少许，入油三两滴，和为剂，煎槐花甘草汤下，绿豆大一丸，小儿芥子大，忌热食一时久。

针头丸

治水泻。

胡椒末　硫黄各一分　巴豆去皮膜，不出油，二两，研　黄蜡四分

上，同研匀，熔蜡和丸米粒大，大人三两丸，米饮下，不以时服。

玉①粉散

治冷极泄泻，久滑不禁，不思饮食。

大附子　红豆　干姜　舶上硫黄各一两

上，四味，用半稀粟米粥调末一钱，空心，温冷吃，一服便效，再服平愈，只可缓缓半钱作一服，不过十服好安，为丸亦得。

木瓜汤

治泻不止。

---

① 玉：原作"王"，据本书目录改。

米斗子二两　木瓜　干姜　甘草各两

上，为细末，每服二钱，米饮调，不以时。

健脾散

治脾胃虚泄泻，老人脏泄。

乌头三分　厚朴　甘草　干姜各一分

上，为粗末，每服一钱，水三合，姜三片，煎二合，热服并二服，瘥。

四等散

治水泻或赤白痢，或后重肠痛，或腹中痛，皆主之。

干姜　当归　黄连　黄柏等分

上，以乌梅三个，煎汤调下二大钱，赤痢加黄柏，白痢加干姜，后重肠痛加黄连，腹中痛加当归，并空心服。

附子丸

治水积痢，久不瘥，肠垢已出者。

赤石脂　附子　干姜　桂各等分

上，为细末，炼蜜和丸，如梧子大，每服十五丸至二十丸，空心，米饮下。

吴茱萸汤

治积冷赤白痢下不断，变成赤黑汁，烂鱼腹，肠疼痛不能饮食。

黄连四两　吴茱萸　当归各三分　石榴皮三两

上，为粗末，每服三钱，水一盏，煎至六分，去滓，温服，食前。

地榆散

治新食竟取风为胃风，其状恶风颈多汗，膈下塞不通，饮食不下，胀满形瘦，腹大失衣则嚏，食寒则泻泄白痢。

地榆一两半　当归　樗根白皮各一两　白术三分

上，为粗末，每服三钱，水一中盏，煎至五分，去滓，温服，空心。

乳香散

治泻痢和一切寒气，止脏毒泻血，腹内疠痛。

乳香少许　诃子皮一分　当归　木香各半两

上，锉细末，用微火炒，候当归干为度，为细末，每服二钱，用陈米第一度泔一盏，煎至六分，空心、午前服，此药最妙，患及百余日者，服之皆愈。

三物散

治血痢。

黄连四分　当归　石榴皮　吴茱萸各三分

上，为细末，每服二钱，水一盏，煎至六分，温服，去滓。

石榴汤

治水痢及赤白痢，笃困欲死者。

黄连二两　石榴一个干者　阿胶　干姜二两

上，为粗末，每服二钱，水一盏，煎至六分，去滓，温服。

丁香丸

治水泻及泻血不止，疼痛甚者。

乌头　丁香四个　巴豆一个　朱砂为衣

上，为细末，泡蒸饼为丸，如梧子大，每服十丸，空心，米饮下。

延年驻车丸

治肠胃虚弱，冷热不调，下痢赤白或作脓血，脐腹疼痛，心胸痞闷，后重里急，烦满呕逆，胁肋胀闷，腹内虚鸣，四肢倦怠，不美饮食，日渐羸瘦。

黄连三两　当归一两半　干姜一分　阿胶一两半，炒焦为末，醋熬膏

上，胶膏熬丸，如梧子大，每服二十丸，空心，米饮下。

豆蔻白术丸

论曰：肠胃为仓廪之所，开阖有时。下痢者盖肠胃失守，门户不要，由水谷相并运化失宜，凑于三焦，气不禁固。又或春伤于风，邪气留连，久而不去，风胜害脾，脾属土而恶木，脾与胃以膜相连，为风邪所害，则微弱而不能运化水谷，并注肠间，肠虚又不能禁制，故令不利。若形瘦腹大䐜胀，食毕而下谓之洞泄，宜此白术丸附子汤。

白术二两　附子　肉豆蔻各一两

上，为细末，蒸枣肉和丸梧桐子大，每服三十丸，米饮下，食前。

姜附汤

若暴下如水，或青或白，脐腹撮痛，手足逆冷，脉细欲绝，渐渐短气，此由寒冷之气暴伤于阳气，凑下为阴所辟，气不禁固，阳复则生不复死，宜此姜附汤金液丹方在后。又不止者，灸气海百壮。

干姜三两　甘草　附子各一两

上，为粗末，每服五钱，水二盏，煎至一盏，去滓，温服，食前。

太白丸

治吐。

半夏　玄精石各一两　硫黄半两

上，为细末，水煮面糊为丸，如梧子大，米饮下五十丸，不

以时候。

三味黄连丸

若下痢赤黄，日夜数十行，手足不厥，胸中痞闷，时觉微寒，服温药而增极，其脉沉实而大，此由湿热之邪蕴于肠胃，复因饮食积而不化，聚而不运，水谷并注而下，先宜此三味黄连丸。不瘥者，与杏子丸方在后。

黄连　吴茱萸　白芍药

上件，等分，为细末，醋煮面糊为丸，如梧子大，米饮下三十丸。

朱粉丹

若下痢纯脓，或赤或白，脐腹撮痛，痛即痢下，已即痛，其脉紧大而疾，此由饮食失宜，留而不去，与冷气相搏则白，与热气则赤，水谷与肠间津液腐化成脓，新谷送传而不得行，新故相搏，滞气作痛，利下则气行而痛少息，谓之积痢，宜服此。

巴豆一钱　粉霜　硇砂各半钱

上件，研匀，黄腊二钱，熔成汁下药，搅匀如绿豆大，米饮下一丸，未知再进。

香薷散

治藏饮食不节，或食腥鲙生冷过度，或起居不节，或露卧湿地，或当风取凉，而风冷之气归于三焦，传于脾胃，脾胃得冷，不能消化水谷，致令真邪相干，肠胃虚弱，因饮食变乱于肠胃之间，便致吐利，心腹疼痛，霍乱气逆，有心痛而先吐者，有腹痛先痢者，有吐痢俱发者，有发热头痛体疼而复吐利虚烦者，但吐利心腹刺痛者，或转筋拘急疼痛，或但呕而无物，或四肢逆冷而脉欲绝，或烦闷昏塞而欲死者，此药悉能主之。

香薷去土，一斤　厚朴　白扁豆各半斤

上，为细末，每服三钱，水一盏，酒一分，煎至七分，去滓，水中沉冷，连二服，立有神效。一方，用黄连，不用白扁豆。

四逆汤

治伤寒自痢不渴，呕哕不止，吐利俱发，小便反利或汗出过多，脉微欲绝，腹痛胀满，手足逆冷，又一切虚寒厥冷，并宜服。凡病伤寒有此证候，皆由阳气虚，里有寒，虽更觉头痛体疼，发热恶寒，四肢拘急，表证具者，未可攻表，先宜此药，助阳救里。

甘草二两　干姜一两半　附子半两

上，以甘草、干姜为粗末，入附子，每服三钱，水一盏半，煎至一中盏，去滓，温服不以时。

良姜汤

治脾胃伤冷，心腹大痛，霍乱吐泻。

厚朴　良姜　桂

上，等分，为细末，每服三钱，水一盏，煎至六分，去滓，温服，不以时。

丁香散

治霍乱。

丁香　藿香各一两　人参半两

上，为细末，每服一钱，水半盏，煎五沸，更入奶汁少许，去滓，稍热细呷频服，量儿大小加减。

厚朴散

治霍乱吐泻。

厚朴二两　肉豆蔻一个　草豆蔻四个

上，为细末，每服二钱，水一盏，盐一捻，煎至八分，去滓热呷，如不瘥，再服。妇人不用盐，入生姜二片同煎。

母丁香膏

治吐逆不止。

五灵脂一两　丁香十四个　母丁香七个

上，为细末，以犬胆和丸，如豌豆大，捏褊阴干，每服一饼子，倒流水下。

樗根散

治水泻，里急后重，日夜无度。

樗根皮一两　枳壳半两　甘草一分

上，食前，米饮调下二钱，乃愈。

神曲散

治中寒下痢脓血及妇人漏下。

附子一个　神曲　干姜各三分

上，为细末，每服二钱，空心，米饮下，温酒尤佳。

乳香散

治白痢里急后重，日夜无度。

好大甘草四指握，文武火炮，坑出火毒　米斗子皮三个，生　乳香一皂大

上，不犯铁器，捣为细末，每服水一碗，垍罐中煎至半碗，温服，不以时，分二服。

乌梅三物散

治赤痢。

胡黄连　乌梅肉　灶下土

上，等分，为细末，空心，腊茶调下。或血痢，取盐梅一个，合腊茶，加醋汤沃服。

真阿胶丸

治赤白痢。

真阿胶一片　肉枣一个　胡椒七粒

上，三味，以坩埚子烧存性，蜡丸麻粒大，每服二三丸。白痢，干姜汤下；赤痢，甘草汤下；赤白痢，甘草干姜汤下；泄泻，以温水，食后、临卧服。

吴茱萸丸

治脾胃受湿气，泄痢不止，米谷不化，肠鸣腹痛或下痢脓血如髓脑，或如烂肉汁，腹满呕哕，肢体怠倦。

吴茱萸　黄连　白芍药并锉如豆，同炒紫色

上，为细末，水煮面糊和丸，如梧子大，每服三十丸，空心，米饮下。

小阿胶丸

治冷热不调，下痢脓血，腹中疠痛，口干欲饮，小便不利，调中，安和脏气。

黄连　阿胶各一两　茯苓二两

上，为细末，水煮面糊和丸，如桐子大，每服二十丸，食前，米饮下。

隐居温中汤

治腹痛，止痢。

白芍药　桂各半两　吴茱萸一百五十个

上，为粗末，每服二钱，水一盏，生姜三片，煎至六分，去滓，空心，温服。

玉粉丹

若下痢清水，其色赤黄，但欲饮冷，时时呕逆，小便不利，得热则极，心胸烦躁，脉虚大而数，此由乘虚热入于胃，渗下三焦，津液不分，并于大肠，谓之挟热利。先宜五苓散利小便，次以此玉粉丹、四味阿胶丸方在前。

蛤粉　硫黄

上件，等分，为细末，水煮面糊为丸，如梧子大，米饮下五十丸，不以时。

杏仁丸

治泻，兼治吐。

杏仁　巴豆去油，等分

上，合和匀，面糊为丸，如麻子大，米饮下一丸，不以时。

黑霜丸

治吐泻霍乱。

巴豆一个去油　百草霜三钱匕

上，同研令匀，汤浸蒸饼为丸，芥子大。水泻，冷水一丸；霍乱吐泻不定者，同蝉壳一个为末，冷水调下一丸。忌热物，只一服，便瘥。

朴附丸

治脾胃气弱及下冷，不思食，泄泻。

厚朴二两　附子一两，各锉如皂子

上，以生姜六两取汁，于银石器内贮之，重汤熬尽姜汁，取出，焙干为细末，用神曲法酒煮面糊和丸，如梧子大，每服三五十丸，空心，热米饮下。

香姜散

治久患脾泻。

生姜四两　黄连一两，各锉如豆大

上，同炒姜干脆深赤，去姜，取黄连为末，每服二钱，腊茶调下，空心。

丁香散

治痢。

附子一两，炮，去皮脐，切如麻子大　丁香半两　生姜二两，去皮，切如麻子大

上，二味，慢火煎干微黄色，入丁香半两，三味同为细末，每服一钱，空心，米饮调下。

橡实散

治久赤白痢，日夜不止。

橡实　干姜各半两

上，为细末，每服二钱，米饮调下，不以时。

橘皮茯苓汤

治下痢烦呕。

陈皮　白茯苓各半两

上，为细末，每服二钱，食后，白汤点服。

桃花丸

治痢下冷，脐下绞痛。

赤石脂　干姜各一两，炮

上，二味，为细末，炼蜜和丸，如豌豆大，每服十丸，日三，加至二十丸，食前，米饮下。

藿香散

治疟。

高良姜　藿香各半两

上，为末，均分为四服，每服以水一碗，煎至一盏，温服，

未定再服。

艾馄饨

治脾虚有寒。

干姜末　熟艾

上，等分，以白面作馄饨如酸枣大，每服四五十个，煮熟，空心服。腹胀者，炒厚朴煮汁，熟即煮馄饨食之。

金液丹

治吐泻。

好硫黄一斤

上，用一斗三升瓷瓶子内盛，以瓦子盖口，先用赤石脂固缝，通用盐泥纸筋固济，阴干，砖砌一大炉子，可高三尺余，中心掘一坑子，先安一水罐，令其口大小与硫黄罐子底相当，将硫黄罐子坐在水罐子上，四下用土培了口缝，先下熟灰在炉内，令埋罐子一半，用熟火三斤簇了罐子，再用熟火盖罐子上，约令三四寸深，每一伏时再添三斤，一如上法，盖覆七日，住火取出打破，开如生金色，其滓石尽澄在下，不用柳木槌，研细水，浸蒸饼和丸，如梧子大，每服五十丸，米饮下，食前。

冰壶散

治霍乱吐泻不止。

高良姜生，锉，一两

上，为细末，每服二钱，水一中盏，煎至一半，去滓，于水内沉极冷，频服，立定。

胜金丸

治吐不止。

胡椒十粒

上，一味，以新水吞下。

豆蔻散

治脾湿肠泄，暴泻不止。

肉豆蔻一个

上，以生姜汁和面，裹豆蔻火炮，候面熟，去面，将豆蔻为末，分作两服，米汤调下。

诃黎勒煎

治水痢，心腹胀满，呕逆及上气咳嗽，胸膈气痞。

诃黎勒以面裹，煨黄去面

上，末之，粟米饮和丸，如梧子大，每服三十丸，空心，米饮下。

紫粉丸

治吐。

上，以针沙醋浸一宿，辟去醋，便带醋炒，候黄色无烟乃止，细研，水煮面糊为丸，如梧子大，米饮下四十丸，便啜粥一盏许，小儿减之。

酒磨丸

治吐逆，粥药不下者。

上，以五灵脂用狗胆汁和丸，如鸡头大，煎热，生姜酒磨化再汤，令热粥一升顿服，乘药热送下。

治泻痢久不瘥

上，以细石灰一钱，猪猪胆一个，先用灰炒干出气，入猪胆同炒黄色，用净纸铺在地上，摊出火毒，日晒一日，每服半钱。如白痢，干姜汤下；赤痢，甘草汤下；赤白痢，干姜甘草汤下。

软痃丹

疗痃癖攻冲心腹及小肠气、膀胱气痛不可忍，内如刀刺，九种心痛，并妇人血、痃、血癖、血冷、血山崩、赤白带下，应丈夫、妇人一切气痛不可禁者，下咽立效。

舶上硫黄　白矾枯　硇砂精白者，各别研细　干蝎　茴香　桂　木香　川楝子麸炒，去皮　胡芦巴　胡椒　破故纸各半两　黑附子一两

上，十二味，为细末，炼蜜和丸，如弹子大，以朱砂为衣，每服一粒，烧绵灰酒化下，温服，入口愈，空心服。如急者，不计时候，新产妇人不得服。

玉锁丹

治男子肾脏、小肠等疾，及饮酒过多，大便滑泻，青沫遍数频，并宜服之。

破故纸　胡芦巴　吴茱萸

上，各四两，并炒香熟，捣罗为细末，分一半用羊白肠盛药末，酒煮香熟，去白肠，取药末一处同分，下药末同拌和匀，用煮药酒煮白面糊为丸，每服五十粒，加至一百粒，空心，温酒或盐汤下。

辛术散

治风湿寒湿，身疼自汗。

苍术五两　陈橘皮　细辛　厚朴　缩砂仁　附子　桂　肉豆蔻　干姜各二两　丁香　甘草各一两

上，为粗末，每服二钱，水一盏，入生姜三片，枣一枚，同煎至六分，去滓，食前，温服。

神圣散

治泻痢。

黄橘皮三分　白矾一两　甘草二分　川芎半两　黄丹　朱砂各半分　木香一分　米囊子二十个

上，为细末，每服一大钱，用熟水一盏倒流七次，临卧调服；服了，次用蒜一块子，生姜三片，川芎一皂子大，用湿纸裹，烧焦，去纸，烂嚼，用熟水下。

水解散

治水谷并果子所伤，下泻不止，并变痢疾。

米斗皮四两　陈皮二两半　甘草二两　丁香皮　桂　缩砂仁　白豆蔻仁　白茯苓各半两　白芍药一两

上，为细末，每服二钱，如路上行，即冷水调下。赤痢，加乌梅一个，地榆煎服；白痢，加干姜；赤白痢，加干姜、乌梅肉煎下。

感应膏

治饮食不消，肢体倦怠。

木香　丁香　肉豆蔻　干姜各三分　杏仁　巴豆各三十个　百草霜一分　硇砂三分，细研

上，合和匀，用黄腊一两，入麻油少许，炼熟下蜡，熔了放温，入前药一处搅和成剂，丸如黍米大，每服三五丸至七丸，白汤下，不以时。

米囊皮散

治泻痢后胃气不和，兼治赤白痢。

米囊皮旧年者，去穰，蜜涂炙熟　辟臭蔓亦名香蔓　厚朴去皮，姜汁制　甘草　陈橘皮　羌活

上件，六味，各一两，细锉，焙干，捣为粗末，每剂一大匙头，以水一盏炼取七分服，余滓重煎服，如白痢加阿胶。

白丹法

治泻痢不止。

上等阳起石十两，火煅通赤，一宿成白色如粉，次用钟乳粉三两内秤半两，别取白矾末半两，研细，用坩盏子销成汁，下半两钟乳粉搅，候成丹头，与前阳起石同研匀细，滴水和丸，如鸡头大，每服二三粒，空心，米饮下，大治脏腑不和，注泻不止。

钟乳粥

治久泻诸药不效者。

钟乳粉

上，一味，以粥调半两，乘热服之，日二，其效如神。

诃子煮散

治下泻下痢，腹痛日夜不止，已致困笃者，并治之。

米皮四两，炒黄色　缩砂仁一两　五灵脂半两　诃子七个，去核　赤石脂半两　甘草炙三钱

上，为细末，每服一大钱，空心，米饮调下，日三服，小儿半钱，忌如常法。

茱萸断下丸

治脾胃气虚弱，脏腑不调，下泻不止，日夜无度，全不饮食，内积久虚，腹中疼痛，羸瘦气弱，并治之。

吴茱萸二两半，汤洗，炒　诃子一分，去核　赤石脂一分　缩砂仁　肉豆蔻　干姜炮　龙骨　人参各一分

上，为细末，水煮面糊和丸，如梧子大，每服三五十丸，空心，米饮下，日进三服。

藿香饮子

治赤白痢久不效，变成休息痢，里急后重，心腹疼痛，形困

气乏，主脏气虚弱。

藿香　白芍药　干姜　泽兰叶　当归　芎　白头翁　蒿豉饼　附子　黄芪　茯苓　甘草各一两　米囊皮二两

上，为粗末，每服三钱，水一盏，煎至七分，去滓，不以时，热服。

龙脂丸

治脾胃虚弱或停冷结聚，变成脓血痢。

诃子　肉豆蔻　黄连　龙骨　当归　赤石脂　缩砂　木香各一两　草豆蔻　白矾　干姜各半两

上，为细末，粟米饭和丸，如梧子大，每服三十丸，空心，米饮下，忌油腻、鸡肉、猪肉等。

阿胶散

治热毒血痢成片，脐下疠痛。

阿胶　熟干地黄　地榆　黄连　栀子仁　当归　刺蓟各一两　川升麻　犀角屑各半两

上，为粗末，每服四钱，水一中盏，入葱白七寸，豉百粒，同煎至六分，去滓，温服，不以时。

茜根散

治蛊毒下血如鸡肝，腹中搅痛。

茜根　升麻　犀角各三钱　桔梗　黄柏　黄芩各二钱　地榆　白蘘荷各四钱

上，为粗末，每服三钱，水一盏半，煎至八分，去滓，稍热服。

黄连散

治热毒下黑血，五内绞切痛，日夜百行，气绝欲死者。

黄连一升　龙骨　白术各二两　阿胶　干姜　当归　赤石脂各三两　附子一两

上，八味，㕮咀，以水一斗，煮取五升，分五服。孙真人云：余以正观三年七月十二日忽得此热毒痢，至十五日命将欲绝，处方入口即定。

香藤散

治下痢赤白不止。

香藤　甘草　陈皮　羌活　厚朴　当归各半两　米罂皮四两

上，为细末，每服四钱，水一盏半，煎至一盏，取清汁，温服，不以时。

当归散

治久血痢不止，肠中疠痛，面黄羸瘦。

当归　樗树白皮　艾叶　黄连　地榆各一两　酸石榴烧灰　阿胶各三分

上，为细末，每服二钱，米饮调下，不以时。

赤石脂丸

治气虚冷热不调，脐腹疼痛，下痢脓血，日夜频滑，四肢少力，里急后重，不进饮食。

赤石脂　白龙骨　白矾灰各二两　胡粉一两　密陀僧半两　阿胶　乌贼鱼骨各一两

上，除研药外，同为细末，却将研药拌匀，粟米饭和丸，如梧子大，每服二十丸，温米饮下，忌油腻。

固肠散

治血痢腹痛及如鱼脑浆或如豆汁。

木香一作钱　黄连各半两，一作一分　御米壳一两半，蜜炙，一作三个

象斗一作三个，藏白矾烧　河子面裹煨大者，一作一个　柿蒂一分，一作七个　石榴皮酸者，涂蜜炙黄，各半两，一作一分

上，为细末，每服一钱，空心，米饮调下。一使乳香汤破米饮调下，一名御米散。

地榆散

治血痢不定，日夜频滑。

地榆半两　酸石榴皮三分　木苓半两　枳壳三分　赤石脂半两　甘草一两

上，为细末，每服二钱，米饮调下，食前服。

黑神散

治冷热痢，脓血不止。

乌梅　干姜　木枣等分

上，三味，同烧存性，每服一钱，温米饮调下，空心服。

当归散

治血痢。

御米皮　干姜　当归等分

上，为细末，食前，每服二钱，米饮调下。

母丁香丸

治呕吐不已。

母丁香七个　丁香　吴茱萸各半两　硫黄一分　石胆一钱　麝香一分

上，为细末，生姜自然汁糊为丸，如梧桐子大，每服五七丸，生姜汤下。呕逆，盐醋少许，化一丸于箸头上服之。

玉龙散

治吐逆不止。

硫黄　滑石等分

上，为细末，每服一钱，糯米饮调下。

玉蕊散

止吐逆。

滑石二两　硫黄一两　丁香　肉豆蔻各半两

上，为细末，每服一钱，食前，米饮调下。

朝真丹

治吐泻不止。

硫黄一两　枯白矾三两

上，为细末，蒸饼和丸如梧子大，朱砂为衣，每服三十丸，温米饮下，食前。

疟[①]痢附

疟母煎

治久疟不愈，结为癥瘕寒热。

鳖甲十二分　乌梢炮，存性　干姜　葶苈　石韦　紫葳　厚朴　瞿麦　广虫　蜣螂　桃仁各二分　白芍药五分　黄芩　大黄　桂各一分　柴胡六分　鼠妇七分　人参一分　牡丹皮五分　阿胶　蜂窠各四分　赤硝十二分　半夏一分

上，为细末，锻灶下灰一斗，清酒一斗五升，浸灰，候酒尽一半，着鳖甲于中煮，令冷烂如胶，绵绞取汁，纳诸药煎，为丸梧桐子大，空心服七丸，日三服。一方，无鼠妇、赤硝，加海藻三分、大戟一分。

---

① 疟：此前原有“治”字，据本书目录删。

香甲散

治一切劳疟，四肢无力，浑身疼痛，脾胃不和。

鳖甲　恒山　柴胡各三分　麦糵　神曲各一两　枳实　京三棱各半两　人参　藿香叶各一两　甘松三分　黄橘皮不去白　厚朴各一两　甘草三分　槟榔一枚　茯苓三分　半夏　桔梗各一两　大腹皮　木香各半两　乌梅七个

上，为粗末，水煎，患劳气者以童子小便、酒桃李枝同煎三钱，去滓，热服。

丹砂乌梅丸

治五疟不瘥。

乌梅　恒山各十分　知母　犀角各六分　丹砂五分　龙胆　甘草　人参　苁蓉　桂各六分　鳖甲八分　香豉一大合　桃仁四十九个　虎骨　升麻各八分

上，为细末，炼蜜和丸，如梧子大，每服二十丸，空心，酒下。

大五补汤

治时行后变成瘴疟方。

桂心三十铢　远志　桔梗　芎䓖各二两　茯苓　芍药　人参　白术　干地黄　当归　黄芪　甘草各三两　半夏　麦门冬　生枸杞根各一升

上，为粗末，每服二钱，水一大盏，入生姜三片，枣一枚，竹叶二片，同煎至六分，去滓，温服，不以时。

乌梅丸

治寒热疟久不瘥，形体羸瘦，痰结胸堂，食饮减少或因行远，久经劳役患之，积年不瘥，服之神效。

乌梅肉　豆豉各一合　升麻　柴胡　鳖甲　恒山　地骨皮　前胡一两　百合　蜀漆　玄参　肉苁蓉　桂心　知母各半两　桃仁八十个

上，十五味，为细末，炼蜜和丸，空心，茶下，三十丸，日二服，老少孩童量力通用，无所忌。

十味丸

治久疟不已，已经吐下，其原尚在，更欲吐利，又虑尫羸，宜服此药。

细辛　黄橘皮　桂　地骨皮各四两　鬼箭羽折着如金色者　蜀漆各二两　白术五两　甘草　当归　丁香各三两

上，为细末，炼蜜和丸，如梧子大，煮乌梅饮下之，初服十五丸，再稍加至三十丸服，经三五日后，若觉热上，每服药后良久，任吃三两口粥饮压之。

甘草乌梅丸

治一切疟。

甘草　乌梅肉熬　人参　桂　肉苁蓉　牡丹各二两　恒山　升麻　桃仁　乌豆皮三两

上，捣筛为细末，以炼蜜和丸，苏屠臼捣一万杵，丸如梧桐子大，发日，五更，酒下三十丸；平旦，四十丸；欲发，四十丸；不发日，空腹四十丸，晚三十丸，无不瘥。一方，有知母二两。

克效饼子

治一切疟病，发作有时，先觉伸欠作寒栗，鼓振颐颔，中外皆寒，腰脊俱痛，寒战既已，内外皆热，如发渴欲饮冷，或痰聚胸中，烦满欲呕，或先热后寒，或先寒后热，或寒多热少，或热多寒少，或寒热相半，或但热不寒，或但寒不热，或一日一发，或隔日一发，或一日后六七日再发，并能主之。

龙脑　麝香半两　朱砂一两一分　荷叶五两　绿豆末五两　甘草一两，爁　信砒二两半，醋煮　定粉半两　金箔三十五，泊为衣

上，为细末，炼蜜和丸，每两作二十丸捏褊，以金箔为衣，每服一饼子，以新汲水磨化；日发者，未发前服之；间日者，不发夜服；隔数日者，发前一日夜服；连日者，凌晨服。

红英丹

治劳疟，极效。

雄黄　朱砂　硫黄　天雄生　丁香　虎头骨　黄丹　赤小豆　麝香各一分

上，为细末，入研了药令匀，取甲子日合用粟米饭和丸，如绿豆大，男左女右，以绯绢袋裹系一丸于中指上。

恒山鳖甲散

治痰鬼瘴疟。

恒山　鳖甲各八分　乌梅二十个　甘草八分　犀角六分　桃仁三七个　知母　石膏三分

上，为粗末，每服二钱，水一盏，竹叶二片，同煎至六分，去滓服之。

朱砂丸

治疟。

朱砂一分　粉霜　腻粉　硇砂　白丁香　巴豆霜各半分　干漆末二分　青橘皮末五分

上，同研匀细，枣肉和丸，如梧子大，小儿麻子大，更用朱砂末衮过，每先服了金箔丸，更后用面汤下一两丸投之，看虚实加减服。

大黄丸

治心疟发歇不定。

川大黄半两　恒山　砒霜　鳖甲　麝香　朱砂各一分　香豉四十九个

上，为细末，研匀，以醋煮面糊，丸如梧子大，每服二丸，食前，用桃仁冷醋汤下，忌热物。

神应汤

治疟。

草豆蔻二个　枣　乌梅　半夏各十个　橘皮半个　青橘皮一个　生姜半两

上，以此一料，用泉水三升，于银器内煎至一升半，并将药锉为粗末，同煎，不以时，去滓，任意。如发热，可冷服；如发寒，可热服。

姜桂汤

论曰：寒热之病，盖阴阳相乘，阴气上入阳中则发寒，阳气下陷阴中则发热。若寒热战栗，头痛如破，身拘急数欠，渴欲冷饮，或先寒而后热，先热而后寒，或有发时，或间而作，至其时而发，发已即如常，此谓之疟。疟脉自弦，弦数多热，弦迟多寒，此皆得之冬中于风，寒气藏于骨髓之中，至春阳气大发，邪气不能自出，因遇大暑而后与邪气相合而发。多寒者温之，多热者发之，寒热等者以经调之，寒多宜此姜桂汤，热多宜恒山汤、瓜蒌汤，寒热等者宜鳖甲汤等方，并在后。

柴胡八两　桂　黄芩各三两　瓜蒌根四两　牡蛎　干姜　甘草各二两

上，为粗末，每服五钱，水二盏，煎至一盏，去滓，温服。

雄黄丹

治丐儿疟。

白驴蹄二分　大黄四分　绿豆三分　砒霜二分　雄黄一分　朱砂

半分

上，为细末，以蜜和丸，如梧子大，发日，平旦，冷水服二丸，七日内忌油腻。若其发时，胸中痞呕吐，此乃痰疟。胁腹痛，胸中愊愊然，欲呕不得出，此积疟，并宜玉壶丸方见《头痛门》。

藿香散

凡疟吐，下之后，当温调之，宜服。

厚朴　藿香叶　生姜　陈橘皮　半夏　甘草各一两

上，六味，同杵，令烂焙干为末，每服三钱，水一盏，生姜三片，枣一个，煎至七分，去滓，食前服。

荆芥散

若其人翕翕如热，淅淅如寒，无有时度，肢节如解，手足疼痛，头目昏晕，此由荣卫素弱，外为风邪相乘，搏于阳则似热，搏于阴则似寒，久不治之成劳，宜此。

荆芥穗一两　柴胡二两　人参　白术　当归　白芍药　桂　甘草各半两

上，为粗末，每服五钱，水二盏，煎至一盏，去滓，温服，非时。

瓜蒌汤

治热疟。

柴胡八两　黄芩　人参　甘草各三两　瓜蒌根四两

上，为粗末，每服五钱，水二盏，生姜三片，枣一个，煎至一盏，去滓，温服，不以时。

绵衮丸

治疟。

硫黄　官桂　巴豆　白矾　淀花

上件，等分，为末，五月五日用粽子和，再入臼捣千下丸，如梧子大，阴干，不拘老幼、有孕妇人，不拘月日，疟疾，用绵一片裹药一丸，男左女右纳耳内，于五更初放在耳内，四日复取。

小柴胡汤

治伤寒温热病，身热恶风，脑项强急，胸满胁痛，呕哕烦渴，寒热往来，身面皆黄，小便不利，大便秘硬或过经未解，潮热不除及瘥劳复，发热头痛，妇人伤风，头痛烦热，经血适断，寒热如疟，发作有时及产后伤风，头痛烦热，并可服。

柴胡半斤　黄芩　人参各三两　半夏二两半　甘草三两

上，为粗末，每服三钱，水一盏半，生姜五片，枣一个，煎至七分，去滓，热服，不以时。候小儿分作二服，更量大小加减。若胸中烦而不呕者，去半夏、人参，加瓜蒌实一个；若渴，去半夏，加人参，合前成四两半，瓜蒌根四两；若腹中痛者，去黄芩，加芍药三两；若胁下痞靳，去大枣，加牡蛎六两；若心卒悸、小便不利者，去黄芩，加茯苓四两；若不渴，外有微热，去人参，加桂三两，覆微汗愈；若咳者，去参、大枣、生姜，加五味子半升，干姜二两。治瘴疫疟疠，久即面黄肌瘦，不惟新旧月日浅深，悉皆主之。心胸痞闷，不思饮食，加橘皮；渴，加瓜蒌根；喘，加杏仁；大便秘滞，加大黄；胁下痞鞕而痛，加牡蛎，小可一两剂，大段三五剂，克保痊安，久经大效，记之。去半夏，加人参，更加瓜蒌根，名黄龙汤。

桃花丸

治一切疟及赤痢、白痢。

信砒　粉霜各一钱　定粉半两　黄丹二分　巴豆七个，米醋内煎黑色，去皮用

上，都研，令匀，以糯米粥为丸，如黍米大。赤白痢，新汲

水下两丸；治疟，桃心七个煎汤，未发前冷下，立瘥。此法，常用有效。

祛邪丸

治疟疾脉浮大，寒热往来，用此吐之。《卫州书·六疟》：寒多热少者，痰疟。热少而脉浮，则痰无疑矣，可吐之也。若脉迟微者，恶寒疟耳，宜柴胡桂姜汤。

麻黄四两，去节，汤炮三沸，焙干，秤　恒山　甘草　大黄　知母各二两

上，为细末，炼蜜和丸，如梧子大，每服十五丸，面东，清净水吞下。

草豆蔻散

治老疟久而不瘥，及山岚瘴气远年不愈，兼大治脾寒。

草豆蔻　肉豆蔻各二个，并用面裹，煨，一生一熟　梓州厚朴方圆二寸，一半姜制，一半生　甘草中指大，一半生，一半炙　生姜枣大二块，一块用湿纸裹煨，一块生

上，㕮咀，分为二大剂，于发前临晓，用水一升，煎取八合，放至来早再温服，留滓，再煎二次。

辟邪丹

治岚瘴疟及痞疾等。

绿豆四十个　黑豆三十个　好砒霜半分　朱砂两粒，如黑豆大　黄丹炒，一分为衣

上件，五味，同入乳钵内，滴冷水，丸作十丸，每服一丸，以东南桃心七个，取井华水研，向日吞服之，醋水亦可。其验不具言，经三五月患者只一丸，大段者只微寒，若小可便绝去也。

常山汤

治疟。

常山　知母　甘草各三分　麻黄一两

上，为粗末，每服五钱，水二盏，煎至一盏，温服，以糜粥一盏，取汗为度，去滓。

干漆丸

若皮寒至骨，汤火不能热，厚衣不能温，然不冻栗，此由肾气素盛，恣欲太过，水竭指枯，髓不满骨，津华不充于外，所以不冻栗者，非阳虚而为阴乘也，名曰骨痹。疟久，久不治，令挛缩，宜此。

鹿茸四两　生干地黄各四两　干漆半两　附子一两

上，为细末，酒煮面糊和丸，如梧子大，酒下三十丸，空心服。

七枣汤

治疟。

大乌头一个，移七处，炮热，锉碎　生姜　大枣七个　葱白七寸

上，以水一小碗，煎至一满盏，未发前一时辰，去滓，热服，讫吃枣。

太一神丹

治久疟不瘥。

上好砒霜半两　寒水石一两　龙脑　麝香各少许

上，先研砒霜，在铁铫内用寒水石末团之，以埚碗合定，湿纸封于碗上烧，候烟出，重纸黄色即止，取出，以纸衬于地上出火毒，须臾，细研为末，以蒸饼水泡为丸，如梧子大，以朱砂作衣，每服一丸，于发时早晨，香上度过，面北下，用井华水吞下一丸，服后忌热食、鱼面、五果子数日，永瘥。此药合时须是端午日早合，忌妇人、鸡犬、孝子，如见女人，患男儿拈入口中，令服立效。此药并不吐泻，患者可只一服，必瘥。龙、麝候砒霜

经火后合研匀，然后与蒸饼和丸。

灵霜丸

治瘴疟时发，大渴，寒热不定。

砒霜　绿豆各半两　川大黄一两　麝香一分

上，为细末，入研药令匀，炼蜜和丸，如梧子大，夜露一宿，发日，平旦，以冷水下一丸，临发前再服一丸，忌热物。

桃仁恒山丸

治瘴疟，发作不定，但热不寒，宜服此方。

恒山　桃仁　黄芪各一两　香豉一合

上，为细末，水炼蜜和丸，如梧子大，每至发日，空心，煎桃仁汤下十丸，于发时再一服。

霜黄丸

治久疟不瘥。

砒霜　硫黄　雄黄　雌黄各半两

上，研细，于新铫子内先布盐末于中，即下诸药于盐上，以堝碗盖，用六一泥封，勿令泄气，以一二斤火养半日，候冷，以甘草汤煮半日，出火毒，细研，以饭和丸，如绿豆大。如大人患，以醋汤下三丸，以青带系三丸于臂上，男左女右，立瘥；小儿，服一丸，系一丸。

淡豉乌梅丸

疗疟，不问年月深远。

恒山二两，细锉，熬令干，候微黄色，别杵末　乌梅二十个，取肉别研如泥　桃仁四十九个，去尖，杵如泥　淡豉一匙，别杵如泥

上，四味，各捣，讫都入臼中捣一千下，即出之为丸，如干，即炼蜜相和令得所，又捣一千下即成矣。修合时，不得令孝子、

怀妊妇人、鸡犬见，大约药效验则如此，若患者但取发日平明饮下三十丸如梧子大，食时又二十五丸，至动时又十四丸，或下不吐重者服一服，便瘥，亦不忌口。

铅丹丸

疗疟，神效。

铅丹二两　人参三分　天雄十分

上，三味，为细末，炼蜜和丸，如梧子大可，粥饮下二丸，食前服，万不失一。

三满丸

疗疟百发百中，神效方。

恒山末　白蜜　生鸡子白

上，三味，各一鸡子壳，于铛中相和熬，看丸得即止。旦，四十丸；晚，四十丸，粥饮下，大约鸡子白两个方得一壳。

丹砂丸

疗寒热相半，兼治间日疟子。

丹砂　人参各一分　附子一个半两者

上，为细末，炼蜜为丸，如梧子大，煎竹叶汤下二三十丸，发前三服，中病则吐，或身习习麻木；未中病，加至四十丸；间日发前，如法服，中病即止。

光明丸

治久疟神效方。

光明砂半两　恒山一两　杏仁十个

上，为细末，研入朱砂，令匀，炼蜜和丸，如梧子大，未发前，以粥饮下十五丸，欲发再服。

乌姜散

治疟。

干姜　良姜各一两，并锉，同炒紫色

上，为细末，每服二钱，未发前，热酒调服。

扼虎膏

治诸疟。

胭脂　阿魏各一大豆许，同研

上，二味，以大蒜肉和为膏，用大桃核一个，擘开，去仁，取一片，以药膏子填桃核内，患者临发时，用药桃核覆在手虎口上，令药着内，以绯白系定，男左女右，经宿乃去之，疾更不发。

真　丹

寒热诸疟，发作无常，心下烦热。

常山三两末　真丹一两，即是虢州真黄丹，以两隔铫子将衬，炒色变用

上，同研匀，以蜜为丸，如梧子大，每服三丸，未发时三丸，已发时三丸，临卧三丸，米饮下。

灵砂散

治疟疾久不瘥。

附子一两约三个者　灵砂一分

上，将附子用面裹炮，以面焦为度，去面并皮、脐为细末，与灵砂拌匀，每于未发前，冷酒调下一钱。

神圣散

治疟。

蛇皮高处得者，二寸

上，以灯焰上烧为灰，入麝香少许，同研细，发前，以葱白酒调下。

治疟疾久不瘥

气体羸弱。

上，大乌头一个端正者，煻灰火中炮七遍，不得焦了，去皮、脐，碎切如米粒大，以大枣七个，水一大碗，生姜七片，葱白七寸，慢火同煎至半碗，未发前先吃，煮药枣七个，然后温服。

论曰：夫疟有日作者，有间日而作者，有先寒后热，先热后寒者，有寒多热少者，但热不寒者。然日作者，疟也；间日而作者，痰疟也；先寒后热者，寒疟也；先热后寒者，温疟也；寒多而热少者，壮疟也；但热而不寒者，瘅疟也。疟脉自弦也，弦数者多热，弦迟者多寒。弦小紧者可下之，弦迟者可温之，数紧者可发汗、针灸也，浮大者吐之瘥，弦数者风疾也，以饮食消息去之。凡治疟于发前先食，顷以治之，过则失时也，心疟不治，他皆可治。多热者，白虎加桂汤及常山、甘草、前胡、大黄作饮子服之；多寒者，柴胡桂姜汤；小紧者可下，用和胃丸三粒妙；可吐者常山汁饮之。若疟连年不解者，由人体虚，邪伤荣卫，耗弱正气，不能自持，故久而不去，谓之劳疟，宜神精丹方在《中风门》。此疾虽田舍之人皆知之，但有冷热虚实之异，今略论其一二，择其必验者以备仓卒。若寒从背起，冷大如手，不甚战栗，以发热而汗出，或即头痛，呕逆时作，其脉迟小，此由脾胃素弱，因气寒而水谷不能克化，聚而成痰，阴上乘阳，阳为阴乘，所以作寒，寒逼阳虚，散而为汗，宜旋覆花丸方见《头痛门》。

若寒热如疟，不时发，腹满膨脝，起则头眩，大便不通，或时腹痛，胸膈痞闷，此由宿谷停留不化，结于肠间，气道不舒，阴阴壅滞，宜备急丸方见《头痛门》。

至圣缠金丹

治赤白痢。

朱砂　硇砂已上各一两，并细研，水飞　巴豆七十个，去皮　黄蜡十枣大

上，先熔蜡作汁，煮巴豆焦色，去巴豆不用，然后入前药二

味，在蜡内溲和成剂。有患旋丸，大人豌豆许一丸，小儿绿豆许一丸。骤泄，新汲水下；赤白痢，黄连艾汤下；白痢，艾汤下；赤痢，黄连汤下。如合剂后只用金箔裹之，老人肌瘦亦可服，甚者不过再服，立愈，神妙，并空心服，服讫，忌热物少时。

香和丸

治积无等。

豆豉捣为末　大蒜去皮，研如泥

上，二件，无分两，合和成剂为度，丸梧桐子大，每服二十至三十丸，温热水下，先进缠金丹，次方服此丸子。

草果饮子

治脾寒疟疾。

草果　川芎　白芷　紫苏叶　高良姜　甘草　青橘皮

上，等分，为末，每服二大钱，水一盏，煎至七分，去滓，热服，留滓，二服并一服，当发日，连进三服，立见效。

泼雪丸

治五劳七伤，阴汗盗汗，夜多小便，沉寒故冷，脾胃虚损，久不思饮食，消渴，腹胀，翻胃，吐逆，腹中绞结疼痛，肺寒咳嗽，寒痰不利，口吐酸水，五疟，脾寒泄泻，一切冷疾，并宜服之。

荜茇　人参　茯苓去皮　干姜炮，各半两　桂心七分半　诃子一两半，炮去核　胡椒七分半　良姜一分

上，为末，蜜丸梧桐子大，每服三十丸，空心，米饮下。

疟　丹

小实黑豆四十九个　砒霜半分　雄黄一分

上，用端午日捣罗研为细末，滴水和丸，梧桐子大，每服一

粒，于疟未发前一夜，食后，临卧服，忌生冷、油腻、热物一伏时，欲服药时，先吃温冷淡饭一顿，于稍空时、临卧服药，尤妙，合时忌鸡犬、妇人见，怀胎妇人不得服，如急用，不必端午日合。

渗湿汤一名辛术汤

苍术五两，去皮　陈橘皮　细辛去叶　厚朴去皮，姜制　缩砂仁　附子炮，去皮脐　桂去皮　肉豆蔻　干姜炮，各二两　丁香　甘草炙，各一两

上，为粗末，每服二钱，水一盏，入生姜三片，枣一枚，同煎至六分，去滓，食前，温服。

草豆蔻散

一名常山饮子。治疟疾。因外邪客于风府，生冷之物内伤肺胃，或先寒后热，或先热后寒，或寒热独作，或连日发，或间日一发，寒则肢体颤掉，热则举身如烧，头疼恶心，烦渴引饮，气息喘急，口苦咽干，脊膂酸疼，肠鸣腹痛，诸药不效，渐成劳疟者，此药治之。

知母二斤　常山二斤，用川者　乌药一斤，捶碎　草果二斤　甘草二斤，炙　高良姜二十两

上，为粗末，每服三钱，水一盏，生姜五片，枣五个，煎至七分，去滓，温服。

鸡峰普济方卷第十五

妇人　崩漏

熟干地黄煎

治妇人虚损或头风入胫及寒痹筋脉缓急，血闭无子，游风往来或漏下赤白，或月水不通，无所不治。

白芷　石斛　苁蓉　细辛　防风　卷柏　厚朴　白茯苓　白术　甘草　桂　干姜　山药　禹余粮　石膏　赤石脂　泽兰叶　芜荑各一两　川椒　人参各七两半　杜仲　蛇床子　续断　艾叶各三两三分　当归　熟地黄　牛膝　五味子　川芎各七两半　藁本七两　紫石英十五两　柏子仁七两

上，为细末，炼蜜和丸，如梧桐子大，每服空心，米饮下三十丸。

大五石泽兰丸

治妇人风虚，腹内雷鸣，缓急风，头痛寒热，月经不调，绕脐恻恻痛或心腹痞坚，逆食，手足冷，多梦纷纭，身体痹痛，荣卫不和，虚弱不能动摇及产后虚损，并宜服此《千金翼》有阳起石一两。

钟乳粉　禹余粮各一两半　石膏　白石英各二两　紫石英二两半　泽兰叶二两一分　蜀椒　干姜二两　当归　桂　芎䓖　厚朴　柏子仁　熟干地黄　细辛　茯苓　五味子　龙骨　甘草　黄芪各二两半　石斛　远志　人参　续断　白术　防风　乌头各一两一分　山茱萸　紫菀各一两　白芷　藁本　芜荑各三分　重校定：此方内蜀椒无分两，其本方内又有柏子仁丸，与此方治疗相类，内蜀椒用一两半。

上，为末，蜜丸如梧桐子大，空心，温酒服二三十丸。

泽兰散

治妇人产乳百疾，安胎调气。产后血晕，亡血、血积，虚劳无子，有子堕胎、难产，子死腹中，胎衣不下，妇人血注，遍身生疮，经候不调，赤白带下，乳生恶核，咳嗽寒热，气攻四肢，处女任脉不调，常服调血有子。

泽兰九分　石膏八分　当归　赤芍药　白芜荑　甘草　芎各十分　桂五分　生干地黄六分　桔梗　厚朴　吴茱萸　白茯苓　防风　卷柏　细辛　柏子仁各四两　人参　白芷　藁本　椒红　干姜　乌头　五味子　黄芪　白术各三分　白薇　丹参　阿胶各二分

上，为细末，每服二钱。空心，热酒调下。凡不美饮食、四肢困倦者，尤宜服之。

柏子仁丸

治妇人五劳七伤、羸冷瘦削、面无颜色、饮食减少、貌失光泽及产后断绪无子，久服令人肥白，补虚。

柏子仁　黄芪　干姜　钟乳　白石英　紫石英各二两　蜀椒一两半　杜仲　当归　甘草　芎䓖各四十二铢　厚朴　桂　白术　细辛　独活　人参　石斛　白芷　芍药　五味子　桔梗　苁蓉　赤石脂各一两　泽兰二两六铢　藁本　芜荑各十八铢　乌头一方作牛膝　干地黄各一两六铢

上，为细末，炼蜜和丸，如梧桐子大，每服三十丸，酒下。《千金翼》无乌头，有龙骨、防葵、茯苓、秦艽各半两，为三十二味，并治产后半身枯悴。

紫菀煎

治妇人久患血劳、血气，腹内积聚恶物，痃癖气块腹内去来或上冲心，两肋虚胀，腰膝冷疼，脐下搅刺，脾胃不和，吃食无味，口吐清水，浑身麻痹，手脚拘急，口涩唇干，身体虚弱，睡卧不安，心神烦躁，面上生疮，四肢沉重，月水不调，经年累月无时，似有孕，渐加羸瘦，及治一切诸风久不瘥者，悉宜服之。

紫菀　人参各八分　熟地黄六分　麦门冬　柴胡　蜀椒　乌头　羌活　甘草各五分　厚朴　大黄　茯苓　黄连各六分　巴豆　槟榔　车前子　苁蓉　防葵　吴茱萸　菖蒲　当归　茯神　干姜　皂角　桔梗各四分　防己　白术各五分　肉豆蔻二分

上，为细末，炼蜜和丸，如梧桐子大，每服三五丸，空心，米饮下，当宣转三五行；如不定，以白粥止之。

大圣散

治妇人产前后一切疾患，大能安胎和气。或子死腹中，攻刺疼痛，产后血晕、血癖、血滞、血崩、血劳、血入四肢，应是血脏患者，并胎衣不下及伤寒呕逆，遍身生疮，经候不调，赤白带下，乳生恶气，咳嗽寒热，气撮四肢，室女红脉不调，并宜服之。如或子脏虚冷，频频坠胎，及孕娠后乖违，将摄因成疾，并可服之。若常服，即和颜色，血海安宁，饮食进美，举止康强。丈夫服之，亦疗五劳七伤。

泽兰九分　白术　人参　白芷　藁本　干姜　黄芪　五味子　丹参各三分　川椒　厚朴　桔梗　防风　白茯苓　柏子仁　细辛各一两　生干地黄一两半　吴茱萸　卷柏各四分　当归　芍药　川芎　甘草　白芜荑各七分　石膏二两　肉桂五分　白薇二分　阿胶半两

上件药，并拣择，令净，分两足，焙干为细末，每日空心，热酒调下一钱。妇人一切疾病，但请服之。

琥珀丸

治妇人血风劳。

琥珀　木香　槟榔　芎　防风　桂　干姜　附子　京三棱各五分　青皮　吴茱萸　白芷　草豆蔻　红芍药　天麻　柏叶　吴白术

各三分　当归一分　桃仁　鳖甲　败龟各六分　人参　柴胡各二分　干蝎一分　重校定：此方内三味无分两，此方王氏《博济方》亦载之，内人参、柴胡各二分，干蝎一分。

上，为细末，炼蜜和丸，如梧桐子大，每服十五、二十丸，荆芥汤下，不以时。

顺经丸

补虚损，调顺经血。治冲任气虚，小腹挟寒，月水不调，脐腹㽲痛，腰腿沉重，四肢倦怠，百节酸疼，心忪恍惚，忧恶不乐，面少光泽，饮食无味。除下脏风冷，治带下三十六疾，崩中漏下，五色子脏，久冷无子及数堕胎，兼疗产后恶露不下，余血不尽，脐腹疼痛，憎寒发热，血逆上冲，狂言目瞑或乘虚中风，口噤不语，身体不遂，头旋身战。临月服之，壮气养胎，正顺生理，润胎。产后常服，滋养血气，和调阴阳，密腠理，实腑脏，治虚风，除痼冷。

当归　石膏　蜀椒　甘草　蝉蜕　马鸣蜕各二两　柏子仁　白薇　藁本　干姜　白术　白芜荑　苍耳　人参　白芍药　芎　附子各一两　食茱萸　厚朴　防风　白芷各五分　桔梗三两　泽兰九分　生犀半两

上，为细末，炼蜜和丸，如弹子大，每服一丸，温酒或米饮化下，空心服。

石脂泽兰散

治产后风虚。

泽兰九分　禹余粮十分　石膏　白芷　干地黄　赤石脂　肉苁蓉　鹿茸　芎䓖各八分　藁本　蜀椒　白术　柏子仁各五分　桂　甘草　当归　干姜各七分　芜荑　细辛　厚朴　人参三分　防风十分

上，二十二味，为细末，酒服方寸匕，日三，以意增之。

补益钟乳丸

治妇人血海虚，上攻于肺或时喘促心烦，吃食少味，四肢乏力。

钟乳粉三两　五味子　肉苁蓉　泽兰　芎䓖　白芍药　黄芪　桔梗　柏子仁　当归　紫石英　紫菀　厚朴各一两　天门冬一两半　甘草　细辛各半两　远志　天雄　蒲黄　芜荑仁各二分　熟干地黄三两

上，为细末，炼蜜和杵五七百下，丸如梧桐子大，每服三十丸，空心及晚食前，温酒下。

玉筵散

各依法制，治气虚有热，状如痨瘵者。

山药七两半　当归　桂　神曲　熟地黄　大豆卷各二两半　甘草　人参各一两七钱半　芎　白芍药　白术　麦门冬　杏仁　柴胡　白茯苓各一两八分　阿胶一两三分　干姜三分　白蔹半两　防风一两半　枣一百个　桔梗一两

上，为细末，每服三钱，食前，温米饮调下。

昆布煎

治妇人胸中伏气。

昆布　海藻　芍药　人参　款冬花　白石英　桑白皮　桂各二两　柏子仁　茯苓　钟乳粉各二两半　紫菀　甘草各一两　吴茱萸　五味子　细辛各一两半　杏仁一两　生姜片，切，焙干　橘皮黄者　紫苏子各五合

上，为细末，炼蜜和丸，如梧桐子大，每服二十丸，生姜汤下，不以时。

白垩煎

治妇人月经一月再来或隔月不来，或多或少，淋沥不断或来

而腹痛，嘘吸短气，不能饮食，心腹刺痛。所下或青，或黄黑色，或如水。举体沉重。

白垩　白石脂　牡蛎　禹余粮　乌鱼　龙骨　细辛　当归　白芍药　黄连　茯苓　姜　人参　瞿麦　石草　白芷　白蔹　附子　甘草　桂各一两

上，为细末，炼蜜和丸，如梧桐子大，空心，温酒下三十丸。

小活血丹

治血脏虚冷，面黄肌瘦，胸膈痞闷，心腹撮痛，呕逆恶心，面生黑黯，鬓发脱落，头旋目黑，经候不匀，腰腿酸疼，胁肋胀痛，不欲饮食，手足烦热，肢节拘倦，一切血气虚衰，皆治之。

安息香　当归　延胡索　木香　桃仁　柏子仁各二两　泽兰叶　牡丹皮　干姜　黄芪　桂心　艾叶各四两　大附子　虎杖　山茱萸　吴茱萸　杜仲各二两　肉苁蓉　厚朴八两　重校定：此方内苁蓉无分两，其《太平圣惠方》内白薇丸治疗药味相类，内苁蓉合用四两。

上，为细末，以前安息香杵碎，好酒同研，去滓，银器内慢火熬成膏，入白面少许，同煮作面糊为丸，如梧桐子大，每服二十丸，温酒下，淡醋汤亦可，空心、食前服。

安息香丸

治血脏虚冷，面黄肌瘦，胸膈痞闷，心腹绞痛，呕逆恶心，面色黑皯，鬓发脱落，头旋眼黑，经候不匀，腰腿疼痛，胁肋胀满，不欲饮食，手足烦热，肢节酸疼，或寒或热，发歇无时。

安息香　桃仁　虎杖　附子　杜仲　山茱萸　吴茱萸　柏子仁　木香　当归　延胡索各二两　泽兰　艾叶　干姜　牡丹皮　黄芪　桂　苁蓉　厚朴各一两

上，为细末，醋煮面糊和丸。如梧桐子大，每服二十丸，空心，温酒下。

泽兰丸

治风虚中寒，腹内雷鸣，头痛寒热，月经不调，绕脐恻恻，荣卫不和，不能动摇，产后虚损。

泽兰二两一分　石膏二两　当归　甘草各一两三分　柏子仁　防风　茯苓　芎各一两　白芷　蜀椒　藁本　细辛　食茱萸　芜荑　人参　厚朴　白术　桂各三分

上，为细末，炼蜜和丸，如梧桐子大，每服二十丸，食前，温酒下。

万安散

治下经不足，冷气攻冲，胁肋胀疼，小腹坚满，气不施化，小便不利，及妇人冲任宿寒，脐腹刺痛，经候不匀，肢体疼倦。

人参　茯苓　木香　芍药　川楝子　芎　厚朴　神曲　麦糵　干姜　熟地黄　术　当归　枳壳　茴香　青皮　荆三棱　桂各一两

上，为粗末，每服二钱，水一盏，葱白二寸，煎至七分，去滓，食前，温服。

人参禹余粮丸

若经候乍多乍少，或前或后，脐腹时痛，面色不泽，久不治之，渐至虚损，令人断产，变生他病，此由冲任虚弱后至荣卫不调，或阴乘阳，胞寒气冷，血不运行，故令乍少，当调其阴阳，顺其血气。论曰：经者有常候，谓候一身之阴阳，愆伏知安危，血过于阳则前期而来，过于阴则后期而至，其有乍多乍少、断绝不行、崩漏不止，亦由阴阳衰盛寒热为邪。

禹余粮　龙骨　人参　桂　紫石英　川乌头　桑寄生　杜仲　五味子　远志各二两　泽泻　当归　石斛　苁蓉　干姜　川椒　牡蛎　甘草各二两

上，为细末，炼蜜和丸，如梧桐子大，每服米饮下二十丸，渐加至三十丸，日三服，空心、食前。若经道不通，绕脐寒痛，上下脉沉紧，此由寒客血室，血凝不行，结积不散，积血为气所传，新血与故血相搏，所以发痛，譬如天寒地冻，水凝成冰，宜温经汤、桂枝桃仁汤，产后大便秘涩，由内无津液，腹胃干燥，宜紫苏丸紫苏丸方，见《大肠门》；桂枝汤，见第十七卷。

牡丹丸

大暖妇人血海，冷败伤损，壮颜色气力。

牡丹皮　白薇　肉豆蔻　当归　熟地黄　禹余粮　苁蓉　木香各二两　吴茱萸　细辛　独活　茯苓　石膏　芎各一两　黄芪　五味子　桂各三分　椒半两

上，为细末，炼蜜和丸，如梧桐子大，每服三十丸，空心，温醋汤下。

土瓜根丸

疗月经不通六七年或肿满气逆、腹胀瘕痛之疾。

蛴螬一升　熟地黄　牡丹　干漆　赤芍药　牛膝　土瓜根　桂各四两　桃仁　黄芩　牡蒙各三两　海藻　茯苓各五两　虻虫四百个　水蛭三百个　芒硝二两　人参六分　茱萸二两

上，为细末，炼蜜和丸，如梧桐子大，空心，温酒下七丸。

补益阿胶丸

治妇人风虚劳损，经血过多，脏腑虚乏，面色萎黄，四肢羸瘦，腹内时痛，不欲饮食。

阿胶　白龙骨　鹿茸　人参　白茯苓　当归　白术　厚朴　石斛　黄芪　熟干地黄各一两　白芍药　干姜　卷柏　桂　芎䓖　蒲黄各半两　艾叶三分

上，为细末，炼蜜和杵三二百下，丸如梧桐子大，每服四十丸，空心、晚食前，以粥饮下。

紫石英丸

治妇人风虚劳冷，经候不调，四肢不能举，饮食不入。

紫石英　熟干地黄　白石英各三两　续断　木香　桂　当归　白术　白芍药　干姜　白薇各半两　牛膝　芎䓖　五味子　人参各三分　黄芪　附子　椒红各一两

上，为细末，炼蜜和杵五七百下，丸如梧桐子大，每服三十丸，食前，温酒下。

马蹄丸

治妇人崩中带白重校定：马蹄丸，小苏根疑是小蓟根，恐传写之误。

白马蹄五两　白马鬐毛　蒲黄　鹿茸　禹余粮　白芷　续断　小苏根各四两　人参　干地黄　柏子仁　黄芪　茯苓　当归　乌贼骨各一十两　伏龙肝　苁蓉　艾叶各三两

上，为细末，炼蜜和丸，如梧桐子大，空心，米饮下二十丸，日再加至四十丸。

胜金丸散

治妇人诸疾，相须并济。凡漏下过期不产，近年此病甚多，亦不须深虑，有服药后漏止，胎便长进而产者，亦只恁迤逦，却便平复，此缘未受胎时，冲任有风邪停滞于内，或从产后，或从经候来时，便利于悬厕之上，风从下入得之，但只服此胜金丸散，自然作效，经验多矣。

白薇半两　人参　藁本　蒲黄　川乌头　丹参各三分　吴茱萸　柏子仁　防风　厚朴　细辛各二分　桂心　干姜各一两一分　当归　芎䓖各一两三分　生干地黄八两　泽兰二两一分

上，除桂心外同杵，以马尾罗子筛为粗末，重炒褐色，勿焦，候冷，再杵为细末，入桂心末拌和匀后，分为两处，候合成后，药取一半入在此药中，却将此药一半入在后药中。

丸子如后：

延胡索　五味子　白芷　白术　石菖蒲各三分　茯苓　桔梗　卷柏　川椒各一两　黄芪一两　白芜荑　甘草　白芍药各一两三分　石膏一两

上件，除石膏外同杵，以马尾罗子筛为粗末，重炒令褐色，候冷，依前再杵为细末，入石膏拌匀，亦分作两处，将一半换前药，相和匀，炼蜜和丸，如梧桐子大。如有病证，每服用温酒调前散三钱，下此丸三十丸；常服二钱，下此丸二十丸。此丸散，效不可述。应妇人、室女病至垂死，服之，无不见效。若只服丸子，不可无散子，服散子，不可无丸子，政以相须并济，名之为胜金丸散。修合时，宜精洁在意为妙，凡风劳气冷、伤寒咳嗽、呕逆寒热不定、四肢遍身疮痒、血海不调、血脏虚惫、赤白带下、血晕血崩，除血流入四肢；头痛恶心、血癥积滞，产前预服则安胎易生，产后诸般疾患，但下得药，即便安愈。常服，此疾不生，悦怿颜色，素无子者服之有验，兼治丈夫肾脏虚风等疾。

桑耳散

治妇人带下赤白，无问远近皆治。

桑耳　熟干地黄　丹参　阿胶　牛角腮　牡蛎　鹿茸　鳖甲　赤石脂　蕹叶各一两　芎䓖　熟艾　小蓟根　当归　地榆　续断　柏叶各三分

上，为细末，每服于食前，以温酒调下二钱。

槐耳丸

治女人白崩及痔病连血脏，服诸药不瘥者。

槐耳　白蔹　艾叶　蒲黄　白芷各一两　黄芪　人参　续断　禹余粮　当归　橘皮　茯苓　猬皮　干地黄各三两　牛角鰓　马白蹄各四两　猪后悬蹄二十一个

上，为细末，酒煮面糊为丸，如梧桐子，每日空心，酒下二十丸，日二服。

《古今录验》泽兰丸

疗产后虚风羸瘦百病必效方。

泽兰六分　白芷　川椒　芜荑　藁本　细辛各四分　柏子仁　白术　人参　桂　防风　厚朴　丹参各五分　芎䓖　甘草　当归各七分　干地黄十分

上，为细末，炼蜜和丸，如梧桐子大，每服二三十丸，空心，醋汤下。

荆芥柴胡散

治处女气虚，血海不调，时发寒热，目涩舌干，身体困倦，心忪气短，不思饮食，小便赤涩，大便或秘，迤逦瘦弱，面色萎黄，变为劳疾，宜服。

鳖甲　柴胡　荆芥穗　人参　白术　绵黄芪　延胡索各一两　赤芍药　当归　熟干地黄　木香　青橘皮　黄橘皮　桑白皮　地骨皮　甘草各半两

上，为细末，每服一钱，水一盏，生姜三片，煎至七分，去滓，温服，日午、临卧各一服。此疾不可疏利，与热药、针灸服之甚有效。

人参散

治妇人产前、产后虚风上攻，头旋目晕，四肢少力，手足颤掉，肌肉瘦瘁，胸膈痞满，脏腑不调，状若虚劳，春秋发歇，寒热作时，口苦舌干，心忪短气，咳嗽上喘，多惊爱睡，昏沉困倦，呕逆痰涎，不思饮食，腹胁胀满，皆可治之。不限老少，尽可服食。常服，生肌肉，活血脉，除百病，进饮食。

人参　麦门冬各三分　沉香　桔梗　鳖甲　当归　白术　生干

地黄　芎䓖各半两　赤茯苓　阿胶　甘草各一分　青木香　陈橘皮　黄芪　菊花各一两

上，为细末，每服二钱，水一盏，煎至七分，去滓，食前，温服。

内补黄芪汤

治妇人五劳七伤，身体疼痛，小腹急满，面目黄黑，不能饮食，并诸虚乏不足，气少，心悸不安。

黄芪　当归　芍药　干地黄　半夏各三两　茯苓　人参　桂　远志　麦门冬　白术　泽泻各二两　干姜五两　枣三十个　五味子　甘草各一两

上，㕮咀，水一斗半，煮取三升，去滓，一服五合，日三夜一。

人参荆芥散

治妇人血风劳气，胸膈不利，经脉滞涩，四肢拘急烦疼，心多忪悸，不能饮食，渐加羸瘦。

人参　荆芥　白术　柴胡　生地黄　酸枣仁　羚羊角　鳖甲　枳壳　桂各一两半　当归　防风　甘草　牡丹皮　赤芍药　芎各一两

上，为粗末，每服二大钱，水一盏，姜三片，煎至六分，去滓，食后服之。

保生丹

补宫脏气虚，肢体瘦倦。

石斛　秦艽　熟地黄　贝母　糯米　防风　干姜　甘草　细辛　桂各半两　当归　川椒　黄芩　大麻仁各一两半　大豆卷　石膏各一两

上，为细末，炼蜜和丸，如弹子大，每服一丸，白汤下，酒亦得，细嚼，食前。

钟乳泽兰煎

补虚损。

钟乳粉二两　泽兰叶二两二钱半　防风一两三分　人参　柏子仁　麦门冬　熟干地黄　石膏　石斛　芎　甘草　牛膝　山茱萸　干山药　当归　白芷各一两半

上，为细末，炼蜜和丸，如梧桐子大，每服三十丸，食前，温酒下。

羌活散

治妇人血风虚劳冷，四肢羸瘦，不能饮食，面色萎黄，腹内时痛。

羌活　桃仁　鳖甲　熟干地黄　牛膝各一两　白术　白茯苓　续断　川芎　附子　木香　当归各三分　防风　人参　白芍药　桂心各半两

上，为粗末，每服四钱，水一盏，生姜半分，煎至六分，温服，去滓，不以时。

补阴丹

治妇人血脏诸疾及诸淋病及经脉不行，或产后余血不尽，变成血瘕，皆治之。

好朱砂　硇砂　延胡索　半夏曲　芫花　木香　斑蝥各半两　海蛤　荆三棱　黑附子　蓬莪术　川楝子　青皮各一两　肉豆蔻二个　大槟榔三个　茴香一两

上，为细末，酒煮面糊为丸，如梧桐子大，每服五七丸，空心，温醋汤下。

牡丹散

治妇人血脏虚，风攻头目不利，可思饮食，手足烦热，肢节拘急疼痛，胸膈不利，大肠不调，阴阳相干，心惊忪悸，或时旋晕，身体劳倦，宜服。

牡丹皮　川芎　枳壳各两　桂　延胡索　京三棱　干姜　羌活　半夏各半两　陈皮　木香　白术　赤芍药　诃子肉各三分　当归一两半　甘草半两　重校定：此方内三味无分两，此方《灵苑方》亦载之，内枳壳、川芎、牡丹皮各一两。

上，为细末，每服二钱，水半盏，煎五七沸，食前，温服。此方妇人常服，益血海，退血风劳攻注，消寒疾，空脾胃，理血气攻刺及气虚恶寒潮热等病，至妙。

大胜金丸

治妊娠风冷，气血劳伤，头旋体瞤，怔忪惊悸，寒热往来，心腹胁痛，肢节烦倦，赤白带下，胎气不宁，保养冲任，顺政子道，预服易产不痛，善除产后一切病，温中益气，进美饮食。

牡丹　藁本　人参　白术　白芷　白薇　白茯苓　当归　赤石脂　白芍药　甘草　芎　没药　延胡索各一两　桂二两

上，为细末，炼蜜和丸，如弹子大，每服一丸，空心，温酒下。

白豆蔻丸

治气和胃。

白豆蔻　丁香　木香　沉香　肉豆蔻　槟榔　甘草　青皮各半两　白术五两　茯苓　诃子皮　人参各一两　桂　干姜各一分　麝香一分　重校定：此方内麝香无分两，其《太平圣惠方》内利膈散与此方治疗药味相类，只是丸散不同，内麝香合用一分。

上，为细末，炼蜜和丸，如樱桃大，每服一丸，生姜汤嚼下，不以时。

独活散

治妇人风痹，手足不遂，身体疼痛，言语謇涩，筋脉挛急。

独活　桑寄生　牛膝　赤茯苓　桂　秦艽　防风　附子　生干地黄　当归各一两　杜仲　细辛　芎䓖　赤芍药各三分　甘草半两

上，为细末，每服四钱，水一中盏，煎至六分，去滓，不以时，温服。

人参散

治妇人血风气，心烦惊悸，恐畏恍惚，神思不定，少欲饮食，四肢疼痛。

人参　龙齿　茯神　熟干地黄各一两　远志　附子　细辛　桂　干姜　防风　菖蒲　黄芪各半两　当归　白术各三分　甘草一分

上，为细末，每服四钱，水一盏，生姜半分，枣三个，煎至六分，去滓，不以时，温服。

续断丸

治妇人月水不断，口干心烦，四肢体瘦，吃食少味，渐加乏弱。

乌贼鱼骨　续断　当归　牛角䚡　五味子　熟干地黄　黄芪　赤石脂　甘草　龙骨各一两　附子　艾叶　干姜　芎䓖各三分　白术半两

上，为细末，炼蜜和丸，如梧桐子大，每服二十丸，食前，温酒下。

桂心白术丸

治妇人脾胃气虚弱，腹中疼痛，时复吐逆，不能下食，四肢少力。

白术　附子各一两　木香　当归　蓬莪术　诃黎勒皮　芎䓖　人参　干姜　吴茱萸　桂心各半两　甘草一分　青橘皮　厚朴各三分

上，为细末，酒煮面糊为丸，捣三五百下，如梧桐大，每服二十丸，姜枣汤下，不以时。

琥珀散

治妇人血风劳。

琥珀　没药　木香　当归　芍药　芎　白芷　羌活　干地黄　延胡索各半两　土瓜根　牡丹皮　白术　桂各一两

上，为细末，每服二盏，水一盏，煎至七分，益酒三分，复煎少时，并滓热服。

比圣散

治妇人血气，产后渴燥，一切血邪乱语，眼如血袋，败血上冲，口鼻血出。

硇砂　血竭　没药各一两　海马一对　桂　木香　朱砂各一分　干漆二两　虻虫二十一个　龙脑一钱　水蛭十四个　当归一两　硼砂一钱　阿魏一分

上，为细末，一处和匀，每服一钱，冷水调下。如产后血上冲、口鼻血出，用童子小便调服三服，必效。

乌头当归汤

主虚劳损，胸腹满痛，挛急短气，面黄失色，头眩心烦，梦寐失精，寒气肢节疼；又，两腋不得喘息，喘息辄牵痛，逆害饮食，悉皆主之。

乌头　独活　白芍药　蜀椒　白术　人参各一两　厚朴四两　桂五两　麦门冬　细辛各一两　吴茱萸一升　生姜　当归　甘草各三两

上，为粗末，每服三钱，水一盏，煎至七分，去滓，日三，空心。

川芎牡丹散

治血脏气不调，腹胁胀满，烦躁吐逆，头昏身体疼痛，可思饮食。

牡丹　陈橘皮　芎　诃子各一两　木香　当归　白术　延胡索　荆三棱　半夏各三分　甘草　干姜　羌活各半两　桂一两一分

上，为细末，每服三钱，水二盏，姜枣，煎至七分，去滓，温服，不以时。

桃仁汤

治产后及堕身月水不调或淋沥不断，断即复来，状如泻水，四肢嘘吸，不能饮食，腹中坚痛，不可行动，月水或前或后，或经月不来，举体沉重，惟欲眠睡，多思酸物。

桃仁五十个　泽兰　甘草　芎䓖　人参各二两　牛膝　桂　当归　牡丹皮各三两　芍药　生姜　半夏各四两　地黄三两　蒲黄七合

上，㕮咀，以水二斗，煮取六升半分，六服。古之一升，即今之一盏。

防风散

治妇人风邪癫狂或啼泣不止，或歌笑无度，或心神恐惧，或言语失常。

防风　茯神　独活　远志　人参　龙齿　菖蒲　石膏　牡蛎各一两　秦艽　禹余粮　桂各半两　蛇蜕　甘草各三分　重校定：此方内分两皆错，《太平圣惠方》亦载之，内防风、茯神、独活、远志、人参、龙齿、菖蒲、石膏、牡蛎各一两，秦艽、禹余粮、桂各半两，蛇皮一尺，甘草三分。

上，为细末，每服三钱，水一盏，煎至六分，去滓，不以时，温服。

虎骨散

治妇人血风走疰痛，无常处。

虎骨头　干地黄各二两　败龟　干蝎　琥珀各半两　当归　威灵仙　牛膝　羌活　肉桂各一两　天麻　川芎　没药各三分

上，为细末，无时，以温酒调下二钱。

龟甲散

治妇人赤白带下，腰膝疼痛。

龟甲　禹余粮　当归　柏叶　厚朴各一两　人参　桑耳各三分　白石脂二两　狗脊　白芍药　桑寄生　桂心　吴茱萸各半两

上，为细末，每于食前，以粥饮调下二钱。

大补益当归丸

治虚羸不足，胸中少气，腹内拘急，腰疼引背，崩漏带下，失血过多，面目脱色，唇口干燥，月水不调，脐腹冷痛，手足烦热，吸吸短气，忧恚不足，精神减退，散风冷，补虚损，美颜色，养经血。

当归　续断　干姜　阿胶　甘草　芎各四两　白术　吴茱萸　附子　白芷　白芍药　桂各三两　熟地黄十两

上，为细末，水煮面糊和丸，如梧桐子大，每服二十丸，食前，温酒下。

小犀角丸

消除疮肿。

犀角屑三两　升麻　黄芩　防风　人参　当归　黄芪　蓼蓝　黄连　甘草　栀子各一两　大黄一两一分　巴豆二十个

上，为细末，入巴豆研匀，炼蜜和丸，如梧桐子大，每服三五十丸，食后，米饮下。

红花胜金散

治血虚寒热，头目昏眩，手足疼，心腹痛。

红花　菊花　枳壳　茯苓　川芎　羌活　羚羊角　当归　款冬花　术　红芍药　乌蛇　桂重校定：此方内无分两，其《太平圣惠方》内红蓝花散与此方药味同，内红花一两，菊花、枳壳、茯苓、川芎、羌活、羚羊角、当归、款冬花、术、红芍药、乌蛇、桂各半两。

上，为细末，每服二钱，炒小麦酒调下，不以时。

羌活牡丹散

治血脏虚风攻头目不利，可思饮食，手足烦热，肢节拘急疼痛，胸膈不利，大肠不调，阴阳相干，心惊松悸或时旋晕、体倦，宜服。

牡丹皮　川芎　枳壳各一两　桂　延胡索　甘草　羌活　半夏各半两　陈皮　木香　白术　诃子肉各三分　当归一两半

上，为细末，每服二钱，水一中盏，煎五七沸，食前，温服。此药妇人常服，益血海，退血风劳攻注，消寒疾，益脾胃，理血气攻刺及气虚恶寒、潮热等。

没药散

治血风气攻刺疼痛。

没药　延胡索　槟榔　青皮　桃仁　术　当归　荆三棱　木香　芎　桂各一两　白芷　红花各半两

上，为细末，每服三钱，水一盏，煎至七分，不以时。

阿胶丸

治气多血少，卫实荣虚，月信过期。大能生血顺气，出颜色，长肌肤，益筋力。

阿胶　熟地黄　牛膝各二两　桂二钱　白芍药半两　五味子　黄芪　白茯苓　当归　人参　牡丹皮　芎各一两

上，为细末，炼蜜和丸，如梧桐子大，空心，枣汤下三十丸，日二。一方，有白术一两。

五味子散

治妇人心胸痰壅，时有喘促咳嗽，不欲饮食。

五味子　橘皮　诃黎勒　白茯苓　前胡各三分　半夏　紫菀　枇杷叶　桔梗　杏仁　枳壳　甘草各半两

上，为细末，每服二钱，水一盏，生姜三片，煎至七分，去滓，温服，不以时。

萆薢散①

治妇人血风，腰脚骨节酸疼，筋脉挛急，行履艰难，两胁抽痛。

萆薢　牛膝　当归　石斛　虎骨　附子各一两　酸枣仁　丹参　防风　杜仲　桂三分　赤芍药半两　重校定：此方内四味无分两，《太平圣惠方》内有萆薢丸，与此方药味一同，内酸枣仁、丹参、杜仲三味各一两，防风三分。

上，为细末，炼蜜和丸，如梧桐子大，空心，酒下三十丸。

神曲丸

疗妇人腹内冷癖血块虚胀，月经不调，瘦弱不能食，面无颜色，状如传尸病。

神曲　大麦糵　生地黄　牛膝　桑耳一斤　白术　姜黄各八两　当归十四两　桃仁　杏仁各十二两　生姜一斤　近用加橘皮八两

上，切碎于臼中，以木杵之如泥，纳瓶中，以物盖之封，勿令泄气，蒸于饭米中，饭熟出之，停屋下三日，开出，曝干为末，酒饮服方寸匕，日二服，渐加至一匕半。初服十日内，忌生冷、难消之物，以助药势。过十日外，即百无所忌，任意恣口食之，惟忌桃李。若不能散服，丸之，每服三十丸，令病人能食及驻颜色，忌桃李、雀肉、芜荑。

麝香没药散

治血风毒气攻注游走，肢体疼痛。

① 散：原作"煎"，据本书目录改。

麝香一分　没药　血竭　自然铜　枳实各半两　当归　牡丹皮　赤芍药　骨碎补　瓜子各一两　虎骨　败龟各二两

上，为细末，每服二钱，豆淋酒调下，日二服，不以时。

大补中当归汤

治产后虚损不足，腹中拘急或溺血，小腹苦痛，或从高坠下犯肉及金疮血多内伤，男子亦宜服。

当归　续断　桂　芎䓖　干姜　麦门冬各二两　白芍药　吴茱萸各四两　熟干地黄六两　甘草　白芷　黄芪各二两

上，为粗末，每服四钱，水一盏，酒半盏，枣二个，同煎至八分，去滓，食前，温服。

半夏茯苓汤

治妊娠阻病，心中愦闷，虚烦吐逆，恶闻食气，头重目眩，四肢百节疼烦沉重，多卧少起，恶寒汗出，疲极黄瘦一方，无生姜。

半夏　生姜各十二铢　茯苓　干地黄各十八铢　黄橘皮　细辛　人参　白芍药　旋覆花　芎䓖　桔梗　甘草各十二铢

上，十二味，㕮咀，以水一斗，煮取三升，分三服。若病阻积及服药冷热失候，病变下痢者，去干地黄，入桂心十二铢；若食少，胃中虚，大便闭塞，小便赤少者，加大黄十八铢，去地黄，加黄芩六铢，余依方，服一剂，得下后消息，看气候冷热增损调定，更服一剂汤，便急服茯苓丸，令能食便强健也，忌生冷、醋、滑、油腻、菘菜、海藻。

当归汤

大补中下虚弱。

当归　续断　干姜　麦门冬　芎　桂各三两　白芍药　吴茱萸各四两　黄芪　甘草　香白芷各二两　熟地黄六两

上，为粗末，水酒各半盏，煎药二钱至七分，去滓服，不以时。

龙鳞散

治产后血晕烦闷，不知人事或狂言乱语，气喘欲绝者。

鲤鱼皮　血余各八分　黄虫　水蛭　穿山甲各四分　墨二分　猪牙皂角二分，已上，入瓶子内，泥固济，烧通赤，放冷，细研如粉　蒲黄四分　麒麟竭　没药各二两　麝香一分　琥珀二分

上，为细末，以童子小便服一钱，不以时。产后才觉恶心头旋，多涕唾，身如在舡车中者，速服之。

莽草膏

治妇人风瘙，遍身生瘾疹，痒搔之随手肿起。

莽草三分　当归　芎䓖　大戟　细辛　芫花　川椒　附子　踯躅花　景天　蒴藋根各一两　苦参半两

上件，细锉，炼猪膏二斤入药煎，候附子黄色，膏成去滓，倾入瓷合中盛，涂于病处，日三用之。

当归散

治妇人血分，腹胁膨胀，四肢浮肿，肩背壅闷。

当归　京三棱　鳖甲　槟榔各一两　赤茯苓　赤芍药　桑白皮各二分　川大黄二两　郁李仁一两半　牵牛子三两　桂心　枳壳各半两

上，为粗末，每服四钱，水一中盏，生姜十片，煎至六分，去滓，食前，温服。

藁本细辛散

治妇人因产血不足，风邪客于皮肤，以手搔之，随生瘾疹方。

藁本　细辛　芎　牡丹皮　人参　白术　当归　白芷　白茯苓　甘草　白芍药

上，等分，为末，温酒调一钱服，米饮亦得。

椒红丸

治妇人血风气，脏腑虚冷，全不思饮食，脐腹多痛，体瘦无力者。

椒红　沉香　附子　蓬莪术　当归　诃黎勒皮　白术各一两　良姜　丁香　肉豆蔻各半两　麝香一分

上，为细末，水煮面糊和丸，梧桐子大，每服二十丸，食前，温酒下。

温经汤

治冲任经虚，血气不足，小腹久冷，崩中不止，漏下赤白或曾半产瘀血在腹内，绕脐撮痛，相引腰背，咳唾涎，唇口干燥，五心烦热，奄忽眩冒，寒热倦怠，月水过多及过期不至，不成妊一方，无芎、麦门冬。

吴茱萸三两　当归　白芍药　芎各二两　人参　桂　牡丹皮　阿胶　甘草各一两　麦门冬　半夏各二两半

上，为粗末，每服三钱，水一盏半，生姜五片，煎至八分，去滓，食前，温服。

麦煎汤

治少男室女骨蒸，妇人血风攻疰四肢，心胸烦壅。

鳖甲　大黄　常山　柴胡　赤茯苓　当归　干漆生　白术　生地黄　石膏各一两　甘草半两

上，为细末，以水二盏，小麦五十粒同煎，食后、临卧服。有虚汗。加麻黄根一两。

海桐皮散

治妇人血风走疰，疼痛不定。

海桐皮　牛膝各一两　天南星　当归　白附子　干蝎　白僵蚕

川芎　没药　地龙各半两　腻粉一钱

上，为细末，糯米饭和丸，绿豆大，温酒下丸，不以时。

金花散

治妇人产后血晕，一切腹胁痛疼，不以老少，并皆治之。

姜黄　熟地黄各二两　桂　牛膝　刘寄奴　虎杖　川芎　赤芍药　蒲黄　干葛各一两

上，为细末，每服二钱。如小可患，酒、水各半盏，生姜煎至七分，和滓，温服；病急晕，豆淋酒调下。

养阴膏

治室女气血相传，经脉不行，体黄面肿，多胀减食。

生地黄一两半　当归　赤芍药　牛膝各一两　乌药半两　牡丹皮一钱　茯苓　红花炒令黄　水蛭一钱　重校定：此方内茯苓、红花无分两，其《太平圣惠方》内牡丹散，与此方治疗药味相类，红花、茯苓各用半两。

上，为细末，炼蜜和丸，如弹子大，每日空心，好酒化下一丸，忌醋及酸物等。

阿胶散

治妊娠胎动，时有所下，腹胁疼痛一方，加白术、白茯苓、桑寄生各一两半。

当归　阿胶　芎䓖各二两　艾叶　赤石脂　龙骨各半两　熟干地黄　黄芪各一两　甘草　干姜各一分

上，为细末，每服四钱，以水一中盏，入生姜半分，枣三个，煎至六分，去滓，非时，稍热服。

地榆当归散

治妊娠因损动下血，腹痛不止。

当归　阿胶　地榆各一分　白芍药　白龙骨　熟艾　干姜　蒲黄各半两　熟干地黄　牛角䚡一两半　重校定：此方内熟地黄无分两，《太平圣惠方》当归散与此方治疗一同，药味相类，内熟干地黄一两。

上，为细末，每服二钱，非时，以粥饮调下。

人参丸

治产后大虚，心悸，志意不安，不自觉恍惚，恐畏，夜不得眠，虚烦少气。

人参　甘草　茯苓各三两　麦门冬　菖蒲　泽泻　薯蓣　干姜各二两　桂一两　大枣五十枚

上，为细末，以蜜枣膏和丸，如梧桐子大，未食，酒服二十丸，日三夜一，不效稍增。更加远志二两为善，若风气，当归、独活三两，亦治男子虚损心悸。

茯苓煎

治妊娠阻病，心中烦闷，头眩重，憎闻食气，呕逆吐闷颠倒，四肢垂弱，不自胜持。

茯苓　人参　桂　干姜　半夏　橘皮各一两　葛根　白术　枳壳　甘草各半两

上，为细末，炼蜜和丸，如梧桐子大，每服二十丸，米饮下，不以时候。

阿胶白术散

滋养胎气，调顺荣卫。

白术一两半　白茯苓　白芍药　当归　熟地黄　人参　白芷　阿胶　芎各一两　甘草三分

上，为细末，每服三钱，水一盏，煎至七分，去滓，温服，不以时。

寄生散

治妊娠胎动不安，腹内疼痛，下血不止。

桑寄生　续断　芎䓖各一两　龙骨三分　当归　伏龙肝　阿胶各一两　干姜　甘草各一分

上，为细末，每服三钱，水一盏，入生姜三片，枣一枚，煎至六分，去滓，空心、食前，温服。

黄芪散

疗妇人怀胎数落而不结实或寒冷热、百病之原。

黄芪　吴茱萸　干姜　人参　甘草　芎䓖　白术　当归　熟干地黄各二两

上，为细末，清酒服一匕，半日再服，加至两匕为剂，忌海藻、菘菜、芜荑、桃李、雀肉等。

赤芍药丸

治血虚腹胁疞痛。

赤芍药　艾叶　附子　干姜各半两　陈皮　当归各一两　芎　甘草　吴茱萸各三分

上，为细末，炼蜜和丸，梧子大，每服十丸，温酒或醋汤下。

艾叶丸

治血虚腹胁疞痛。

艾叶　赤芍药　干姜　附子各半两　陈皮　当归各一两　芎三分　吴茱萸　甘草各一分

上，为细末，炼蜜为丸，如梧桐子大，每服三十丸，酒或醋汤下。

桑黄散

治妇人风冷，伤于冲任之脉，经络虚损致成白带下。

桑黄　乌贼鱼骨　白石脂　鲍鱼甲　白芍药各一两　干姜　吴茱萸　当归各三分　禹余粮二两，烧醋淬七遍上，为细末，每于食前，以粥饮调下二钱。

马蔺汤

治妇人风瘙瘾疹，身痒不止，宜用此淋蘸。

马蔺　蒴藋根　茺蔚子　白矾　白蒺藜　茵芋　羊桃根　霄花各二两　蓖麻叶一两

上，为细末，以水二斗，煮一斗，去滓，于避风处洗之。

牛角䚡散

治带下四贲方。一曰热病下血，二曰寒热下血，三曰经脉未断，举重停住下血，四曰产后脏关开，经利不断。四贲之病，外实内虚治之。

牛角䚡五个　鹿茸　当归　禹余粮　阿胶　干姜　续断各一两　乌贼鱼骨半两　赤小豆一升

上，为细末，用酒调一二钱，不以时。

交加丸

治妇人诸血妄行，滋益荣卫，补益冲任。

生地黄一斤，研烂取汁，滓别置器中　生姜一斤，同上法

已上，将生地黄汁炒生姜滓，生姜汁炒地黄滓，令干，入药如后。

白芍药　人参　当归　麦门冬　琥珀　阿胶　蒲黄各一两

上，并为细末，炼蜜和丸，如梧桐子大，每服二十丸，空心，米饮下，每服药后，以故旧纱帛一片包龙脑、薄荷二两，以鼻闻其气。一方，用白术、石斛各一两，无蒲黄，用麦门冬，治虚劳百疾。

马子得道人传南岳魏夫人延寿内固丹

用冬月大萝卜作合子一个，令厚一指，已上又深酌度盛药，

或仓卒无大者，只用朱砂三分之一。

辰砂三两半　黑附子生　白术各一两　没药半两　木香一两　胡芦巴一两半　硇砂半两　人参一两

上，硇砂、没药、朱砂细研，余药别捣细为末，同罗研匀，入萝卜合内，先用赤石脂水调固合子缝，外用六一泥六分、胶泥一分，纸筋固济，令厚一指，已上泥坐在砖上，日气中令五分干，用炭三斤煅，合子上仍留一小窍子，以竹片子试扎，候萝卜熟为度，候合窍子中气出及泥干、萝卜熟，抽火，半炊饭许时，再添一二斤火，专守火候，不得令萝卜焦，即恐药败，以泥稍黄熟是候，放令药气透，敲开泥，切开萝卜取出，丹自软结而香，急丸如豌豆大，用盐汤温酒下三丸或二丸，若以酒化下尤佳，渐加至五丸止，治百病，返老还童，治男子脾肾气衰，有积及腰背冷、面黄、瘫痪中风，妇人虚冷带下。萝卜须要有脉，带五分湿下火，此药甚奇。

牡丹皮散

治血风攻疰，头目疼痛，遍身烦疼，口苦舌干，多困少力或发寒热，状似伤寒。

牡丹　赤芍药　甘菊　防风二两　芎　半夏　羌活一两半　甘草一两　重校定：此方五件无分两，此方王氏《博济方》亦载之，内牡丹、赤芍药、甘菊各一两，芎、半夏各七钱半。

上，为细末，每服二钱，入生姜二片，薄荷三叶，水一盏，同煎至六分，去滓，临卧，热服。

吴茱萸汤

治妇人先有寒冷胸满或心腹刺痛，或呕吐食少，或肿或寒，或下痢，气息绵惙，欲产后益剧，此主之。

吴茱萸二两　防风　桔梗　干姜　甘草　细辛　当归各十二铢

干地黄十八铢

上，为粗末，每服二钱，水一盏，煎至七分，去滓，放稍热服，空心、食前。

黑神散

治产后诸疾。

黑豆二两　白芍药　熟地黄　当归　甘草　干姜　蒲黄　桂各两

上，为细末，每服二钱，食前，温酒调下，童子小便尤佳。

白芷丸

治产后所下过多及崩中伤损，虚竭少气，面目脱色，腹中疼痛。

白芷五两　干地黄四两　续断　干姜　当归　阿胶各三两　附子　蒲黄各一两

上，为细末，炼蜜和丸，如梧桐子大，酒下二十丸，日四五服，食前。

崩　漏

崩漏白垩丸

治妇人三十六疾，胞中病漏下不绝。

邯郸白垩半两　牡蛎　乌贼鱼骨各十八铢　禹余粮　白芷　白石脂　干姜　龙骨　桂心　瞿麦　大黄　石韦　白蔹　细辛　白芍药　甘草　黄连　附子　当归　茯苓　钟乳　蜀椒　黄芩各半两

上，二十三味，为细末，炼蜜为丸，如梧子大，空心，酒服五丸，日再服，不知加至十丸。

续断地榆煎

治崩漏。

续断　甘草　地榆　鹿茸　丹参　小蓟根各十三铢　干地黄一两半　龟甲三两　芎䓖　阿胶　石脂　当归各一两半　柏子仁一两　秦牛角䚡三两

上，十四味，为细末，炼蜜和丸，如桐子大，空心，温酒下十丸，日再稍加至三十丸。

柏叶散

治妇人崩中漏下，不问年月远近。

柏叶　生地黄　续断　鳖甲　当归　芎䓖各二两半　牡蛎　赤石脂　阿胶　艾叶　鹿茸　地榆各一两　禹余粮二两半

上，捣罗为细末，每于食前，以粥饮调下二钱。

小蓟汤

疗妇人崩中，无问远近，悉主之。

伏龙肝一斤，先于盆中以水二斗令碎，澄清取一斗二升用　桑寄生　续断　地榆　艾叶各三两　阿胶　当归　赤石脂　厚朴各二两　生姜五两　小蓟根三两

上，十味，以伏龙肝水煮取三升，绞去滓，分三服。

补真丹

治血脏虚冷，崩中漏下或月事频多，面色萎黄，四肢少力，脐腹㽲刺，腰胯疼痛。

禹余粮　乌金石各四两　龙骨　赤石脂　牡蛎　艾各二两，醋煮一伏时　川乌头　防风　芎各一两　吴茱萸　干姜各半两

上，为细末，醋煮面糊为丸，如梧子大，空心，酒或醋服二三十丸。

当归汤

治妇人忽暴崩中，出血不断或如鹅鸭肝者。

小蓟根六两　当归　阿胶　续断　青竹茹　芎䓖各二两　生地黄八两用熟者　地榆　釜下焦土各四两　马通一升，以水调取汁

上，为粗末，每服四钱，水八分，马通汁三分，同煎至五分，滤去滓，空心，温服，用大盏频服三四剂，未愈止，服前续断地榆煎。

白茅根散

治妇人崩中不止，绕脐撮痛或时烦渴。

伏龙肝　禹余粮　白芍药　熟地黄　地榆　白茅根各四两　龙骨　当归各六两　甘草　麒麟竭

上，为粗末，每服三钱，水一盏，煎至七分，不以时服。

小龟甲散

治妇人久虚，赤白带下，腰腿疼痛，面色萎黄，四肢少力。

龟甲一两半　桑耳　桑寄生　乌贼鱼骨　当归　柏叶各一两　白芍药三分　禹余粮一两　吴茱萸半两　芎䓖三分

上，捣罗为细末，每于食前，以温酒调下二钱。

乌龙散

治妇人崩漏，带下赤白久不止或经脉不断，或暴下血不止。

乌贼骨　棕皮　牛角䚡　菩萨蜕　绵各四两　矾二两，枯　干姜一两

上，并入瓶中，泥固济，候干，入火煅赤，放冷，研细，入麝香一钱，同研细，每服二钱，空心服。

桑耳散

治妇人崩中下血不止，渐加虚困，黄瘦。

麝香一分　晚蚕砂三分　椆皮二两　桑耳半两

上件，同研为散，非时，以热酒调二钱。

蚕灰散

治妇人崩中漏下。

蚕纸灰　茶笼内箬叶烧灰，各二两

上件，细研，每于食前，温酒下二钱。

立效散

治崩漏下血不止。

上，取风化石灰一升，以酽醋三升，慢火煮，令醋尽，更炒，令干，细研，每服一钱，以棕灰末一钱，用温酒一盏，同调匀，空心服之，药后复更进酒一盏，以助药力。

鸡峰普济方卷第十六

妇　人

半夏丸

治妇人阻病，心中愦闷，恶闻食臭，食则呕逆，怠堕少力，头眩嗜卧。

藿香叶　白薇　白术　人参各一两　半夏一两　干姜　甘草各一分　丁香一钱

上，为细末，水煮面糊和丸，如梧桐子大，每服二十丸，以沸汤煮三五沸，用人参汤下，不以时。

前胡细辛散

治妊娠阻病，心中愦闷，嘈烦吐逆，恶闻食气，头目眩重，四肢百节疼烦，多卧少起，恶寒汗出，疲极体瘦。

前胡　细辛　茯苓　厚朴　芎　人参　半夏　甘草各二两

上，为粗末，每服二钱，水一盏，入生姜三片，煎至七分，食后服，去滓。

胶艾汤

治妊娠下血，腹中痛，名为漏胞。

阿胶　芎䓖　甘草各二两　艾叶　当归　芍药　生干地黄　干姜各三两

上，为粗末，每服五钱，水二盏，煎至一盏，去滓，温服，不以时一方，无地黄。

油煎散

治血风。

牡丹　五加皮　当归　海桐皮　白芍药各一两　川乌头三两　芎桂各一分

上，为粗末，每服一钱，水一盏，入油钱一文，煎至七分，去滓，温服，不以时。

丹砂丸

治妇人月水不通，肢节烦疼，寒热往来，腹胁结块，攻刺疼痛，日渐羸瘦，欲变成劳。

丹砂四两　水银　硫黄各一钱，二味同结成砂子　雄黄　硇砂　腻粉各一字　巴豆三个　斑蝥二十一个

上件，一处再同研，令细，以狗胆汁和作四十九丸，每服二丸，空心、临卧，黄丹少许，以酒半盏调匀，烧秤锤烙黄丹酒微焦黑色，放温，下，或产后血露不快，儿枕不安，腹内疼痛，皆可服。

牡蛎汤

治妇人漏下五色不止，淋沥连年，黄瘦萎瘁。

乌贼鱼骨　牡蛎　桂心各一两　干姜　黄芪　白芷各三分　五色龙骨　熟干地黄各一两半

上，为细末，每服二钱，食前，温酒调下。

郁李仁散

治血分气血壅涩，腹胁胀闷，四肢浮肿，坐卧气促。

郁李仁　牵牛子各一两　槟榔　干地黄各三分　桂　木香　青橘皮　延胡索各半两

上，为细末，食前，温酒调下二钱。

熟干地黄丸

医经云：手少阴心之经、手太阳小肠之经主上为乳汁，下为

月水。凡诸吐血、下血者，通谓之脱血，此由将温过度，或起居失节，喜怒不常，血乃妄行，血既不足，故月候为之缩日。

熟地黄一两半　白芍药　人参　当归　芎䓖各一两　阿胶半两　犀角屑一分

上，为细末，炼蜜和丸，如梧桐子大，每服三十丸，食前，米饮下。

干漆散

治血气滞涩，呕逆酸水，心腹疠痛不可忍者。

干漆一两　五灵脂二两半　没药　桂心　当归各半两　胡椒一分　麝香一钱

上，为细末，每服一钱，以热酒调下，醋汤亦可，空心、食前。

凌霄花丸

治妇人室女经脉不通，五心烦热，四肢疼痛，宜服之。

凌霄花　芫菁去翅足，微炒　虻虫同上法　水蛭微炒，各一分　桃仁　大黄　没药各半两

上，为细末，以狗胆三个，法酒一盏，先将没药末同熬成膏，和前药，丸如绿豆大，每服七丸，煎后方红蓝花散下，不以时。

红蓝花散

治经脉不通，小便赤色。

红蓝花　牡丹皮各一两　当归半两　木通一两　菰根半两　甘草一分

上，为粗末，每服三钱，水一盏，入葱白一寸，同煎至六分，空心、食前，去滓，放温，下前方凌霄花丸，日进二服。

内补丸

治妇人冲任气虚，经候不调，赤白带下。

五加皮　白术　牛膝各二两　萆薢四两　川乌头　丹参　枳壳各一两

上，为细末，炼蜜和丸，如梧桐子大，每服三十丸，空心，米饮下。

没药丸

治产后恶露行而或断绝，骤作寒热，脐腹百脉皆痛及儿枕痛兼呕逆，状如锥刺非常，此由冷热不调，或思虑动作，气所壅遏，蓄血经络一方，加芍药半两，桃仁一分，虻虫五十个，水蛭五十个。

当归一两　没药　延胡索各一分　五灵脂二两　姜黄　桂　蓬莪术各半两

上，为细末，醋煮面糊和丸，如梧桐子大，每服二十丸至三十丸，温醋汤下，食前服。

代赭丸

《广济》疗妇人产后血露不绝，崩血不可禁止，腹中绞痛，气息急，疗蓐病三十六疾马蹄当用白马蹄甲，牛角䚡用黄牛角胎，并烧存性用。

乱发灰　阿胶各二两　代赭　干姜各三两　马蹄一个　干地黄四两　牛角䚡五两

上，为细末，炼蜜和丸，如梧子大，每服，空心服二十丸，日二，至四十丸，用醋汤下。

胶艾汤

治劳伤血气，冲任虚损，月水过多，淋沥漏下，连日不断，脐腹疼痛及妊娠将摄失宜，胎动不安，腹痛下坠或劳伤经络，胞阻漏血，腰痛闷乱或因损动胎上抢心，奔冲短气及因产乳冲任气虚不能约制，经血淋沥不断，延引日月，渐成羸瘦。

阿胶　甘草　芎各二两　艾叶　当归　芍药各三两　熟地黄四两

上，为粗末，每服三钱，水一盏二分，酒三分，煎至八分，去滓，空心，温服。重校定：胶艾汤重出，此一方，然用熟地黄，比前方微不同，故两存之。

人参丸

养阴，生血，补虚。

鹿角胶　熟地黄　白芍药　当归　白术　人参　芎各一两

上，为细末，炼蜜和丸，如梧桐子大，每服三十丸，空心，米饮下。

滑石散

治难产，多时不下，垂困。

瞿麦　滑石各一两　黑豆黄　牛乳　酥各二两　冬葵子一合　蜜二合

上，为末，与酥乳等煎成膏，热酒调一匙，不以时。

七补丸

治妇人血气虚弱，冲任不和，腹中坚结，状若怀妊，月候尚来，未分喜脉，宜服此。

白芍药　川芎各三分　白芷　白术　熟地黄　阿胶各二分　当归三分

上，为细末，炼蜜和丸，如梧桐子大，每服三十丸，空心，米饮下。

大黄丸

主带下百病，除无子，服药十四日下血，二十四日下长虫及青黄汁出，三十日病除，五十日肥白。

大黄　柴胡　朴硝各一升　芎䓖五两　干姜炮，一升　蜀椒二两　茯苓如鸡子一枚

上，为细末，炼蜜和丸，如梧桐子大，先食服七丸，米饮下，加至十丸，以效为度，五日微下。

苏木饮子

治产后血晕迷闷，面色青黑或恶物冲心，痛不可忍，时发寒热，呕逆不思饮食。

苏木锉　当归　赤芍药　桂　陈皮各一两　香附子　甘草各一分

上，为粗末，每服二钱，水、小便各半盏，煎至六分，去滓，温服，不以时。

地黄煎丸

治妇人产前后眼见黑花或即发狂，如见鬼状，胎衣不下，失音不语，心腹胀满，水谷不化，口干烦渴，寒热往来，口内生疮，咽中肿痛，心忪悸，夜不得睡，产后中风，角弓反张，面赤，牙关紧急，崩中下血如豚肝状，身体烦躁，恍惚昏迷，四肢肿满及胎不安，唇口指甲青，下血，脐腹满痛。

生地黄二斤，以布袋取汁，留滓　生姜二斤，以布袋研，取汁，留滓

以生姜汁炒地黄滓，以地黄汁炒生姜滓至干。

蒲黄四两　当归　延胡索糯米肉炒赤用朱，各一两　南番琥珀三两

上，为细末，炼蜜和丸，如弹子大，当归汤下一丸，食前，日二服。

平安丹

催产。

金箔　银箔各三片　朱砂　乳香各半两　麝香一钱　腊月兔脑

上，为细末，研匀，兔脑和丸，如豌豆大，仍先择吉日望月合之，每遇难产之人，以乳香下一粒，则无诸般苦痛，便得分娩，若男左握药而出，女则右手持丹而下矣，神妙。

内补芎䓖汤

治产后虚羸及崩伤过多虚竭，腹中绞痛，并宜服之。

芎䓖　干地黄各四两　白芍药五两　桂　甘草　干姜各三两

上，为粗末，每服三钱，水一盏，枣一个，煎至六分，去滓，温服，不以时，日三。若有寒、若微下，加附子三两。及治妇人虚羸，少气伤绝，腹中拘急疼痛，崩伤虚竭，面目无色及唾血，甚良。

麻子仁丸

治产后大便秘。

麻子一两半　杏仁二分　枳实　厚朴各半两　大黄二两　白芍药半两

上，为细末，炼蜜和杵千下，丸如梧桐子大，每服二十丸，温水下。未效，加至五十丸。

承泽丸

治妇人三十六疾，不孕绝产。

梅核仁　辛夷仁各一升　葛上亭长七枚，去足翅，微炒　泽兰子五合　溲疏　藁本各一两

上，为细末，炼蜜和丸，如黑豆大，先食服二丸，日三，不效稍增。若腹中无坚积聚者，去亭长，加通草一两。味甘者，和药先以苦酒溲散，乃纳蜜也，酒服。

榆白皮散

治妇人产时惊动太早，使胞络干燥，临时艰难。

榆白皮　瞿麦　葵子根一斤　牛膝　大麻仁各三分　木通半两　重校定：此方内二味无分两，其《太平圣惠方》内葵子散治疗药味与上件方相类，内榆白皮、瞿麦各用一两。

上，为粗末，每服四钱，以水一中盏，煎至六分，去滓，温服，不以时。

阳起石丸

治妇人血海久积虚冷，不能成妊，及妇人虚冷等疾。

阳起石二两，酒煮半日，研　干姜　白术　牛膝各三分　熟干地黄　吴茱萸各一两

上，为细末，炼蜜和杵二百下，丸如梧桐子大，每服三十丸，温酒下，空心及晚食前服之。

猪肾汤

《广济》疗产后虚羸喘乏或乍热状如疟，名为劳损者。

猪肾一具，去脂四破　香豉　白粳米各一两　葱白切一升　人参　当归各二两

上，六味，切，以水一斗，煮取三升，去滓，分服七合，以意消息，忌犬肉、湿面、蒜等。

白术散

和养胎气。

白术　人参　旋覆花　熟地黄　当归　阿胶各一两

上，为粗末，每服二钱，水二盏，酒三分，同于银器中熬至一盏，去滓，七分，空心，温服，一日一服，至六个月，觉胎气荣安即罢服，若觉腰中痛，即是药养胎气未胜邪气，每服加吴茱萸四七粒同煎。

阿胶散

治妊娠劳役过度，喜怒不常，服饮失时，冒触风冷，遂至胎动不安，腰腹俱痛，胞漏下血，疲极眩晕。

阿胶　人参　白茯苓　桑寄生　白术各一两

上，为粗末，每服三钱，水一盏，煎至六分，去滓，不以时服一方，名阿胶糯米白术汤。

阿胶丸

催产。

真阿胶四片　蛇蜕皮一条　熟艾半两　败笔一管　大麦花少许，炙，如无花，以麦糵上牙子代，为末。

上，一处研为末，以软粳米饭为丸，鸡头大，丸时粘手以少许面为丸，难产三日至五日服此，立下。如产时衣先下，儿未见足踏衣，生用通灵散子一字，醋汤调下。

葵子散

治难产胎不转动者，宜速服。

冬葵子一两　甘草二两　榆白四两　桂六两　滑石三两

上，为粗末，以水一盏，煎二三钱，去滓，温服，不以时候。

小品茯苓丸

治妊娠恶湿，呕吐颠倒，垂死不自胜持。

白茯苓　人参各一两　桂　甘草　枳实各一两

上，为细末，炼蜜和丸，如梧桐子大，每服二十丸，米饮下，不以时。

乌鱼骨散

治漏下不止。

乌鱼骨　鹿茸　阿胶各三两　当归二两　蒲黄一两

上，为细末，温酒调二钱，不以时。

滑胎散

治痛极难产。

榆白皮二两　瞿麦　木通各三分　牛膝　天麻子仁各一两

上，为细末，每服二钱，水一盏，煎至七分，去滓，温服，不以时。

当归散

温补。

附子　桂　当归各半两　白术一两半　甘草一分

上，为细末，每服二钱，水一盏，煎至七分，去滓，空心服。

阿胶芎䓖散

治妊娠伤动、腹痛下血。

阿胶　熟干地黄　当归　艾叶　芎䓖各半两

上，为细末，每服二钱，非时，以温酒调下。

木香白术散

安和气，滋养冲任，进饮食，去百病。

白术二两　茯苓一两　人参半两　木香一分　甘草二分

上，为细末，每服二钱，煎粳米饮调下，不以时。

桃仁散

治血气不调，脐腹撮痛及产后小腹痛。

桃仁　当归　干姜　白芷　芎各一两

上，为细末，每服二钱，水七分，酒三分，煎至六分，去滓，温服，无时。

丁香当归丸

治妇人血气，十生九死，腹中作块，不问新久，皆治。

当归　母丁香　牡丹皮　红花并生　肉桂

上件，等分，为细末，水煮面糊和丸，如梧桐子，每服二十丸，空心，温酒下，不过十服，立效。

柏叶鹿茸丸

治冲任气虚，脐腹疼痛，漏下赤白。

柏叶一两　当归　干姜各三分　阿胶半两　鹿茸一两

上，为细末，酒煮面糊和丸，如梧桐子大，每服三十丸，空心，米饮下。

竹沥汤

治妊娠烦闷，谓之子烦。

防风　麦门冬各三两　茯苓四两　黄芩三两

上，为粗末，每服五钱，水二盏，入竹沥一合，煎一盏，去滓，温服，不以时。

贝齿膏

治妇人结气成淋，小便引痛，上至小腹或时溺血，或如豆汁，或如胶饴，每发欲死，食不生肌，面目萎黄，师所不能治方。

贝齿四个，烧作末　葵子一升　石膏五两，研　滑石三两，研

上，先以水七升煮二物，取二升，去滓，纳二石末及猪脂一合更煎，分三服服之。

四物汤

治妊娠至产前腹痛不可堪忍，及治月事或多或少、或前或后、疼痛等疾。

当归　芎　熟干地黄　雪白芍药各等分

上，为粗末，每服四钱，水一盏半，煎至八九分，极清汁，带热服，日三，夜二，以效为度。若妊孕下血，即入艾五七叶，阿胶末一钱匕，同煎服，如上法，以效为度。疾势甚大，散药不效，又四味各半两细锉，以水四盏，煎至二盏半，去滓，分四服，热服，食前服，一日之中令尽，以效为度。

羊肉汤

治虚人及产妇腹中痛，虚眩不支持，两胁当脐急痛，气上冲，前后相引痛，治之如神。

羊肉四两　当归　芎　生姜各半两

上，以水十盏，煎至三盏，掠上沫，去滓，分四服，热服，空心服，一日尽，来日再将前药滓合为一日煎之，当一剂服，入酒煎尤佳。

当归建中汤

治产后虚羸不足，腹中疞痛不止，吸吸少气拘急，痛引腰背，不能饮食，产后一月，日得服四五剂为瘥，令人气壮。

当归　桂各四两　白芍药六两　甘草二两

上，为粗末，每服四钱，水一盏半，入生姜五片，枣一个擘破，同煎，取一半滤去滓，入饧少许，再煎饧溶，微热服，空心或食前服。

大川芎汤

治产后块不散或亡血过多，或恶露不下，服之如神重校定：大川芎汤即是四物汤，疑重出。

熟干地黄　大芎　白芍药　当归等分

上，为粗末，每服三钱，水一盏半，煎至一盏，去滓，取六分清汁，温服，空腹、日午晚食前，病去为度。产前腹痛下血，入艾五七叶，炒阿胶末一钱，依前煎，带热服。崩中下血亦如此服。此神药也，居家不可缺。

论曰：妇人新产，去血过多，津液燥少，阴阳俱虚，大凡有疾如中风、伤寒时气之类，虽当发汗之麻黄，慎无用之，取汗无令过多，以意酌量。又产后诸疾忌脉大，若产后昏迷，由本来气弱，因去血过多，气无所主，精神不足，阴阳杂乱，谓之血晕，急以炭火投醋中熏鼻，及以半夏末少许吹鼻中即省。

当归散

产后气血俱虚，慎无大补，恐增客热，别致他病，常令恶露快利为佳。

当归　白芍药　黄芩各一两　白术半两　川芎一两

上，为细末，温童子小便或酒调二钱，不以时。

瓜子汤

治产后肠头如以针刺连谷道，又如痔痛小便如淋状，或时寒热，此产时用力并肠间，亦由阴虚阳邪客乘，盖毒气攻冲，谓之肠痈校定：苽子汤用苽子，当用冬瓜仁去壳用。

薏苡仁四两　桃仁　牡丹皮各三分　瓜子一两

上，为细末，每服五钱，水二盏，煎至一盏，去滓，温服，非时。

乌金散

治产后一切病。

雄黑豆半升　生姜和皮四两切　黄连一两　棕榈皮六两

上，先将黑豆于铛内炒熟，次便入生姜、黄连同炒烟出，却将棕榈点火入铛烧之，焰欲绝，和铛覆地土用盆合之，出火毒一宿，来日取出为末，更入当归、蓬莪术末各一两，白面一两同研匀，垍器内密封。产后诸疾，热酒调下，如是两日。以前用煎过童子小便调下，病甚者频服，产后但非常寒疟痢、外伤之疾，悉能疗之。如血上冲心，不可疗之，以药五钱并产人秽血一茶脚许、小便一盏，热调灌之，立可以救。此方有论行于世者一十道，而人少得，往往撰别方代之。凡产后虽有败血，其人极虚羸不能医者，多用金石药，如花石之类，至不可者。

顺元散

入五积散一半，催生，甚奇。

乌头二两　附子一两　木香半两　天南星一两

上，为细末，生姜、冷水、酒共一盏，煎三钱至七分，温服，不以时。

干姜人参丸

治产后诸疾。

甘草五两　当归　干姜　人参各二两半

上，为细末，炼蜜和丸，如梧桐子大，每服三十丸，空心，温酒下，日三服。

内补当归汤

治久虚不足，腹中疠痛，小腹拘急，吸吸短气，腰背引痛，胁肋牵疼，皮肤枯槁，肌肉消瘦，妇人去血过多，崩伤内竭，面目脱色，唇口干燥，产后服之令人丁壮，散风冷寒邪，养卫气和血，止痛温中，补虚绝续。

当归四两　甘草二两　白芍药六两　桂三两

上，为粗末，每服五钱，水二盏，姜十片，枣二枚擘破，饴糖一匙，煎一盏，空心服。

四神散

治血气心腹痛。

当归　白芍药　芎各一两　干姜半两

上，为细末，每服三钱，暖汤调下，不以时。

大黄散

治妇人血瘕、产后血晕及诸伤衄内损等。

羊胫炭烧赤，酒淬十度，五两　巴豆肉浆水煮黄色　大黄小便浸七日，日一易日足，湿纸裹煨，切，各三两半　半两钱醋淬，令得所为粉，取二两一分

上，和研匀，每服半钱，当归一分，小便煎浓，稍温调服。产后血晕百疾且当逐血者，至甚乃服，口噤闭者，斡开灌下。

芎椒白术散

安养胎气。

白术　芎　椒各三两　牡蛎一两

上，为细末，空心，酒调下二钱。

半夏厚朴汤

治妇人胸满，心下坚硬，咽中贴贴如有炙肉脔，吐之不出，咽之不下。

半夏五两　茯苓四两　厚朴三两　紫苏叶二两

上，为细末，每服二钱，水一盏，姜枣煎至七分，去滓，温服，不以时。

附子当归丸

治血脏虚冷。

当归三两　芍药二两　附子　白术各一两

上，为细末，醋煮面糊和丸，如梧桐子大，米饮下三十丸，未效，加至五十丸，空心服。

团参阿胶煎

治妊娠肺气不足，寒壅相交，痰唾稠黏，咳嗽不已。

人参　阿胶各一两　五味子　紫菀各二两

上，为细末，炼蜜和丸，如樱桃大，食后含一丸，咽津服。

紫葳散

治妇人室女月候不通，脐腹疞痛，一切血疾。

紫葳二两　当归　术各一两

上，为细末，空心，冷酒调下二钱，如行十里许，更用热酒调一服。

乌药丸

治妊娠伤寒，内热烦躁，胎动不安，致喘躁不能卧及有所下。

乌药一两，别为细末　白垩三两　乳香半两

上，同研匀，每服二钱，糖水调下，不以时候。

透泉散

下奶。

猪悬蹄甲　穿山甲　漏芦各半两

上，将猪悬蹄甲、穿山甲炒焦色，同漏芦一处为末，食后，以温酒调下二钱，神妙。

木鳖子汤

下奶。

青橘皮　瓜蒌根各一两　木鳖半两

上，为细末，每服二钱，水一盏，煎至六分，去滓，临卧，温服。

牡蛎散

治小便白浊，丈夫、妇人、小儿并用。

厚朴去皮，姜制　牡蛎　白术各半两

上，为细末，空心，米饮调二钱，日进二三服。

艾煎丸

治冲任久虚，血海冷惫，脐腹疼痛，月候不匀，四肢怠堕，百节酸疼，饮食进退，下脏虚鸣及妊娠不牢，赤白带下，面色萎黄，口淡无味，胸膈满闷。常服此，补血脏，解劳倦，止疼痛，消胀满，厚肌肉。

艾青五两　干姜二两　附子一两

上，为细末，醋煮面糊和丸，如梧桐子大，每服空心，醋汤下二十丸。

秦艽散

治妇人脏腑不调。

秦艽　阿胶　艾叶

上，等分，为粗末，每服五钱，水二盏，糯米百粒，煎至一盏，去滓，温服，空心。

榆白皮散

治妊娠忽暴下血及胎燥不动摇。

榆白皮三两　当归二两　熟地黄四两

上，为粗末，每服五钱，水一盏，生姜三片，煎至六分，去滓，温服，不以时。

大黄没药煎

治妇人产后恶物不快，时发寒热，躁烦闷乱，狂语发渴，面赤。

没药别研　大黄各一两　当归二两

上，为细末，用米醋二升，入前药末调匀，于银器中熳火熬成稠饧相似，摊冷，刮入瓷合盛，不得湿器打着，每服一弹子许，童子小便一盏化开，同煎至七分，入醋半杓子，重煎五七沸，温服。未止，半日后再进。

茯苓汤

治妊娠小便不通，时发寒热。

赤茯苓　葵子

上件，等分，为粗末，每服五钱，水二盏，煎至一盏，去滓，温服，不以时。

地黄散

治妇人血少气寒，面色青白。

地黄　干姜各一两

上，为细末，每服二钱，温酒调下，不以时。

锡粉丸

治妊娠胎死腹中，候其母面色赤、舌青者是。

锡粉　水银各一钱

上，同研，不见水银为度，枣肉和丸，如豌豆大，每服五十丸，瞿麦汤下。

滋阴养血丸

治劳虚血弱，肌肉枯燥，手足多烦，肢节酸疼，鬓发脱落，面少颜色，腹中拘急，痛引腰背，去血过多，崩伤内竭，胸中短气，昼夜不得眠，情思不乐，怔忪多汗。

熟地黄　当归各一两

上，为细末，炼蜜和丸，如梧桐子大，每服二十丸，米饮下，不以时。

芎藭汤

调益荣卫，滋养血气。治诸疾失血，虚羸短气，腹中疼痛，面体少色，心忪惊悸，虚烦汗出，时发寒热，倦怠无力。妊娠，温和胞络助气；产后，顺行余秽，滋生新血。

芎　当归等分

上，为粗末，每服三钱，水一盏半，入酒少许，煎至七分，去滓，食前，温服。

大豆紫汤

治产后百病及中风痱痓，或背强口噤，或但烦热苦渴，或头痛背重，或身痒者，呕逆直视，此皆因虚风冷湿及劳伤所为。

大豆五升　清酒一斗

上，二味，以铁铛猛火熬豆，令极热，焦烟出，以酒沃之，去滓，服一升，日夜数过服之尽，更合小汗则愈。一以去风，一则消血结，妊娠伤折，胎死在腹中三日，服此酒即瘥。一方，用独活一斤，酒一斗三升，先渍独活两宿，依前熬大豆，以独活酒沃之，服如前。

姜黄丸

《崔氏》疗妊娠漏胞。

干姜黄四两　干姜二两

上，为末，酒服方寸匕，日再服，空心、食前。

干姜丸

治崩中漏下，青黄赤白。

干姜　细墨

上，等分，为细末，醋糊和丸，如梧桐子大，每服三十丸，温酒，空心下。

涌泉散

下奶。

防风一两　葱白二十茎

上，用无灰酒一升，同煎至八分，时时服，一日尽之。

备急散

治妇人冲任血气不实，虚弱，心忪头眩，脐腹㽲疼，血海虚冷，漏下赤白及月水不定等疾。

百草霜二两　荆芥穗二钱

上，为细末，每服二钱，温酒调下，须臾更一服，立效，食前。

二圣散

治妇人产后血上攻，迷闷不醒人事。

当归　五灵脂

上，等分，为细末，每服一二钱，以酒、童子小便各半盏调服，不以时。

车前子散

治妊娠患淋沥，水道热不通。

车前子　葵根

上，等分，为末，每服三钱，水一盏半，煎至七分，去滓，温服，不以时。

豆淋酒

治产后诸风一名紫汤。

羌活一两　黑豆半升炒热

上，以酒一升，先煮羌活五六沸，去羌活，乘热沃在所炒豆上，煎三五沸，倾入瓷器中，以纸盖，却去豆，温饮半盏。风势大者，随证下诸风药，尤佳。如口噤弹曳，服阿胶丸，些小风则服龙砂丹。

坚中丹

治室女白沃。

半夏　猪苓各一两，去皮，别为末

上，同炒半夏黄色，却将猪苓末盖半夏地上，以盏合定，经宿去苓，只取半夏末之，以水糊为丸，如梧桐子大，米饮下十丸，不以时。

白术茯苓散

治妊娠大小腿肿及有黄水，小便或涩。

白术　白茯苓各一两

上，为细末，每服一二钱，煎陈皮汤调下，不以时。

神验膏

治难产。

腊月猪脂半斤　葱白二七茎，锉碎

上，相和煎成膏，不以时，热酒调一匙。

葱白阿胶散

治妇人里急不已。

阿胶　葱白同锉，等分

上，以水煎，温服，立效，不以时。

治吹奶法

产后吹奶，最宜急治，奶下结脓透至死者，连与皂角散、瓜蒌散，敷以天南星散，急以手揉之则散。

皂角散

治奶下结脓。

皂角烧灰　蛤粉

上，等分，研细，热酒调一字或半钱，急以手揉之。

瓜蒌散

治产后骨节肌肤热，痛亦可服。

瓜蒌末一两　乳香一钱

上，研匀，温酒调二钱，不以时服。

天南星散

治产后头痛，面肿亦可用。

天南星末

上，用温酒调，以翎涂之。

大圣散

治崩中不止，诸药不能治者。

乌贼鱼骨

上，为细末，每服二钱。如下殷物黑色，用胡姜酒；下红色，煎木贼汤调下。

大豆煎

男女新久肿及恶暴风入腹，妇人新产上混，清风入脏腹中如马鞭者，嘘吸短气咳嗽。

大豆一升，拣令净

上，以水五斗煮之，得一斗三升，澄清，去下浊者，纳釜中，以一斗半美酒纳汁中，煎取九升，宿勿食，旦服三升，温覆取汗，两食顷再下，去风气肿，减真冷，十日平复如故。产后牙关紧急，手足瘛疭，项强目直视，此由血虚风邪入中，谓风痉。脉紧大者不治，宜荆芥、独活汤。

荆芥汤

荆芥浓煎绞汁，半升

上，顿服，将荆芥浓煎汤，置盆内，坐病人在上，熏之及淋。

独活汤

鬼眼紫独活乃是极大者，羌活有如鬼眼将，寻常白色者乃是宿前胡，慎不可用

上，不以多少，为末，先以黑豆炒焦，似欲燃出之，以酒一盏沃之，更用水一盏，煎药五分至一盏，去滓，温服。

蒲黄散

治产后腹中有块，上下时动，痛发不可忍，此由妊娠聚血，产后气羸，恶露未尽，新血与故血相搏而痛，俗谓之枕，乃血瘕也。

真蒲黄不以多少

上，研，米饮服二钱。渴燥者，新水调下。

兔血散

治难产。《逆生论》称犯一切神杀固有是理，然亦有自然难

产，儿自逆生者及有产时肠胃俱下者，产已则复如故，此非疾病所致，气血所生，天下之理，盖有不可穷诘者，亦宜知之。

腊月兔血用甑饼切片子，蘸纸，袋盛，当风阴干

上，为细末，每服二钱，煎乳香汤下。

治产后腹痛不可忍者

上，煮黍黏根为饮，一服即愈。

樗根白皮散

治妇人久痢及痟痢，诸方不瘥者，此方必效。

拣樗根白皮不以多少，当取时不得见日及风

上，细切，捣如泥，取细捻作馄饨如小枣，勿令破，熟煮吞七个，重者不过七八服。此药空心服之，忌油腻、热面。

独圣散

治妇人血崩不止，累经神效。

防风去芦，不以多少，火上炙焦黄色

上，为细末，酒煮面糊清调下，空心、食前，日二服。

常器之大龙丹

治产后血刺、血晕、血迷，败血上冲，不省人事，儿枕痛，小腹硬痛，一切疼痛不可忍者。

百草霜不以多少，罗过，更研极细

上，为细末，用头醋作面糊为丸，如弹子大，朱砂为衣，每服一粒，火烧焰出，入醋内蘸过，再烧再蘸，用半盏，候醋尽，细研，以酒半盏、童子小便半盏调下。初一服，减腹内疼痛；二服，败血自下，神体和畅；三服，永破诸疾。

治妇人有娠大便秘等三[①]方

治妇人有娠、大小便不通。

蛴螬一个一名骨路子，一名鼳鼠

上，细研，入麝香少许，酒调一钱，不以时。

治母欲死、子不生者，宜服：

水银一弹子大

上，以一味斡开口灌之，扶起令下。

又方

取桃仁分书，一片作可字，一片作出字，依前却合作一处，令母吞之，即下。

上法，天真神验，不可述。

厚朴汤

治妇人汗血，下焦劳冷，膀胱肾气损弱，自汗小便俱出。

上，以厚朴如手大，长四寸，以酒五升，煮两沸，去滓，取桂一尺末之，纳酒中调和一宿，且顿服之。

治胎不安等八[②]方

治胎动不安，腰痛，胎动转抢心，下血不止。

菖蒲根汁

上，一服半升许。如下血不止，取菖蒲三两，酒五升，煎至二升，去滓，分三服。

治妊娠日月未足而欲产者，或子母已至于死者：

菖蒲根汁

上，取汁半升，灌喉中。

---

① 三：原无，据本书目录补。

② 八：原无，据本书目录补。

治产后中风语涩四肢拘急

羌活去芦

上，为细末，每服三钱，水、酒各半盏，煎至六分，去滓，温服，不以时。

治妇人血气

奔刺心痛不可忍，积年冷气，痃癖癥，胀痛，气壅上冲烦闷，霍乱吐泻，心腹疠痛。

高良姜不以多少，油炒勿焦

上，为末，每服一钱，温酒调。

治产后血胀闷

上，以益母草取汁，每服一二合，不以时。

治妇人勒乳痛

上，以益母草为末，水调，涂乳上。

治吹奶结核。校定：治吹奶结，疑是黄瓜蒌，不闻有玄楼。

上，以玄楼一枚，用穰，去子、皮，绵裹，酒煎数沸，服之便散。

治难产

上，以光明生朱砂细研，滴水为丸，如豆大，每服二粒，立下。

夺命散

治产后血迷、血晕，胎衣不下，恶血停凝，儿块枕痛，脐腹疠痛及赤白崩带、月候不定等疾。

芫花不以多少，用好酒浸一宿，慢火炒令黑色

上，为细末，每服二钱，热酒调下，食前。

桑根煎

治妇人伤中、崩中、绝阴，使人怠惰不能动作，胸胁心腹四肢满而身寒热甚，溺血。校定：此方蘖米本粟米，每服三丸，当作一丸，宜酒煎服。

上，以桑根白皮细切一斗，麻子仁三升，淳清酒三斗，煮得一斗，绞去滓，大枣百个，去皮、核，饴五升，阿胶五两，白蜜三升，复煎得九升，下干姜末、厚朴阔二寸，来蜀椒末三味各一升，桂长一尺二寸，甘草八两，蘖米末一升，干地黄四两，芍药六两，玄参五两，丸如弹子大，每服三丸。

四圣印法

禁吹奶。

面东迎日，着脚丁字，不成八字不正，闭气存想，心画此印，吹在物食之上，徐徐气出尽为度，与患奶人食之，未成脓者便消，勿使患人知。

治妇人数日难产法①

困顿无力，将欲不救者。

上，用牛耳塞一皂大，冷水化下，不移时产下。无惊恐。

又灸法等七

血海二穴

在膝膑上内廉，白肉际一寸中。治女人漏下恶血、月事不调、逆气腹胀，可灸三壮，针入五分。

合阳二穴

在膝约中央下二寸。治腰脊强引腹痛，阴股热膝胻痠，重履

① 法：原无，据本书目录补。

步艰难，寒亦阴偏痛，女子崩中，针入六分，可灸五壮。

油骨一穴

在横骨之上，毛际陷中，动应手，任脉、足厥阴之会。治小腹胀满，小便淋沥不通，㿗疝小腹痛，妇人赤白带下，可灸七壮至七七壮，针入二寸。校定：油骨当作曲骨。

带脉二穴

在季胁下一寸八分。治妇人小腹坚痛，月脉不调，带下赤白，里急瘛疭，可灸五壮，针入六分。

又述栾公治产法

产前产后，凡妇人妊娠，切忌房事犯之，多令儿作惊痫，或有百疾，凡妊娠半年之后即依官方中修合，保生丸一料计百四十四丸，每日空心一服一粒，食后临卧，各服枳壳汤一服，去房事，节喜怒，不唯临产易，生母既不病，儿自壮实。

又述产前产后治疗法等二十五

余因披阅栾公调气方，见栾公记北平杨道庆者，一妹二女皆产死，有儿妇临月，情深忧虑，入山寻余，觅诸滑胎药方。余报言，少年多游山林，未经疗理此事，然为思量，或应可解，庆停一宿，余辄忆想畜生之类，缘何不闻有产死者？贫女独产、贱妾偷生亦未闻有产死者，此当缘无人逼佐，得尽其分理耳。其产死者多是富贵家聚居女，妇辈当由儿始转，时觉痛便相告报旁人，扰扰令其惊怖，惊气蓄结，生理不和，血气一乱，痛切惟甚，旁人见其痛甚，便谓至时，或有约髻者，或有力腹者，或有冷水潠面者，又努力强推，儿便暴出，蓄聚之气一时奔下不止，便致晕绝，更非他缘至此。旦以此语庆，领受所问，然犹见邀，乃更与随至其家十余日。晡时报云：儿妇腹痛，以是产候。余便教屏除床案，遍一方地面，布草置三四处，悬绳系木作桁，高下令得所，当腋得凭，当桁下铺慢毡，恐儿落草误伤之，如此布置，讫产者入位，语之坐卧任意，为其说方法，各有分理，顺之则生，逆之则死，安心气，勿怖强。此产妇亦解人语，语讫闭户，户外安床，余共庆坐，不令人得入，时时隔户问之何似，答言小痛可忍，至一更，令烂煮自死牡鸡，取汁作粳米粥，粥熟急手搅使浑，浑适寒温，饮食三升今之一升是也。至五更将末便自产，闻儿啼声，始听人入，产者自若安稳，或觉小小痛时便放体，长吐气一口，痛即止，盖任分和气之效也。庆问：何须故食鸡汁粥？答曰：牡鸡性滑濡，欲使气滑故耳。问：何不与肉？答曰：气将下，恐肉卒不消，为妨而闷。又问：何故与粥？答曰：若饥则气上，气下则速产，理不欲令气上故耳。庆以此为产术之妙，所传之处无不安也。故知栾公隐思妙符神理，但以妇人怯弱，临产惊惶，遽若不道以诸法，多恐生气不安，所以舍诸家，方法题如下。

产前觉腹痛，临产时服顺元散一两服。

产后治疗法

第一日无证候，只服黑神散。第二、第三日服羊肉汤，至第五日服之，不论有无证候。如腹中痛，虚眩不支持，当睡急痛，气上冲前，后引痛，服羊肉汤。如虚羸少气，不欲饮食，服四顺理中丸。如脐腹疞痛，寒热呕逆，恶露不止，或所下过多，眩晕迷闷，服黑神散。或因而有风证者，服辰砂丸、天麻丸，甚者服至宝丹，有痰饮证者服丁香半夏丸。呕吐者服玉壶丸、母丁香丸、正气散、水煮人参丸。咳嗽者服五味实散。有冷者服胡椒理中丸。大便大秘叚谓五六日秘也，服橘皮杏仁丸、脾约丸。大便稀滑者，服理中丸。有冷多者，服养真丹，或紫霞丹、赤丸等，痢疾者服钟乳建脾丸。如有积滞多者，热则妙香丸，寒则宜服感应丸。头痛者，服辰砂天麻丸，甚者服肾厥丸。伤风寒者，为恶风寒者也，服大圣人参散、百解散、正气散。不恶风寒者，服羊肉汤。发热七日内，只服羊肉汤、玉筵散。常服熟干地黄丸。胸膈不快者，服白豆蔻丸。

产后食物次叙。

七日后进少醇酒，半月之后渐食猪羊肉极烂软，一月之后方食少面。

或患乳痈者灸药法。

灸乳根二穴，在乳下一寸六分，三壮或五壮，服小犀角丸，已成疮者，贴云母膏。

治虚人常有之疾。

大便秘，吃乌蛇黄芪丸。脾胃下过，吃厚朴丸、藿香散。气寒不过，吃三建丸。气秘，吃荜澄茄丸。腰膝无力，行履不得，无如吃牛膝丸，兼亦治风，乌蛇黄芪丸，须大便不秘，服之尤佳。

妇人妊娠一月两月，血脉行涩，勿食腥辛之物，居必静处；三月四月形像渐成，勿食姜兔等物；五月六月，勿食诸新物等；七月八月，勿食瓜果酸物等；九月十月，勿食生冷、一切动风疾物等。

逐月安产方位。

正月丙地安产　壬地藏衣

二月庚地安产　甲地藏衣

三月壬地安产　丙地藏衣

四月甲地安产　庚地藏衣

五月壬地安产　丙地藏衣

六月甲地安产　庚地藏衣

七月壬地安产　丙地藏衣

八月庚地安产　甲地藏衣

九月丙地安产　壬地藏衣

十月甲地安产　庚地藏衣

十一月壬地安产　丙地藏衣

十二月庚地安产　甲地藏衣

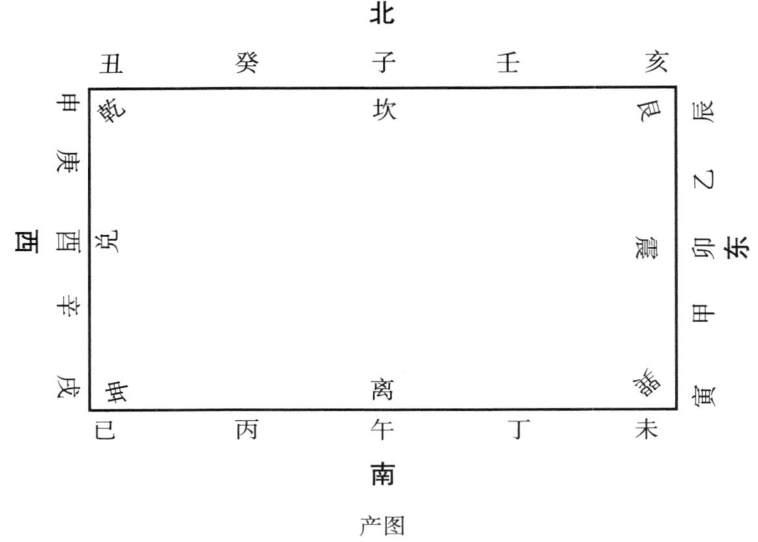

产图

泽兰汤

治产后余疾，寒下冻脓，里急，胸胁满痛，咳嗽、呕血，寒热，小便赤黄，大便不利。

泽兰二十四铢　石膏一两　当归十铢　远志三十铢　甘草　厚朴各十八铢　藁本　芎䓖各十五铢　干姜　人参　桔梗　干地黄各十二铢　白术　蜀椒　白芷　柏子仁　防风　山茱萸　细辛各九铢　桑白皮　麻子仁各半两

上二十一味㕮咀，以水一斗五升，先纳桑白皮，煮取七升半去之，纳诸药，煮取三升五合，去滓，分三服。

保生丸

治妇人产前产后一切风冷血气，产后血风，头旋身颤。

金钗石斛　秦艽　桂　熟干地黄　贝母　防风　糯米　干姜

甘草　细辛各二钱　当归　川椒　黄芩　大麻仁各一两半　大豆卷　石膏各一两

上，为细末，炼蜜和作一百四十四丸，每服一丸。月信不通，当归酒下。产前产后赤白带下，温酒下。催生，当归酒下。难产及胎不下，死胎横正不顺，产后不语但心头热，用枣汤研药灌之，药入喉立效。产后恶血不尽，脐腹疼痛，寒热烦躁、闷乱，月后皮肤虚肿，面色萎黄，渐成劳疾，产血不止，虚劳中风，口噤不语，半身不遂，大便秘涩，烦渴闷晕，酒下。妊娠临月频服，此药每日空心温酒下，临产五脏不疼，易生也。产后中风血晕，生地黄汁与温酒同煎十余沸，研药灌之立效。产后四五日一丸，细嚼空心热酒下，一切风邪自不能入。忌生冷、油腻、鱼肉、豉等。

庆云散

主丈夫阳气不足不能施化，无成方。

覆盆子　五味子各一升　天雄一两　石斛　白术各三两　桑寄生四两　天门冬九两　菟丝子二升　紫石英二两

上，为细末，酒服方寸匕，先食日三素，不耐冷者去寄生，加细辛四两，阳气不少而无子者，去石斛，加槟榔十五枚。

鸡峰普济方卷第十七

妇　人

芍药丸

治肠胁胀满，脐下块硬如石，疼痛不止。

白芍药　当归　白术　鳖甲各八分　诃子　干姜　人参各分　雄雀屎二七个　肉豆蔻四分　郁李仁十分

上，为细末，炼蜜和丸，如梧桐子大，每服二三十丸，食前，米饮下。

白术丸

治产后虚损伤于风冷，乘虚入于脏腑，虚则泄，故令痢泻腹痛。

干姜　白术　厚朴　赤芍药　艾叶　当归　黄连　肉豆蔻

上，八味，等分，为细末，枣肉和丸，梧桐子大，不以时，粥饮下三十丸，日三服。

羊肉当归汤

治产后腹中心下切痛，不能食。

当归　黄芪　芎　防风　人参各半钱　白芍药三字　生姜一钱

上，锉豆大，以羊肉清汁两盏半，煮取一盏半，去滓，分为两服。

白术散

治妊娠胎频动，微微腹痛。

人参　白术　吴茱萸　阿胶　熟艾　桑寄生　茯苓　当归各等分

上，为粗末，每服五钱，水一盏，枣三枚，煎至八分，去滓，稍热服，空心、食前，日进二服。

熟干地黄丹

治妇人血脏虚冷，妊娠时复漏下，宜服。温暖血脏，安养胎气。

熟干地黄　白芍药　川芎　当归　艾叶　阿胶　干姜　白术各一两　甘草半两

上，为细末，炼蜜和丸，如梧桐子大，爆干，每服三十丸，米饮，空心服。

桑寄生散

治妊娠胎气冲上攻，肩项拘急，头目不清快，间或呵欠。服此，安胎，清上气。

真桑寄生　白茯苓　大芎　干地黄各半两　吴白术十八铢　黄芪　甘草各六铢

上，为细末，非时，枣汤调下一钱匕服。

艾叶散

治胎动不安，腹内疞痛。

艾叶四钱　阿胶　当归各半两　芎　干姜　桑寄生各四钱　甘草一分

上，为细末，每服二钱，水一盏，生姜三片，同煎至七分，去滓，微温服。

百合散

治妇人肺胃不顺，气逆呕血不止，咽嗌不利，兼治嗽疾。

百合　人参　贝母　白茯苓　杏仁　甘草　干山芋各一两　鹿角胶二两

上，为细末，入杏仁研匀，每服二钱，水一中盏，黄蜡一皂大，煎至六分，去滓，食前，温服。

内补芎䓖汤

治妇人血气羸弱或崩伤过多，少气伤绝，腹中拘急，四肢烦热，面目无色及唾血、吐血。

芎䓖　熟干地黄各四两　白芍药五两　桂心二两　甘草　干姜各三两　大枣四十个

上，锉匀，每服五钱，水二盏，煎至八分，去滓，温服，不以时。有寒，加附子三两。

赤芍药散

治枕痛。

赤芍药二两　术　当归　芎　黄橘皮各一两　干姜半两

上，为细末，每服二钱，温酒调下，或不饮酒，以水一盏，同煎至七分，温服，不以时。

白芍药丸

治妇人冲任久虚，内挟风冷，或怀孕不牢，或妊娠久不能产，饮食进退，肢体倦怠，头眩项强，皆由气血虚弱，风冷客滞于内。

白芍药　川芎　白术　阿胶　当归各一两　干姜　人参各三分

上，为细末，炼蜜和丸，如梧桐子大，每服三十丸，空心，米饮下。

紫石英柏子仁丸

治女子遇冬天时行温风，至春夏病热，热毒风虚，百脉沉重，下痢赤白，不思饮食而头眩心悸，酸嘶恍惚，不能起居。

紫石英　柏子仁各三两　乌头　桂心　当归　山茱萸　泽泻　芎䓖　石斛　远志　桑寄生　苁蓉　干姜　甘草各三两　蜀椒　杜

衡　辛夷各四两　细辛一两半

上，为细末，炼蜜和丸，如梧桐子大，酒服二十丸，渐加至三十丸，日三服。一方，用牡蛎一两。

紫石英天门冬丸

主风冷在子宫，有子常堕落，或始为妇便患心腹，仍成此疾，月水都未曾来，服之肥充，令人有子。

紫石英　天门冬各三两　芜荑　乌头　苁蓉　桂心　甘草　五味子　柏子仁　石斛　人参　泽泻　远志　禹余粮　杜仲各三两　蜀椒　卷柏　桑寄生　石南叶　云母粉　当归　乌贼骨各一两

上，为细末，炼蜜和丸，如梧桐子大，酒服二十丸，日二服，加至四十丸。

牡蒙丸

亦名紫盖丸。治妇人产后十二癥病、带下无子，皆是冷风寒气，或产后未满百日，胞胎恶血未尽，便利于悬圊上及久坐湿寒入胞，里结住小腹，牵痛为之积聚，小如鸡子，大者如拳，按之跳手隐隐然，或如虫啮，或针刺，气时抢心，两胁支满不能食，饮食不消化，上下通流，或守胃脘痛连玉门背膊，疼痛呕逆，短气汗出，小腹苦寒，胞中刺，刻引阴痛，小便自出，子门不正，令人无子，腰胯疼痛，四肢沉重摇跃，一身尽肿，乍来乍去，大便不利，小便淋沥，或月经不通，或下如腐肉，青黄赤白黑等如豆汁，梦想不祥。

牡蒙十八铢　大黄二两　附子一两六铢　当归半两　厚朴　硝石　前胡　干姜　䗪虫　牡丹皮　蜀椒　黄芩　桔梗　茯苓　细辛　葶苈　人参　芎䓖　桂心　吴茱萸各十八铢

上，为细末，炼蜜和捣万下，丸如梧桐子大，空心，酒服三丸，日三，不知，加之至五丸，下赤白青黄物如鱼子者，病根出矣。

云母芎䓖散

卫公治五崩，身瘦咳逆，烦满少气，心下痛，面生疮，腰痛不可俯仰，阴中肿如有疮状，如毛中痒时，痛与子脏相通，小便不利，常拘急，头眩，颈项急痛，手足热，气逆冲急，心烦不得卧，腹中急痛，食不下，吞醋噫苦，上下肠鸣，漏下赤白，青黄黑汁大臭，如胶污衣状，皆是内伤所致，中寒即下白，热即下赤，多饮即下黑，多食即下黄，多药即下青，或喜或怒，心中常恐，或忧劳便发动，大恶风寒。

云母　芎䓖　代赭　东门边木各半两　白僵蚕　白垩　乌贼骨各六铢　鳖甲　桂心　生鲤鱼头　伏龙肝各十八铢　猬皮六铢

上，十二味，为细末，酒服方寸匕，日三夜一。又方，有龙骨、干姜。重校定：鲤鱼头、猬皮，当烧存性用。

大慎火草散

治崩中漏下赤白，青黑腐臭不可近，令人面黑无颜色，皮骨相连，月经失度，往来无常，小腹弦急或苦绞痛，上至于心，两胁肿胀，食不生肌肤，令人偏枯，气息乏少，腰背痛连胁，不能久立，嗜卧。

慎火草　白石脂　鳖甲　干姜　细辛　当归　芎䓖　石斛　白芍药　禹余粮　牡蛎各二两　黄连　干地黄　蔷薇根皮各四两　熟艾　桂心各一两

上，十六味，为细末，空心，酒服方寸匕，日三，稍加至二匕。若寒多者，加附子、椒；热多者，加知母、黄芩各一两；白多者，加干姜、白石脂；赤多，加桂心、代赭各二两。

四石汤

治产后卒中风，发疾口噤，瘛疭闷满不知人，并缓急诸风毒痹，身体痉强及挟胎中风，妇人百病。

紫石英　白石英　石膏　赤石脂各三两　独活　生姜各六两　葛根四两　桂心　芎䓖　甘草　白芍药　黄芩各二两

上，为细末，每服二钱，水一大盏，煎至七分，去滓，温服，不以时。

大远志丸

治产后心虚不足，心下虚悸，志意不安，恍恍惚惚，腹中拘急疼痛，夜卧不安，胸中吸吸少气。常服，补伤损益，安定心神。

远志　甘草　茯苓　麦门冬　人参　当归　白术　泽泻　独活　菖蒲　桂心各三两　薯蓣　阿胶各二两　干姜四两　干地黄五两

上，为细末，炼蜜和丸，如大豆大。未食，温酒服二十丸，日三。不效，稍增至五十丸。若大虚，身体冷，少津液，加钟乳三两为善。

牡丹煎丸

治妇人血刺，血弦上抢，血块走疰，心胸疼痛，血海虚冷，脐下膨胀，小腹满闷，腿膝无力，腰肿腰疼，血多血少，背膊闷倦，血风皴裂，手足麻木，身体振掉，腰脊伛偻，月经不调，或清或浊，赤白带下，血山崩漏，面色萎黄，身生瘾疹，肠内虚鸣，面生黑皯，手足热疼，或生麻痹，并筋挛骨疼，两肋攀急，起坐托壁，腰背皆牵，舒展不得者。

牡丹皮　黑附子　藁本　牛膝　五味子　人参　白茯苓　白术　官桂　当归　续断　赤芍药　木香　白芷　干山药　泽泻各一两　熟干地黄　槟榔　羌活　龙骨各二两　干姜　山茱萸　延胡索　缩砂仁各半两　石斛三两　萆薢一两半

上，为细末，炼蜜和丸，如梧桐子大，每服十丸至二十丸，温酒下，醋汤亦得，空心、临卧各一服，不嚼，并无所忌。

白薇丸

补益胎气，治久而无子，祛风逐冷，或妊娠数堕。

白薇　牡蒙　藁本各五两　芎䓖　人参　柏子仁　石斛　桂心　附子　五味子　防风　吴茱萸　甘草　桑寄生　牛膝各六两　当归　干地黄　姜黄各七分　禹余粮八分　秦椒三分

上，为细末，炼蜜和捣五七百下杵，丸如梧桐子大，空心，温酒下二三十丸，日再服。忌生葱、生菜、热面、荞麦、猪肉、葵菜、芜荑、菘菜、海藻、黏食、陈秽物。

伏龙肝散

治妇人崩中五色或赤白不定，或如豉汁，久不止，令人黄瘦口干，虚烦不食。

伏龙肝　赤石脂各一两　甘草　桂心各半两　芎䓖　当归　干姜各三分　熟干地黄　艾叶各二两　麦门冬一两半

上，为粗末，每服四钱，水一中盏，入枣三枚，煎至六分，去滓，不计时候服。

熟干地黄散

治妇人风虚劳冷，头目昏重，四肢烦疼，吃食减少，渐加羸瘦。

熟干地黄　人参　白术　桂心　白茯苓各一两　芎䓖　防风　当归　丹参　细辛　藁本各半两　附子　黄芪　续断各三分

上，为粗末，每服四钱，水一中盏，生姜四片，枣三枚，煎至六分，去滓，食前，温服。

紫石英丸

治妇人气血虚损，风邪客滞经络，肌体羸瘦，遍身疼痛，筋脉拘挛及疗腹中风冷，胸胁膨胀，呕哕酸痰，腰腹刺痛，不欲饮食，嗜卧少力，便滑泄泻，又治血海久虚，经脉不调，带漏时下，久绝子嗣。常服，则补气益血，润泽肌肤，去面皯，除头风。

紫石英二两　天门冬　紫葳　甘草　桂心　牡蒙　川乌头　熟干地黄　辛夷仁　石斛　卷柏　当归　芎䓖　乌贼鱼骨　牛膝　柏子仁各一两　禹余粮二两　干山药　桑寄生　牡丹皮　干姜　续断　食茱萸　细辛各半两　人参三分　厚朴一分

上，为细末，炼蜜和捣五百杵，丸如梧桐子大，每服二十丸，温酒下，米饮亦得，空心、晚食前。

小白薇丸

治妇人无子或诸上热下冷，百病皆主之。

白薇　川椒　白龙骨各一两　车前子　芎䓖　当归　蛇床子　细辛　干姜各半两　藁本　卷柏　白芷　桂心　覆盆子　桃仁　菖蒲　人参　白茯苓　远志各三分　麦门冬一两半　熟干地黄一两

上，为细末，炼蜜和捣五七百杵，丸如梧桐子大，每服三十丸，温酒下，空心及晚食前服之。

石斛麦门冬散

治妇人虚劳，平益宫脏，退积冷，除脐腹痛，止白带，进饮食。

金钗石斛　麦门冬　黄芪　白芷　官桂　白术　人参　当归　甘草　熟干地黄各半两

上，为细末，每服二钱，空心，盐汤调下。

鬼箭丸

治妇人血脉不通，欲变成劳，寒热不调，可思饮食，肌肤消瘦，心腹刺痛，手足沉重。

鬼箭羽　赤芍药　乌梅肉　牛膝　白薇　白术各三分　当归　桂心　甘草各二分　牡丹皮　干地黄　人参各三分　川大黄四分　虻

虫　蒲黄各一分　朴硝五分

上，为细末，炼蜜和丸，如梧桐子大，初服十丸，加至二十丸，酒下，先小腹中取下青泥相似，大便微行，血通是应。

小琥珀散

治血热虚烦，不思饮食，潮躁消瘦，心腹脐胁疠痛，宜服此。

琥珀　没药　肉豆蔻仁　血竭　木香各半两　官桂　人参　赤茯苓　当归　牡丹皮　赤芍药各一两　延胡索二两

上，为细末，沸汤点半钱，日服三服。如有血劳气，与前鬼箭丸，次第服，大效。

牡丹散

治虚胀如鼓，不嗜饮食，破血行经，止痛。

牡丹皮　川当归　芎　吴白芷　凌霄花　延胡索　红花　官桂　赤芍药　刘寄奴

上，等分，为细末，每服二钱，水一盏，生姜三片，煎至六分，后入酒三分，重煎三两沸，去生姜，服之，空心，服后更吃酒投之。

威灵仙散

治一切蓄热骨蒸，室女经脉不通，劳瘦。

威灵仙四两　干漆一两　雄黄一分　真麝香二钱

上，为细末，入雄黄、麝香拌匀，每服一大钱，水八分，煎至六分，空心，和滓温服。至午后取下臭秽恶物，并是病根。服五七日后，恶物少，即与好理劳药及和气汤散疗之，或用汤浸蒸饼为丸，如梧桐子大，每日空心、午后用温米饮下二十丸，如传尸伏连患取后，另服桃仁散。

桃仁散

大桃仁　赤茯苓各一两　赤芍药　人参　陈橘皮各三分　槟榔四

个　麝香二钱

上，为细末，每服三钱，生姜半分，水一盏，煎至六分，去滓，早晚、食前服。

犀角丸

治疗在方后。

马鸣蜕　甘草　石膏　当归　川椒　蝉蜕各二两　人参　干姜　附子　芎　藁本　白芜荑　柏子仁　白薇　白术　苍耳　白芍药各一两　桔梗三两　白芷五分　泽兰九分　食茱萸　厚朴　防风各五分　生犀

《孙氏方》亦有之，犀角用半两。

上，为细末，炼蜜和丸，如弹子大，匾捏，每日空心温酒下一丸，疗八风、十二痹、寒气、乳风、血瘀万疾，无不立瘥。如子死在腹兼胎不安，一丸便安；如衣不下，一丸可下；如有妊娠临月，日服一丸，至产不知痛，消去寒热及腹中疠痛，绕脐撮痛，呕逆气冲，心中烦闷，一丸便止；又疗产后恶露不尽，如中风兼伤寒汗不出，以麻黄三分去节，杵为末，酒煎下一丸，汗出瘥；如汗不止，只用酒下一丸便止；肠痛积聚，朝暮进一丸；若金疮败衄，恶疮生头不合，阴中痛，月经来往不止，乍多乍少，或在月前，或在月后，不过三五丸即瘥；又绝产无子，朝暮服之，辄因有子；泄痢、呕逆、不能食及赤白痢，但是妇人病，悉皆治之。

分膈丸

治血气及一切积聚、败血为病，兼疗产后注滤、心腹痰涎、腹秘不通。

人参一两　槟榔　肉豆蔻仁各二个　木香　茯苓各一两　水银四两，水煮一伏时，枣肉内研，星尽　没药　青橘各一两　当归八两　不蛀皂角一铤　麒麟竭半两上，为细末，分一半别入灯上燎者，巴豆、杏仁各二十一个，同用面糊为丸，如梧桐子大。治干血气、积聚血气，有巴豆、杏仁者，名大药；无巴豆、杏仁者，名小药。治产后及血气心腹气痓闷、不下食、血晕，大效。一半药末只炼蜜为剂，回面向东，杵一千下，吃时旋丸小豆大，并每服五七丸，看大小用之，汤使临时。

麒麟丸

治妇人血风劳气，体热面黄，血刺血块，四肢少力，身体困倦，不思饮食，兼通经脉。

麒麟竭三分　穿山甲七片　干漆炒半生半熟　硇砂　没药　京三棱　当归各一两　巴豆十个

上件，除巴豆、硇砂、三棱末外，都一处捣罗为末后，入前三味同研令匀，细醋煮面糊为丸，如绿豆大，调京三棱末汤下，初服一日吃四丸，二日五丸，三日六丸，第四日七丸，第五日八丸，第六日九丸，尽是空心服之，见效，大病半月安。

大泽兰丸

疗妇人虚损及中风余病，疝瘕，阴中冷痛；或头风入脑，寒痹，筋挛缓急，血闷无子，面上游风去来，目泪多出，忽忽如醉；或胃中冷，呕逆不止，泄利淋沥；或五脏六腑寒热不调，心下痞急，邪气咳逆；或漏下赤白，阴中肿痛，胸胁支满；或身体皮肤中涩如麻豆，苦痒，痰癖结气；或四肢拘挛，风行周身，骨节疼痛，目眩无所见；或上气恶寒，洒淅如疟；或喉痹鼻齆，风痫癫疾；或月水不通，魂魄不定，饮食无味，无所不治。服之令人有子，补益下元。

泽兰叶　赤石脂　芜荑　禹余粮　石膏各十两　芎䓖　当归　五味子　熟干地黄　牛膝各七两半　白芷　石斛　肉苁蓉　细辛

卷柏　防风　厚朴　山药　白茯苓　白术　甘草　桂心　干姜各五两　川椒　人参　杜仲　蛇床子　续断　艾叶各三两　藁本　柏子仁各七两　紫石英十五两

上，为细末，炼蜜和丸，如梧桐子大，每服空心及晚食前，温酒下，二十丸至三十丸亦得。

水府丹

治妇人积虚久冷、经候不行、癥瘕块癖、腹中卒暴疼痛等。

经煅花乳石一两半　硇砂半两　桂　木香　干姜各一两　缩砂仁二两　红豆半两　斑蝥一百个　芫菁三百，头二味以酒米一升同炒，米黄不用米　腊月狗胆七个　生地黄汁　童子小便各一升

上，九物，为细末，三汁熬为膏，和上末，丸如鸡头大，朱砂为衣，每服一丸，温酒嚼破，食前服，米饮亦可，孕妇忌服。

瞿麦丸

治妇人经脉不利即为水，水流走四肢悉肿，病名曰血分，其候与水相类，医作水治之，非也，宜此。

人参　当归　大黄湿纸裹，三斗米下蒸，米熟去米，纸焙　瞿麦穗　赤芍药　桂　白茯苓各半两　葶苈三分

上，为细末，炼蜜和丸，如梧桐子大，米饮下十五丸，空心服，渐加至二十丸，止于三十丸。

大虻虫丸

治月经不通六七年或肿满气逆、腹胀瘕痛，可服。

虻虫四十个　蛴螬一合　干地黄　牡丹皮　干漆　芍药各四钱　葶苈半合　牛膝　土瓜根　桂心各五钱　桃仁　黄芩　牡蒙各三钱　茯苓　海藻各半两　水蛭三十枚　芒硝一钱　人参一钱半　吴茱萸三钱

上，为细末，炼蜜和丸，如梧桐子大，每日空心酒下七丸，不效加之，日三服。

牡丹皮汤

治崩中血甚。

牡丹皮　熟干地黄各三两　艾叶　禹余粮　龙骨　柏叶　厚朴　白芷　伏龙肝　青竹茹　芎䓖　地榆各二两　阿胶一两　斛叶三两　白芍药四两

上，为粗末，每服四钱，水一盏半，煎至八分，去滓，温服，不以时。

当归芎䓖汤

治妊娠胎动不安或有所下。

当归　芎䓖　续断各六分　侧柏五分　阿胶十分　寄生　艾叶　竹茹各六分

上，为粗末，每服三钱，先以金银各二钱，水三盏，煎取一盏半，去金银下药，并生姜五片，枣一个擘破，同煎至六分，去滓，空心，温服。

柴胡散

治妊娠呕逆。

柴胡　半夏　人参　茯苓各六分　白术　枳壳各五分　黄橘皮四分

上，为粗末，每服三钱，水一盏，生姜三片，枣一枚，煎至六分，去滓，温服。

没药硇砂煎

治妇人瘦劳，血气久冷，两胁有癥块，攻心气满，不思饮食。

没药　硇砂　木香　当归各一两　五灵脂五两

上，为细末，酒、醋各半盏，同熬膏，瓷器收，热酒服一弹大，不以时。

槐耳白敛丸

治崩漏。

槐耳　白蔹　艾叶　蒲黄　白芷各二两　黄芪　人参　续断　禹余粮酒淬　当归　黄橘皮　茯苓　猬皮烧存性　熟干地黄各三两　牛角䚡　白马蹄各四两　猪后悬蹄二两　三味，并煅存性

上，为细末，酒煮面糊和丸，如梧桐子大，每服空心酒下二十丸，日二，加之。

鳖甲丸

治女人小腹中积聚，大如七八寸盘面上下，周旋痛不可忍，手足苦冷，咳噫腥臭，两胁热如火炙，玉门冷如风吹，经水不通，或在月前，或在月后，服之三十日便瘥，有孕。此是河内魏太守夫人方。

鳖甲　桂各一两半　蜂房半两　玄参　蜀椒　细辛　人参　苦参　丹参　沙参　吴茱萸各十八铢　䗪虫　干姜　牡丹　附子　水蛭　皂角　当归　赤芍药　甘草　防葵各一两　蛴螬二十个　大黄　虻虫各一两六铢

上，为细末，炼蜜和丸，如梧桐子大，每服七丸，温酒下，日三服，加之，以效为度。

泽兰散

治崩中下血、羸瘦少气。常服，补虚，止血，调中。

泽兰二两六铢　藁本　厚朴　柏子仁各十八铢　熟干地黄　牡蛎各一两半　代赭石　桂心　细辛　干姜各一两　蜀椒二两　甘草　当归　芎䓖各一两十八铢　山茱萸十八铢　防风一两　芜荑半两

上，十七味，为细末，空心，温酒服方寸匕，日三服，甚良。一方，加白芷、龙骨各十八铢，人参一两十八铢。

伏龙肝散

治女人漏下，或瘥或剧，常漏不止，身体羸瘦，饮食减少，或赤或白，使人无子者。

伏龙肝　赤石脂　白龙骨　牡蛎　乌贼骨　禹余粮　桂各等分

上，为细末，空心，酒服方寸匕，日二。白多者，加牡蛎、龙骨、乌贼骨；赤多者，加赤石脂、禹余粮；黄多者，加伏龙肝、桂心，随病加之。《张文仲》同，亦疗崩中；《肘后》无白龙骨，以粥饮食中调服。

续断丸

治下经虚冷，真气不足，经脉不行，气血凝滞，腰腿疼痛，转侧不得。校定：此方以曲酒膏为丸，方中不言，以当用神曲一两、木瓜一两，酒熬为膏丸。

杜仲　牛膝　萆薢　白术　羌活　续断　木瓜各一两　狗脊　青盐　熟地黄　芎　薏苡仁各半两　附子二两

上，为细末，将木瓜末入曲，煮酒为膏，和丸梧桐子大，每服四十丸，空心，酒下。

小麦散

疗男子妇人虚肿，下痢不止，小便不利。

小麦曲五合　干姜二两　细辛　附子　椒目　官桂各一两

上，为细末，每服一二钱，温酒调下，食前服。

二生散

治妇人血晕至急。

生地黄　生姜各三两

上，二味，相拌和匀，同炒干，研为末，每服二钱，研木香，酒一盏，同煎三两沸，通口服之，压下血，立愈，木香不须多用。

酸枣仁散

治妇人血风，心神惊悸，气痛，眠卧不安，四肢烦疼，不思饮食。

酸枣仁　黄芪　赤芍药　当归　龙齿　子芩　麦门冬各三分　犀角屑　枳壳　防风　细辛　独活　甘草各半两　茯神　桑根白皮　人参各一两　石膏二两　羚羊角屑二分

上，为粗末，每服四钱，水一中盏、生姜二分、枣二枚煎至六分，去滓，不计时候服。

茯神散

治妇人血风，五脏大虚，惊悸，安神定志。

茯神　人参　龙骨　酸枣仁　独活各一两　防风　远志　桂心　细辛　白术各三分　甘草　干姜各半两

上，为粗末，每服四钱，水一中盏，煎至六分，去滓，不计时候，温服。

蒺藜散

治妇人风瘙，皮肤中如虫行，及生瘾疹，搔之作疮，面肿心烦。

白蒺藜　羚羊角屑各三分　黄芩　细辛　人参　苦参　蛇床子　秦艽　防风　麻黄　当归　甘草　枳壳各半两　莽草三分

上，为粗末，每服三钱，水一中盏，煎至六分，去滓，不计时候，温服。

莽草散

治妇人风瘙瘾疹，身体瘙痒，状若虫行，或发或歇。

莽草一两　麻黄　沙参　白蒺藜各二分　独活　黄芪　防风　芎䓖　犀角屑　凌霄花　甘草各半两　天门冬一分

上，为粗末，每服三钱，水一中盏，煎至六分，去滓，不以时候，温服。

没药散

治妇人血风走注，肢节疼痛、发渴，来往不定。

没药　乳香　芎䓖　当归　桂心　漏芦　木香各半两　琥珀　地龙　白芷各三分　安息香　麝香各一分

上，为细末，入研了药令匀，每服一钱，温酒调下，不以时。

漏芦散

治妇人血风走注，疼痛无有常处。

地龙　防风　羌活　白芷　没药　甜瓜子　桂心各半两　败龟　虎胫骨各一两　牛膝三分

上，为细末，每服一钱匕，酒调下，不以时。

雄黄散

治妇人血风走注疼痛。

雄黄　地龙　蛜蝌　麒麟竭　赤箭　侧子　桂心　没药　白芥子　木香各一两　乌蛇二两　麝香一分

上，为细末，入研了药，更研令匀，每服一钱，热酒调下，不以时。

芎䓖散

治妇人血气，身体骨节疼痛，心胸壅滞，少思饮食。

芎䓖一两　赤茯苓　赤芍药　酸枣仁　桂心　当归　牛膝　木香各三分　羌活　细辛　枳壳　甘草各半两

上，为细末，每服三钱，水一中盏，生姜半分，煎至六分，去滓，不计时候，稍热服。

虎骨散

治妇人血风攻注，身体疼痛。

虎胫骨一两半　桂心　芎䓖　海桐皮　当归　牛膝　天麻　骨碎补　附子各一两　羌活半两

上，为细末，每服一钱，空心，温酒调下。

温经汤

当归　川芎　白芍药　桂　牡丹皮　蓬莪术各半两　人参　甘草　牛膝各一两　重校定：此方无捣罗服饵法度，此方《指迷方》内亦载之，今开具在下。

上，捣罗为细末，每服五钱，水二盏，煎至一盏，去滓，温服。

桂枝桃仁汤

桂枝　赤芍药各三两　熟干地黄二两　桃仁　甘草各一两

上，为粗末，每服五钱，水二盏，生姜三片，枣一个，煎至一盏，去滓，食前，温服。

小蓟根汤

治经候过多，遂至崩漏，血色鲜明如水下，得温则烦甚者，至于昏闷，其脉数疾微小为顺，大者甚逆。此由阴虚为热所乘，故伤冲任，血得热则流散，譬如天暑地热，则经水沸溢伤于阴，令人血下，当补其阴，宜此汤并阿茄陀丸，方在《衄血门》中。

小蓟根叶　生地黄各取汁一盏　白术半两

上，三味，水一盏，煎至一半，去滓，温服，不以时。

鹿茸煎丸

治经候过多，其色瘀黑甚者，崩下，吸吸少气，脐腹冷极则汗出如雨，脉微小，由冲任虚衰，为风冷客乘胞中，气不能固，可灸关元百壮穴见别门，宜服此。

鹿茸　禹余粮　赤石脂　当归各一两　艾叶　柏叶　附子各半两

续断　熟干地黄　重校定：此方内二味无分两，此方《指迷方》内亦载之，续断、熟干地黄各用二两。

上，为细末，炼蜜和丸，如梧桐子大，温酒下三十丸，空心服。

若始因经候微少，渐渐不通，手足、骨肉烦痛，日就羸瘦，渐生潮热，其脉微数，此由阴虚血弱，阳往乘之，少水不能灭盛火，火逼水涸，津液焦枯，当养血益阴，慎无以毒药通之，宜服柏子仁丸、泽兰汤。

柏子仁丸

熟地黄三两　柏子仁　牛膝各半两　续断　泽兰叶各一两　卷柏半两

上，为细末，炼蜜和丸，如梧桐子大，米饮下三十丸，空心服。

泽兰汤

泽兰叶三两　当归　白芍药各一两　甘草半两

上，为粗末，每服五钱匕，水二盏，煎至一盏，去滓，温服，不以时。

若经候顿然不行，疠痛上攻心腹欲死，或因不行积结，渐渐成块，脐腹下如覆杯，久成肉癥不可治，此由惊恐、忧思、意所不快，气郁抑而不舒，则乘于血，血随气行，气滞则血结，以气主先之，血主后之，宜桂枝桃仁汤方见上；不瘥，宜地黄通经丸；成块，地黄煎。

地黄通经丸

生地黄三两　虻虫　水蛭　桃仁各五十个

上，为细末，炼蜜和丸，如梧桐子大，酒下五丸，未效，加至七丸。

地黄煎

生地黄三斤，取汁　干漆一两　牛膝半两

上，为细末，将地黄汁于银器内慢火熬成膏，和丸如梧桐子大，酒下三十丸，食前服。

葶苈丸

治先因小便不利，后身面浮肿，致经水不通，名曰水分，其余逆顺并同水气。

葶苈　续随子各半两　干笋一两

上，为细末，枣肉和丸，如梧桐子大，煎萹竹汤下七丸。如大便利者，减葶苈、续随子各一分，加白术半两。

半夏饮子

疗脾胃虚弱、饮食吐逆、水谷不化，此为胃反。

半夏八分　厚朴　人参　白术各六分　黄橘皮四分

上，为粗末，每服二钱，水一盏，生姜三片，枣一枚，同煎至六分，去滓，温服。忌羊肉饧、桃、李、雀肉等。

当归汤

治心痛癥块硬筑，心气欲死。

当归　桔梗　白芍药　黄橘皮各八分　厚朴　良姜各八分　人参六分　桃仁五十个

上，为粗末，每服二钱，水一盏，生姜三片，同煎至六分，去滓，温服，日三。忌猪肉、生冷、油腻、鸡鱼、黏食、大蒜等腻。

柏叶散

治妇人赤白带下，腹内疠痛，四肢烦疼，不欲饮食，日渐羸瘦。

柏叶三分　阿胶　当归　熟地黄　赤芍药　牡蛎各半两

上，为细末，每服二钱，米饮调下，不以时。

鹿茸丸

治带下，五色久不瘥，渐加黄瘦。

阿胶二两　鹿茸　桑蛾　艾叶　京芎　黄连　当归　禹余粮各一两　白芍药半两

上，为细末，炼蜜和丸，如梧桐子大，每服三十丸，食前，温酒下。

伏龙肝散

治妇人崩中下血不止，绕脐撮痛，或时心烦。

伏龙肝　地榆　龙骨　当归　白芍药　熟干地黄各一两　麒麟竭半两　禹余粮　棕榈灰各二两

上，为细末，每服三钱，温酒调下，不以时。

大附子丸

治血崩，日夜不绝，将欲困笃。

大附子　禹余粮　白马蹄　鹿茸各二两　乌贼鱼骨　龙骨各一两　当归一两半

上，为细末，炼蜜和丸，如梧桐子大，每服三十丸，空心，温酒下。

没药散

治血风气攻注，遍身疼痛。

没药　川芎　木香　川乌头　天麻　香白芷　官桂　茯神　牡丹皮　赤芍药　当归各等分

上，为细末，每服一钱，用陈茶调下，日进三四服。

内补汤

治血虚气涩，风邪稽留，荣卫不调，手臂麻重，五痹挛急一方，去枳壳，用当归。

熟地黄　杜仲各八分　黄芪六分　枳壳　茯苓　陈橘皮　人参各四分　防风　川芎　白芍药各三分　薯蓣　甘草　山茱萸各二分

上，为粗末，每服二钱，水一盏，生姜三片，枣一枚，煎至六分，去滓，食前，温服。

三物汤

治妊娠心痛及心中痞，诸逆悬痛。

桂　白术各二分　枳实半分

上，为粗末，每服二钱，水一盏，生姜三片，同煎至六分，去滓，温服，不以时。

又方

上，以良姜一两捣为末，每服二三钱，水一盏，煎至六分，去滓，食前，温服。

川芎散

治妇人头眩痛，久不瘥。

川芎　羌活　防风　细辛　旋覆花　藁本　蔓荆子各五两　石膏　甘草各半两

上，为粗末，每服二钱，水一盏，生姜三片，同煎至六分，去滓，食后，热服。

喘

《论》曰：喘急之病，皆由荣卫之气循行失度，气经于脏而脏不能受，诸气上并于肺，肺管溢而气争，故令喘息。其始得之，或因坠堕恐惧，恐则精却，却则上焦闭而气不行，气不行则留于肝，肝气乘肺，此喘出于肝；或因惊恐则心无所倚，神无所归，气乱于中，心乘于肺，此喘出于心；或因渡水跌仆，肾气暴伤而不通行，气留于肾，肾气上乘于肺，此喘出于肾；或因饱食过伤，动作用力，谷气不流行，脾气逆而乘肺，此喘出于脾。凡诸脏相乘而喘者，宜此团参丸。

团参丸

团参二两　人参一两　大腹皮　橘皮黄者各一两　麦门冬二两　吴茱萸半两　半夏曲一两　槟榔　芫花　附子　泽泻　桂　杏仁　枳实　白术　诃子各半两　桑白皮二两

上，为细末，姜糊和丸，如梧桐子大，米饮下十丸。未知，加至三十丸。

若咳逆倚息，喘急鼻张，其人不得仰卧，咽喉如水鸡声，时发时止，此由惊忧之气蓄而不散，肺气郁伏，或因过饱，劳动其气，上行而不能出于肺，又遇寒邪，肺寒则诸气收聚，气稍缓则息，有所触则发，经久不能治，谓之肺胀，宜此玉液散。

玉液散

川芎　茯苓　知母　贝母　杏仁　葶苈　半夏曲　柴胡　麻黄各一两　甘草　羌活　马兜铃各半两　石膏二两　诃子一两　黄橘皮　白术各一两半　桂　人参各一两

上，为细末，每服三钱，水一盏，生姜三片，枣一个，煎至七分，去滓，温服，不以时。

橘皮丸

治风虚支满，膀胱虚冷，气上冲肺，气息奔冷，咽喉气闷，往来下气。

海藻　白前　黄橘皮各三分　杏仁　茯苓　芍药　桂各五分　人参　白术　吴茱萸　葶苈各一两　昆布　枣肉　桑白皮　苏子各五合

上，为细末，炼蜜和丸，如梧桐子大，每服十五二十丸，白汤下，不以时。

五愈丸

疗五脏咳积年，剧则上气不得卧，喉中如有物，医所不疗。

细辛　干姜　白菀　甘草　桂各三分　蜀椒　代赭石　通草　款冬花　芫花　紫菀　牡蛎各二分　伏龙肝半两

上，为细末，饧糖丸如枣核大，含之，以胸中热为候，昼夜二十余丸。忌海藻、菘菜、生葱、生菜。

干姜散

治气嗽，呼吸短气，心胸不利，可思饮食，上喘不得卧。

干姜　款冬花　桂各二两　细辛　白术　五味子　甘草各三钱　附子一两　木香三钱

上，为细末，每服二钱，水一盏，枣一枚擘破，同煎至七分，去滓，食前，温服。

九宝散

治喘嗽。

大腹皮　肉桂　甘草　干紫苏　杏仁　桑白皮各二两　麻黄　黄橘皮　干薄荷各二两

上，为粗末，每服一钱匕，用水一盏，童子小便半盏，乌梅二个，生姜五片，同煎至一中盏，去滓，食后、临卧，温服。两浙张大夫病喘二十年，每至秋冬辄剧，不可坐卧，百方不瘥，后得临平僧法本方，服之遂瘥。法本，凡病喘三十年，服药半年乃绝根本，永不复发。凡服此药，须久服。凡喘咳时血出，四肢懈堕，脉浮大而紧，此肾气上并于胃，脉道壅塞，血无所行而散溢，脾精不化，上不胜下，脾之络脉外绝，去胃外而归阳明所致，宜服此白术丸。

白术丸

麦门冬　人参　白术　泽泻　茯苓　生干地黄　大豆卷各一两

桑白皮二两

上，为细末，炼蜜和丸，如梧桐子大，米饮下三十丸。

款肺丸

治支饮上乘，上气喘急，疾涎不利，咳嗽不得卧。

牵牛六两　木香　槟榔　青皮　半夏曲各一两　五灵脂二两　苏子三分

上，为细末，冷水和丸，如豌豆大，每服二十丸，食后，生姜汤下。

郁李仁丸

治喘嗽痰实，身体头面微肿，小便不利。

葶苈子　杏仁各三分　防己二两半　郁李仁　紫苏子各一两一分　陈橘皮一两　赤茯苓一两一分

上，为细末，炼蜜和丸，如梧桐子大，每服二十丸至三十丸，食后，生姜汤下，以效为度，紫苏汤下亦得。

白术丸

治支饮上气不得卧，身体肿满，小便不利。

陈皮一两　泽泻半两　甘草　防己　葶苈　木香各一分

上，为细末，水煮面糊为丸，如梧桐子大，每服三十丸，生姜汤下，不以时。一方，有白术、茯苓半两。

芫花饼子

治喘嗽，款气。

芫花　桑白皮　陈橘皮　吴茱萸各一两　马兜铃二两　白牵牛半两

上，为末，以寒食面三两，以水一处和匀，樱桃大，捻作饼子，每服一饼子，煻灰火中炮熟，细嚼，煎马兜铃汤下。

姜酥膏

治咳嗽喘急，喉中似有物，唾脓血不止。

酥三两　杏仁　阿胶　紫苏子各二两　生姜汁一合　白蜜五合

上件，相和于银锅内，以慢火熬成膏，每服以温粥饮调下一茶匙，日四五服。

神秘汤

治上气不得卧。

人参　紫苏子　五味子　陈皮　半夏各一分

上，为粗末，每服二钱，水一盏，生姜三片，同煎至六分，去滓，温服。

贝母散

治咳嗽上气，喘急失声。

贝母一两　紫菀三钱　麦门冬一两半　杏仁三分

上，为细末，每服三钱，以水一盏，煎至六分，去滓，温服，日三进。

若不得卧，卧则喘者，此由水气逆行，上乘于肺，肺得水则浮不开，使气不得通流，其脉沉大，宜此神秘汤。

神秘汤

黄橘皮　桑白皮　人参　紫苏　生姜各半两

上，㕮咀，水三升，煮至一升，去滓，温三服《千金方》用五味子，不用桑白皮。

紫金煎

治小便不通，咳嗽上气。

甜葶苈　苦葶苈各半两　夏枯草　木香各一分

上，为细末，枣肉和丸，如小豆大，煎桑白皮汤下三十丸。

杏仁膏

治枯瘦，咳逆上气，喉中百病，心下烦，不得咽者。

杏仁二两　紫菀　款冬花　茯苓各半两

上，研杏仁为膏，将余为末后，合研匀，炼蜜和丸，如梧桐子大，每服五七丸，食后，米饮下。

若喘而发热，胫脉皆动，日渐瘦削，此由客热乘肺，或始无热，会食饮失宜，胃气不转，逆乘于肺，故令气急，医为虚寒，始以燥热之药，火邪熏肺，重加喘息，颊赤咽燥，其脉细数，治属骨蒸，宜小建中汤、平肺汤建中汤方，见《发热门》。

平肺汤

天门冬一两　马兜铃　百部各半两

上，为粗末，每服五钱，水二盏，煎至一盏，去滓，食后、临卧，温服。

茯苓饮子

《古今录》疗气忽发、满胸急者。

茯苓　杏仁各四两　黄橘皮二两

上，三味，切，以水六升，煮取二升，分作三服，日三，随小便下，愈尽更作，忌酢物。

竹叶汤

治奔马及奔趁喘乏，便饮冷水，上气发热。

竹叶三两　黄橘皮六钱

上，以水二盏，煎至一盏，去滓，温服，不以时。

无心散

治喘，神效。

远志不以多少，无心者

上，为细末，每服一钱，用绵裹，同水一小盏，煎至一茶脚许，呷之，立效。

若喘而咽中作水鸡声，不得低头，动辄气奔促，时咳，此由寒搏肺经，痰停胃脘，痰与气共行，肺道壅滞，谓之上气。治属饮家，宜旋覆花丸方见《头眩门》。

太 息

犀角散

鄜州时节推因饮食，次忽人报其祖有事，惊忧悲泣，食即吐出，自后常多不快，时时太息不自知，过忧思即益甚。谨按《黄帝三部针灸经》云：人之太息者何？曰：忧思即心系急，心系急则气道约而不利，故太息伸出之，补手少阴。阴者，心脉也；心主者，包络也；足少阳者，胆脉也。用针之法以久留为补。究气之元，本以忧思不已，使心胆气虚所致。兆素不精用针，谨处犀角散治之。

生犀错末　羚羊角错末　朱砂研　人参各半两　牛黄一分研　龙脑一分研　麝香一分研

上，为末，研匀，以瓷器密收之，勿令泄气，每服半钱，熟水调服，食后。

五 痔

乌蛇黄芪丸

歌：

热风沉于脾胃中，壅结令人大肠急，
二日三日一遍通，硬如弹子而又涩，
或如羊屎及猪粪，脚膝腰痛不能立，

此病名为肠风，发久而不治即肛脱，

忽然时见鲜血流，渐渐变作野鸡疾。

黄芪一两半　大黄　大麻仁各二两　独活　枳壳　人参　地骨皮各一两　诃子皮一分　槟榔一钱半　乌蛇五两　羚羊角三两　郁李仁三分半

上，为细末，炼蜜和丸，如梧桐子大，空心，温酒下二十丸，以住为度，多即减，少即至三十丸，余病皆治。如酒后胸膈壅滞闷急，酒下五十丸，疏一行乃止，且吃粥一二顿；如大冷大热、大肠涩滞及四肢痛闷、皮肤疼者，并看脏腑虚实服之。

槐子丸

治肠风下血，五痔成疮，发即焮痛不可忍，大便下血，肛脱不入，肠头生肉如鼠乳或如樱桃，时下脓血，肿处痒痛，肛边生核，久成瘘疮，皆治之。

槐角二两　陈橘皮　干地黄　续断各一两　黄芪　白矾　当归　干姜　黄连　附子各半两

上，为细末，炼蜜和丸，如梧桐子大，每服二十丸至三十丸，食前热米饮下。

内补黄芪散

治肠风下血不止，面色萎黄，气力全少。

黄芪　龙骨　槐子　白芍药各二两　当归　芎䓖　甘草　附子各一两

上，为细末，每服四钱，水一中盏，入饧一分，同煎至六分，去滓，食前，温服。

茄根散

治淋渫痔疮，并风毒疼痛。

茄子根　菴闾子　连须葱　槐枝　柳枝　桃枝　荆芥枝梗

枸杞根

上件，等分，锉碎，用药一两，以水三两碗，煎十余沸，去滓，淋渫。

没药丸

治肠风痔疾，结核肿痛，下脓血，饮酒食动风物即发。

没药三钱　桂　鲤鱼鳞　枳壳　鸡冠花各半两　猬皮一两　槐角三钱

上，为细末，酒煮面糊和丸，如梧桐子大，每服三五十丸。若痛多，倍没药；脓血多，倍槐角；结核多，倍枳壳。每吃动风物，先进一服，永不发动。已作，并吃三服，乃效，食前服。

七圣散

治肠风痔瘘。

茜根　芫荽子　黄芩　紫草　鸡冠花各一两　茴子　白矾各一两

上，为细末，每服二钱，冷齑汁调下，食前服，忌毒物。

七宝丹

治五痔。

猬皮一个　皂角刺　猪牙皂角　附子各一两　榼藤子一个　硫黄　白矾各一分

上，为细末，煮面糊为丸，如梧桐子大，每服二十丸，空心，温酒下。如有疮者，用朱砂一小豆大，同研三丸，水调，涂疮上。

乌金散

治五痔漏。

穿山甲　刺猬皮　黄牛角心　猪牙皂角　皂角刺各一两　当归一两　蒻叶半两

上，先炒甲，次猬，次角心，各炒黄色干，方将诸药一处入在五升坩罐子内，以盐泥固济，仍于罐底上钻一小窍，令出烟，覆安于炭火上煅通赤，烟才尽便出，放令存性，以土罨之尤佳，捣末，以胡桃酒调下一钱，空心。

密陀僧丸

治妇人痔疾，面色萎黄。

白矾灰　密陀僧　鸡冠花　槐子仁　百草霜各一两　皂角灰一分

上，为细末，以水煮面糊为丸，如梧桐子大，每服二十丸，煎柏木汤下。

必效丸

治一切痔瘘，不问浅深。

枳壳一两半　黄芪　萆薢　菟丝子各二两　杜蒺藜　乌蛇各三两

上，为细末，炼蜜和丸，如梧桐子大，每服三十丸，空心、晚食前，米饮下。

□壳丸

治痔瘘。

商壳　槐角　枳实各二两　人参　阿胶各一两　黄芪二两

上，除人参、阿胶，同捣为末后，将四味末锅内合炒黄黑色，入麝香二钱并参、胶二味同研，粟米饭为丸，如梧桐子大，每服三十丸，空心，橘皮汤下，日二三服。

鹰鮨丸

治痔瘘。

鹰鮨爪一副　榼藤子一个　赤龙鳞一钱　穿山甲一钱　鼈角将军一个

上件，五味，将鼈甲不烧外，四味一处入瓷罐内，烧黑烟出，带黄烟存性，冷取出为末，细研，鼈角头足入在药中，然后用酒煮面糊为丸，如梧桐子大，每服七丸，酒调散子下丸子。

小黄芪丸

治胴肠风热、大便秘滞及五痔结核。

防风一两　黄芪二两　芎䓖半两　皂角子仁黄二分　枳壳一分

上，为细末，炼蜜和丸，如梧桐子大，每服三十丸，不以时，米饮下。

保命散

治远年不瘥痔瘘，下血不止，神效。

猬皮　楮白皮各一两　槐子　黄牛角各半两　黑葯脐子十个

上件，同入坩罐子内，用葯脐盖面圆瓦子盖口，盐泥固济，用炭火三秤，煅白烟出为度，用土盖之，候冷取出为细末，每药末一两，用黑附子炮裂去皮脐半两，乳香少许，每服二钱，煎皂皂儿汤破酒调下，空心、食前。

锉　散

治痔。

防风　枳壳　黄芪　竹叶　甘草

上，等分，为粗末，每服三钱，水一大盏，生姜二片，同煎至八分下药，如已安乐，或痔多年有结核，以狐牙散治之。

槐花散

治五痔脓血。

槐花　荆芥各一分　千针草半两　伏火硇砂三钱

上，同为细末，每服三钱，麝香一钱，同研如粉，用好酒一盏煎热，调药末下丸子，立效，临卧，日三服，永除根本。

如圣丸

治年深痔疾，恶疮肿痒。

猪悬蹄　穿山甲　猬皮　红样儿各三两

上药，锉用，藏瓶一个，入药在内，盐泥固济，留眼子一个，用炭火烧令通赤，烟尽为度，为细末，入没药一两，乳香半两，麝香一钱，同再研匀，用黄蜡三两熔，和丸如粟米大，每服五丸至七丸，甘草末一钱，同温酒调下。

曲术①丸

治新久一切痔漏之疾。

神曲　大麦各四两　厚朴八两　洪术二两，或白术

上，为细末，以醋煮面糊为丸，如梧桐子大，食后，以温水下三五十丸。常服，甚妙。大治下血痔漏、饮食不消，有谷穴者亦治。

牛胆丸

治痔漏。

犍牛儿胆　猬胆各一个　腻粉五十文　真麝香二十文

上，将猬胆汁等三味和匀，入牛胆内，系头四十九日，熟，旋取为丸，如大麦粒，用纸捻送疮内，候追出恶物是效，疮口渐合，纸面盖疮，留一边出恶物。

鸡酒膏

治肠风痔瘘。

没药一钱　麝香半钱　乳香半分

上，同研细，同鸡子一个，尖头开破，倾出黄并清，打匀调药，都倾在鸡子内，以油纸裹数重，系定，勿令漏入，水煮熟，去壳，分作四服，空心，温酒下。

---

① 术：原作“米”，据本书目录改。

枳壳汤

治肠风痔疾。

皂角黄仁　枳壳　青皮各半两

上，为细末，每服一钱，米饮调下。

朴硝散

治淋渫痔疮。

五倍子　朴硝等分

上，为细末，每服三两，水三碗，同煎至三四沸用之。

狐牙散

治痔。

大螗螂一个　白矾一块

上，研同细，以生麻油调涂之。

如圣丸

治痔瘘，不问久新、有虫无虫可服校定：此方，杏仁以四两比附为用。

杏仁去皮尖，并双仁者，砂盆研滤，候滓尽

上，以银石器慢火熬，更用大枣二十九枚同煎，枣熟剥去皮核，再熬候稠，入萆薢末二两更熬，候可丸，即丸如梧桐子大，每服三四十丸，空心、食前，锉散下，日二服。

皂角蛾①散

治痔疾。

上，以皂角蛾不以多少，焙干为末，每服一大钱，酒一盏调下，气下泄为度。

① 蛾：原作“鹅”，据本书目录改。

治五痔漏法

三方

上，以旧棕皮十叶，当归一两，一处烧取烬，研细，分作十服，每旦以无灰酒调下一服，尽即安漏者，二十服效。

又方

上，以五倍子不拘多少为细末，每服三钱，于小盆器中用百沸汤浸洗，淋洗，日三五次。

又方

上，以大枣七枚去核，入腻粉与硇砂少许填满，湿面裹之，候干，阴阳火煅令黑，去面，取枣，碾细末，每服半钱，粥饮调下。

小黄芪丸

治手阳明之支脉络于齿缝而下属大肠，若风客其经，则齿牙疼痛及大便秘滞，或时便血，久久不已，则成痔疾，宜服此药。

熟干地黄　川芎　枳壳　绵黄芪　防风各半两

上，为细末，炼蜜和丸，如梧桐子大，每服三十丸，空心，煎皂子仁汤下。

苦楝丸

治肠风下血，不以新久。

防风　干漆盖生　人参　苦楝根皮各一钱　荆芥穗　海金沙各半钱　何首乌一钱

上，为细末，醋煮面糊和丸，如麻子大，每服七丸，空心，煎樗白皮汤下。

槐角煎

治男子、妇人下血。

凤眼草用仁子，此乃樗坂壳　槐角　地榆　枳壳各一两　荆芥穗　密陀僧火煅　槐花各半两

上，为细末，炼蜜和丸，梧桐子大，每服十五丸，不以时。妇人，淡醋汤下。

没药丸

主肠风下血，疼痛不已。

猬皮　鲤鱼鳞二味烧存性，研　桂去粗皮，有热者去桂用黄连，或黄柏、黄芩　鸡冠花　没药各一两　枳壳半两

上，除研药外为细末，后入研药令匀，炼蜜和或酒煮面糊，丸梧桐子大，每服二十丸，空心，温酒下。

假苏丸

治痔疾成漏、脓血、脱肛、疼痛及肠风下鲜血。

假苏荆芥也　黄芪　防风　皂子仁　槐角　枳壳等分

上，为细末，炼蜜和丸，梧桐子大，每服三四十丸，食前，熟水下。

地锦汤

治肠风下血。

荠菜叶　千针草　酸草子　地锦草等分，阴干

上，为细末，每服二钱，白汤调下，食后，温服。

乌金散

治肠风泻血神奇方。

木鳖子一两半，去皮及青膜　没药　枳壳各一两　胡桃三个

上，四味，以清油灯焰内烧存性，细研，空心，米饮调下二钱，觉痛即愈，血立止。忌生冷、油腻。

小豆丸

治肠风毒。

赤小豆　好硫黄各一两　附子生用，半钱

上，为细末，水煮面糊和丸，梧桐子大，每服二十丸，空心，醋汤下。

贯众散

治肠风下血。

贯众一两，火煅存性　五倍子半两，火煅存性　白矾二铢，枯

上，同研，为细末，每服三钱，米饮下。

猬皮汤

治下血及诸痔成脓血，皆愈。

穿山甲一两，烧灰存性　肉豆蔻末二两　猬皮一两，烧灰

上，为细末，每服半钱。妇人，醋汤调下。

黄芪丸

治肠风泻血。

黄芪　黄连

上，等分，为细末，面糊和丸，如赤小豆大，每服二三十丸，米饮下。

黄连丸

治肠风。

黄连半两，入巴豆半两，同炒赤色，去巴豆　龙胆草一分

上，为细末，蒸饼和丸，梧桐子大，每服三十丸，食前，荆芥汤下，日二服。

神曲丸

治肠风下血。

五灵脂五两，水飞，去滓，熬成膏　神曲一两，炒

上，为细末，将五灵脂熬成膏，入神曲末，丸梧桐子大，每

服十丸。男子，酒下，食后；妇人，淡醋汤下。

黄芪散

若血随大便而下，或先或后，此饮食不节，饥饱不时，伤肠胃，荣卫不调，或强忍大便，气无从出，复陷于阴，气并于阴则血失常经，或醉饱房劳，酒入于肺，络脉满，经脉虚，劳动则气血相并，不胜者为病，故先便而后血者，其血远，先血而后便者，其血近，所下不常，有所触动则作远血，宜黄芪散；近血，宜赤小豆散方在后。

枳实麸炒，去穰，三十个　青州枣三十个，去核，二味用杵烂　甘草各半两　黄芪二两

上，为细末，米饮调下二钱，不以时。

胆矾丸

若大便肠头如破，脓血时从谷道中，久久不已为瘘，亦谓之肠痔，宜此胆矾丸及熏法方在后。

胆矾一斤，黄泥裹烧通赤　皂子一升，煮去皮，焙干　白鸡冠花一斤　京三棱四两

上，为细末，醋煮面糊为丸，梧桐子大，米饮下二三十丸。

鸡峰普济方卷第十八

淋

榆白皮散

治五淋结痛。

通草十二分　榆白皮　鸡苏　茯苓赤者，各六分　当归　葵子一大合　瞿麦四分　大黄六分　芍药赤者六分　滑石三分　芒硝十二分　麦门冬八分　重校定：此方内当归无分两，其《太平圣惠方》内木通散与此方治疗一同，内当归用一两。

上，为粗末，每服二钱，水一盏，煎至六分，去滓，食前，温服。

滑石散

治石淋，血淋。

王不留行　滑石各五分　甘遂三分　石韦四分　葵子六分　通草十分　车前子　芍药赤者　蒲黄　桂　当归各六分

上，为细末，每服二钱，空心，茶汤下。

当归汤

治劳淋、小便淋沥疼痛不可忍者。

陈皮　当归　熟地黄　白芍药各一两　阿胶　桃胶　赤茯苓各三分　人参　芒硝　香附子各半两　甘草一分

上，为细末，每服三钱，水一盏，煎至六分，去滓，温服。

陈皮滑石散

治气淋，腹胁胀满，脐下气结，小肠疼痛。

陈皮　滑石　川芒硝　葵子各一两　赤茯苓　赤芍药　子芩

瞿麦　石韦　蒲黄各半两

上，为细末，每服二钱，食前，米饮调下。

瞿麦散

治热淋，涩痛热极不解。

瞿麦　桑白皮　滑石　木通　赤芍药　甘草　榆白皮　川芒硝　子芩各一两

上，为粗末，每服四钱，水一中盏，煎至六分，去滓，食前服。

榆白汤

治劳淋、热淋。

榆白皮　黄芩　瞿麦　茯苓赤者　通草　郁李仁　栀子　鸡苏叶等分

上，为粗末，每服二钱，水一盏，煎至七分，去滓、温服。

石韦饮子

治气淋，小遗涩痛。

石韦　瞿麦　木通各一两　陈皮黄者　茯苓赤者　芍药赤者　桑白皮　人参各三分

上，为细末，每服二钱，生姜一分，水一大盏，煎至七分，温服，早食后、临卧各一服，忌冷物。

熟地黄散

治虚劳内伤，小便出血，阴道中痛，时加寒热。

熟干地黄　柏叶　黄芩　当归　阿胶　黄芪　车前叶各一两　甘草半两

上，为粗末，每服三钱，水一盏，煎至六分，去滓温服，不以时。

沉香散

建安林回甫秘校，熙宁中与子同客龙门李氏家。林，一日下血，李兄弟煎八正散与服，既服不胜其苦，小腹前阴痛益甚。余教林服菟丝山药丸，林病去，气血亦小充实。盖不可专以热药，血得热则盈溢为说也。沉香散治冷淋，脐下痛，小腹妨闷方。

沉香　石韦　滑石　当归　王不留行各半两　葵子　白芍药各三分　甘草一分

上，为细末，每服一钱，煎大麦饮调下，食前，日二三服。

瞿麦散

利小便。治膀胱伏热，小便赤涩，淋沥疼痛。

瞿麦一两　葵子　木通　大黄　车前　桑皮　滑石各半两

上，为细末，每服二钱，白汤调下。气盛有热者，可服。

甘草滑石散

行下焦滞热，阴中疼痛，小便难。

甘草　大黄　黄芪各半两　滑石一两　山栀子半两　乳香一钱　地椒半两

上，为细末，每服一钱，食前，乳香酒调下，未愈再服。

七宝散

治久新砂石热结、淋疾。

南蕃琥珀　没药　乳香　蒲黄　桃胶　百部　郁李仁汤浸出皮，研如油，入面少许，同研干匀，稍硬，入温水三两，滴和作饼子，焙干，炙令黄用之，已上药各等分，停用之，一味味别研

上件药，一味味别研极细如面，再同拌匀，再研千余度，极细匀为末，每服一钱，温酒调服，腹空时服，初服一服，未知，夜加一服，先服药引使。

引使方

上，用实好胡桃一个，烧令存性，细研，温酒一银盏调服，一服后服七宝散，三日中效后，只每日服七宝散一服，永安。

巨用散

治淋，寻常小便涩则服之。

当归二两　桔梗　瞿麦穗　桂府滑石　海蛤各一两　灯心十束　甘草半两

上，为细末，每服二钱，水一盏，同灯心煎至七分，食后，冷服。涩甚者，加车前子一两。

陈皮石韦散

治下焦有热，淋闭不通，小腹妨闷。

石韦一两　赤芍药三分　瞿麦穗　木通各一两　陈皮　茯苓　桑白皮各三分

上，为细末，每服二钱，水一盏，煎至七分，去滓，食前温服，日二三服，以利为度。

白茅根汤

治血淋，痛不可忍。

白茅根　滑石　葵子各一两　白芍药　木通　车前子　乱发各分

重校定：此方内三味无分两，此方《太平圣惠方》内亦载之，名白茅根散，纳芍药、木通、车前子三味，各三分，乱发灰用一分。

上，为细末，每服二钱，水一大盏，煎至七分，去滓，食前，温服，日二三服。

木通子芩汤

治尿血，水道中痛不可忍。

白茅根三两　赤芍药一两　滑石　木通各二两　子芩　乱发灰各一

两半　葵子半两

上，为粗末，每服四钱，水一盏，同煎至六分，去滓，食前，候温服之。

榆皮通滑泄热煎

治肾热应胞囊涩热，小便黄赤，苦痛不通方。

榆白皮　葵子各一升　车前子五升　赤蜜一升　滑石　通草各三两

上，六味，㕮咀，以水三斗，煮取七升，去滓，下蜜更煎取三升，分三服，妇人亦同此方。

茅根饮子

治小便赤涩痛。

白茅根　木通　生干地黄各二两　赤茯苓　人参　葵子各一两

上，细锉和匀，每服半两，以水一大盏，煎至五分，去滓，食前，温服。

山栀子汤

治五淋及血淋。

当归　芍药赤者　茯苓赤者　甘草　山栀子

上，等分，为细末，每服二钱，水一盏，煎至八分，温服。

子芩伏龙肝散

解血淋。

甘草　芎　伏龙肝各一两　子芩　赤芍药　重校定：此方内二味无分两，其《太平圣惠方》内有瞿麦散一方，与此方治疗一同，内子芩、赤芍药二味各用一两。

上，为粗末，用水一升，药半两，煎至七分，去滓，分作三服，温服。

滑石汤

治膀胱急热，小便黄色。

滑石八两　子芩三两　榆白皮四两　车前子　冬葵子各一升

上，五味，㕮咀，以水七升，煮取三升，分作三服，不以时。

石韦瞿麦散

治五淋。

瞿麦　石韦　车前子　滑石　葵菜子各半两

上，为细末，每服二钱，水一盏，同煎至七分，食前，空心服。

蜡丸子

治淋，经效

黄蜡二两　灯心二束　木香　肉豆蔻各一分　硇砂半两

上件药，并灯心并入蜡油铫子内，铁箸搅，候烟尽，放冷，取出，丸如梧桐子大，每服三丸，以温酒调舶上茴香末一钱下，先炒灯心，欲烟尽后入三味药更炒，移时稍丸服之。

石韦散

通利小便。

石韦　木通　瞿麦各半两　桂府滑石一两　拣甘草半两

上，五味，都为末，每服四钱，水半升，灯心一束，同煎至一半，去滓，徐徐呷之，立效。如水透快，一昼夜可下数斗，便觉身体轻快，行步如常，但极清瘦，皮骨相连，盖膜间病气去尽故也。然牙龈微动红肿，牙齿间腥臭涎黏，出三两日，出得有次第，以绵塞子裹，治牙药塞之即已，更用青黛、枣穰固济甚佳，盖水本肾病，须当挠肾方，得病退早觉无妨，恐不知有此应验，故先叙述。

石燕子煎

治砂石淋，每发不可忍者。

石燕子一两　滑石　石韦　瞿麦穗等分

上，为细末，水煮面糊和丸。如梧桐子大，煎瞿麦灯心汤下十丸，食前，日进二三，即以后汤下丸子。

石韦　瞿麦　木通各四钱　陈皮　白茯苓各三分

上，为细末，每服二钱，水一盏，煎至七分，去滓，下前丸子。

长将散

治五淋，小便常不利，阴中痛，日十数起，皆劳损、虚热所致，宜服。

石韦　滑石各五两　瞿麦　葵子各一两　车前子三两　重校定：此方内瞿麦、葵子无分两，其《太平圣惠方》内亦载之，名石韦散，内瞿麦、葵子各用二两。

上，为细末，每服二钱，熟水调下，不以时。

又方

葵子　白术　茯苓　当归各一两

上，为粗末，每服三钱，水一盏，煎至六分，去滓，食前，温服。

白芍药煎

治劳淋，小腹疼痛，小便不利。

当归　芍药白者　鹿茸　熟地黄各一两

上，为细末，炼蜜和丸，如梧桐子大，阿胶汤下三十丸。

石韦散

治血淋。

石韦　白芍药　当归各二两　蒲黄一两

上，为细末，每服二钱，温酒调下，不以时。

茯苓散

治血淋。

五味子　阿胶　茯苓各半两　黄芪一两　重校定：此方无每服数目，其本方内又有瞿麦散一方，治疗一同，每服二钱，以米饮调下。

上，为细末，米饮调下，不以时。

固脬丹

治脬寒，小便频数。

益智仁二两半　石菖蒲一两　白龙骨三分　川乌头一两

上，为细末，酒煮面糊为丸，如梧桐子大，空心，服四十丸，煎益智盐汤下。一方，加覆盆子二两。

滑石石韦散

治热淋，小便涩痛。

石韦　榆白皮各一两　滑石二两

上，为细末，每服二钱，水一盏，入葱白、生姜，同煎至六分，去滓，食前，温服。

菩萨散

治血淋。

菩萨蜕　犀角末各半两　独扫二十穗

上，为细末，每服一钱，米饮调下，空心服。

通秘散

治气淋。

陈皮　香附子　赤茯苓各等分

上，为粗末，每服二钱，水一盏，同煎至六分，去滓，食前服。

生茶散

治暴患小便不通。

蓬莪术　茴香　生茶等分

上，为细末，每服二钱，水一盏，盐二钱，葱白二寸，煎至六分，和滓，空心服。

木通散

治热淋，小肠不利，茎中急痛。

木通　甜葶苈　赤茯苓各一两

上，为细末，每服二钱，食前，以温葱白汤调下。

抵圣散

治五淋。

赤芍药一两　槟榔一个

上，为细末，每服一钱，水一盏，煎至七分，空心，温服，立瘥。

车前草汤

治热淋及小便不通。

车前草叶

上，取汁，服半盏，不以时。

发灰散

治卒得淋及血淋。

上，烧发灰为末，酒调服一钱匕，空心，食前。

香格散

治五种淋疾，劳淋、血淋、气淋、热淋、石淋及小便不通至甚者，宜服。

硝石一两

上，一味，生研为细末，每服二钱。诸淋，各依汤使如后。

劳淋，劳倦虚损则发小便不出，小腹急痛，葵子末煎浓汤调下，通后便须服补虚丸散，忌慎将息。血淋，小便不出，时时下血，疼痛满急。热淋，小便赤色，淋沥不快，脐下急痛，并用冷水调下。气淋，小腹满急，尿后常有余沥，木通汤放温调下。石淋，茎内痛，尿不能出，内引小腹膨胀急痛，尿下砂石，令人闷绝，将药末先入铫子内，用纸隔炒至纸焦为度，再研令极细，温水调下。小便不通，小麦煎汤调下。

卒患诸淋，并只用冷水调下，并空心，先调使药消散如水后即服之，更以汤使送下诸药，不效者服此立效。

淋有五种：一者，茎中痛，溺不得卒出者，心淋也；二者，溺有白汁，肥如脂，膏淋也，一名肉淋；三者，溺难涩，常有余沥者，气淋也；四者，溺留茎中，数起不止，引小腹痛，劳淋也；五者，如豆汁或有血、有结不通者，一名血淋，一名癃淋也。葛氏疗淋下血方，麻根十个，以水五升，煮取二升，一服血止，神验。淋闭之病不可一向作热治，亦有胞囊有寒而便溺不通者，亦有胞系了戾而不小便者，宜审别之。

灯心汤

治热淋疼痛。

灯心　干柹

上，等分，锉碎，水煎服，不以时。

定磁散

治砂石淋。

真定磁　赤芍药各等分

上，为细末，每服二钱，浓煎灯心汤调下，不以时。

缓中汤

治肉淋、劳淋。

熟地黄　当归　人参　白术　阿胶　芍药　芎䓖各二两半　甘草　桂各一两半

上，为粗末，每服二钱，肉汁二盏，生姜十片，煎至十分，去滓，食前服。

枳壳汤

治小便不通，小腹胀满。

厚朴　桂　枳壳　滑石各一两　腻粉三分

上，为细末，每服二钱，冷米饮调下，食前服。

地黄鹿茸丸

治虚淋入桃胶煎，亦得。

熟地黄　赤芍药　当归　赤茯苓　桃胶各一两　鹿茸半两　血余四两

上，为细末，白面糊和丸，如梧桐子大，每服二十丸，空心、食前，温酒或灯草汤下。

绛宫丸

治心经热，小便淋涩不通及诸淋。

生地黄四两　木通　黄芩各二两

上，为细末，炼蜜和丸，梧桐子大，每服三十丸，温水下，不以时。

五淋绛宫汤

治三焦气滞，腹胁注痛，因服热药引入下焦，膀胱受热，小便淋涩，脐下胀痛。

露蜂房　血余各三钱　白茅根五钱

上，为细末，入麝香少许，每服一钱，空心、食前温酒下。淋止，不须服；甚者，不过三五服，立效。

鹿茸地黄煎

治血淋。

鹿茸　熟地黄　当归　蒲黄各半两　龙骨　发灰各一分

上为末，炼蜜和丸，如弹子大，每服一丸，水一盏，入青盐一捏，食后服。

石韦汤

治产后卒淋、血淋、石淋。

石韦　黄芩　通草　甘草各二两　榆皮五两　大枣三十个　葵子二升　白术　生姜各三两

上，九味，㕮咀，以水八升，煮取二升半，分三服。《集验》无甘草、生姜；又有不用姜枣者。

痰　饮

芫花散

治一切风冷、痰饮、癥癖，无所不治。

芫花　桔梗　紫菀　大戟　乌头　附子　天雄　白术　荛花　狼毒　五加皮　莨草　瓜蒌根　荆三棱　踯躅　麻黄　白芷　荆芥　茵芋各七分　石斛　车前子　人参　石长生　石南各七分　萆薢　牛膝　蛇床子　菟丝子　狗脊　苁蓉　秦艽各四分　藜芦　山药　细辛　当归　薏苡仁　芎䓖　杜仲　厚朴　熟干地黄　黄芪　干姜　芍药　山茱萸　桂　吴茱萸　黄芩　防己　五味子　柏子仁　远志　川椒　独活　牡丹　陈橘皮　木通　柴胡　藁本　菖蒲　茯苓　续断　巴戟　石茱萸各二分　王不留行十分

上，为细末，每服一钱，温酒或米饮白汤调下，亦可丸服，炼蜜和丸，如梧桐子大，每服五七丸，白汤、米饮、温酒下。

五饮丸

治五饮留滞，停痰癖饮结在两胁，心腹胀满，羸瘦不能饮食，食不消化，喜唾干呕，大小便或秘或利，腹中动摇作水声，腹内热，口干好饮水浆，卒起头眩欲倒，胸胁下痛。

远志　苦参　藜芦　白术　甘遂　五味子　大黄　石膏　桔梗　半夏　紫菀　乌贼骨　前胡　芒硝　芫花　当归　人参　瓜蒌根　大戟　贝母　茯苓　芍药　黄芩　葶苈　桂各一两　恒山　薯蓣　厚朴　细辛　附子各一两半　巴豆三十个　苁蓉一两　甘草三分

上，为细末，炼蜜和丸，如梧桐子大，每服一二丸，临卧时以熟水下。

赤茯苓散

治风虚痰饮，头痛恶心。

赤茯苓　细辛　半夏　藁本各三分　蔓荆子　旋覆花　防风　芎　枳壳　甘草各一两　人参　前胡　羌活各一两半　天麻二两　菊花半两

上，为细末，每服二钱，水一盏，入生姜三片，煎至六分，去滓，温服，不以时。

宽中沉参散

消饮，止渴，养肺。

半夏五分　五味子　鹿角胶　茯苓各三分　白术　沉香　款冬花　芎　紫菀　石斛　山药各二分　人参四分

上，为细末，每服二钱，食前，生姜汤调下。内有一方，减人参一味。

延年白术丸

主除风痰，消积聚。胃中冷气，逢秋发动令呕吐，食后吐清水，食饮减少，不作肌肤。

白术五分　白芷三分　干姜　石斛各六分　五味子　细辛　橘皮　厚朴　桂　防风　茯苓　甘草各四分

上，为细末，炼蜜和丸。如梧桐子大，每服十丸。米饮下，日二服，加至二十丸。忌桃李、雀肉、生葱、海藻、菘菜、生菜、酢物等。

小五饮丸

治五种痰饮。

半夏　甘遂　大戟　牵牛白者　芫花　紫菀　附子　泽泻各一两　木香　沉香各一分

上，为细末，炼蜜和丸，如梧桐子大，每服五七丸，微嚼破，橘皮汤下。

细辛橘皮汤

治胸膈、心腹中痰水冷气汪洋嘈烦，或水鸣多唾，口中清水自出，胁肋急胀膨疼，不思饮食。

半夏五两　茯苓四两　芍药三两，白者　细辛　陈皮　桔梗　旋覆花　甘草　人参　桂各一两

上，为粗末，每服三钱，水一盏半，生姜五片，煎至一盏，去滓，食前，温服。

十味大半夏汤

半夏　大黄各五两　吴茱萸　朴硝　桂各二两　牡丹皮　柴胡　干姜　细辛　白术各三两

上，为细末，每服二钱，水一盏，生姜三片，同煎至七分，去滓，食前，温服。

半夏煮散

治胃冷有痰，呕逆不思饮食及中酒后，大宜服。

半夏　木通各十六分　前胡　白术　茯苓　陈皮　槟榔各六分　桂五分　枳壳五分　旋覆花五分

上，为细末，每服三钱，水一盏，入生姜三片，同煎至八分，去滓，空心服，余滓再可煎，日午服。

旋覆花汤

治荣卫虚弱或胃风寒，胃气衰微，停留宿饮，头旋体倦，痰唾如胶，呕逆恶心，不思饮食。

旋覆花　细辛　前胡　甘草　茯苓各二两　半夏五两　桂四两　乌头四个　生姜八两

上，为粗末，每服三钱，水一盏，生姜三片，煎至六分，去滓，温服，不以时。

金箔铅粉丹

治风痰，膈脘上盛，心神烦热，惊悸心忪，眠睡不宁，口苦舌涩，头旋恶心，精神昏倦。

铅白霜　铁引粉各一两　金箔五十片，留三十片为衣　乳香　白矾　神锦朱砂　半夏　酸枣仁各一两　人参半两　银箔五十片

上，为细末，研药同拌匀，入生姜、自然汁，煮面糊，更入蜜少许，丸如小豆大，以前金箔三十片为衣，每服二十丸，煎人参薄荷汤任下，食后、临卧服，米饮亦得。

前胡半夏汤

治痰气客于上焦，呕逆不思饮食，头目昏眩。

前胡　人参各三分　陈橘皮　半夏曲　枳壳　甘草　木香各半两　紫苏叶　茯苓各三分

上，为细末，每服三钱，水一盏半，生姜七片，煎至一盏，去滓，取七分，热服，日二三服。

姜汁汤

治胸中痰饮积聚不消，咳嗽逆吐，饮食不下，脾胃久虚，肌体羸瘦，或自下者。

半夏半两　桔梗　橘皮黄者　茯苓各二两　附子　甘草　桂各一两　椒一两半

上，为粗末，每服三钱，水一盏半，煎至八分，去滓，入姜汁半醋杓，再煎，食前服。

白雪丸

治痰壅胸膈嘈逆，及头目昏眩、困倦。

天南星　乌头　白附子　半夏各二两　滑石　石膏　龙脑　麝香各一分

上，为细末，极稀糊为丸，如绿豆大，每服三十丸，姜蜡茶或薄荷茶下，食后服。

开胃正气散

治痰，和胃。

厚朴　半夏各一两　生姜四两　陈橘皮　藿香叶　甘草　人参　白术各三分

上，为粗末，每服二钱，水一盏，入生姜五片，枣一枚，同煎至六分，去滓，食前，温服。

水煮丸

治久病不思饮食，胸膈痰满，痰多咳嗽。

半夏　藿香叶　白术　人参　山药　茯苓各一两　粟米末七两　白面一两

上，同研匀，每服旋以冷水和为剂，丸如梧桐子大，每服三十丸，先以生姜五片，水一盏，煮姜至七分，然后入药并蜜一皂大，煮药令熟，以匙缓缓抄吃，用煮药汤下。

酒癥丸

治酒积，开胃取痰。

巴豆一百六十个，内一百五十个，去皮膜，纸上炒，去油，一十个不去皮，生用　半夏　粉霜各一钱半　神曲半两　乳香一钱　面一斤　硇砂一分半　轻粉一分半

上，将麦蘖末半两，用水半碗，熬麦蘖末至八分一盏，滤去滓，再入黄连三二钱，熬成水黄，和硬软得所，少水只熬黄连，水添和丸如小豆大，晒干，用陈粟米半升，炒药丸子如银褐色为度，每服一丸，食前，开胃口；食后，止痰涎嗽。生姜酒下至二丸，消食，浓煎萝卜汤下，中酒，嚼丁香，生姜酒下二丸，如要动取积，嚼破一丸，相脏腑加减，大有神效。

干姜芎䓖丸

治冷嗽。

蜈蚣二个　芫花根五分　踯躅花四分　干姜　芎䓖　桂各四两　人参　细辛各二两

上，为细末，炼蜜和丸，如大豆大，每服五丸，米饮下，日三，稍加至十丸，忌生葱、菜等。

半夏藿香丸

治脾胃久虚，寒痰壅滞，呕吐苦水，哕逆清涎，胸背气刺，胁肋牵疼，头痛目眩，咳嗽上喘，腹中水响，痃闷恶心，饮食不下，宿食难消，又名丁香半夏丸。

半夏三两　陈皮黄者半两　丁香　木香　藿香　人参各一分　肉豆蔻二个

上，为细末，姜糊和丸，梧桐子大，每服二十丸，姜汤下，不以时。

一方，半夏二两，天南、陈皮各一两，甘松半两

一方，无豆蔻，有槟榔、茯苓一分，藿香半两。

款肺丸

治支饮上乘，上气喘急，痰涎不利，咳嗽不得卧，宜服此。

黑牵牛六两　槟榔　半夏曲　青皮各一两　五灵脂二两　紫苏子三分　木香一两

上，为细末，冷水和丸，如豌豆大，每服一十丸，食后，生姜汤下。

大半夏汤

治痰冷癖饮，胸膈不利。

半夏五升，法制　白术　茯苓　人参　甘草　附子　桂各二两

上，为细末，每服二钱，水一盏，煎至七分，去滓，温服，食后。

半夏茯苓饮子

治痰饮呕吐。

半夏二两　附子　赤茯苓　白术　人参　黄橘皮　丁香各一分

上，为细末，空心，姜煎五钱。心躁者，去丁香；饮甚者，加细辛、葶苈一分，枳壳实四个。

乌头丸

治停饮。

草乌头半斤　青盐四两　青橘皮　陈皮　良姜　干姜　茴香各二分

上，为细末，醋煮面糊和丸，梧桐子大，空心，温酒或盐汤下三丸，以渐加至三十丸，忌热物、羊血、萝卜、生葱。

青龙丸

治痰涎壅盛，咽喉作声，胸膈不利，头痛恶心。

硝石四两　滑石　白矾各三两　赤粉脚　青黛各一两　铅白霜二分，各别研

上，六味，合和匀，用汤浸蒸饼和丸，梧桐子大，生姜汤下十丸。

丁香饼子

治痰涎呕逆，吐泻不止，饮食不进。

沉香　丁香　人参各半两　藿香叶　柿蒂各一两　甘草一分

上，为细末，晋枣二十枚，蒸熟取肉，和搜得所，用蒸饼剂三二个包裹，蒸熟去面，入臼捣三五百下，丸如弹子大，捏作饼子。如不进食，用生姜二大片夹药在内，以麻缕缠定，面裹煨熟，放冷去面，细嚼，空心，米饮下；如咳逆，用水一盏、药二饼子，生姜三片，同煎至七分，空心服，立效。

延年茯苓饮子

主心胸中有停痰宿水，吐水出后心胸间虚，气满不能食，消痰气，令人饮食。

茯苓三两　人参二两　白术三两　生姜四两　枳实二两　黄橘皮一两半

上，六味，切，以水六升，煮取一升八合，去滓，分温三服，如人行八九里进之。忌酢物、桃李、雀肉等。仲景《伤寒论》同出《第十七卷》中。

小温中丸

暖胃腑，消寒痰，利咽膈，止呕逆，进饮食，定咳嗽。

干姜五两　半夏　天南星各一两　茯苓一两半　丁香半两　陈橘皮三两

上，为细末，水煮面糊和丸，梧桐子大，每服三十丸至五十丸，食后稍空，煎生姜汤下。

海藻丸

治酒癖。因酒后饮水，停留于胸膈之间，及两胁下痛，短气而渴。

海藻　汉防己　吴茱萸　川椒　芫花　甜葶苈各一两　甘遂半两

上，为细末，炼蜜和杵三二百下，丸梧桐子大，每服以温酒下七丸，日三服。

钟乳丸

治脾胃受寒，中焦停饮，咳嗽喘满，冲气奔急，背冷面浮，呕吐白沫，呀呷有声，乘秋风冷，多作喘急而咳。

团参　细辛　干姜　当归　附子各半两　钟乳粉一两　吴茱萸一分

上，为细末，炼蜜和丸，梧桐子大，每服一二十丸，空心，温酒下。

桂心丸

治咳嗽，咽喉干燥，语无声音。

杏仁　桂各一两　麦门冬半两　干姜　甘草　百合各一分

上，为细末，炼蜜和丸，如羊枣大，绵裹，含化一丸，不以时。

三①姜丸

温胃，破痰。

良姜　干姜　青皮　陈皮　半夏各一两

上，为细末，姜汁糊和丸，梧桐子大，每服三十丸，姜汤下，不以时。

---

① 三：原作“二”，据本书目录改。

消痰饮丸

治酒癖。饮酒停痰水，食不消化，呕逆不欲闻食气，腹中水声。

干姜一两　赤茯苓一两半　白术四两　枳壳　半夏各一两半

上，为细末，炼蜜和捣三二百下，丸梧桐子大，每服三四十丸，以粥饮下，日三服。

桔梗杏仁丸

治腹中冷癖，水谷痫结，心下停痰，两胁痞满，按之鸣转，逆害饮食。

桔梗　桂各四两　杏仁五分　芫花十二分　巴豆八分

上，除别研者外为末，后与巴豆、杏仁同研匀，水煮面糊和丸，如绿豆大，每服二三丸，临卧，米饮下。

桂杏丸

治肺胃气不调，上膈痰滞，喘满气促，语声不出。

款冬花半两　马兜铃一分　杏仁一两　苦葶苈半两　桂心一钱

上，为细末，蒸枣肉和丸，梧桐子大，每服二十丸，以温水下，临卧服。

枳壳橘皮汤

治痰气停积，胸中痞满，呕吐，不思饮食。

茯苓　白术各一两半　人参　枳壳各一两　陈橘皮三分

上，为细末，每服三钱，水一盏半，入生姜七片，同煎至七分，去滓，温服，日三二服。

辰砂丸

坠风痰，进饮食。

辰砂　白矾各半两　半夏三两　人参　天南星各一两

上，为细末，生姜自然汁煮面糊和丸，如绿豆大，每服十五丸，食前、临卧，生姜汤下。

黑神丸

治气，消食，化痰。

皂角一斤　杏仁　半夏次入　知母次入　贝母各一两

上，一一炒令黑色，便入苏一两，搅令匀，后更入巴豆半两，掺药在上，更不得搅动，便急着器物，盖令不得出烟，四面以湿纸固济其缝，候冷，便出于地上，以纸衬摊匀，盖覆出火毒一宿为末，醋煮面糊为丸，如绿豆大，每服三丸至五丸，生姜醋汤、茶酒任下，无时候服。

人参半夏丸

坠痰化涎。

半夏　北矾　人参　赤茯苓各一两　天南星半两

上，为末，以水浸蒸饼了，却用纸裹煨熟，和药丸，如绿豆大，每服食后、夜卧用淡生姜汤下十五丸。开胃口，姜枣汤下；风痰，皂角一寸、姜三片、萝卜三片同煎汤下。

半夏白术丸

治酒癖留滞，胁肋坚痛，胸腹满闷，饮食进退及呕逆恶心。

白术二两　半夏　干姜　枳实　赤茯苓各一两

上，为细末，水煮面糊为丸，梧桐子大，每服二十丸，生姜汤下，不计时候。

羌活散

治咳逆。

羌活　附子　茴香各半两　木香　干姜各三分

上，为细末，每服一钱，水一盏，入盐煎至七分，去滓，温服，不以时候。

深师消饮丸

治脾土衰弱，水饮不消，停积胸膈，伏留胁下，喘满气逆，呕吐恶心，吞酸哕苦，饮食迟化，短气心忪，酒癖肠鸣，腹中沥沥有声，目视䀮䀮，眩晕，大便鸭溏，小便不利。

白术半斤　枳壳半两　干姜　茯苓各三两

上，为细末，炼蜜和丸，梧桐子大，每服二十丸，食前，热米饮下。

化痰玉壶丸

治丈夫妇人积年久嗽，一切风痰，头目昏眩，胸膈不利，喘满呕哕，喉中介介及吐逆不能下食，四肢倦闷，肌体烦热，不思饮食，悉能治之。

天南星　半夏各一两　天麻半两　白面四分

上，滴水和丸，梧桐子大，每服十五丸，水一盏，先煎令沸，入药煮熟，漉出，别以生姜汤下。

白术茯苓汤

治脾胃气弱，痰饮不消，呕吐酸水，噫醋恶心，胸膈膨闷，腹胁胀满，转侧水声，虚气痞寒，不能饮食，胁下急痛，咳唾尤甚，脐下坚满，心忪悸动，头眩喘咳及疗时行发汗或下之后仍头项强痛，翕翕发热，无汗，心下满微痛，小便不利者。

白术　茯苓　甘草　白芍药

上件，等分，停为粗末，每服三大钱，水一盏半，煎至八分，去滓，稍热服，不以时，入生姜五片、枣二个煎服。

半夏汤

治急下涎痰。

半夏七个　皂角一寸半　甘草一寸　生姜两指大

上，水一碗，煮去半，顿服，亦名十缗汤。一方，减甘草一味。

龙胆丸

解暴热，化痰涎，凉心膈，清头目。

龙胆草　白矾各四两　天南星片切　半夏片切，各二两

上，为细末，用极稀面糊和丸，梧桐子大，每服三十丸，腊茶清下。咽喉肿痛、口舌生疮并宜服。

皂角丸

消食破气，治嗽化痰。

皂角四两　干姜一两　巴豆　杏仁各十二个

上，除皂角外，将三味以沙炒黑色存性，同为末，醋煮面糊为丸，如绿豆大，每服二丸，临卧，熟水下。

良姜丸

治中寒、痰唾。

高良姜　干姜各一两　桂　黄橘皮各半两

上，为细末，水煮面糊和丸，梧桐子大，每服三十丸至百丸，空心，生姜汤下。

粉霜半夏丸

化痰涎，利胸膈。

半夏四两　白矾三两　黑牵牛子二两　粉霜一两

上，为细末，合和匀，以生姜自然汁煮糊为丸，梧桐子大，朱砂为衣，每服十丸，食后，白汤下。

半夏丸

治积痰不散，上冲心脏变为风痫，不问长幼服之。

半夏五两　白矾　朱砂　虢州黄丹各三两

上，为细末，研匀，以粟米饭和丸，梧桐子大，每服二十丸，人参汤下，不以时气虚者，将黄丹、白矾以柳木柴煅过，方在《博济》。

半夏厚朴汤

下痰涎，养脾肾。

半夏五分　茯苓四分　厚朴三分　紫苏子二分

上，为细末，每服二钱，水一盏，入生姜三片，煎至七分，去滓，温服，不以时。

甘松香丸

治痰眩。

半夏曲　天南星各二两　甘松一两　陈橘皮一两半

上，为细末，水煮面糊为丸，梧桐子大，每服二十丸，生姜汤下，食后。

黄芪散

通流荣卫，调适阴阳，治久嗽痰多、虚烦食少。

黄芪一两　薏苡仁半两　人参一分　甘草二钱

上，为细末，每服一钱，水一盏，煎至七分，去滓，温服，食后。

丁香半夏丸

温益肺胃，思进饮食。治咳嗽呕吐，胸膈痞满，消痰饮癖，止心嘈烦。

半夏二两　白术一两　丁香一分

上，为细末，姜糊和丸，梧桐子大，每服二十丸，姜汤下，不以时。

玉液化痰丸

治风壅，化痰涎，清头目，止久嗽，利咽嗌，定烦躁，安神魂，调心肺。

寒水石三两　半夏　白矾各一两，一半生，一半熟

上，为细末，用汤浸蒸饼和丸，如豌豆大，每服十丸，生姜汤下，或人参竹叶汤下。

倍术丸

治五饮，酒澼，宿冷停寒，呕逆痰水，忪悸头眩，咳逆支满，喜唾清涎，膈中痞闷，腹内寒清，自汗，肠鸣湿胜，濡泻，两胁胀痛，心腹时痛，身胕肿，色黄，短气，心下盘结如杯动，按沥沥有声。常服，健脾胃，进饮食，散寒渗湿，逐饮温中。

白术八两　干姜　桂各四两

上，为细末，炼蜜和丸，如梧桐子大，每服二十丸，食前，米饮下。

白术茯苓汤

治饮积胸痞、痰停膈上、头痛目眩、噫醋吞酸、嘈烦忪悸、喘咳呕逆、体重胁痛、腹痛肠鸣、倚息短气、身形如肿，触逐支饮，通利小便及疗时行、若吐若下后心下逆满、气上冲胸、起则头眩、振振身摇。

白术四两　茯苓　甘草各二两

上，为粗末，每服三钱，水一盏半，煎至八分，去滓，稍热服，不以时。

对姜丸

治膈有寒痰，呕逆眩晕。

半夏　天南星各半斤　干姜一斤

上，为细末，姜汁糊和丸，梧桐子大，米饮下三五十丸，不以时。

三倍丸

治痰饮不热不冷者，呕吐不已。

木香一两　陈皮二两　半夏曲三两

上，为细末，生姜汁糊和丸，梧桐子大，每服三四十丸，食后，白汤下。

丁香丸

治胃冷有痰。

半夏二两　白矾半两　丁香一分

上，为细末，姜汁煮面糊和丸，如小豆大，每服五七丸，食后，盐汤下。膈上有痰涎，只服三服，坠下，立见效。

玉液散

治胃虚有痰。

半夏一两　生姜二两　陈粟米一合约三两

上，为细末，每服一大钱，水一盏，煎至六分，去滓，温服，非时。

桂苓丸

治水饮不消，停留胸腹，短气上喘，头眩心忪，面目壅瘥，心胸注闷，不思粥食，两胁胀满，小便不利，腰腿沉重，足胫浮肿，遍身黄色，时复自汗。

桂　茯苓等分，一方减桂倍茯苓

上，为细末，熬稠糊和丸，梧桐子大，每服三十丸，陈皮汤下，熟水亦可。

小半夏汤

治心腹虚冷，避痰气上，胸胁胀满，不欲饮食，呕逆恶心，头疼眩晕，臂痛背寒，嘈烦多睡。

半夏四两　陈皮丝一两

上，搅匀，每服一分，水一盏，生姜十片，煎至六分，去滓，温服，不以时。

大半夏丸

坠痰涎。

半夏　生姜各半斤，同研如泥，焙干为细末

上，用生姜汁煮糊和丸，梧桐子大，每服三十丸，食后，生姜汤下。

半夏茯苓汤

治痰悸。

半夏二两半　茯苓一两

上，锉，每服二钱，水二盏，姜半两，同煎至七分，去滓，温服，不以时。

神应散

治痰涎。

胆矾半两，纳一分，刀上枯，一分，生为末　铅丹一分

上，为细末，每服半钱，以淡乌梅汤下。

厚朴天南星丸

治脾虚停饮，兼治痁疾。

厚朴　天南星等分

上，为细末，姜汁煮糊和丸，如梧桐子大，每服三十丸，生姜汤下，不以时。

铁刷散

治痰，神效。

白术皮一味，不犯铁器

上件药，去粗皮，捣罗为末，用白面不用赤滓也，每服一大钱匕，米饮调下，并不拘时，候空心服，至三服，取下。痰气虚者，食后服之，化痰为妙。

天门冬丸

治劳嗽发热，涕唾稠黏。

天门冬汤浸软，去心，竹刀子切焙。

上，末之，炼蜜和丸，梧桐子大，临卧，熟水下三五十丸。

大半夏汤

治心中温温欲呕，恶闻饮食，有时吞酸，此由宿寒在胃，胃寒则不能运化水谷，胃属土而恶湿，故常欲呕。其脉，关上小弦而短，宜服此。

半夏　白术各五两　人参半两

上，为粗末，每服五钱，水三盏，煎至一盏，去滓，入白蜜皂子大，停少时，温服。

大藿香散

治心下虚满，不入饮食，时时欲呕，呕无所出，惙惙短气，此由他病瘥后，寒邪伤气，气不复常，浆粥不入胃，胃无以养，其脉微弱，宜此。

藿香叶　人参　茯苓　桔梗　桂　木香　白术　半夏各半两　枇杷叶十片

上，为粗末，每服五钱，水三盏，先炒姜丝一分，与药同煎至一盏，去滓，温服，食前。

干葛汤

治心下微烦，恶闻热物，得热即呕，时时喜渴，此由邪热蓄于胃中，胃中得热则气不清，气不清则阴阳浑，其脉虚数或细而疾，宜此。

干葛三两　甘草　半夏各三分

上，为粗末，每服五钱，水二盏，生姜三片，竹茹枣许大，煎至一盏，去滓，温服。

若心下闷乱，呕吐不止，夜卧不安，手足躁扰，水浆不下，此由冷热失和，邪正相干，清浊不分，阴阳错乱，喜冷者，因热恶冷者，因寒名曰霍乱。寒者其脉弦大，宜理中汤方见别门、半硫丸。热者，其脉疾数，宜小藿香散；不止者，宜服青金散。

半硫丸

下痰。

半夏三两　硫黄二两

上，为细末，生姜面糊和丸，梧桐子大，每服三十丸，饮下，不以时。

青金散

坠痰。

硫黄　水银等分

上，二味，同研，不见水银为度，生姜汁调一钱，不以时。

金针丸

治卒然呕吐，胸中痞闷，气不下行，此由饮食失宜，过伤胃气，胃气滞而不行，水谷不化，气逆则吐，其脉沉疾而短滑，宜此。

巴豆　朱砂等分

上，用白面糊和丸，如麻子大，遂旋用针穿一窍子，每服一丸，以针扎定于灯上烧，少时，熟水下。

青金木香丸

治呕吐，日渐羸瘦，气上促急，此由阴阳痞隔不下降，内无阳以温之，水谷津液反出，其脉浮之即有，按之全无，上部有而下部无，宜此。

硫黄　水银各半两，二味同研，不见水银为度　木香　吴茱萸各一分

上，同研匀，生姜汁煮糊和丸，梧桐子大，每服十丸，生姜汤下。

紫苏半夏汤

治喘嗽痰涎，寒热往来。

紫苏　半夏　紫菀茸　五味子　陈橘皮各半两　杏仁一两　桑白皮一两半

上，为粗末，每服三钱，水一盏半，姜七片，煎至一盏，去滓，热服，日三。

甜葶苈丸

顺气宽中，破坚祛积，遂痰水，行结气，消除腹胀，通利痞塞。疗肺气壅滞，喘闷不快，胃中停饮，腹胀鼓痛或呕逆涎痰，呼吸短气或胁气牢满，骨间刺痛，又治咳逆肿满，背脊拘急，大便秘滞，小水赤涩。

甜葶苈　杏仁　半夏　槟榔各二两　神曲一两　黑牵牛四两，半生半熟　皂荚五铤

上，为细末，后入葶苈、杏仁，再研匀，调浸皂荚，酒为面糊和丸，梧桐子大，每服二十丸或三十丸，温生姜汤下。

头面头痛附

旋覆花丸

治头眩欲呕，心下温温，胸中不利，但觉旋转，此由痰饮，饮聚上乘于脑，三阳之经不得下行，盘郁于上。其脉，两手关上沉弦而急或细，谓之痰眩，宜此旋覆花丸。

桂　枳实　人参　干姜　赤芍药　白术各五分　茯苓　狼毒各一分　乌头　矾石各二分　细辛　大黄　黄芩　厚朴　葶苈　吴茱萸　芫花　黄橘皮各四分　甘遂二钱　旋覆花五分

上，为细末，炼蜜和丸，梧桐子大，米饮下三丸加至七丸，食后。但晕而不眩，发则伏地昏昏，食顷乃苏，此由荣卫错行，气血溷乱，阳气逆行，上下相隔，气复通则苏，脉虚大而涩，谓之气晕，宜流气饮子、草乌头汤。

流气饮子

紫苏叶　青橘皮　当归　赤芍药　乌药　茯苓　桔梗　半夏　川芎　黄芪　枳实　防风各半两　甘草　橘皮各三分　木香一分　连皮大腹一两

上，为粗末，每服三钱，水一盏，姜三片，枣一个，煎至七分，去滓，温服。

草乌头汤

草乌头　细辛　茶牙各等分

上，为粗末，每服三大钱，水二盏，煎至一盏，去滓，细细服，不以时。

降真丹

治风痰偏正头痛，项背拘急或伤风不可忍者。

石膏一两半　乌头半两　白附子　白僵蚕　天南星　藿香各一两　辰砂一两，研，半为末　芎　甘草各一分　白芷半两　细辛一分　麝香半两，别研

上，为细末，滴水和丸，如鸡头大，于风阴处浪干，一服一丸，细嚼，腊茶下，食后。

论曰：头眩者，谓身如旋转不能仰，仰则欲倒，头重不能举，至有视物不正，或身如车舡上，由此肝虚血弱而风邪乃生，盖风

气通于肝，诸风掉眩，皆属于肝。其脉，左右关上虚弦，谓之风弦，宜香芎散、桃红散。

香芎散

芎䓖　独活　旋覆花　藁本　细辛　蔓荆子各一两　石膏　甘草　荆芥穗各半两

上，为细末，每服三钱，水一盏，生姜三片，煎至七分，温服，不以时。

桃红散

辛罗白附子　黄丹等分，二味同炒黄色，丹紫色，去丹不用

上，将白附子为末，茶酒调一钱匕，不以时。

白附子散

治头痛连齿，时发时止，连年不已，此由风寒留于骨髓，二者以脑为主，脑逆故令头痛，齿亦痛，宜服此。

麻黄不去节　乌头　天南星各半两　干姜一分　蝎五个　白附子一两　朱砂一分研　麝香一分研

上，为细末，每服一字，酒调服，讫去枕卧少时。又灸曲鬓一穴，在耳上，将耳掩前正当尖上，可灸七壮，左痛灸左，右痛灸右。

清神散

干洗头药。

川芎　川乌头　苍术　滑石　瓜蒌根　白芷各半两　绿豆一合

上，为细末，每用二钱，擦于头上，候少时，篦之。

圣饼子

治偏正头痛。

川乌头　天南星　干姜各一两　甘草已上并生　川芎各二两　防风

一分　天麻半两

上，为细末，汤浸蒸饼和丸，如芡子大，荫一夕，来日曝干，每服三两饼子，先嚼荆芥三两，穗方嚼药茶清送下，不以时。

黄芪膏

治头面生疮。

绵黄芪　吴白芷　槐角　防风　当归各半两　杏仁二两

上，用麻油四两，木炭火慢慢熬，候药焦，漉出，不用，入黄蜡二两，熬成稀膏，入埚器中收，密封，旋取，如面油，用之。

细辛丸

治头痛久不瘥。

乌头　藁本　川芎　细辛各半两　甘草一分

上，为细末，用石膏半斤，研细，入坩埚子内，大火煅过，飞去石末，滴石膏水和丸，如弹子大，茶酒任下一丸，不拘时候。

石膏丸

治伤寒偏正头疼，恶心痰逆。

石膏四两　玄精石二两　硝石一两半　乌头一两

上，为细末，姜汁煮面糊为丸，梧桐子大，每服十五丸，荆芥汤下，重者不过三服。

香茶散

治痰癖头痛。

细辛　草乌头各一分　陈茶牙二分　麝香少许候熟入

上，为细末，每服三钱，水二盏，煎至八分，麝香临熟入少许，不过三服愈。

朱砂丹

治一切头痛。

辰砂水飞，极细　石膏烧赤，地内出火毒，取末　白附子各一两，炮　生脑子半钱

上，为细末，粟米饭为丸，梧桐子大，薄荷汤细嚼下五丸，日中晒，朱砂内养。一方，无石膏。

神圣散

治头痛不可忍者。

干蝎半生半熟，去刺

藿香叶　细辛　麻黄去根节

上，等分，为细末，每服一钱，薄荷酒或荆芥茶调下，非时。

茯苓椒目丸

治身面浮肿。凡此病，或是虚气，或是风冷气，或是水饮气，或肿入腹，苦满急，害饮食。

葶苈子七两　椒目　茯苓各三两　吴茱萸二两

上，为细末，炼蜜和丸，梧桐子大，每服十丸，米饮下，日三。

芍药黄芪汤

头但能仰视，目不能开而眩，唾出若涕，恶风而振寒，此由肾气不足，动作劳损，风搏于肺，肾气不足则膀胱不荣于外，故使强上瞑视；因其劳动而受风在肺，故唾出若涕而恶风，谓之劳风，宜此。

白芍药二两　黄芪三两　川芎二两　乌头半两

上，为粗末，每服五钱，水二盏，生姜三片，枣一个，煎至一盏，去滓，温服。

通顶散

治头痛不可忍，不问偏正头痛，诸药无效者，及治赤眼、牙

痛神效方。

干姜　香白芷各半两　蒿角子一分

上，为细末，每日用半钱许，作三次，细细搐之入鼻内，揉动两太阳穴，其痛立止。

硝石丸

治肾厥头痛。

硫黄别研　石膏水飞过，候干，略入坩埚子，火煅赤　天南星

上，等分，为细末，水煮面糊为丸，梧桐子大，每服三十丸，空心、食前，温酒下。如未效，加作五十丸。

硫黄丸

治头痛。

硫黄二两　硝石一两

上，为细末，水和丸，梧桐子大，空心，腊茶嚼下十五丸。凡头痛如破及暑暍，皆治之。

黑散子

治头风痛不可忍。

天南星一个重一两　不蚛皂荚二铤

上，二味同入瓶子，烧令通赤，放冷，再入川芎、荆芥穗与烧药等分用，纳川芎减半，同杵为细末，腊茶清调下，蜜水亦可。

麝香散

治通耳疼不止。

尿咸　麝香各少许

上，研细，干掺耳中，其痛即减，脓亦可。

治脓耳

白矾枯　虢丹

上，等分，入麝香少许，研为细末，每服用少干贴。

治头痛

附子　石膏煅赤

上，等为，为细末，入龙麝少许，茶酒调下。

藁本散

治鼻上、面上赤。

上，藁本一味，细末，先以皂角水擦动赤处，拭干，以冷水或蜜水调涂，干再用。

又方

上，用硫黄末，水调涂，亦佳。

鸡卵膏

治耳聋。

上，用鸡子一个，于头边打一眼子内，入小虾蟆一个，以麻缠脚，巴豆二个去皮，蜡纸封，合炮鸡子，候熟，研细，点入耳中。

蚯蚓散

治耳聋。

蚯蚓去土　川芎

上，二味，等分，为细末，每服二钱，食后、临卧，茶清调下。

延年去风令光润桃仁洗面方

上，取桃仁五合，去尖用，糯米饭浆水研之，令细，以浆水捣取汁，令桃仁尽即休，微温用，洗面时长用，极妙。

千金疗面皯二方

上，以李子仁和鸡子白涂上则落，夜涂面，晓以浆水洗，便涂胡粉，不过五六日有效，慎出入。

又方

上，以美酒浸鸡子三个，密封面七日成，涂面，净无比。

羌活汤

治风痰头痛。

昔年，有进士李龚病三年，每发头痛即心烦，或呕少痰涎，即头痛少减，居常惊恐，意不乐，不耐劳役，大便秘结，或嗔怒即觉左手少力，以羌活汤治之。

羌活三两　芎䓖　防风去苗　麻黄去节　赤芍药　大黄　人参　甘菊各三两　茯苓　紫菀　远志去心　桂心　槟榔　蝉壳　甘草炙，各一两

上，为粗末，每日秤一分，水三盏，入生姜三片，煎至一盏半，去滓，温分二服，食后，久服乃效。

治中风面肿

有男子年六十一，脚肿生疮，忽食猪肉不安，医以药利之，稍愈，时出外中风，汗出后头面暴肿，起紫黑色，多睡，耳上有浮泡，小疮黄汁出，乃与小续命汤加羌活一倍，服遂愈。

如神散

治夹脑风及一切头痛不可忍。

独头干姜　草乌头

上，等分，入香白芷少许，同为细末，先令痛人噤水一口，鼻内搐药一字，不移刻，便止。

治偏头痛

上，取仙人骨细捣为末，煎汤沃之，澄清以水，左痛右点鼻中，右痛左点鼻中，立瘥。仙人骨是放花枯萝卜也。

轻金散

治太阳厥逆、偏正头痛夹脑风。

甘菊花二分　川芎　白芷　旋覆花　川乌头　藿香　天南星并生用，各二钱

上，为细末，每服一字，腊茶清调下，不拘时候，不可多服，只一两服，病瘥便止。如患偏头疼，不问年深，但只闻合此药气味，其病已自半愈，服之神验。

川芎汤

治头目昏重，肢体乏倦。

川芎七两　防风二两半　龙脑薄荷叶七两半　桔梗十两　细辛半两　甘草三两半

上，为细末，炼蜜和丸，每两二十五丸，每服一丸，食后，细嚼茶清下。

清神散

治头目不清，精神昏愦。

川芎　荆芥穗　香附子各一两　防风　泽泻　甘草　石膏　蒺藜各一两

上，为细末，每服一钱，茶清调下，不以时。

降真丹

治风虚痰盛上攻，偏正头疼脑痛，项背拘急或伤风头痛不可忍者。

石膏　川乌头　白附子　白僵蚕　天南星　藿香叶　辰砂一半为衣　川芎　甘草　白芷　细辛各半两　麝香一分

上，为末，姜汁面糊和丸，梧桐子大，每服二丸，腊茶嚼下。不瘥，加丸数。

大愈风丹

治上焦风热头疼，脑痛无时。

薄荷叶　牛胆　天南星　防风各三两　甘草炙或生用　干生姜各一两

上，为细末，炼蜜和丸，每一两作十五丸，食后，茶清嚼下。

毡根煎

治肺经风热上冲，面生痤痱及赤痒皶刺。

僵蚕三两　蝉壳　柴胡各二两　天麻三两　皂角一挺　牛黄　脑子各一字

上，为细末，炼蜜和丸，梧桐子大，一服三十丸，食后，荆芥汤下。

开胃散

治妇人洗头风及牙关紧急。

天南星一个重半两者，酒同生姜汁浸四十九日，切破曝晒，干用　半夏　川乌头　白附子　芎　防风　雄黄　朱砂各半两　牛黄　麝香各一分

上，为细末，酒服半钱。小儿急慢惊风，薄荷汤调下一字。

鸡峰普济方卷第十九

消渴　水

熟干地黄丸

治瘠肾烦渴，小便数多，脚弱阴萎，唇干眼涩，身体乏力。

熟干地黄二两　五味子　泽泻　远志　牛膝　玄参　车前子　桑螵蛸　山茱萸　桂心　人参　附子各半两　黄芪　枸杞子　肉苁蓉　薯蓣　牡丹　白茯苓　甘草各三分　麦门冬一两半　菟丝子　白石英各一两

上，为细末，入石英，研令匀，炼蜜和杵三五百下，丸梧桐子大，每于食前以温酒下三十丸。

黄芪丸

治大渴后上焦烦热不退，下元虚乏，羸瘦无力，小便白浊，饮食微少。

黄芪　肉苁蓉　鹿茸各一两　人参三分　枸杞子二分　熟干地黄二两　白茯苓三分　甘草各半两　地骨皮半两　泽泻　附子　巴戟　禹余粮　桂　牡丹皮　五味子　龙骨各三分　磁石一两　赤石脂三分　麦门冬半两　牡蛎三分

上，为细末，入研了药令匀，炼蜜和杵五七百下，丸梧桐子大，每服食前米饮下三十丸。

苁蓉丸

治瘠肾，小便滑数，四肢羸瘦，脚膝乏力。

肉苁蓉一两　熟干地黄一两半　麦门冬二两　泽泻　五味子各半两　磁石　黄芪　人参各一两　桂半两　巴戟半两　地骨皮三分　当归半两

鸡肶胵一两　赤石脂半两　韭子半两　白龙骨半两　甘草半两　禹余粮三分　牡丹皮半两　桑螵蛸一两半

上，为细末，入研了药令匀，炼蜜和杵三五百下，丸梧桐子大，每服食前清粥饮下三十丸。

山茱萸丸

治三消，饮食倍多，肌体羸瘦，小便频数，口干喜饮。

山茱萸　鹿茸　附子炮　五味子　苁蓉　巴戟　泽泻　禹余粮　牡丹皮各一两半　磁石　麦门冬　赤石脂　白龙骨各三两　瓜蒌　熟干地黄　韭子各二两半　桂心一两一分

上，为细末，炼蜜和丸，梧桐子大，每服二十丸，空心，酒下，日再服。

肾沥汤

治痟肾，气虚损，发渴，小便数，腰膝痛。

鸡肶胵　远志　人参　黄芪　泽泻　桑螵蛸　熟干地黄　桂　当归　龙骨各一两　甘草半两　麦门冬二两　五味子半两　磁石三两　白茯苓一两　芎䓖二两　玄参半两

上，为末，每服用羊肾一对，切去脂膜，先以水一大盏半，煮肾至一盏，去水上浮膜及肾，次入药三钱，生姜半分，煎至五分，去滓，空心，温服，晚食前再服。

花苁蓉丸

《古今录验》论消渴病有三：一，渴而饮水多，小便数，其脂似麸片甜者，此是消渴病；二，吃食多不甚渴，小便少似有油而数者，此是消中病也；三，渴水不多，但腿肿，脚先瘦小，阴萎弱，数小便者，此是肾消病也，特忌房劳。若消渴者倍黄连，消中者倍瓜蒌，肾消者加芒硝六分，服前件铅丹丸，得小便咸苦如常，后恐虚惫者，并宜服此。

花苁蓉八分　泽泻　五味子　紫巴戟天　地骨白皮　瓜蒌各四分　磁石　人参　赤石脂各六分　干姜十分　禹余粮三分　桑螵蛸三十个

上，为细末，炼蜜和丸，梧桐子大，以牛乳空腹下二十丸，日再服。忌海藻、菘菜、胡荽、芜荑等。

黄连黄芪丸

治痟肾，小便白浊，四肢羸瘦，渐至困乏。

黄芪　黄连　熟干地黄　牡蛎　鹿茸各一两　白茯苓　土瓜根　玄参　地骨皮　龙骨　人参　桑螵蛸　五味子各三分　麦门冬二两　菝葜半两

上，为细末，炼蜜和杵五七百下，丸梧桐子大，每服三十丸，食前，米饮下。

鸡内金散

治消渴。

朱砂　黄连　铁粉　瓜蒌各三两　赤石脂　芦荟　龙骨各二两　铅丹　胡粉各一两　甘草　泽泻各一两半　牡蛎三分　螵蛸三十个　鸡胚胵七个

上，为细末，空心，大麦汤调下三钱匕，小便减，渴止，食后服。

薯蓣丸

治痟肾，小便滑数，四肢少力，羸瘦困乏，全不思食。

薯蓣　鸡胚胵　熟地黄　牡丹皮　黄芪　瓜蒌根　白龙骨　白茯苓　山茱萸　桂　泽泻　附子　枸杞子各半两　麦门冬二两

上为末，炼蜜和杵三五百下，丸梧桐子大，每服食前以清粥饮下三十丸。

茱萸黄芪丸

治痟肾，心神虚烦，小便无度，四肢羸瘦，不思饮食，唇舌干燥，脚膝乏力。

黄芪　山茱萸　人参　五味子各三分　熟干地黄　鸡胚胵　肉苁蓉　牛膝　补骨脂　鹿茸各一两　麦门冬二两　地骨皮　白茯苓　玄参各半两

上，为细末，炼蜜和杵三五百下，丸梧桐子大，每于食前以粥饮下三十丸。

人参肾沥汤

治大虚不足，小便数，嘘吸，焦渴引饮，膀胱满。

人参　石斛　麦门冬　泽泻　熟地黄　瓜蒌根　地骨各两　远志　甘草　当归　五味子　桑白皮　桂心　茯苓各半两

上，为粗末，以水一盏半，煮羊肾一个至一盏，入药二钱，仍先去肾，煎至六分，去滓，温服，不以时。

增损肾沥汤

治肾气不足，消渴，小便数，腰痛乏力，消瘦。

远志　人参　泽泻　熟地黄　当归各三分　桂　茯苓　黄芩　甘草　芎䓖　龙骨各一分　五味子二分　麦门冬二分

上，为粗末，以水一盏半，煮羊肾一个，至一盏，去肾，入药二钱，煎至六分，去滓，温服，日三，兼服后方。

熟地黄散

治痟肾，小便滑数，口干心烦，皮肤干燥，腿膝消细，渐至无力。

熟干地黄　鸡胚胵　黄芪　白茯苓　牡蛎粉　人参　牛膝各一两　麦门冬　桑螵蛸　枸杞子各三分　龙骨一两半

上，为细末，每服三钱，以水一中盏，煎至六分，去滓，非时，温服。

白茯苓丸

治痟肾。因痟中之后胃热入肾，消烁肾脂，令肾枯燥，遂致此病。即两腿渐细，腰脚无力。

白茯苓　覆盆子　黄连　人参　瓜蒌根　熟干地黄　萆薢　玄参各一两　鸡肶胵三个　石斛　蛇床子各三分

上，为细末，炼蜜和杵三五百下，丸梧桐子大，每于食前煎磁石汤下三十丸。

千金古瓦汤

治消渴虚乏，食少无力，小便频数。

白术四分　熟干地黄八分　陈皮　人参　甘草　黄芩　远志各三分　当归　桂　白芍药各三分

上，为粗末，每服四钱，先以水三大碗，煮屋上瓦二两二十年已上者，打碎如皂子大，煮至一碗半，去瓦块，入药末，并生姜十片，枣一个，再煎至二大盏，去滓，放温服，渴时饮之，多吃不妨。

黄芪散

治痟肾，心神烦闷，小便白浊。

黄芪　麦门冬　茯神　龙骨　瓜蒌根　熟干地黄　桑螵蛸　白石脂　泽泻各一两　甘草三分

上，为细末，每服四钱，以水一中盏，入生姜半分，枣三个，煎至六分，去滓，空心，温服。

铁粉汤

治消渴不止，心神烦乱，宜服此汤。

铁粉一两　麦门冬二两　牡蛎　知母各一两　黄连　苦参　瓜蒌根各二两　金箔一百片　银箔二百片

上，为细末，铁粉同研令匀，不以时候，清粥饮调下一钱。

金箔铅丹丸

治消渴不止。

金箔一百片　银箔二百片　铅丹　麦门冬　牡蛎　知母各一两　黄连　瓜蒌根　苦参各二两

上，为末，用瓜蒌汁和，惟夏季即用炼蜜和丸，梧桐子大，每服四十丸，食后，以米饮下，日进二服，当日必见效，可服及十日，每三五十丸，后每日只进一服，服药次忽觉腹痛，以厚朴六钱、陈皮一分、生姜六钱都锉碎，用水二升，煎至半升，温服，讫良久，用水饭压之。腹不冷痛，不用此法。

肾气丸

治肾不足，羸瘦日剧，吸吸少气，体重，耳聋，小便频浊，渴欲饮水，腰脚无力，行履艰难。

熟地黄八两　山药　山茱萸各四两　牡丹　泽泻　茯苓各三两　附子　桂心各二两

上，为细末，炼蜜和丸，梧桐子大，每服三十丸，空心，酒下。

铅丹散

止消渴，主小便数，兼治消中。

铅丹　胡粉各三分　瓜蒌根　甘草各八分　泽泻　石膏　白石脂　赤石脂各三分

上，八味，治下筛水，服方寸匕，日三服。一年病者一日愈，二年病者二日愈。渴甚者夜二服，腹痛者或作丸服亦佳，一服十丸，伤多令人腹痛。

菟丝子散

治痟肾，小便白浊或不禁。

菟丝子　黄连　肉苁蓉　五味子各一两　蒲黄　鸡胚胵中黄皮各一两半　磁石半两

上，为细末，入研药令匀，每服二钱，食前粥饮调下。

人参鹿茸丸

治痟肾，小便滑数白浊，将欲沉困。

鹿茸　肉苁蓉各一两半　黄芩　人参　土瓜根各三分　鸡胚胵十个　菟丝子三两

上，为细末，炼蜜和杵三五百下，丸梧桐子大，每服三十丸，食前，米饮下。

黄芪汤

止渴退热。男子消渴，小便极多，水饮一斗，小便一斗，肾气丹主之。既服前肾气丹补其虚损，食后宜此药。

黄芪　茯神　瓜蒌根　人参　甘草各一两半　麦门冬　熟地黄各二两半

上，水煎服之。此病切忌慎者三：一饮酒，二行房，三咸食及面食。

菝葜汤

治肾虚，小便数而渴。并歌：

清瘦形容又体虚，相逢惟是舌干枯，上焦客热下元冷，凉药如何解去除，请公采取菝葜服，温脾补肾药中殊，一一志心依此服，上下和平渴自无。

菝葜一两，锉如豆大

上，用水二盏半，煎至八分，去滓，温服，旦中暮各一服，觉减则日二服，后以药调补。此方在肾沥汤方前。

断渴汤

治消渴不止。

乌梅肉二两　麦门冬　人参　甘草　茯苓　干葛各一两

上，为细末，每服三钱，以水一盏半，煎至六分，去滓，温服。

加减六物丸

治热中消渴。

瓜蒌根二两　麦门冬一两半　知母一两一分　人参　苦参粉　土瓜根各一两

上，为细末，以牛胆汁和丸梧桐子大，每服二十丸，日三服，大麦粥汁下，未知，渐加至三十丸，咽干者加麦门冬，舌干加知母，胁下满加人参，小便难加苦参，小便数加土瓜根。

阿胶汤

治虚热，小便利而多，服石散人小肠虚热，当风取冷患脚气，喜发动兼渴消，肾脉细弱微，宜此汤。

阿胶半两　干姜十分　麻子仁　远志各一两半　附子一个

上，为粗末，每服二钱，以水一盏，煎至六分，去滓，温服，不以时。

茯苓黄连丸

渴人引饮既久，夏秋之交湿气过多，脾胃又弱，时或泄泻。

黄连末八分　茯苓六分　木香二分　诃子皮一分

上，为细末，水煮面糊为丸，梧桐子大，每服三十丸，空心，泻止勿服。

葛根饮子

止渴。

葛根　麦门冬　竹茹　菝葜各半两

上，为粗末，水煎，或熬粥食之，亦佳。

干葛散

治消渴。

仙人骨去花结子了，萝卜干者是　仙人蓑衣出了莲子，干莲蓬　干葛　银汤瓶内碱

上，四味，等分，为细末，每服二钱，紫苏熟水下。

枸杞汤

治虚劳，口中苦渴，骨节烦热或寒。

枸杞根五升　麦门冬三升　小麦二升

上，三味，以水二斗，煮麦熟药成，去滓，每服一升，日再服。

消余丸

治消渴，小便不禁。

退钳锅一个　牡蛎不以多少，末

上，以牡蛎实纳在钳锅内，大火煅通赤，放冷，各捣研为细末，每秤一两，更入干葛一两研匀，以鸡子清和丸，梧桐子大，每服二十丸，猪肉汤下。

罂粟汤

治消渴引饮不止。

罂粟不以多少

上，研，煮稀粥，日饮一盏。

菟丝子丸

治渴。

菟丝子拣择，水淘，浸三日，控令干，乘润杵，筛粗末，再焙

上，为细末，炼蜜合面糊为丸，梧桐子大，每服米饮下三十丸。

黄连丸

治渴。

黄连不以多少

上，纳猪肚中，饭上蒸烂，同杵丸，梧桐子大，每服米饮下三十丸。

治渴不止方

上，冷水浸桑栮，食之，甚奇。

神效黑神丸

治三焦渴疾。

好虢丹一两，用绢裹扎定甑中，以盏蒌之，蒸升炊了取出，于地下用碗覆盖少时，尽热毒气为度

上，用好京墨研，浓如稀糊，搜和为丸，如梧桐子大。如少壮人每服五七丸，年耄三两丸，渐加丸数服之，不渴更不得再服，然后服补药，大忌房色及炙煿之物。

黄连煎

治酒毒、水毒、渴不止。

黄连末以新瓜蒌根汁和作饼子，焙干

上，为细末，炼蜜和丸，梧桐子大，每服三四十丸，熟水下，不以时。

熟干地黄丸

疗五劳七伤，六极八风，十二痹，消渴，心下积聚。常服，身体润泽，补养精血。

熟干地黄十二分　天门冬十分　干姜六分　菟丝子十分　石斛八分　当归　白术　白芍药　牛膝　紫菀　防风　地骨皮各六分　甘草八分　肉苁蓉　麦门冬　玄参各七分　人参　茯苓　杏仁　麻子仁各八分

椒目三分

上，为细末，炼蜜和丸，梧桐子大，空心，酒下二十丸，再服渐加至三十丸。忌鲤鱼、海藻、菘菜、桃李、雀肉、鱼鲊、芜荑。

濡咽煎

治渴，口舌燥涩。

甘草三两　酥　蜜各一升

上，纳蜜中，煎如薄膏，含咽之。

生地黄丸

治消渴，面黄，咽燥，短气，除虚热，补养。

地黄汁　瓜蒌汁各三升半　牛脂三升　白蜜半升　黄连末一斤

上，同煎，可丸即丸，梧桐子大，每服五丸，不以时，米饮下。

茱萸丸

若其人素渴引饮，一旦不渴，小便日夜数十行，气乏内消，谓之消中。

苁蓉　五味子　山茱萸　干山药

上，等分，为细末，酒煮面糊为丸，梧桐子大，米饮下三十丸，空心。

水气①

附子木香丸

治水气下后补药，消积进食。凡水气已经利下，疾证往来

① 水气：原作“治水”，据本书目录改。

不定。

附子　木香　石斛　桂　黄芪　磁石　椒目　术　当归　鹿茸　人参　茯苓　枳壳　诃子　黄橘皮　桃仁　白术　桑白皮　桔梗　牛膝　干姜　厚朴　吴茱萸各半两

上，为细末，以猪肾三对生研，入酒三合，蒸饼少许，同杵和丸，梧桐子大，每服二十丸，空心，食前，温米饮下。

治水气法

此病缘脾气衰弱，土不能制水，致水妄行。始则胫肿，渐次腹肿，流溢皮肤，遍身浮肿，百药不效，可服此玉龙丸。先叙证候，次具始末，一宗丸散。若别遇明医治之减退，更不须此药；或疾势未瘳，不可轻听庸医妄进药饵，恐伤脏腑及损动血气，愈难将息。

辨水证

项胫脉动，睡起眼浮下如蚕卧，足胫肿股间冷，身重倦行，行即喘急，面有时而白及光润，准头黑，肠门沥沥如水鸣，鼻尖常冷，小便赤涩，虽频数，绝微细，大便燥结，卧即哽气，或喉中如水鸡声，腹胁满闷，咳嗽不止，凡此皆水证也，不可尽纪。此病不宜动大肠峻泻，医者多用芫花、大戟、甘遂、葶苈、猪苓、泽泻之类，故消取虽易，补闭即难，往往致水复来而无以治之也。今兹纪方各有次序，有补有泻全不损气，能除病根，若疾势未甚不可遽服，须是证候十分，临证可数，服之见效愈捷。

紫金丹

治水。

丁香半分　木香一钱　槟榔　肉豆蔻各一个　白丁香半分　朱砂一分　雄黄一分半　轻粉一钱　粉霜半分　桂府滑石一分半　水银一分，结砂子　赤土三分　斑蝥十个　巴豆三十个　乳香一分　桃仁三十个　广砭

此药不见用，疑传写之误　牛黄各一字　麝香一分　硼砂一字

上，二十味，为细末，水煮面糊为丸，如绿豆大，每服十丸至十五丸，量虚实加减。盖欲行水，须先去滞积，未服玉龙丸，当先进此药；如不动，再加丸数服之，候取动，可服玉龙丸，方在后。

蛇黄紫金丹

治水气汩，支饮上气欲变成水，心下坚硬者。

蛇黄三两半，醋淬，研令无声　禹余粮三两，同炒，醋淬　木香　肉豆蔻　干姜　茯苓　当归　羌活　牛膝　青橘皮　芎　荆三棱　陈橘皮　蒺藜子　桂　附子　蓬莪术　茴香　针砂五两，先水淘极净，以铁铫子炒干，入米醋二升，煮醋令干，就铫中煅通赤，研末令极细用之，或三两

上，为细末，蒸饼和丸，梧桐子大，每服三十粒，空心，食前，米饮下。

千斧丸

治水气补药，兼治男子妇人五劳七伤病势甚者。

柳絮矾半斤　雷丸一两　柴胡二两　樟柳根一两　木瓜片切，焙干　干漆各半两　白矾二两　胆矾　芫花　槟榔　茴香　石斛　定粉　不蚛皂角　桂各半两　青皮二两

上，为细末，用青州枣煮熟去皮、核，将药末用醋五升熬成膏后入枣同匀，用大斧槌一千下，逐旋丸如绿豆大，每服十丸，食后，生姜汤下，日三服。

三部茯苓煎

治三焦。上中下焦合为三部，三焦道闭塞不通，留水在膈上不消化，名痰水。积年不去，虽服药下之，不能便去，虽得小去，随复如故，其病面目黧黑，手足逆冷，身体枯燥，肌肤甲错，身无润泽，渐渐羸瘦，或时呕吐，或大便燥，或后重下痢，起止甚

难久，或绞痛雷鸣，时时下痢。

茯苓七分　大黄或槟榔代　白术各一两半　桔梗　芎　熟地黄　神曲　前胡各二两半　干姜　桂各一两　黄芩或半夏代　人参　白芍药　菖蒲各三分

上，为细末，炼蜜和丸，梧桐子大，每服十丸，米饮下，非时。

椒仁丸

若腹胀如鼓，按之坚硬，腹中时痛，始起于目下，微肿时喘，小便不利，四肢瘦削，其脉自沉大，便利则逆，谓之石水；绕脐坚硬，腹不痛者，谓之鼓气；石水宜椒仁丸，鼓气宜木香丸，方在后。

椒仁　五灵脂　吴茱萸　甘遂　玄胡索　续遂子　郁李仁　黑牵牛子　附子　木香各半两　芫花　石膏各一分　信砒一分

上，为细末，水煮面糊和丸，如绿豆大，橘皮汤下一丸，空心、临卧。未知，加一丸；复未知，日午再服一服。

水肿茯苓煎

治支饮上气，黄疸及脚气，消渴后成石水，腹胁坚胀，足胫浮肿，上气不得卧，口干，颈脉动，腹胀间冷，大小便不利。

茯苓　白术　椒目各四分　防己　葶苈　泽泻各五分　赤小豆　前胡　芫花　桂各三分　芒硝七分　甘遂二分

上，为细末，炼蜜和丸，梧桐子大，每服五粒，日一服，渐加之，以小便利为度。

十水丹

治水。

青水，先从面目肿，大戟主之；

赤水，先从心肿，葶苈主之；

黄水，先从腹肿，甘遂主之；

白水，先从脚肿，上气而咳，藁本主之；

玄水，先从面肿至足肿，芫花主之；

黑水，先从趺肿，连翘主之；

风水，先从四肢起满，大身尽肿，泽泻主之；

石水，先从四肢、小腹肿满大，桑白皮主之；

裹水，先从小肠满，巴豆主之；

气水，乍盛乍虚，乍来乍去，赤小豆主之；

上，十味药皆等分，与病状同者则倍之，白蜜和丸，先食服一粒如小豆大，日三服，欲下病者服三粒，乃量虚实增减之。

七百五十丸

方行水补虚。

胡芦巴　破故纸　丁香　荜澄茄　大椒各一百个　巴豆　乌梅各二十五个　木香半两

上，一处为细末，水煮面糊为丸，如黍米大，每服五丸，食后，茶汤下，量虚实加减服此药，大和气，进饮食，消滞积。

白丸子

治水气。

龙脑　粉霜各一分　轻粉半两，已上，同研匀，用白面一匕，同和作一球子，煨火中烧黄，再研如粉　海蛤二分，烧红研末　寒水石一分半　滑石二分　海金沙一分　阳起石一分

上，研匀，细糯米饭烂研，丸如豌豆大，每服十丸，生姜汤下，不以时，日三服。五日后，牙缝中血出及臭涎即住服；如涎血未出，加十丸；又五日未下，更加十丸，直以涎出，出即住药；未即，每五日更加丸数，肿消则尤要将息忌慎。

椒目煎

治大腹水肿，气息不通，睡卧不得，上喘气急。

椒目　黄牵牛　桂各半分　昆布　海藻　甜葶苈各三分　牛黄　人参各一分

上，为细末，炼蜜和丸，梧桐子大，每服十丸，米饮下，不以时，日二服，加至二十丸，以小便利为度。

滑石丸

利小便，治水气。

木通　滑石各三两半　瞿麦一两半　海金沙六分半　甘遂六分　通草四分　水蛭一分　地胆十个

上，为细末，糯米粥和丸，梧桐子大，临卧煎灯草滑石汤下七丸。

《千金翼》泽漆汤

主水。通身洪肿，四肢无堪，或从消渴，或从黄疸支饮，内虚不足，荣卫不通，血气不行，喘息不安，腹中响，胀满，眼不得视方。

泽漆根十两　赤小豆二升　甘草二两　鲤鱼一头，约五斤，去肠胃　麦门冬　茯苓　人参各二两　生姜八两

上，八味，切，以水一斗七升，先煮鲤鱼、小豆，减七升去之，纳药煮取四升半，去滓，一服三合，日三，弱人二合，再服气下喘止，可至四合，晬时小便利，肿气减，或小溏下，若便大利，还从一合，始大便止。若无鲤鱼，鲖音同亦可用；若水甚不得卧，卧不得转侧，加泽漆一片；渴加瓜蒌二两；咳加紫菀二两，细辛一两，款冬花一两，桂三两，增鱼汁。忌海藻、菘菜、鲊物等。

解带散

治水肿腹胀如鼓，上气喘急，前后心刺痞，小便不利。

海带　海藻　昆布　益智　木香　雷丸　萝卜子　皂皂黄

上，等分，为细末，每服二钱，酒一盏煎之，服后须分泄百次，不以时。

论　说

《病源》曰：肾者主水，脾胃主土，土性克水，脾与胃合，相为表里。胃为水谷之海，今胃虚不能传化水气，使水渗液经络，浸渍脏腑，脾得水湿之气则病。脾土不能制水，故水气独归于肾，三焦不泻，经脉闭塞，故水气溢于皮肤而令肿也。其状，目裹上微肿，如卧起之状，颈脉动，时咳，股间冷，以手按肿处，随手而起，如物裹水之状，口苦舌粗不得正偃，偃则咳清水不得卧，卧则惊咳甚，小便黄色是也。水病有五不可疗：第一，唇黑伤肝；第二，缺盆平伤心；第三，脐凸伤脾；第四，足下平满伤肾；第五，背平伤肺。凡此五伤必不可疗。脉沉者水也，脉洪大者可治，微细者不疗也。《养生方》云：十一月，勿食自死肉脯，动于肾，喜成水病。黄帝问曰：水与皮肤胀、鼓胀、肠覃、石瘕何以别之？岐伯对曰：水始起也，目裹上微肿，如蚕卧起之状，颈脉动，时咳，阴股间寒，足胫肿，腹乃大，其水已成，发手按其腹，随手而起，如裹水之状，此其候也；肤胀者，寒气客于皮肤之间，壳壳然不坚，腹大身尽肿，皮厚，按其腹陷而不起，腹色不变，此其候也；鼓胀者，腹胀身肿，大与肤胀等，其色苍黄，腹脉起，此其候也；肠覃者，寒气客于肠外，与胃气相搏，正气不得营，因有所系，瘕而内着，恶气乃起，息肉乃生。其始也，大如鸡卵，稍以益大，至其成也，若怀子之状。久者离岁月，按之则坚，推之则移，月事不以时下，此其候也；石瘕者，生于胞中，寒气客于子门，子门闭塞，气不得通，恶血当泻不泻，衃以留止，日以益大，状如怀子，月事不以时下，皆生于女子，可导而下之，曰肤胀。鼓胀可刺耶？对曰：先泻其腹之血络，后调其经，亦刺去其血脉。师曰：病有风水，有皮水，有正水，有石水，有黄汗。风水，其脉自浮，外证骨节疼痛，其人恶风；皮水，其脉亦浮，外证胕肿，按之没指，不恶风，其腹如鼓，不满不渴，当发其汗；正水，其脉沉迟，外证自喘；石水，其脉自沉，外证腹满，不喘；黄汗，其脉沉迟，身体发热，胸满，四肢面肿，久未愈必致痈脓肠覃、石瘕二病，惟妇人有之，宜服万安丸，方在《劳疰门》中。

《千金》论曰：大凡水病难疗，瘥后特须慎于口味。又，病水之人，多嗜食不廉，所以此病难愈。世有医者随逐时情，意在财物，不本性命，病人食肉于贵胜之处，劝令食羊头蹄肉，如此者未见一愈者耳。又，此病百脉之中，气水俱实，疗之皆令泻之使虚，羊头蹄极补，那得疗愈？所以治水药多用葶苈等诸药。《本草》云：葶苈久服令人虚，故水病非久虚不得绝其根本。又有蛊胀，但腹满不胀，而四肢、面目但肿，医者不善诊候，疗蛊以水药，疗水以蛊药，或但见胀满，皆以水药。如此者，仲景所谓医杀之，今录慎忌如下疗蛊方在后。

丧孝、产乳、音乐、房室、喧戏，一切鱼肉、生冷、酢滑、盐蒜、黏米、豆、油腻并不得食之，亦不得用心，已上禁者，别具本方之下，惟房室等犹三年慎之，不复再发，不慎瘥而更发，重发不可更疗。诸从腰以下肿，当利小便，腰已上肿，当发汗即愈。论曰：此病多从久患，气急不瘥，或从消渴，或从黄疸，或从支饮，或从虚损，大病瘥后失于时治，或因产后，或因脚气肿满，或因久患癖瘕，久经利下，或因饮水不即消，三焦决漏，小便不利，变成此疾。

川朴硝煎

凡欲治疗，当治感疾之由，随证施方以治之十种水气。

川朴硝煎治十种水气，此方出《神仙密经》，人间无本，郑练师向天台金坛上石壁所记，有数本，录得传，疗诸疾，自行此方二十余年，得效者甚多。凡水气有十种，此方俱疗之，一瘥以后永不再发，但能断得咸物无不效者。此是先圣所传，石壁金坛所记，有此灵验。有人先患脚气十余年，发盛便成水病，四时之中偏身肿满，腹硬如石水，饮难下，靡觉饥渴，但喘粗不得卧，头不着枕二百余日，无问昼夜即呻，粥饮常须倚物而坐，羸弱异常，因服此药，当日气散，十日后肚硬消尽，二十余日后气力如旧，既获神验，传于世。

川朴硝　杏仁各一两　川芒硝　乌头　甜葶苈纸隔炒赤　莨菪子水浸芽出，炒黄色　椒目各一两　马牙硝半两

上，葶苈、莨菪子、杏仁等相和，先杵一千杵，取大枣十枚，煮取肉与前件药都研令匀，然后入炼了蜜和捣一千杵，丸梧桐子大，每服桑白皮汤下二十丸，空心。

补元散

水肿消后，补益血气。

人参　白术　白茯苓　黄芪蜜炙　苦葶苈　山药各一两　木香半两　附子一个

上，为细末，姜、枣煎二钱，以水一盏，煎至六分，去滓，不以时，温服。

玉龙丸

治胃热伏水，胸腹膨胀。

阳起石　白滑石　寒水石各一分　硇砂　南硼砂各半分　轻粉粉霜各一分

上，七味，都一处先用纸裹了，次用面饼子可半寸厚者裹上，更用数重湿纸裹之，文武火烧，经两时辰取出，上面纸尽作灰，悉去之，面如未焦色，再烧半时辰，已焦熟即止，地上掘一坑子，可五六寸深，取药球焙之一宿出火毒，来日取出，剥去焦面，将药再研如粉，饭尖和丸，如绿豆大，饭尖亦须烂研，少与药末，用力和揉令匀，若饭尖多即药力少。如丸，以青黛为衣。

服药法

第一日，三丸三服；二日，四丸四服；三日，五丸五服；四日，六丸六服，此日夜，更用前紫雪丹，微动一二行；即第五日，七丸服七服；六日，八丸八服；七日，十丸三服。如小便透下，住此药。看病大小，有只服三四日小便透者，至七八日透，但以小便透为度，不拘远近日数也。如未甚透快，更服此勾水石韦散方在后。

胜金煎

治大腹水气，背刺喘急，息不能通。

牛黄　昆布　海藻各二两半　牵牛二两　桂一两，冷者加作二两　甜葶苈三两　椒目一两

上，为细末，炼蜜和丸，梧桐子大，每服二十粒，食前米饮下，日三，渐加至四五十粒，日三四，以水利为效。寻常些小发动，觉气促疾盛，夜卧不安，数服见效。

万病散

十种水病。

牵牛子　桑白皮　白术　黄芪　丁香　陈橘皮　破故纸各等分

上，为细末，先煎生姜汤一盏半，先吃半盏，用半盏调药一大钱，七服药后更吃半盏。

海藻丸

治诸水病者，不可顿取，令便下，其水尽，其后再发，必便困败，三分利之，一分立便，断盐酱诸酸腻滑，淡食经旬日后，患者气稍调则更利之，如是三度服药将养，以校为度，缘先以脾热克肾，号土水相克也。脾土既病，下克于肾，水气不收，故成其疾也。范汪曰：脾胃为表里，胃为水谷府，胃虚不化水谷，气海溢而经络闭，故患者大便、小便不通，寒之气扇于脾而胀矣，主水病，坐卧喘急。

海藻　昆布　黄牵牛子各十两　葶苈十二两　椒目　桂各四两　牛黄二两

上，为细末，炼蜜和丸，如梧桐子大，每服二三十丸，橘皮汤下。

桂黄丸

治水气肿满，小便不利。

硫黄四两　桂　白术　赤茯苓　泽泻　猪苓　黄橘皮各一两

上，为细末，水煮面糊和丸，梧桐子大，每服五十丸，空心，橘皮汤下。一方无桂，以蒸饼和丸。

太一神精丹

消水肿，治癥瘕、气块及诸风疾等。

丹砂　曾青　雌黄　雄黄油煎七日　磁石各一两　金牙石六分一字

上，将丹砂、雌黄二味，酸醋浸三日，曾青用好酒器中浸纸封，日中曝之百日，急用七日亦得，无以火暖，讫各研如粉，以好醋拌匀，用好砂，量药多少，用合子量大小盛之，先以赤石脂固缝，外黄土盐纸中和泥固济，候干，用一铁三脚子，可高五寸，其不置火，约置合子底，以三日火不绝为度，候冷，水浸干泥令透可取，打开合子，其盖子上有五色者佳，雪白者最上，三色者下，研令细，干枣肉和丸，如粟米大，每服一丸、二丸。如口噤者，以盐梅水洗口，牙关自开，灌药下即省。曾青，如蚯蚓泥、如黄连者佳，世少此者，好昆仑碌亦得，以旺相日，天晴明，齐戒沐浴合之。若体无痛处，四肢不收，神智不乱，一臂不随时能言者，可治；不能言者，不可治，谓之风痱，宜天麻散，西州续命汤；如服续命汤而多汗，则以金牙酒代之。

艾曲散

治痢后虚肿、水肿者。服此药，小便利止，肿消散。

艾曲一升，生　干姜　细辛　椒目　附子　桂各一两

上，为细末，每服二三钱，温酒调下，产后虚肿者，大良。忌猪肉、生葱、生菜。

葶苈煎

治食水腹坚渐大，四肢肿满。

甜葶苈二两　川芒硝一两　椒目二两半　水银一两，以枣肉少许研尽　防己　海蛤各一两

上，为细末，蜜丸梧桐子大，每服三十丸，米饮下，不以时候。

海蛤丹

治水气。

海蛤　腻粉　青滑石　寒水石　玄精石　白丁香各一分

上，滴水和为一块子，以湿纸三重裹，用白面包作一球子，用煻灰火烧半日，球响为度，滴水和丸，梧桐子大，第一日三丸，第二日三服六丸，至七日七丸，方不加丸数，黑饴龙脑水下。忌盐、鱼、湿面等物。

白丸子

治十种水气。

轻粉　粉霜各一分　玄精石一分半　滑石半两　硇砂半分　白直丁香二十个

上，先次将粉霜、玄精、硇砂匀研，滴水为丸，用白面裹，草火内烧，面熟为度，不用裹药面，复同余药，丸如绿豆大，再用滑石为衣，第一日服三丸三服，二日五丸，第三日八丸日八服，不动脏腑，其水随小便出，其效如神，熟水下。

葫芦散

治遍身水肿。

木通　葫芦子各一两半　泽泻三分　防己二分　猪苓　海蛤各一两

上，为细末，每服五钱，水七分、酒七分，入葱白五寸，煎至八分，去滓，食前，温进，当下小便数升，肿消。

天雄丸

若皮肤壳壳然坚，腹大身尽肿，皮厚，按之没指，陷而不起，腹色不变，大小便如故，此热客于皮肤之间，寒则气收，聚而不行，因而经络壅遏，结于皮肤之间，谓之肤胀。治之，当泻气而散寒。

天雄半两　甘遂一分　黑牵牛酒浸一宿，炙令热，先去酒，炒干捣面，一分　枳实麸炒，去穰　黄橘皮各半两　连皮大腹一两，酒浸一宿，炒

上，为细末，酒煮面糊和丸，梧桐子大，姜汤下，食后，每服三五丸。

《集验》葱豆汤

疗虚热及服石热。当风露卧，冷湿伤饥，热阻在里，变成热风水病，心腹肿满，气急不得下，小便不利，大便难，四肢肿，如皮囊盛水，晃晃如老蚕，色阴卵坚，肿如升，胫肿生疮，臭如死鼠，此皆虚损，肾中有热，强取风冷，温痹故也。内宜依方服诸利水药，外宜以此汤洗四肢，讫以葱豆膏敷之，别以猪蹄汤洗

疮烂处及卵肿也。

赤小豆　葱　蒺藜子　菘菜子　蒴藋根五升　巴豆一百个

上，六味，以水一石二斗，煮取四斗，以淋洗身肿处。《古今录验》同。

朱砂水银煎

治水气。

朱砂　水银　巴豆　粉霜各一分　代赭石半两　荽葱半两

上，为细末，蒸饼和丸，如弹子大，每患者安脐中，以软纸一张折盖之，后用裹肚系定，令病人卧，只一两食饭间，其疾自小便出，水约二三斗便住，取出药，恐过度，却用生姜汁调黄连末半两，作一枚安脐中，依前用纸盖裹肚系定，煎桑白皮汤，煮大麦面馎饦吃之。瘥后三日，用药补之，如后：

海蛤　破故纸　白甘遂　木香

上，等分，为细末，每服半分，米饮调下，空心。忌掩藏、生冷、盐等物及醋。

石韦散

利小水。

石韦半两，去却上黄毛，去不尽即损肺　木通　瞿麦各半两　桂府滑石一两　甘草半两

上，五味，为细末，每服四钱，水半升，灯心一束，同煎至一半，去滓，徐徐呷之，立效。如水透快，一昼夜可下数斗，便觉身体轻快，行步如常。但极清瘦，皮骨相着，盖膝间病气去尽故也。然牙龈微动红肿，牙齿间腥臭涎黏出三两，自虽多莫讶，便是此药，搜搅中肤间病根一时俱出也，候三两日出得有，次第以绵塞子裹，治牙药塞之则已，更用青黛、枣穰固济甚佳。盖水本肾病，须当治肾方，得病退毕，竟无妨恐，不知有此应验，故

先序述。水退后，须服此续命丹，闭水门方在前。

猪蹄洗汤

疗丈夫服石有虚热。因劳损热盛当风，卧伤于风湿，身变成热风、水肿病，满气急，四肢欲肿，小便不利，阴卵坚肿，茎肿生疮赤烂，臭如死鼠，名水疸，以汤洗之。

猪蹄一只　黄柏五两　蒴藋根二升　葶苈子五合　蒺藜子一升

上，五味，以水三斗，煮取二斗，令洗之，日三次。

木香丸

消滞积，行水

木香　槟榔　陈橘皮　商陆　木通

上，为细末，水煮面糊和丸，梧桐子大，每服米饮下二十丸，不以时。

论曰：病肿者，皮肤紧急，肿满无纹，没指。若目下微肿如卧蚕之状及足胫皆肿，小便不利，其人喘急，脉沉大而疾，此由脾肾虚弱，肾虚水不能蓄，水气扬溢，脾胃虚则不能制水，水气流散于经络，经络水病故能肿满，谓之正水。宜正阳丹、硫朱丹，方见《腹胀门》。脉沉细而弱、大便滑皆治，大便秘者亦治。

正阳丹

宣州木瓜一斤，去皮核子，切碎，以童子小便、好酒各一升，煮令烂，搅取汁

大豆一升　附子半两　人参一两　银朱一钱

上，将三味为细末，与银朱一处研匀，将木瓜汁和丸，梧桐子大，煎椒仁木香汤下三十丸。

防己汤

治腹满按之没指，随手而起，余与正水皆同，但四肢聂聂动，其脉亦浮，此由肺气久虚，为风邪所客，气不得运，百脉闭塞，

水气上行，谓之皮水。亦宜发汗，次以大豆汤方在后。

防己　黄芪　桂各三两　茯苓六两　甘草二两

上，为粗末，每服五钱，水二盏，煎至一盏，去滓，温服，非时。

碧霞丹

治十种水气。

寒水石　滑石　腻粉各半两　粉霜　硇砂各三分

上，同研匀，滴水为膏，用湿纸一张裹在内，面一斤和作球，盛药于牛粪熟火内烧面匀，翻焦熟为度，取药出，用青黛半两同研，滴水和丸，如豌豆大，第一日服三粒，日三，次服嚼龙脑，或生姜灯心木通汤下。

初和甫治水肿等方

《经》云：平治权衡，谓察脉浮沉也；去菀陈莝，谓涤肠胃中腐败也；开鬼门，谓发汗也；洁净府，利小便也。脉浮，如秤衡之在上，即发汗。鬼门，汗空也。脉沉，如秤槌之在下，即利小便。净府，小肠也。又，腰已上肿，宜发汗；腰以下肿，利小便。《千金》《外台》并有正方，不过麻黄、防己、白术、猪苓、五灵脂之类，世医不知此，悉用绿粉、水银之类攻之，百无一生，齿脱口糜，气耗而死。余元丰中，亲见贵人被害，忍复言邪。

神助散

仁宗赐名，治十水之病。四肢、面目俱肿，喘急不得卧，小便涩，腹中气满。

葶苈三两　黑牵牛二两半　木猪苓水浸，软切，去黑皮，焙　泽泻各一两　椒目一两半

上，为细末，先以葱白三茎，浆水一盏，煎至半盏，入酒半盏，调药三钱，绝早面东服，如人行十里，以浆水、葱白煮稀粥

至葱烂，入酒五合热啜，量人啜一升，来不得吃盐并面，自平旦服至日午，当利小便三四升，或大便喘定，肿减七八，隔日再服，既平之后，必须大将息及断房室等三年，孙兆父子常进。

黄龙散

如服青龙丹后至第五日，水道涩滞不快，即服之。如通快，不须服。

木通　瞿麦各一两　大黄半两　陈橘皮一分　槟榔四个

上，为细末，每服二钱或三钱，随涩甚不甚加减用，汤使三盏用，煎至八分，和滓热服，今具汤使如后：通草、灯心各一分，小麦一合，水三升，煎取汁一半，去滓用，煎药自初，每日吃三服，每服下青龙丹三丸，吃至七日，每日加一丸，都共一百二十六丸。

茯苓汤

治皮水。其脉亦浮，外证胕肿，按之没指，亦不恶风，其腹如鼓，不渴当发其汗，渴而不恶寒者，此为皮水。身肿而疼，状如风痹。皮水为病，四肢肿，水在皮肤中聂聂动，防己茯苓汤主之。

防己　黄芪　桂各三两　茯苓六两　甘草二两

上，为细末，水一盏，煎药三钱至六分，去滓，温热服，非时。

白术散

若其人久下利之后，卒然身体、足胫、面目浮肿，小便反快，切其脉大而虚，此由脾肺虚弱，肺虚则不能潮，诸气脾虚则肌肉空疏，气无所归。

黄橘皮　大腹皮　茯苓皮　生姜各半两　白术一两

上，为细末，米饮调下三钱，不以时。

若不因他病，面目卒然如水，身无痛，形不瘦，不能食，切其脉大紧，此由风寒之气客于肾经，其脉从肾上贯膈，入肺中，故上乘肺而气不下流，风与气搏，故面目浮肿，久不治之，肾传于心，令人善惊，暴瘘而死。

泽泻汤

泽泻　天雄　白蒺藜半两　防风一两　枳实半两

上，为细末，每服五钱，水二盏，姜三片，煎至一盏，去滓，温服，食前。

小黄芪散

黄芪　赤小豆各一两　土蒺藜　枳实各半两　防风一两

上，为细末，米饮调下二钱，或温酒亦可。

小白术散

白术　甘草各一两　白茯苓半两　桑白皮三分

上，为细末，每觉渴时点一钱服之，无时服，数水消后，寻常可服此补益散方在后。

补益散

陈橘皮　大腹皮　茴香各一两　桂半两

上，为细末，每服一钱，温米饮调下，日进三服。

已上八方，须依次第服食，病除后忌生冷、咸酸、酒面、油腻、鸡猪等发风物，只吃淡粥饭，或石子、鹌子，候积渐得食力，可食煮软羊肉、宿蒸饼，不妨其他一切不可食，盖水候自是乱思饮食，往往缘此发动，大可为戒，房事尤不可，道养本法三年戒忌，纵不能亦须一年戒忌。又，此病大忌灸、针、饮酒、毒物。

青龙丹

治水气。蒋提仓患水气，其势甚危，他药无效，因张芸叟传此，取水数斗，遂尔如旧。有余药以赠，一杜道人亦患水气，亦一服而效。

青黛　硼砂各一分　白丁香　轻粉各二分

上，同研匀，滴水作块子，用蒸饼剂裹一重，桑柴灰内煨，候熟，再裹一重，又煨熟，放冷，剥去面，用水煮面糊和丸，梧桐子大，茴香汤下，前件药先吃，勘七日内合吃的确丸数，依样大小服之，自第一日至七日水未尽，中间不可断续服也，第四日、第五日其蓄水随小便出约一二斗，候肚皮塌是效。如有余证，即服向后准备药，第一日三粒，二日四粒，三日五粒，四日七粒，五日六粒、九粒，并茴香汤下，日三服。

越婢加术汤

治腰上浮肿，骨节疼痛。其人恶风，面目悉肿，小便不利，此由风湿客搏脾经，脾受湿则肿，风又克脾，脾气不流行，气聚为水，以风行于上故。但腰已上肿，其脉浮大，当发汗。风水，其脉自浮，外证骨节疼痛，其人恶风，身体不疼，但重而酸，其人不渴，汗出即愈，此为风水恶寒也，此为极虚发汗得之。夫风水，脉浮为表，其人或头汗出，表无他病，病者但下重，故知从腰已上为和，腰以下当肿，及阴难以屈伸，防己黄芪汤主之，腹痛者，加芍药，风水恶风，一身悉肿，脉浮不渴，续自汗出而无大热者。

麻黄五两　石膏半斤　甘草二两　白术四两

上，为粗末，每服五钱，水二盏，生姜三片，枣一个，煎至一盏，去滓，温服。恶风，加炮附子半两。

水病之初，先目上肿起如老蚕，色状头脉动，股里冷，胫中满，按之没指，腹内转侧即有声，此其候也。不即治，须臾身体稍肿，肚尽胀，按之随手起，则病已成，犹可为治。此是从虚损大病，或下痢后，或从支饮，或从消渴，或从崩漏，或从气，或从黄疸，或从瘴疟，妇人产后饮之，水不即消，三焦决病，小便不利，乃相结渐渐生聚，遂流诸经络故也。

葶苈子丸

治身面浮肿及治肿入腹，苦满，急害饮食方。

葶苈子七两　椒目　茯苓各三两　吴茱萸二两

上，为细末，炼蜜和丸，梧桐子大，每服米饮下十丸，日三服。此满，或是虚气，或是风冷，或是水饮气，此方皆治之。

樟柳散

消诸般水肿。

白樟柳一斤　陈皮二两　木香一两　赤小豆面四两

上，为细末，入水杵为丸，如绿豆大，每服二十丸，橘皮汤下，或为散，作鲤鱼羹如料入用。

黄芪五两汤

治黄汗。其脉沉迟，身体发热，胸满，四肢头面肿，久不愈，必致痈脓，胸中窒塞，不能下食，结聚疼痛，暴躁不眠，此为黄汗。黄汗之病，两胫自冷，假令发热，此属历节。食已汗出，身常暴躁，盗汗出者，此劳气也。若汗出已，晚反发热者，久久其身必肿，发热不止者，必生恶疮。若身重汗出，已辄身轻者，久久必身瞤瞤，即胸中痛，及从腰上汗出，下无汗，腰髋弛痛，如有物在皮中，状剧者不能食，身疼重，烦躁，小便不利，此为黄汗。

黄芪五分　白芍药　桂各三分　甘草三分

上，为细末，每服三钱，水一盏，生姜七片，枣一枚，同煎至七分，去滓，食后，温服。

黄芪桂枝苦酒汤

黄汗之为病，身体肿，发热汗出而渴，状如风水，汗沾衣，色正黄，如柏汁，脉自沉，此得之出入水中，浴水从汗孔子入为黄汁。

黄芪五分　白芍药　桂各三分

上，为细末，每服三钱，水九分，醋一分，相和煎之，去滓，温服，当心烦也，至六七日乃解，若烦不止者，以苦酒阻故也一方，以清美酝代苦酒。

庚戌八月十二日夜梦为费无虞县封治水气药方

每牵牛三粒对胡椒一粒，每胡椒十粒对木香皂子大，蝎梢一个。

上，为细末，水煮面糊和丸，如麻子大，每服十丸，临卧，橘皮汤下，令与赤小豆煮，附子药同服乃效。于次年八月中，费无虞县封果患水疾，令服此方遂愈。

神掌膏

治十种水气。

巴豆　腻粉各半两　硫黄龙眼大一块子

上，研匀，滴水成膏作饼子，用绵裹数重，贴患处，脐中以带子勒之，初更用药，至中夜觉身似火热，水从小便下，候四更，肿消去药，然后吃调气药补元散方在前。

蛇黄饼子

谨药王治水方。

白丁香左列者　蛇黄　南硼砂各等分，用炒合子盛

上，纸泥固济，用桑木火烧合子通赤取出，放冷研细，入少白面，滴水作饼子，空心，嚼细，熟水下，日三服。第二日两饼，

三日三饼，第四日四饼，第五日五饼，第六日六饼，第七日七饼，第八日八饼，如水行即止，如不及八日，但水行住服，如牙缝内有血，虽水出亦死，日进三服，其饼子只如鸡头大可矣。

大枣杏仁丸

《崔氏》疗大腹水病。身体肿，上气，小便涩赤，脐深，颈上有两大脉动，唾稠不得眠睡，每肿先从脚肿，亦有在前头面肿，大便涩者服此药大佳；若先患大便利，脐凸，腹大胀，手掌平满，即不可服此药。

大枣四十个，肥大不蛀者，先以暖水浸令软，以炊饭里蒸了，剥去皮、核　葶苈五两，取苦者，熬令紫色　杏仁三两，不取合渣者，以汤去皮，熬令黄，去尖

上，三味，先捣葶苈子一万下，泻出之，乃捣杏仁三百下，讫总和合枣膏，捣一万下，药成。平旦，空腹，服之八丸；日晚，食消，更服五丸，以饭汁下之；三日后，每旦服五丸，晚服三丸，如枣核大。如大便利，未得服此药。若正服药，次忽患痢，即先食二三口饭，然后吃药；若利过多，停药即可，烂煮小豆，勿以盐食之。忌咸脂腻及大冷物等，惟得食粳粟米饭及淡醋，不得吃稀粥，唯只得吃饭佳，如食粥即稠煮粥，不便遣大便利出。

陷水散

治十种水气极甚，肿从脚起入腹，证候难忍，宜服此方。

大戟半两　当归　陈皮各一两

上，为细末，每服五钱，水一大盏，煎至五分，去滓，临卧腹空时温服。

逐水散

消肿满。

生章陆　赤豆各三两　鲫鱼三个

上，三味，实鱼腹中，以麻线缚之，水三升，煮赤豆烂，去

鱼，只取二物，空腹中食之，以鱼汁送下。不汗利即瘥，甚者过二日再作之，不过三剂。贵戚家乳姥病水饮之，一剂即愈。

大豆散

消滞气，去湿。

大豆一升，炒焦，去皮　白术二两

上，为细末，米饮调下二钱，不以时。

香薷丸

疗暴水、风水肿或疮中水，通身皆肿。

干香薷一斤　白术半两

上，二味，捣术为末，浓煮香薷取汁，和术为剂，丸梧桐子大，每服十丸，日夜四五服，利小便极良。夏取花、叶合用，亦佳。忌桃李、雀肉、青鱼、鲊等。

桑皮豆法

治水肿，小便不利、疾轻者。

赤小豆一升　桑白皮二两

上，以水同煮至软烂，去白皮，只如常服，吃赤小豆末，已再服无妨，和汁饮之尤妙。

万金散

治丈夫、妇人十种水气。

川独活不以多少，汶上名医董反之云，羌活一本而大者是也。

上，为细末，每服二钱，精肉四两，批大片，洗过入药，在内麻线系定银石器内，河水煮令熟，令患人吃尽，小肠取下泔糊之状，老人五七日再服，少壮三两日病愈止。

石英酒

治石水。

白石英十两

上，碎如大豆，盛坩瓶中，用好酒一斗三升浸，如泥封口，以马粪糠秕火烧之，从卯至午后，长令酒小沸，火尽即便添，烧毕于平处安置，日三度饮之，如不饮酒，亦据器量少饮之，余石英，以酒更一度烧煮，依前服。

商陆逐水散

治水气。

白商陆根去粗皮，薄切，阴干，或焙干为末

上，用黄颡鱼三个，大蒜三瓣，绿豆一合，水一升同煮，以豆烂为度，先食，豆饮汁送下，又以汁下药二钱，水化为气内消省郎王申病水气，四体悉病，不能坐卧，昼夜倚壁而立，服此一剂顿愈。新热食竟入水，自渍及溶者，令人大胀为水病。

大豆煎

治女人久新肿，得恶暴风入腹，妇人新产上溷清风入脏，腹中如鞕者，嘘吸短气咳嗽。

大豆一升

上，以水五斗煮之，得一斗三升，澄清，去下浊者纳釜中，以二斗半美酒纳汁中，煎取九升，宿勿食，旦服三升，温覆取汗，两食顷乃下，去风气肿，慎风冷，十日平复如故。

治水气连四肢肿者，谓之水气。若只腹肿，是蛊毒，非水气，用蓬菁草，出秦陇及西蕃如小树状，本土人识之，晒干取粗皮，去枝干，捣细末，空心，温米饮调下半钱匕，水即大泄，大小便皆出获安，然后服温和脾胃药，如理中丸，节喜怒、生冷、咸硬、湿面、米粥之类，忌盐物，不可向口，禁绝欲，大效。此方，本得于西天蕃僧，本草不载，中国无方。

治石水方十水葶苈散等，脉沉紧数

代州钱防御命孙兆诊之，脉得沉紧数，六至已上；外证，目下肿，鼻准亦肿，唇色紫，自心以下腹大肿胀，外阴器肿胀如升，按之如石坚，举动即喘，咳逆痰涎，口苦干渴。云得病已及两月，医者皆云下虚风气近，曾脐下着灸，三里亦灸之。兆告曰：病名石水，治不主对，故不愈。仲景曰：腰下及腹肿者，皆利其小便；又曰：腹满口苦干燥，此腹中有水也。方以防己葶苈椒目大黄丸主之，遂与服三丸，日三，少觉胸腹快，遂与《圣惠方》治十水葶苈散，初服三钱，以葱浆水酒下，食顷，以葱浆稀粥投之，隔日一服，每服葶苈散之日至日中暮，更服防己椒目葶苈大煎丸三服，次日但进丸子三服，凡十日觉大便快利，肿胀喘咳已减三之一，二十日病去三之二，自此消息加减，三十日而全愈。

治风水法

有儿十五岁，病身体肿，浮数，大便自利，米谷不化，此成风水病，以越婢加术汤主之，五苓散亦可兼服，然正治风水不及此。

消饮白术煎

治支饮上气不得卧，身体肿满，小便不利。

陈橘皮一两　泽泻　白术　茯苓各半两　甘草　防己　葶苈　木香各一分

上，为细末，水煮面糊和丸，梧桐子大，姜汤下三十丸，不以时。

三棱丸

治膀胱气，两胁疼痛，遍身虚肿，状如水气。常服，治大小肠气，女人血气。

荆三棱　茴香　白附子　破故纸　甘遂　芫花　槟榔　黄橘皮　当归　川楝子　桂　木香　川椒各半两

上，为细末，酒煮面糊和丸，梧桐子大，每服七丸至十丸，食后，白米汤下。

水银丹

治水气。

水银　牙硝　椒目　苦葶苈各一两

上，为细末，炼蜜和杵五七百下，丸梧桐子大，空心，服二十丸，或临卧。其病当从大小便俱利，可吃法煮赤小豆，以东引桑枝灰淋汁煮豆令熟，每日空心吃一盏，如渴即饮。

白术汤

白术　甘草各四分　桑白皮三分　茯苓二分

上，如茶点，切不可饮冷。

腻粉滑石丸

治水气。

腻粉　滑石　海蛤　大麦糵各二分　粉霜　硇砂各一钱　斑蝥四十九个，已上末之，以石脑油和团面裹，烧熟再入　白丁香　白鹰调　鸖鹊粪　燕子粪各二分

上，研匀，与前药，再用石脑油和丸梧桐子大，瞿麦汤下一丸。

汉防己散

治虚劳，四肢浮肿，喘息促急，小便不利，坐卧不安。

汉防己　猪苓各三分　白术　陈橘皮各一两　木香　白术各半两　桑根白皮　赤茯苓各三分　槟榔　紫苏茎叶　木通各一两

上，为粗末，每服三钱，水一中盏，生姜半分，煎至六分，去滓，不计时候，温服。

京三棱丸

治丈夫、妇人头面手足肿。

青皮、黄皮各一两，汤浸一宿，次日淘赤小豆一合衮煮二橘皮，候豆六七分熟，去青皮，研黄皮、赤小豆如泥若干，旋添煮豆汁，再研极细，用后药：

赤茯苓一两半　猪苓　吴白术　蓬莪术各半两　半夏三分　京三棱八钱　防己　枳实三分

上，为细末，炼蜜和同小豆泥入臼杵成膏，丸梧桐子大，每服三十丸，熟水下，不以时。

五皮散

治头目、四肢悉肿。

大腹皮　桑白皮　茯苓皮　生姜皮　陈橘皮

上，等分，为细末，每服三钱，水一盏半，煎至一盏，去滓，取七分热服，日二三。

鸡峰普济方卷第二十

气膈噎附

正气三和散

治血气不和，上盛下虚，阴阳不升降，心胸痞闷，两肋膨胀，情思不乐，饮食无味，口苦舌粗，四肢倦困，脚手酸疼。服暖药则上攻心胸，壅滞气涩；服凉药则脏寒虚冷。此药调顺三焦，温养四体，和顺胃气。

干紫苏叶一两　干木瓜一分　木香　丁香各半两　羌活三两　白豆蔻　草果　川芎　川姜　白术　赤茯苓　青橘皮　木通　槟榔　陈橘皮　藿香叶各半两　人参二两　红豆一分　甘草二两　大腹子　缩砂　香附子　天台乌药　肉桂各一两　沉香半两，勿用火。一方，用二两

上件，二十五味，为细末，每服二钱，水一盏，生姜三片，肥枣一个，同煎至八分，不以时，温服。如气急妨闷，入紫苏三四叶同煎，热服；如不及煎，每服一钱，盐一捻，沸汤点下。

嘉禾散

若咽中如核，咽之不下，吐之不出，久不治之，渐妨于食，或由思虑不常，气结不散，阴阳阻隔，或因饮食之间气道卒阻，因而留结。因气者谓之气噎，其脉缓涩；因食者，谓之食噎，其脉短涩，并宜此药，并调气丸；食噎，宜神曲丸方在后。

枇杷叶一两　沉香　石斛各三分　薏苡仁一两　杜仲去皮，杵碎，姜汁浸一宿，炒令焦，三分　缩砂仁一两　藿香叶　木香　诃子各三分　丁香半两　半夏曲一分　青橘皮半两　大腹皮三分　槟榔半两　白术二两　五味子半两　茯苓一两　神曲一分　甘草一两半　谷蘖一分　白豆蔻一分　人参一两　桑白皮半两　橘皮三分

上，为细末，每服三钱，水一盏，干柿半个，煎至七分，去滓，温服，食前。

橘皮煎丸

治年多冷气，癖瘕积聚，四肢无力，上气咳嗽，腰脚疼痛，小便频数，下利，五漏，九疰，妇人血风，劳瘦气劣，赤白带下，少子发痓校定：此方用酒三升，入陈皮末熬成膏子，更入好面同丸梧桐子大，服之。

陈皮十五两　巴戟　石斛　牛膝　杜仲　吴茱萸　阳起石　苁蓉　茄茸　厚朴　附子　菟丝子　京三棱　当归　萆薢　干姜　甘草　桂各一两

上，为细末，橘皮熬膏，丸如梧桐子大，每服二十丸，空心，温酒下。

丹砂沉香煎丸

治久积虚冷伏滞及呼吸冷气膨胀，心腹暴痛，两胁刺疼，并妇人血气疼痛，皆主之。

沉香一两，为末，以蜜半斤，煎五七沸　阿魏一分，以酒半升，研细，银器内熬尽　没药一两，为末，酒半升，熳火熬尽　巴豆一分，去皮，细研，用酒半升，煎十沸　硇砂一两，以酒半升，研令尽，已上五味同合，熳火熬成膏　丹砂半两　硫黄滴雪水，研一日　槟榔　木香　人参　胡椒各一两　丁香半两　干姜三分　橘皮　良姜水煮五七沸，焙干　桂各一两

上，为细末，入硫黄、丹砂，再研令匀，以前膏丸梧桐子大，每服二三丸，橘皮汤下。心痛，嚼破，温酒下，不以时；妇人血气，当归酒下。

舶上茴香丸

治膀胱小肠因风寒湿所伤，邪气舍于小腹，上下牵引，发歇疼痛。

舶上茴香　土茴香　川楝子　胡芦巴　巴戟各一两　生姜二两

桂半两　车前子　赤茯苓　桃仁各一两半　陈皮　附子　木香各半两　枳实一分　麝香一分

上，为细末，酒煮面糊为丸，梧桐子大，每服三四十丸，空心，温酒下，盐汤亦得。

降气汤

治胸膈痞闷，肢体倦怠。

紫苏子　前胡　厚朴　甘草　橘皮黄者　当归　半夏　桂各一两　附子　干姜　桔梗　人参　羌活各半两　五加皮　黄芪各一两

上，为粗末，每服二钱，水一大盏，入生姜、紫苏叶，煎至七分，去滓，温服，食前。

大丁沉煎

《局方》丁沉丸是也。治心腹疼痛，饮食不化。

丁香　木香　沉香　槟榔　青皮　白豆蔻　甘草各五两　白术四两　干姜　桂各二两半　诃子皮　麝香各三两　肉豆蔻二两　茯苓三两

上，为细末，炼蜜和丸，如鸡头大，每服一丸，细嚼，米饮下，不以时。

分气丸

治男子妇人脾胃虚弱，中脘痞塞，寒气不升降，四肢倦怠无力，多困，食饮不消，妇人荣卫俱虚，经候不调，两肋刺痛，脐腹胀满，肢节疼痛，时发寒热，面色萎黄，日渐瘦弱，全不思食。

附子　吴茱萸　当归　芎　陈皮　蓬莪术　干姜　延胡索　桂　五味子　白芷　白及　益智仁　白术各一两

上，为细末，醋煮面糊为丸，梧桐子大，每服二三十丸，食前，生姜汤下。

十膈散

治冷热、忧悲、喜怒、愁恚、食气疾、十膈，皆是一种病也，并因忧惊、冷热不调，又乖将摄，更加喜怒无则，贪嗜饮食，因而不化，滞积在胸中，上喘痰嗽，岁月渐深，胸膈噎塞，渐至疲羸，若久不除，必成恶疾。

人参　茯苓　厚朴　黄橘皮　荆三棱　枳实　神曲　甘草　白术　诃子　干姜　桂各一两　槟榔　木香各一分

上，为细末，每服一钱，入盐点之。如脾虚腹胀，心胸满闷，以水一盏，姜三片，枣二个，盐少许，煎至七分，和滓，热服。一法，添麦蘖一两，术一分，槟榔、木香各加一分。

乳香丸

治心腹疼痛，气道凝涩一方，加茱萸、延胡索。

蓬莪术　木香　当归　桂　荆三棱各二分　没药一分　牡丹皮　沉香　桃仁各二分　枳壳一分半　芍药　厚朴各三分　茴香二分　乳香一分

上，为细末，酒煮面糊和丸，梧桐子大，每服二十丸，空心，温酒下。

灵灶丹

治小肠元气发不可忍者，脚膝疼无力，脐腹冷疼，脾元冷气。

硫黄三分　茴香半两　朱砂三分　木香　荜澄茄　附子各半两　川楝子十个　天麻一两　胡芦巴　白矾各半两　沉香　天南星　乌头各一两　延胡索一百个

上，为细末，水煮面糊和丸，更用朱砂为衣，每服作绵灰三钱，热酒调下，嚼破一丸，立效，忌房色四十九日，如鸡头大可加至二丸。

万安丸

治腹中成形作块，按之不移、推之不动、行辄微喘、令人寒热、腹中时痛、渐渐羸瘦、久不治之或成水肿虚劳。其始得之，亦由思忧惊怒，或寒热结聚，阴阳痞滞，荣卫结涩而成，其形脉当结涩，谓之积气，宜服此药。

大戟　甘遂　黄牵牛　五灵脂　吴茱萸　玄胡索一两半　芫花　石膏各一分　砒　胆矾　细墨末各一分　斑蝥二十个　芫青四十个　巴豆一分

上，为细末，水煮面糊和丸，如绿豆大，生姜橘皮汤下一丸，日二服。

《备急》红丸子

治小肠气及一切冷气痛，消酒食积气。

沉香　硇砂　史君子　荜澄茄　蓬莪术各半两　荆三棱　朱砂　木香各一分　槟榔大者，二个　肉豆蔻一个大者　母丁香五个大者　巴豆二十个　黑牵牛子一两

上，为细末，面糊和丸，如绿豆大，朱砂为衣，每服三丸，茴香酒下，加至五七丸，微利一行，疼痛立止，丈夫、妇人服之无不立效。常服，消积化酒。

茯苓汤

治气鼓胀，上下肿，心腹坚强，喘息气急，连阴肿坐不得，仍下赤黑血汁，日夜不停者。

茯苓八钱　防己六分　黄橘皮　玄参各四分　黄芩　泽泻　白术　猪苓各六分　杏仁　桑白皮　郁李仁各十分　大豆　泽漆叶切，各一升

上，为细末，水一盏，每服二钱，煎至七分，去滓，食后，温服。咳嗽，加五味子二两。

石膈散

治膈脘痞闷，吐沫食少。

干姜　厚朴　甘草　木香　青皮　肉豆蔻各半两　枳实　槟榔　益智　三棱　陈皮　蓬莪术　桂各一两

上，为细末，入盐少许，生姜三片，枣一个，水一盏，药二钱，同煎至七分，去滓，食后，温服。

小茴香丸

治膀胱、小肠留滞寒邪热邪，胁肋牵引，发渴，肿满痛。

舶上茴香　土茴香各二两　干生姜四两　附子一个　桃仁一两半　黄橘皮　川楝子不去核　胡芦巴　巴戟末　赤茯苓　木通各一两　丁香　木香各半两

上，为细末，酒煮面糊和丸，如豌豆大，每服二三十丸，空心，温酒或盐汤下。

厚朴建中汤

治脾胃虚弱，忽中湿冷，心腹暴痛，胁肋胀满，水谷化迟，肠鸣泄痢，后重里急，脐腹冷疼，胸满气逆，呕吐恶心，手足不和，体重节痛，哕噫吞酸，不思饮食，怠堕嗜卧，四肢少力。此药，大能调适阴阳，建中补气，辟风寒湿冷四时非节之气。

厚朴　生姜　大枣各一斤　半夏　甘草各四两　人参一两半　陈皮二两　良姜　草豆蔻　白术　神曲　藿香各一两

上，为粗末，每服三钱，水一大盏，煎至七分，去滓，食后服。

宽中理气丸

顺理诸气，宽利胸膈，调和脾胃，消化痞滞。治心腹胀满，腹肋刺痛，呕哕痰水，噫闻食臭，全不思食。常服，顺气宽膈，消饮去痰，道引诸气，升降阴阳，进美饮食。脚气等疾，并宜服之。

木香半两　青皮　陈皮各一两　槟榔　白豆蔻仁　萝卜子　荜澄茄　干姜　胡芦巴　丁香皮　厚朴各半两　黑牵牛一两

上，为细末，水煮面糊和丸，如绿豆大，每服二十丸，生姜汤下，食后。

引气丹

治一切滞气。

安息香　朱砂　麝香各一分　白芥子三百六十个　大戟末　牵牛末　五灵脂　乳香　没药各一分　牛黄半分　斑蝥二十七个　巴豆十四个

上，都研匀，米饮为丸，麻子大，每服一二丸，临卧，米饮下。

钻胃丸

和暖脾胃，治一切膈气，消进饮食，兼治一切气疾。

大黑附子一枚，去心，以刀子剜开成瓮子，入硇砂半分，焰硝半分，以蒸饼剂生裹附子熳火煨，面焦熟，剥去面不用，只留附子用之　橘皮一两，须是好红色者，汤浸去皮、白穰，每以一片子裹巴豆一粒，同米半升入铫内，熳火炒，令熟，巴豆不用，只留橘皮用之　半夏曲　青皮各一两　丁香一百二十粒　天南星一两　胡椒一百二十粒　藿香　荜茇　蛮姜　柿蒂　白术各一两

上，为细末，用枣肉和丸，弹子大，每服一丸，生姜一大块，纳药一丸在生姜内，湿纸裹煨熟，和生姜嚼吃，空心，米饮下。

丹参膏

治身中忽有痛如打扑之状，名曰气痛。不可忍者，游走不住，发作有时，痛则小热，痛定则寒，皆由冬时受温气，至春暴寒风来折之，不成温病，乃作气痛，宜先服五香连翘汤、丹参膏，又以白酒煎杨柳皮及暖熨之。有赤气点点者，即刺出血也。其五香连翘汤及小竹沥汤可服数剂，勿以一剂便住，以谓无效，即祸至矣。

丹参　蒴藋　莽草　蜀椒　踯躅　秦艽　独活　白及　牛膝　菊花　乌梅　防己各一两

上，十二味，㕮咀，以醋一升浸一宿，夏半日如急要便煎之，猪脂四升，煎令醋气歇，熳火煎之，去滓用，敷患上，日五六度，并在《疮肿》门中；小竹沥汤，在《脚气门》中。

丁香气针丸

下远年陈积，胸中横气，心腹膨气，胁肋满气，一切气病宜服之。

甘草　丁香　木香　陈橘皮　青橘皮　缩砂仁　蓬莪术　京三棱　益智仁各五分　杏仁五十个　巴豆四十个

上件，除巴豆霜外，并为细末，入巴豆霜、杏仁拌和匀，醋煮面糊为丸，如黍米大，每服以生姜汤下二十丸或三十丸，用意加减。

荜澄茄丸

助养脾胃，快气消食，脾胃不和，饮食迟化，胸膈噎痞，噫气难通，呕逆恶心，脐腹胀痛，大便不调，或泄或秘。

荜澄茄　白豆蔻　缩砂仁　青橘皮　陈皮各三两　莱菔子　肉豆蔻　茴香　桂各一两　丁香　木香各半两

上，为细末，水煮面糊和丸，梧桐子大，每服三十丸，不以时，橘皮汤下。

橐籥丸

治气滞疼痛。

大黄二两　当归　槟榔　藿香　人参　木香　丁香　硫黄　水银　白术　桂各一两

上，为细末，别取沉香一两，锉碎，以水二升，煎至半升，去滓入蜜熬成膏，和丸弹子大，朱砂为衣，生姜米饮化下一丸。

坚肠汤

温中快气，进饮食。

陈粳米一升　神曲　麦蘖各三两　生姜一斤，干秤　陈皮五两　荆三棱二两　青皮一两半　茴香　桂　术　白芷各一两

上，为细末，每服一二钱，浓煎生姜汤调服。若脾受泄久泻，壮人可用温酒调下，虚人米饮服。

三和散

和顺三焦，通调五脏。治人心腹痞闷，胁肋膨胀，风气壅滞，肢节烦疼，头面虚浮，手足微肿，肠胃燥涩，大便多秘，虽年高气弱并可服之。又治背痛有妨饮食及脚气上攻，胸腹满闷，大便不通。

大腹皮　紫苏叶　羌活　沉香　黄橘皮　白术　甘草　槟榔各半两　木瓜八分　木香六分　木通四分

上，为细末，每服二钱，水一盏，煎至七分，食后，去滓，温服。

胡芦巴散

治脾元积冷，脐腹强急，痛引腰背，面色萎黄，手足厥冷，胁肋胀疼，小便频数及治盲肠，小肠一切气痛。

胡芦巴　破故纸　巴戟　荜澄茄　川楝子　沉香　茴香　桂心各一两　附子四两，炮用　桃仁三两　乌头半两

上，为细末，每服三钱，水一盏，入盐一捏，煎至七分，空心服之。

防己葶苈丸

治腹中湿热并手足微肿，胸满气急。

葶苈　黑牵牛　白术各半两　防己三分　郁李仁　桑白皮　茯苓　羌活　黄橘皮　泽泻各三分

上，为细末，炼蜜和丸，梧桐子大，熟水下二十丸，稍空腹时服，五日未效，加五丸，止于三十丸。

还魂汤

治气不顺。吐逆不定，不思饮食，面黑眼黄，日渐瘦，恶传为疟疾，十不治九者，急用此。

荜茇　麦蘖　黄橘皮　人参　桔梗　柴胡　草豆蔻　木香　良姜　半夏饼子

上件，等分，为细末，每服二钱，水一盏，煎至六分，去滓，温服，不以时。

丁沉煎丸

行滞气，下痰饮。

丁香　白茯苓　人参　半夏曲各一两　石灰末　阳起石　礞石各半两　阿魏半分　杏仁　巴豆各五个

上，为细末，蒸饼和丸，鸡头大，每服二丸，白汤下。

诃子丸

消食化气。

诃子皮　木香　白豆蔻　槟榔　干姜　茯苓　人参　桂各二两　黑牵牛子　甘草各一两

上，为细末，酒煮面糊和丸，梧桐子大，每服十五丸至二十丸。如有气疾发动，吃食过多，筑心满闷，细嚼，茶酒下。凡饱食胀满及气膨胸膈，只一服，如人手拨下。

和中煎

匀气宽中，宣通壅滞，调顺三焦，快利胸膈，温养脾胃，消化宿谷。治脾胃怯弱，饮食易伤，噎痞胀满，心腹刺痛，噫醋吞酸，呕逆恶心及妊娠中虚痰逆，食饮化迟。

槟榔　木香　橘皮　青皮　神曲　麦蘖　茯苓　半夏各一两　人参　白术各半两

上，为细末，姜煮面糊为丸，梧桐子大，每服二十丸，生姜汤下。

款气丸

治中焦虚痞，食少痰多，胸膈满闷，呕逆恶心，肋胁坚胀，便利不调，九种心痛，五般膈气及妇人妊娠夹寒，脐腹疠痛。

生姜一斤　阿魏一分　青皮　甘草各四两　大缩砂一百个　干姜　木香各一分　桂　当归　术各一两

上，为细末，炼蜜和丸，如鸡头大，每服一丸至两丸，食前，烂嚼，白汤下，或水煮面糊丸，梧桐子大，二十丸，米饮下。

参桂丸

葛仙公云：凡妇人诸疾多缘忧恚，须兼以治忧恚，噎疾无不止者。《古今录验》五噎丸治胸中久寒，呕逆气膈，饮食不下，结气不消，气噎，忧噎，劳噎，食噎，思噎。气噎者，心悸，上下不通，噫哕不彻，胸胁苦痛；忧噎者，天阴苦厥逆，心下悸动，逆冷；劳噎者，苦气，膈胁下支满，胸中填塞，令手足逆冷，不能自温；食噎者，无食多少，惟胸中苦寒，常痛不得喘息；思噎者，心悸动，喜忘，目视䀮䀮。皆忧、思、嗔、恚、怒、寒气上入胸胁所致。

干姜　蜀椒　食茱萸　人参　桂各五分　细辛　白术　茯苓　附子炮，各四分　橘皮黄者，三分

上，为细末，炼蜜和丸，梧桐子大，酒服三丸，日再，不知，渐加。忌桃李、雀肉、大酢、猪肉、冷水、生葱、菜、醋物等。

槟榔丸

疗忧膈、食膈、冷膈、气膈、热膈，或宿酒不消，或为霍乱，或心痛醋心，腹胁气胀不食，或饮食伤饱。

桂心　干姜　茯苓　槟榔　甘草　人参　细辛　诃子皮　白

芍药　枳壳

上件，等分，为细末，炼蜜和丸，梧桐子大，空心，温酒下十五丸，嚼破服亦可。

荜澄茄散

治小胀，气虚小胀，疼痛不可忍。

荜澄茄　槟榔　木香　苦楝子　茴香子　硇砂各一两　阿魏　干蝎　吴茱萸各半两　桃仁一分

上，为细末，每服二钱，生姜酒调下，不以时。

金铃散

治一切冷气小胀，元脏膀胱气痛，脾元积冷，及妇人血刺气攻疰，心腹疼痛，呕逆胀满，脐腹绞痛，烦闷喘急，皆治之。

金铃四十个　茴香　京三棱　术　枳壳　橘皮　百部一分　木香半分

上，为细末，炒姜盐汤酒调一大钱，亦可作丸。

中和丸

治脾胃不和，寒气积聚，饮食减少，肢体倦怠。

良姜四两　乌梅肉一两　茴香一两半　干姜　神曲　小麦糵各半两　白茯苓　甘草　苍术各一两

上，为细末，炼蜜和丸，如弹子大，每服非时，以米汤嚼下一粒。

香积散

治小肠气作，疼痛不可忍，及膀胱偏坠，结硬不散。

京三棱　土茴香　川楝子　巴戟天　当归各一两　黑附子　益智仁　南木香各半两　枳实二分

上，为细末，每服一钱半，空心，温酒调下既效，即次服舶上茴香丸。

白豆蔻散

治忧恚寒热，动气伤神，阴阳不和，脏腑生病留于胸膈之间，使气不通，饮食不下，羸瘦乏力，心下苦满，噫气吞酸，便溺不利，胸膈胀痛，咽塞，噫闻食臭，肠内虚鸣。

白豆蔻半分　丁香　木香　缩砂各一分　甘草一分半　黄橘皮　青皮各二分　厚朴　香附子各四分

上，为细末，每服三钱，水一盏，生姜三片，盐一捏，煎至七分，去滓，温服，不以时。

沉香煎丸

治一切冷气，心胸痞滞，腹胁疼痛，伤冷心痛。久服，消化积冷。

马蔺花　芫花　青橘皮　陈皮　蓬莪术　干姜　吴茱萸　川乌头各一两　巴豆二十三个

上，为细末，用好沉香一两半为末，米醋二升，慢火熬成膏，入少许面糊和丸，梧桐子大，每服五丸至十丸，温酒下，大效。

麝香匀气丸

治气道凝涩，身体疼倦。

麝香一分　朱砂　木香　肉豆蔻仁　厚朴各半两　乳香一分　槟榔　桂各一两　半夏饼子一两半

上，为细末，汤浸蒸饼和丸，如樱桃大，食后、临卧，沉香汤下一丸。

茯苓半夏丸

搜风行气。

牵牛子四两　青橘皮　紫苏子　半夏　五灵脂各一两　木香　槟

榔各半两　川芎　郁李仁各一两

上，为细末，水煮面糊和丸，梧桐子大，每服三十丸，橘皮汤下，不以时。

和胃橘红丸

治脾胃不和，伤冷积滞，胸膈噎痞，心肠疠痛，酒饮停滞，呕逆吞酸，消寒痰宿冷，疗痃癖气痛一方，无槟榔。

陈皮半斤　沉香　白豆蔻　缩砂仁各半两　甘草　神曲各一两　肉豆蔻　大槟榔各二个　干姜半分，或擦生姜一两

上，为细末，橘泥和丸，如弹子大，每服一丸，温酒嚼下，不以时。

鸡舌香煎

治忧恚气逆、冲上逆等气。胸脘窒塞，咽膈噎闷，脏腑积聚，欲作癥癖，酒食痰毒，呕逆泄利。

鸡舌香　墨各半两　牛膝　犀角各一两　枣五个　京三棱一分　铁铧粉　梅肉各一分半　巴豆五十个

上，为细末，煮面糊为丸，如黄米大，每服五粒，食后，米饮下。

气下丸

治胸膈痞满，食饮减少。

麦门冬　甘草各五两　人参　细辛　远志　干姜　川椒　桂各二两　附子一两半

上，为细末，炼蜜和丸，梧桐子大，每服七丸至十丸，食后，白汤下，二七日取安。

七气汤

论曰：百病皆生于气，大抵不过于喜、怒、悲、恐、惊、劳、

寒、热。盖喜则气缓，怒则气逆，悲则气消，恐则气下，惊则气乱，劳则气耗，寒则气收，热则气泄，由此变生。若其气起于一，或左或右，循行上下，或在肌肉之间，如锥刀所刺，其气不得息，令人腹中满，此由惊恐喜怒，或冒寒热，留聚而不散，为郁伏之，气流行随经上下，相传而痛，久令人痞闷，大便结涩，其脉短涩，谓之聚气。宜此药，并趁痛散。

京三棱　蓬莪术　青橘皮　陈橘皮　藿香叶　桔梗　益智各一两　香附子一两半　甘草三分

上，为粗末，每服五钱，水二盏，生姜三片，枣一个，煎至一盏，去滓服。

诃黎勒散

治脾虚冷气不和。

当归　丁香　木香　甘草　肉豆蔻各二两　赤石脂　附子各一两　藿香四两　诃子皮一两半

上，为粗末，每服二钱，水一盏，生姜三片，枣一枚，擘破，同煎至七分，去滓，食前，温服。

理气丸

治虚人有冷，气道凝涩。

香附子一两　缩砂仁　木香　白豆蔻仁　甘草　甘松　丁香各一分　姜黄半两

上，为细末，汤浸蒸饼和丸，梧桐子大，每服二十丸，生姜汤下，空心。

木香散

治膈气，心腹疞痛，饮食无味，口苦舌涩，呕逆不定，噫气吞酸，一切气疾并皆治之。

益智子一两　陈皮　茴香　姜黄　香附子　京三棱　神曲各二两

盐四两

上，为细末，白汤点服二钱，不以时。

小降气汤

俞山人方。治下虚上壅，气不升降，膈滞痰实，咳嗽喘满，头目昏眩，肩背拘急及治脚气上攻，脚弱腰痛，心胸不快，可思饮食。

紫苏子　前胡　厚朴　甘草　橘皮　当归　半夏　桂各半两

上，为粗末，每服二钱，水一盏，入生姜、紫苏叶，煎至七分，去滓，温服，食前。

小理中煎

治三焦气弱，中脘积冷，饮食迟化，不能消磨，胸膈痞闷，胁肋膨胀，哕逆恶心，呕吐噫酸，心腹疼痛，脏腑不调，肢体倦怠，可思饮食，及治翻胃呕吐，膈气噎塞，若脾胃久虚，全不入食，纵食易伤者。

荜澄茄　草豆蔻　姜黄　良姜　缩砂　青皮各二两　阿魏一分　陈皮半两

上，为细末，醋煮面糊为丸，如绿豆大，每服三十丸，生姜汤下。

开胃正气散

治真元亏耗，荣卫劳伤，邪气乘袭，阴阳交错，胸膈噎闷，不思饮食，或气痞多痰，或呕逆泻痢，或气结肿满，或山岚瘴气久不能除，寒热作时，羸瘦劣弱，又治中暑烦燥，痰逆头眩，及疗伤寒阴阳不正，变证多端。

丁香　沉香　藿香　黄橘皮　半夏　厚朴　甘草　人参各一两

上，为粗末，每服二钱，水一盏、生姜三片煎至七分，去滓，食前，温服。

匀气团参散

调顺三焦，和养脾胃，益荣卫，进饮食。治阴阳痞隔，邪气未分，气逆呕哕，腹胁胀痛，或禁固不通，或大便滑泄，或手足时冷，或烦燥口干，及膀胱肾间宿冷，腰腹疼。

人参　白术各一分　白芷　茯苓　乌药　藿香　橘皮　甘草各半两

上，为细末，每服二钱，枣汤调下，不以时。

大腹汤

治中满下虚，气不升降，心胸痞闷，食饮难消，呕吐多痰，肋胁膨胀，肢体羸瘦，便利不调，及妊娠恶阻，憎闻食臭，痰逆头眩。

大腹子　橘皮各八分　厚朴　白芷各四分　人参　神曲　桂心　桔梗各三分

上，为细末，每服三钱，水一盏，煎至七分，去滓，温服，非时。

温中汤

治脾胃虚寒，腹中冷痛，饮食迟化，痰饮并多寒气上奔，心胸刺痛及伤寒阴盛，脉细沉微，手足逆寒，霍乱吐泻。

白术　枣各半斤　厚朴五两　陈皮四两　甘草三两　干姜二两　藿香　茯苓各一两

上，为粗末，每服二钱，水一盏，煎至六分，食前，去滓，温服。一方，厚朴、良姜、桂等分。

快活丸

去寒湿，壮脾胃，宽膈快气。

山茱萸　石茱萸　吴茱萸　金铃子　杜茴香　官桂　青橘皮

陈橘皮并生用

上，等分，为细末，醋煮面糊为丸，如绿豆大，每服三五十丸，食后、临卧，生姜汤下，熟水亦可。

蕊珠丹

镇心空膈，去八邪气及妇人血攻、寒热等疾，惊忧成病。

辰砂一两一分　桃仁四十九个　附子一分半　安息香　牛黄各一分　阿魏　木香各半两　麝香二分

上，为细末，炼蜜少许，和丸梧桐子大，每服五七丸至十丸，空心，盐汤下，妇人醋汤下，凡腹中有块如拳尤主之。

盐精丸

治膀胱、小肠气痛。

补骨脂八两　金铃六两　山茱萸　木香各一两　附子　茴香各一两　海蛤一分　青盐三两

上，为细末，酒煮面糊和丸，梧桐子大，每服三五十丸，空心，酒下。

八等散

主消谷化气。

厚朴　吴茱萸　人参　白术　茯苓　芎　陈曲　麦糵

上，等分，为细末，每服二钱，水一盏，煎至七分，去滓，温服，不以时。

三阳丹

助阳正气，去风冷，除寒湿。

附子二两　羊肉四两　桂　干姜　硫黄　阳起石　鹿茸　白术各一两

上，为细末，与研药合匀，以前附子和膏，丸梧桐子大，每服三十丸，空心，米饮下，以朱砂为衣。

三棱汤

治乘气、饮食积滞迟化。

三棱一两　术半两　益智　乌药　沉香　厚朴　黄橘皮　甘草各一分

上，为细末，每服三钱，水一盏，煎至七分，去滓，温服，食后。

沉香乌药煎

治胸胁气痞，脏腑疼痛。

沉香　乌药　泽泻　陈皮　赤茯苓　白术　香附子各半两　麝香一分

上，为细末，炼蜜和丸，梧桐子大，每服二十丸，食后，煎橘皮汤下。

人参半夏散

《广济》，贲豚气在心，吸吸短气，不欲闻人声，心下烦乱不安，发作有时，四肢烦疼，手足逆冷。

桑根白皮八两　半夏七两　干姜四两　茯苓三两　人参　甘草各二两　附子一两　桂四两

上，切碎，以水一斗，煮取三升，滤去滓，分作三服，忌生冷、羊肉、饧、海藻、菘菜、油腻等，食后服。

麝香丸

治右胁下如覆杯，有头足久不已，令人发疟，寒热痞闷也。始得之，因肺病传肝，肝得传脾，脾乘旺而不受邪，其气留于肝，故结而为积，谓之积气。其脉，弦涩时结。

桂一两　当归　人参各半两　细辛　川乌头　巴豆各分　麝香一字

蓬莪术半两

上，为细末，水煮面糊和丸，如绿豆大，米饮下三丸。

沉香丸

治胸中气痞烦闷，饮食不下，或心下苦满，噫气吞酸，时闻食臭，大小便秘涩，此由忧思惊恐寒热动伤其气，结于胸膈之间，《经》称阳脉结谓之膈，此名膈气。

丁香　木香　吴茱萸　茴香　沉香各一分　青橘皮　肉豆蔻　槟榔各二两，黑牵牛二两，醋浸令软，连二味同炒，令牵牛熟去出

上，为细末，炼蜜和丸，梧桐子大，生姜汤下十丸。

贲豚汤

治从小腹上冲心胸，咽喉发痛，如豚之状，发作欲死。其始得之，由脾病传肾，肾当传心，心乘旺而不受，邪气留于肾，其脉沉结，谓之贲豚，宜此药及桂枝加桂汤方在后。

甘草　川芎　半夏　黄芩各二两　葛根五两　芍药三两　甘李根皮五两

上，为粗末，每服五钱，水二盏，生姜五片，煎至一盏，去滓，温服，不以时。

安胃白术散

治脾胃气虚，胸膈膨闷，心腹胀满，呕逆恶心，噫气吞酸，口淡无味，四肢倦怠，全不思食。

白术二两　茯苓　藿香　厚朴　半夏　甘草　黄橘皮各一两

上，为细末，每服二钱，水一盏，煎至六分，去滓，温服，非时。

生气汤

治男子妇人一切冷气攻心，腹胁肋胀满刺痛，噫醋吞酸，痰

逆呕吐，胸膈痞闷，饮食不美，又治五膈五噎、一切气疾。常服，除邪冷，生胃气。

丁香　檀香各一两　盐三两半　干姜　甘草各二两　丁皮一两　胡椒一分

上，为细末，每服半钱或一钱，沸汤点，不以时。一方，有人参、白芷。

灵痃丹

治脾元虚冷，小肠气发动疼痛及痃癖冷气腹痛。

茴香　木香各一两　硇砂　硫黄　干蝎　白矾各一分　附子半两，炮用

上，为细末，酒煮面糊和丸，如鸡头大，每服三丸，略嚼破一丸，烧绵灰二钱，酒调下。

顺气丸

宽胸膈，行滞气，消痰饮，爽神气。

黄牵牛十两，炒，别捣，取面六两　木香　青橘皮　槟榔　半夏曲各一两　紫苏子半两　五灵脂一两半

上，为细末，滴水和丸，梧桐子大，每服二十丸，临卧，生姜汤下。

匀气散

治气滞不匀，胸膈虚痞，宿冷不消，心腹刺痛，除胀满噎塞，止呕吐恶心。常服，调顺脾胃，进饮食。

丁香二十两　藿香　甘草各五斤　白豆蔻　白檀　木香各二十两　缩砂仁二斤半

上，为细末，每服一钱，入盐一字，用沸汤点服，不以时。

杏仁顺气丸

宽中顺气，破坚去积，逐痰水，行结气，消除腹胀，通利痞。

疗肺气壅滞，喘闷不快，胃中停饮，腹胀鼓痛，或呕逆痰涎，呼吸短气，或肋下牢满，骨间刺痛，又治咳逆肿满，背脊拘急，大便秘滞，便水赤涩等。

甜葶苈三两　杏仁二两　神曲一两　半夏　槟榔各二两　牵牛四两　皂荚五铤

上，除葶苈、杏仁外，同为细末，后入上件药二味，再研匀，调浸皂荚酒为面糊，和丸梧桐子大，每服二三十丸，温生姜汤下。

黑神丸

治疗在后。

干漆六两，半生半熟，用重汤煮半日，令香　神曲　茴香　木香　椒红　丁香各半两　槟榔四个，除椒外，五物皆一半生一半炒

上，为末，研，和丸如弹子大，取茴香末十二两，铺盖阴地阴干，候外干并茴香取器中极干乃去茴香。肾余、盲肠、膀胱癖、七疝下坠、五膈、血崩、产后诸血满下赤白，并一丸，分四服；死胎一丸，皆绵灰酒下；难产，炒葵子四十九个捣碎，酒煎下一丸；诸疾不过三服，风疾十服，膈气、癖瘕五服，血瘕三丸，当瘥。凡妇人腹中有大块如杯名曰血瘕，服此即消。

七气汤

主虚冷上气、七气等。

半夏一分半　人参　甘草　生姜　五味子　桂各半两　紫苏子一分

上，㕮咀，以水二盏，煎至七分，去滓，临卧，温服。

奔风汤

治男子妇人因惊悸、忧恚气聚，自脐腹动悸上行，或冲咽喉，腹中痛。

甘李白皮一两半　干葛半两　半夏四分　白芍药三分　当归　芎䓖

甘草各二分

上，为细末，每服二钱，水一盏，煎至七分，去滓，温服，食后。

趁痛散

治脏腑积寒，胁腹胀满。

蓬莪术　桂各一两　槟榔半两　芫花　附子各一分　细辛半两

上，为细末，每服三钱，水一盏，煎至七分，温服，食前。

木香理气丸

治胁下满，气逆不妨于食，连年不除，此由风寒之气伏留而不散，聚于胁下，正气不得行，谓之积聚。

青橘皮一两　桔梗　桂　槟榔各半两　木香　杏仁各一分

上，为细末，炼蜜和丸，梧桐子大，姜汤下二十丸；未知，渐加至三十丸。

木瓜分气丸

治胸腹胀满。

干木瓜　姜黄　陈橘皮　黑牵牛　蓬莪术　萝卜子各一两

上，为细末，水煮面糊为丸，梧桐子大，每服二十丸，渐加至三五十丸，陈橘皮汤下，食后、临卧服。

调中白术煎

升降阴阳，宣通壅滞，调中顺气，款利三焦。治胸膈窒塞，噫气不通，噎痞喘满，食饮迟化，痰饮留滞，腹胁胀满，传道不匀，或秘或涩，脾胃易伤，心腹疼痛，霍乱呕吐，食饮不下，恚怒气逆，忧惫结气，或作奔冲，胸胁刺痛，短气好眠，全不思饮食。

人参　白术　干姜　甘草　青橘皮　橘皮各半两

上，为细末，炼蜜和丸，如弹子大，每服一丸，细嚼，温酒下。

沉香养气丸

治脾胃不和，膈脘痞闷，噫醋吞酸，口苦无味，食入迟化，心腹胀痛，中酒呕吐，停滞不消。常服，和气调中，美进饮食。

沉香二分　木香半两　香附子四两　姜黄二两　甘草一两半　甘松一分

上，为细末，蒸饼和丸，梧桐子大，每服五七丸，空心，米饮下。

木香饼子

治男子妇人脾胃不和，胸膈满痞，心腹刺痛，两胁胀满，食不消化，寒痰呕吐，噫醋吞酸，霍乱吐泻，五膈气病，咽喉噎塞，酒毒痰吐，不进饮食，妊妇、老幼皆可服。

木香二两　甘草一两半　姜黄二两　香附子四两　缩砂仁　甘松各一分

上，为细末，汤浸蒸饼和丸，梧桐子大，捏作饼子，每服十饼子，细嚼，温水下，不以时。

养气丸

治鼓胀。

丁香　胡椒　荜茇　木香　干蝎各半两　萝卜子一两

上，为细末，枣肉和丸，梧桐子大，米饮，食前下三十丸。

荜澄茄丸

治疝气及下部湿冷，脐腹疼痛。

荜澄茄　川楝子　茴香　木香　桃仁各一两　蝎一分

上，为细末，酒煮面糊和丸，如豌豆大，每服二三十丸，空心，温酒或盐汤下。

半夏散

治五膈噎气，心胸不利，涕唾稠黏，饮食进退。

半夏　厚朴　枇杷叶各一两　肉豆蔻一个　母丁香二十五个　青木香一块，如枣大

上，为细末，每服一钱，水八分一盏，煎至六分，和滓，热服葛仙公云：凡妇人诸疾，多缘忧恚，治须兼忧恚药。

正气散

调顺阴阳，祛寒正气。治体虚客寒，阳气内弱，中焦不和，寒热相搏，头痛昏倦，肢节烦疼，痰逆恶心，呕吐冷沫，及疗八般疟疾，山岚瘴气久不能除，时作寒热或暴冷内伤，霍乱吐利或气脉壅滞，手足虚肿，又治妇人但病头痛恶心，五种膈气，食饮不下。

厚朴　人参　甘草　半夏　陈皮　藿香各一两

上，为粗末，每服二钱，水一盏，姜五片，煎至六分，去滓，食前服。

九痛丸

治九种心痛。虫心痛，疰心痛，风心痛，悸心痛，食心痛，饮心痛，冷心痛，热心痛，生气心痛。

附子　干姜各一两　人参　巴豆　生狼毒　吴茱萸各一两

上，蜜为丸，梧桐子大，空心，米饮下一丸。

集福丸

消食化气，止泄泻，腹中诸冷。

乌头　桂　香附子　干姜　陈橘皮　巴豆肉麻油内熳火煎，自旦至午后，巴豆如皂子色即止，拭干，冷水浸两日，换水浸研，瓦上去油

上，每巴豆霜一两，用诸药各以陈米一升半为末，水调成膏，

直候微酸臭即煮为硬糊，丸如绿豆大，每服五七丸，酒饮任下。一方，朱砂为衣。

桃仁煎

治胁肋脐腹气结，疼痛如锥刺，及气奔上不下。

桃仁　茴香各一两　木香半两　硇砂　阿魏各一分　蝎梢五十个

上为末，以桃仁膏和匀，以葱白酒化下一枣大，空心。若气大段不快，加槟榔三个，专主冷结膀胱。

乳香丸

消积冷，宽胸膈，进饮食，不宜多服。

乳香　巴豆各一分　丁香　木香　桂各一分　青橘皮一两

上，为细末，水煮面糊和丸，如绿豆大，每服五七丸，以木瓜汤下，食后，次加至十丸、十五丸。

木香散

治三焦不和，脾胃气虚，关膈不通。

木香　人参　陈皮　甘草各半两　白术　山药各一两

上，为细末，每服二钱，水一盏，煎至七分，去滓，温服，食后。

中和汤

调适阴阳，通流荣卫，养脾进胃，快饮食，治胁肋胀满，止呕逆恶心。

白术四两　黄橘皮　厚朴　人参　甘草　茯苓各二两半

上，为细末，每服二钱，水一盏，入生姜三片，煎至七分，去滓，食前，温服。

奔气汤

治阳气不足，阴寒上乘，奔抢膈中，迫寒胸痞，短气喘急，膨痞闷凝，气不宣行，厥逆便觉欲尽，腹内冷湿，肠鸣有声，助阳退阴，散寒下气。一方，不用生姜。

甘草　人参　桂各二两　吴茱萸六两　生姜一斤　半夏六两

上，为细末，每服一二钱，生姜半两，水二盏，煎至一盏，去滓，温服，食前。

分气煎丸

快胸膈，进饮食。

香附子四两　陈橘皮二两　木香生　丁香各半两，生　姜黄二两，生

上，为细末，醋煮神曲糊丸，如绿豆大，不以时，生姜汤下三十丸。

紫苏子煎

治脾胃气虚，饮食生冷过多，腹内胀满，噫闻食气，霍乱吐泻及上气咳嗽。

紫苏子　黄橘皮　良姜　桂心　人参各一两

上，为细末，炼蜜和丸，如弹子大，食前，酒服一丸。

青木香丸

宽中利膈，行滞气，消饮食。治胸膈噎塞，腹胁胀痛，心下坚痞，肠中水声，呕哕痰逆，不思饮食。

牵牛粉黑者，十两　补骨脂七两　荜澄茄四两　木香各一两

上，为细末，水和丸，如绿豆大，每服二十丸，生姜汤下，食后、临卧，小儿加减服，妊妇勿服。

太一白丸

治八痞，两胁积聚，有若盘盂，胸痛彻背，奄奄恻恻，里急气满，项强痛极者，耳聋消渴，泄痢，手足烦热或有流肿，小便苦数，淋沥不尽，不能饮食，少气流饮，时觉妨闷，小腹寒，大

肠热，恍惚喜忘，意有不定，五缓六急，食不生肌，面目黧黑。

狼毒　桂各半两　附子　乌头　白芍药各一两

上，为细末，炼蜜和丸，梧桐子大，每服二十丸，空心，温酒下。

妙应丸

治气虚有积。

大附子　破故纸　荜澄茄　木香各半两　硇砂半分

上，为细末，和大麦面裹药同烧，候面黄焦去面，将药为细末，煮面糊丸，如绿豆大，每服三五丸，米饮下，食后、临卧。

丁香饮子

和气。

丁香三十个　肉豆蔻一个　白茯苓　甘草各一分　藿香一字

上，为细末，每服二钱，水一盏，煎至七分，去滓，食后、临卧，温服。

草豆蔻散

草豆蔻仁　生姜　甘草　木香　人参

上，等分，为粗末，每服二钱，水一盏，煎至七分，去滓，食后，温服。

肥中丸

和胃，进食，快气。

藿香　人参　白术各一两　半夏半两　陈粟米二两

上，为细末，每服二钱，滴水丸梧桐子大，用蜜一匙，姜三片，煮沸，温服。

茯神汤

主五邪气入人体中，见鬼妄语，有所见闻，心悸动摇，恍惚不定。

人参　茯神各二两　茯苓三两　赤小豆四十个　菖蒲三两

上，五味，以水一斗，煮五升半，分为五服，忌酢、羊肉、饧《深师》《千金翼》同。

牛黄丸

治伏暑气，不问新久，曾经取转针灸不效，卧床危困，及伤寒余毒并四时山岚之气，皆治之。

牛黄　白不灰木各一两　黑牵牛一两半，用一半炒一半生　粉霜光明者一分，有黄石者不用　朴硝一两一分，青白成块子，焦黄色不用

上，除粉霜别研外，余为末，入粉霜，同拌匀，炼蜜和丸，梧桐子大，随证服之。

半夏厚朴汤

治咽中如炙肉脔，咽之不下，吐之不出，此胃寒乘肺，肺寒则津液聚而成痰，肺管不利，与痰相搏，其脉涩大，宜此药。

半夏五两　厚朴三两　茯苓　紫苏子各二两

上，为细末，每服五钱，水二盏，生姜五片，煎至一盏，去滓，温服。

四味汤

《小品》治寒疝气，腹中虚痛，及诸胁痛里急病。

当归　生姜　芍药各三两　羊肉三斤

上，锉，以水一斗二升，先煮肉烂熟，出肉，纳药，取三升，每服七合，日三。

乌梅丸

快气，下痰，消食。

乌梅　巴豆　丁香七个　半夏七枚，依法制

上，为细末，清水和丸，梧桐子大，朱砂为衣，一服三丸，橘皮汤下。

正中丸

治心气痛。

五灵脂　川乌头各半两　没药　胡椒各一分

上，为细末，醋煮面糊和丸，如绿豆大，每服五七丸，醋汤下。

神保丸

专治膀胱气。

木香　胡椒各一分　巴豆十个　干蝎半个

上，为细末，汤浸蒸饼和丸，如麻子大，朱砂为衣，每服三丸。心膈痛，柳带灯心汤下；腹痛，柳带煨姜汤下；血痛，炒姜醋；小便下不通，灯心汤下；血痢、脏毒，楮叶汤下；肺气甚者，白矾、蚌粉各三分，黄丹一分，同研为末，煎桑白皮糯米饮调三钱下；小喘，用桑皮糯米饮下；肾气胁下痛，茴香酒下；大便不通，蜜汤调槟榔末一钱下；气噎，木香汤下；宿食不消，茶酒浆饮下，偏治膀胱气。

伏梁丸

治若起脐上，如臂上至心下，又或身体股胫皆痛肿，环脐而痛。始得之，由肾病传心，心当传肺，肺乘旺而不受，邪气留于心，结而为积，其脉大散而涩，时时结聚，谓之伏梁。其病裹脓血于肠胃之外，按之至痛，此积下则迫阴，必下脓血，上则迫胃脘，出膈夹胃脘成痛，居脐上为逆，居脐下为从，始觉可治，久则难治，或变水气，宜此药。

青橘皮三十个，白马尿浸三宿，软透，细切　巴豆去皮十个，与青橘皮同炒干，巴豆不用　羌活半两上，为细末，水煮面糊和丸，如绿豆大，米饮下五丸，渐至十丸。

三棱煎

治若心下如盘久不已，令人四肢不收，养成黄疸，饮食不成肌肤。其始得之，肝病传脾，脾当传肾，肾乘旺而不受，邪气留于脾胃成痞气，其脉缓涩而时结，宜此药。

荆三棱　蓬莪术各四两　芫花一两

上，用米醋三升，同煮醋尽，独留芫花炒干，余二味片切，焙同为细末，水煮面糊为丸，豌豆大，橘皮汤下三丸，以知为度。

大枣丸

治胁下大如杯，久不已，令人洒淅寒热、喘嗽，发肺痈。其始得之，由心病传肺，肺当传肝，肝乘旺而不受，邪气留于肺，结而为积，其脉结涩，谓之息贲，宜此药。

葶苈　黄橘皮　桔梗各一两

上，为细末，枣肉和丸，梧桐子大，米饮下五丸，以知为度。

桂枝加桂汤

治气虚有寒，气道凝涩。

桂五两　芍药三两　甘草二两

上，为粗末，每服五钱，水二盏，姜三片，枣一个，煎至一盏，去滓，温服，不以时。

调气丸

快气和中，进食。

青橘皮二两　陈橘皮三两　木香半两

上，锉碎，用牵牛面四两同药炒黄色，其牵牛末更不用，将前三味为细末，炼蜜和丸，如鸡头大，每服一丸，含化咽津。

中金丸

主胃气久虚，宿食不消，心下急满，腹胀胁痛，泄利吐逆，恶闻食气，又疗风寒湿痹，风水肿满，风眩头痛，目中冷泪，自汗亡阳，或五劳七伤，筋骨轻弱，腰膝疼重，或温疟寒湿，山岚瘴气经久未愈。常服，添津液，暖胃去痰，消谷嗜食。

白术三两　人参三分　大枣半斤，取肉四两

上，为细末，枣肉和丸，梧桐子大，每服三十丸，不以时，米饮下。

良姜散

治小肠气。

良姜　干姜等分　续随子

上，为细末，每服一大钱，续随子霜一字，同热酒一盏，入猪胆汁十数点同调，一服瘥。

塌气丸

治虚肿胀满。

胡椒一两　蝎尾去毒，半两　木香一分。一方，无此味

上，为细末，水煮面糊为丸，梧桐子大，每服五七丸，加至二十丸，陈米饮下。

圣妙散

治鼓气，利大小肠，并治胸膈气滞之疾。

甘遂一分　白牵牛一分，一半生，一半熟　白槟榔一个，半个生，半个裹煨

上，为细末，每服一字至半钱，陈粟米汤调下。如服补气药不得服，犯甘草，有盐气药，每日只得吃淡粥及温热之物，一月后食得盐。

陈橘皮煎

治膈气。

陈橘皮一两　木香一分　雄丁香二十个

上，为细末，研独头蒜和丸，如樱桃大，以姜分十片嚼下一丸，不以时。

坚气散

升降阴阳，通利滞气。

金铃子　术各一两　硼砂一分

上，为细末，空心，盐汤调下二钱。欲丸，水煮面糊为丸，梧桐子大，三十丸。

三倍丹

逐阴气，快胸膈，散痰饮，开胃进食。

木香一两　青皮二两　半夏四两

上，为细末，姜煮面糊和丸，梧桐子大，每服三十丸，食后，白汤下。

小神曲丸

消食化气。

神曲一两　陈橘皮二两

上，为细末，炼蜜和丸，如鸡头大，每服三两粒，含化咽津，食后。

川楝散

治小肠气，下元闭塞不通。

川楝子一两　巴豆一两半

上，和匀，炒紫色，去巴豆，取川楝子净刷为末，每服一钱，先炒茴香秤一钱，以酒一盏煎三五沸，去滓服，得下泄则瘥，及远年里外臁疮。

仓卒散

治小肠气。

山栀子四十九个　附子一枚

上，为细末，每服二钱，酒调服，或酒一盏同煎至七分，入盐一捏，温服。及治脾胃挛急痛，难屈伸，腹中冷重如石，痛不可忍，自汗如水，手足冷久不瘥者，宜服。

断弦散

一名失笑散。治小肠气及治妇人血痛，尤佳。

五灵脂　蒲黄等分

上，为细末，以药二钱，酽醋一合，熬药成膏，以水一小盏，煎至七分，热呷之。

昆布煎

治胸膈滞气，食药不下。

舂杵头细糠一合　昆布一两半，末

上，二味，用老牛涎一合，生姜汁一合，二味以熳火煎，入少蜜搅成膏，搜前二药丸如鸡实大，不计时候含化一丸，细细咽津。

失笑散

亦名夹袋散。治男子小肠气。

干漆炒，烟出为度　胡椒等分

上，为细末，每服半小钱，煎葱酒调下，乘热服，入口疾愈。

玄胡索散

治妇人血气攻心不可忍，并走注。

蓬莪术半两，油煎乘热，切片子　玄胡索一分上，为细末，每服半钱，淡醋汤调下，食前。

枳术汤

若心下如盘，边如旋，此由水饮停留，与气相搏不散，宜服此药。

白术四两　枳实二两

上，为粗末，每服五钱，水二盏，煎至一盏，去滓，温服。

桃仁煎

治痃癖气，心腹疼痛，肌肤瘦弱，面无颜色，及男子元气、妇人血气，并宜服之。

桃仁十枚

上，细研如膏，以酒二斗，淘滤取汁，铛中以熳火煎成膏，每于食前温酒调下一茶匙。

附子汤

治翻胃吐逆。

附子一个，重半两

上，坐于煿上，四面着火，煼令熟，生姜汁中蘸过，再煼焦，如此候煼得泣尽，姜汁半碗许即末之，每服一钱，粟米饮调下，空心。

附子开胃散

治元脏伤冷及开胃口。

附子炮，去皮脐，不以多少

上，为细末，每服二分，水二盏，入生姜三片，葱白二寸，枣一枚，同煎至八分，去滓，温服，不以时。

诃黎勒丸

治水，利心腹胀满，呕逆及上气咳嗽，胸膈气痞。

诃黎勒以面煨黄色，去面

上，为细末，粟米饭和丸，梧桐子大，每服三十丸，空心，米饮下。

皂角丸

治压食气，遍身黄肿，气喘，饮食不下，心胸满闷，宜此药。

皂角去皮，涂醋炙黄为末，每一炙入巴豆七个，去皮

上，同研匀，醋磨好墨和丸，如麻子大，食后，橘皮汤下三丸，以利为度。

贲豚汤

疗五劳，五脏气之游气上下走时，若群豚相逐憧憧，时气来往，自如惊梦，精先竭，阴萎，上引小腹急痛，面乍热赤色，喜怒无常，耳聋，目视无精光方。

葛根八两　生李根一升　人参三两　半夏一升　芍药三两　当归　甘草各二两　桂心五两　生姜二斤

上，为粗末，每服三钱，水一盏，生姜，同煎至六分，去滓，温服。

贲豚茯苓汤

疗虚气，五脏不足，寒气厥逆，腹胁胀满，气贲走冲胸膈，发作气欲绝不识人，乏力羸瘦，小腹起腾踊如豚子走上走下，奔驰往来，热抑引阴气，手足逆冷或烦热。

茯苓四两　生葛八两　甘草二两　李根白皮　半夏各一升　人参　当归　芎䓖各二两

上，为粗末，每服三钱，水一盏，生姜五片，煎至六分，去滓，温服，不以时。

大七气汤

疗忧劳寒热愁思及饮食膈塞，虚劳内伤，五脏绝伤，奔气不

能还下，心中悸动不安。

桔梗二两　人参三两。一方二两　芍药　干地黄三两。一方，二两　干姜三两。一方，二两　甘草三两。一方，二两　橘皮　半夏各三两　茱萸七合　黄芩二两。一方，三两　桂心二两。一方，三两　枳实五个

上，为粗末，每服三钱，生姜三片，水一盏，同煎至六分，去滓，温服，不以时。

小正中丸

治心痛。

五灵脂　川乌头各半两　没药　胡椒各一分

上，为细末，醋煮面糊和丸，如绿豆大，每服五七丸，醋汤下。

吴茱萸丸

治气自腹中起，上筑于咽喉，逆气连属而不能出，或至十数次，或上下不得喘息，此由寒伤胃脘，肾气先虚，逆气上乘于胃，与胃气相并，不止者难治，谓之哕，宜此。

吴茱萸　黄橘皮各二两　附子半两

上，为细末，水煮面糊为丸，如梧桐子大，米饮下二十丸，食前。

石脂丸

治心痛彻背，背痛彻心，胸中痞闷，胁下逆气上抢心腹，短气不得卧，寸口脉沉迟，关上小紧，谓之胸痹。

附子一分，炮　乌头半两，炮　赤石脂　干姜　川椒各一两

上，为细末，炼蜜和丸，梧桐子大，酒下三十丸，食前。

大露宿丸

治气极虚寒，皮痹不已，内舍于肺，寒气入客于六腑，腹胀

虚满，寒冷百病。

礜石　干姜　桂心　皂荚　桔梗　附子

上，各等分，为细末，炼蜜和丸，梧桐子大，酒服十丸，日三，渐加之，慎热及近火。

赚气散

快气进食。

京三棱　蓬莪术各五两　白术三两　木香半两　枳壳一两

上，为细末，每服二钱，水一盏，生姜三片，同煎至六分，去滓，温服，不以时。

五积丸

治宿食不消，吞酸噫气。

面五两　大枣七个　巴豆三十一个

上，将白面米汤调硬软得所，裹枣、巴豆，候干，用炭火烧存性，取出放冷为细末，水糊和丸，黄米大，每服三五丸，食后，白汤下。

顺气散

治气逆。

甘草　茯苓各四两　白术　厚朴各六两　干姜二两　陈橘皮三两

上，为细末，每服二钱，水一盏，煎至七分，去滓，食后，温服。

胃气丸

消进饮食。

丁香　厚朴　硫黄　附子　干姜　桂　豆蔻仁　半夏曲等分

上，为细末，水煮面糊和丸，如黍米大，每服十五二十丸，米饮下，不以时。

壅药

专治一切壅热，不可服凉药者。惟脏腑秘，口干呕逆，即加枳实一二豆大，黄连一豆大，枳实米泔浸三宿，用黄连蜜炒焦黑，用此是。凡煎药，每服之所加者数。

人参半两　白蒺藜去刺　赤茯苓　白术各一分　莨菪子二分　白扁豆一分，若无，以白豆代之，此别有理　独活二分　甘草三分　天南星二分，生用　半夏一分半，制，略有性

上，为细末，不罗，不计时候，水一盏，磨水沉香少许，荆芥一二穗，同煎三钱匕，取八分，去滓，再炼，一日三服。

茱萸丸

治年深膈气，翻胃吐逆，饮食物至晚皆吐出，悉皆生存不化，膈上常有痰涎，时膈呕血，胸中多酸水，吐清水无时，夜吐辄至晓，日渐羸瘦，腹中痛楚，时复冷滑或即闭结，并主之。

吴茱萸瓦上焙出油，三分　胡椒　当归　矾石烧存性，各半两　甘草半两，一半生；一半纸裹五七重，醋浸透，火内煨熟，又浸七次　半夏一两，水洗，煮烂，研为膏

上，为细末，炼蜜为丸，梧桐子大，每服七丸，煎桑枝柳汤下，日三服，银器内煎。

五灵脂散

行滞气，止骨痛。

五灵脂　茯苓各杏核大　丁香三十个　人参　木香各一分　朱砂半分

上，为细末，每服二钱，姜汁米饭调下。

鸡峰普济方卷第二十一

眼　目

还睛丸

治虚劳目暗，有黑花。

菟丝子　石斛　白茯苓　熟干地黄　牛膝各一两　真珠　覆盆子各三分　远志　防风　蔓荆子　车前子　玄参　人参　木香　决明子　地肤子　蕤仁　芎䓖　羌活　羚羊角屑　枸杞子　薯蓣　甘菊花　黄芪　地骨皮各半两　兔肝二两

上，为细末，炼蜜和杵三五百下，丸梧桐子大，每服三十丸，温酒下，粥饮亦得。忌热面、荤辛、生冷等。

盖子澄眼药方

第一，用多年燕子窝捣罗为细末，用井华水调如胡桃大，白纱帕子包，于眼上熨之，如有泥，却用井华水洗。

二，用不蚛皂角三十铤　熟地黄　当归各一两　仙灵脾一两半　硇砂二两　生地黄二两半　细辛一两半　白盐半斤　木鳖子十八个　川楝子一两　青盐二两　威灵仙　香白芷　藿香叶　酸榴皮各一两　川百药煎一两半　黑牵牛　川芎各一两　核桃仁十八个，乃胡桃仁　酒醋三升糠醋

上件药，拌匀，先将青盐、硇砂用乳钵研碎，与醋浸三昼夜，每日翻一次，将上面药转在下面，用石拍压实醋，候日满取出，诸药不用，只将皂角用桑柴熟火焙干，皂角再逐铤于所浸下醋内蘸淹，醋于火上焙干，又蘸醋再焙，至醋尽为度，其角焙及六分干，焦熟便碾为细末，每日三次或两次，擦牙一月，只可用约一两已上下，先擦时少用，逐旋加药，如有津液咽之为妙，擦毕漱

津数口愈，加用药旬内去头风，自目明身健，应验如神，每两药末用麝香一百文足，多愈妙。

三龙眼膏

药如后：

朴硝半两　龙胆草二分　白蒺藜一分　旋覆花一分半　仙灵脾二钱，锉

已上药，用黄土半斤，将五味药一处拌匀，于五更取井华水一碗，和黄土并药为泥，稀稠得所，安在垍碗内，以匙摊平面，铺白色开通钱五文，皆以开字向南，字合于地下，于钱背上写五行字。却以硇砂绿豆大二十块子，便别于安排。

上，每文上安四块子，却以别碗合定置净土上，用新黄土周回，并上面培遍，仍透风气，得三四昼夜开，看其硇砂钱上生半寸长，如翡翠色便取下，次垍器中收之，又用：

斑蝥不去翅足　乳香一块如枣大　秦皮　胡黄连各三钱　肥干枣三个　灯心一握，长七寸　古老钱七文

上，七味，入无油石器中，取新井华水一大盏，煎至半盏，以绵滤入石器中其滓，再入水一盏，煎至半盏，滤去滓，合汁，以文武火熬成膏子，约得一匙头半，入新垍器中盛顿，将已刮下空青更以硼砂末、龙脑各少许，却同研匀，以银箸搅匀，用角合子收之三五年不坏，每日用银箸点一黄米大，次日依旧再点，翳膜自随泪下，点药亦不觉痛，如眼微昏三两日并愈，神验甚速冯猷道传戊寅十一月初一日。

决明丸

治脾虚膈热，眼目昏暗，翳瘼遮障，隐涩羞明。

决明子　青葙子　苍术　木贼　川芎　羌活　防风　甘草　楮实　菊花　蝉壳　石膏各一分　蛇皮一条　仙灵脾　谷精草各半两

上，为细末，炼蜜和丸，如樱桃大，每服二丸，细嚼，米饮下，食后。

如圣膏

治一切眼疾诸药疗不瘥者，神验方。

黄连　赤石脂各一两，研　羊肪脂二分，铫消，去滓　硇砂　白矾研　熊胆　龙脑　牙硝　麝香　乳香研，各一分　炉甘石四两，火煅一伏时，捣罗、水飞用，一两，细研　白沙蜜四两，以两重生绢滤之

上，同诸药入盆研细极匀，后入羊肪脂，次入蜜和诸药，入白埚碗盛之，于盆内用冷水浸一宿，去火毒，每次点粟粒大，如眼中有翳膜，日点三次，早午晚，极有神效，点柱不得用铁。

炉甘石点眼药

治大小眦破痒痛等。

炉甘石四两，烧过，水飞　黄连末二分　硼砂一分　青盐　乳香各半分　黄丹三分　轻粉　硇砂少许　麝香少许，并研如粉

上，为细末，柱子点之。

通神膏

治眼生翳瘼赤脉，胬涩疼痒有泪一字半为一铢。

白沙蜜四两　青盐　麝香各一字　乳香　硇砂各半字　当归半分　黄连三分　白矾半字

上，八味，乳钵内轻研，于青竹筒内煮半日，用绵去滓，埚瓶内收贮，每点了瞑目，少时以温汤洗翳膜等并退下。

羌活丸

治男子妇人小儿远年日近风，毒气上攻，眼目昏暗赤涩，瘀肉生疮，翳膜遮障不明及久新偏正头痛，眼目渐小细及有夹脑风痛，多见黑花，但有此证，服必见效。

羌活　川芎　天麻　旋覆花　青皮　天南星　藁本各一两　黑牵牛子六两，杵取二两，余者不用，微焙

上，七味，一处为末，后入藁本、牵牛末和匀，取生姜、自然汁煮面糊和丸，梧桐子大，每服二十丸，食后，盐酒汤下。

逼毒七宝散

治眼热赤痛。

黄连　当归　赤芍药　蔓荆子　五倍子等分　乳香六分，别研　轻粉三分

上，为细末，每服二钱，水二盏，煎数沸，滤清者，热洗眼，不以时候。

金丝膏

点眼热痒。

脑子　牛黄　硼砂各一字　青盐　麝香各半字，并研如粉细

上，为细末，用孩儿乳汁并乳香少许，沙糖少许，三味先研匀细，次入余药调和，当以金银竹柱点。

枸杞丸

治眼目昏暗。

苁蓉　枸杞　川椒取红　甘菊各等分　巴戟减半

上，为细末，炼蜜和丸，梧桐子大，每服二十丸，空心，酒下。久服，明目活血。

神曲丸

主明目，百岁可读注书《千金》，一名夜光丸。

神曲四两　磁石二两　光明朱砂一两

上，三味，末之，炼蜜和丸，梧桐子大，米饮服三粒，日三，不禁。常服，益目力，众方不及，学者宜知此方，神验。

猪胆膏

点眼药。

猪胆一只　硇砂细研

上，以硇砂穰在猪胆中，成膏系定，悬当风处，候白衣如霜出，扫下收瓷合子内，旋旋用柱子点入眦中，觉痒乃罢，便无翳膜，未尽再点之。

当归散

治风毒攻注，眼目疼痛，或赤眼疼，不可忍者。

龙胆　当归各等分

上，二味，为细末，冷酒调下一大钱。

治眼赤痛五方

治眼赤痛。

京枣一个　黄连一分

上，以水一盏，同煎至三分，时时点之。又，二味更添竹叶等分，煎汁淋截，赤眼尤佳。

麻风赤眼药方

荆芥　防风等分

上，二味，水煎数十沸，入青盐少许，令水咸，温热淋洗。

治内外障眼

苍术四两，米泔浸七日，日换米泔水，去黑皮，细切，入青盐四两，炒令黄，去盐　木贼童子小便浸一宿，水淘，焙

上，为细末，不以时，每日随饮调下一钱，甚佳。

治倒睫眼

草乌头　白芷各半两

上，为细末，每用少许，先含水一大口，鼻内搐。

截赤眼痛

黄柏二寸，蜜炙黄紫，擘碎

上，以水一盏，煎至六分，用冷水浸盏至冷，以铜或银柱点之，口中苦即止。

黄连膏

治眼。

好黄连一分

上，细末，以垍盏，调儿孩乳汁成膏，盏内摊，以古老钱一文置一垍碟内，后用灸钱上一壮，便以黄连盏亚之，烟尽揭起，将艾灰古老钱放盏内，以百沸汤调及半钱，露一宿，以古老钱点之，口中苦即止，不计次数。

治眼烂眩

五倍子

上，用汤急浴过，晒干为末，掺上，用生精猪肉二片盖之，候极痒时换肉药，候不痒再用药点，盐汤洗之。

空青散

治徇蒙招尤。

有儿自生下之后至四五岁合眼、连点头、不言。按：《素问》曰：徇蒙招尤，目瞑耳聋，上虚下实，过在足少阳厥阴。盖徇蒙，合眼也；招尤，点头也；谨处空青散治之。

空青研　牛黄研　细辛去叶，各等分

上，为末，研匀，薄荷汤调下半钱，使内养肝气而去虚风。

鸡心膏

治小儿斑疮，浮翳入目，大人赤目，后翳如疔者。

天竺黄　朱砂　雄黄　蔚金各一分　大黄二两

上，为细末，每服半钱，用鸡子清调药，巴豆三枚去皮，同盛在鸡子壳内，湿纸裹，慢火煨熟，拣去巴豆不用，细嚼，米泔下；小儿研烂，米泔调下。

石决明丸

治肝经风毒上攻，眼生翳膜，隐涩羞明，头目昏重。

石决明　谷精草　白术　川芎　羌活　防风　甘草　楮子　蝉壳　草决明　蕤仁各半两　木贼　青橘皮各三分　蛇皮一分　细辛一分

上，为细末，炼蜜和丸，如樱桃大，每服一丸，食后、临卧，茶清嚼下，日进三服。

羊肝夹子

治眼退运并翳膜遮障，小儿疳眼、雀目并治之。

蝉壳　黄连各半两　甘草　菊花各一分　蛇蜕皮一条

上，为末，每用羊肝一具，竹刀子批，掺药拌匀，用白面裹作夹子，每日食后吞一服。

点眼药方

乌蛇头尾一副，头三寸，尾七寸　丁头大赭石　草乌头　干姜各四两

上，为粗末，用夹绢袋子盛药末于银石器内，用新汲水一斗，将药袋子煮，以慢火熬及八升倾出，以别器物盛，更用黄丹一斤，却于银石器内，炒如枣色，倾在地下，出火毒，用薄纸衬，更用好蜜二斤，与前煎药袋子并水丹再熬水及七升，取出药袋子，当风处悬干，如再要熬点。

覆盆子丸

治肝气不足，两目昏暗，热气冲上，泪出疼痛，两胁虚胀，筋脉不利。

覆盆子　细辛　当归　决明子　芎䓖　五味子　人参　白茯苓　羌活　桂心　柏子仁　防风　甘菊花　枸杞子　车前子　甘草各半两

上，为细末，炼蜜和丸，梧桐子大，每服三十丸，不计时，候粥饮下。忌酒、醋、面、炙煿等物。

紫金膏

治赤眼。

白沙蜜一两　黄丹三分

上，同熬成膏，紫色为度，先用新水试滴下成丸子，可将药尽倾在新水，乘热丸如弹子大，白隔绢袋子盛，用水三两碗煎三两沸，热淋至冷，再暖再淋，日三次，甚妙。

洗轮散

秦皮　桂府滑石　黄连各一两

上，为细末，每服半钱，沸汤调，候澄清汁，乘热时频洗。

地黄丸

治眼昏涩。

熟地黄　牛膝各四两　干山药　覆盆子　枸杞子各二两半

上，为末，炼蜜为丸，梧桐子大，早朝、空心，酒下三五十丸。

口　齿

齐天银

治牙齿一切疼痛不可忍者。

寒水石一两　丁香　雄黄别研　白芷　芍药　升麻　牛膝　仙灵脾根　当归　黄丹　甘松各六铢　细辛半分　麝香一分，别研上，十三味，为细末，每日早晚用之，先以热水漱口，取一钱揩牙齿，候少时方漱去。能除风蚛牙疼，极佳。日月蚀时饮食，则人患齿病必矣，齿忌油枣。若齿不牢密时，每用盐一捏，以热温汤含，揩齿及叩齿百遍，为之不绝，五日外，齿即牢密。

牢牙散

升麻　细辛　川芎　防风　槐角　生地黄　白芷　木律　青盐研　皂角灰各一分　茯苓二分　寒水石烧赤，去石，研粉

上，为细末，先用温水漱口，每用少许揩牙，有涎吐了，误咽无妨。

乌金散

治骨槽风热，牙龈肿痒及风冷疼痛，齿痛有血。

何首乌　威灵仙　猪牙皂角　川椒各一两　醋石榴　槐白皮　干地黄　细辛各十两　麝香一分，别研　青盐一分

上，为细末，每早指捏少许于牙上，擦齿龈上，出涎，良久漱口。

玉池散

治风蚛牙疼，肿痒摇动，宣露出血，口臭者，宜服之。

防风　细辛　川芎　槐花　当归　地骨皮　白芷　升麻　藁本　甘草

上，各等分，为细末，以揩牙甚效，大段痛摇动，每服二钱，以生姜三片，黑豆半合，水一盏半，同煎至一盏，和滓服，漱口殊效。

顶礼散

乌髭须，牢牙齿

生干地黄一两　五倍子　紫菀　苦参　青黛　青盐　黑锡　桑

白皮灰各半两　龙脑少许

上，九味，先将上五味为细末，次将黑锡于铁铫子中慢火熔开，用桑白皮灰同锡就铫中研细，不见锡星为度，后将上件药末更入龙脑少许合和了，用新瓦合盛，每用，食后、临卧，先净漱口，用指头捏药揩牙后即漱口，临卧时更不须漱口，必一日两次，初时百日之内不食三白物，二年之后药力已通，苦志用神终老不白，如髭有白者，先拔去之，髭黄尤好，用药百日效。

如圣散

治大人小儿急慢牙疳及牙龈蚀漏，脓出不止，并骨槽风及定牙龈肿痛闷者。

香白芷　零零香叶　甘草各二两　寒水石三两，并为末　草乌头一个，重一钱，已上擘开破，用如粉香白者　石龙胆　砒霜　铅白霜各一分　硼砂半分，并研

上，为末，研匀密收，每用时先净漱口了，用半字轻揩掺，有涎吐了，神效。

陈希夷先生揩齿乌髭药方

西国升麻熟地黄，猪牙皂角与生姜，

木律旱莲槐角子，细辛荷叶要相当，

青盐等分同烧煅，和合将来使最良，

揩牙自然髭鬓黑，岂知世上有仙方。

上件，九味药，细研如粉用之。

升麻地黄散

治风气上攻，牙齿疼痛，龈肿连腮颊紧急。

升麻　地黄　地骨皮　青盐　芎各半两　皂角一铤，烧灰　细辛减半　槐角两烧

上，为细末，每用少许，揩擦龈上，有涎吐了，误咽无妨。

当归散

乌髭鬓，牢牙齿。

当归一两　香附子一两二分　生干地黄　白芷各一两

已上，四味，锉碎，不犯铁器，炒黑色存性为末。

青盐半两，烧干，入在诸药中，一处和　皂角五斤，刮皮，去子了用　草乌头二两　生姜五斤，穿地坑烧红，埋在坑内五次，其生姜自干

上，先将草乌头、生姜皆切作片子，及将皂角刮去黑皮，分作两片，内铺乌头、生姜了，用麻片缚，夹定炭火上，用铲炙令通红于地上，用新瓦盆盖，如麸炭状，研细，与前药一处合和，每日两次擦齿如常法，鬓发白者一月变黑，遇旦望日，用河水洗髭。

失笑散

治牙疼。

川乌头　芎　甘草　地骨皮　细辛　白芷　高良姜

上，等分，为细末，每用少许，于痛处擦三两次，涎出，以温水漱。

菖蒲散

治齿疾揩牙下走仙方。

五倍子四两　石菖蒲二两　青盐一两　生干地黄　苦参各二两　草乌头半两　生姜三两

上，将五倍子、乌头、苦参先捣为粗末，续入生姜，再捣成膏，团作五块子，盛在瓦合或小沙罐子内，以圆瓦子盖合口，微留一小眼子出黑烟，盐泥固济一指厚，以火煅之，见黑烟将尽去火，以生土盖之，来日出，与前药同研令细，用之。

皂角细辛散

治风蚛牙疼。

皂角半斤，去皮弦子，寸锉　升麻　细辛各一两　盐二两，青盐尤佳，三味同淹二三宿取出，同炒存性　柳枝灰　槐枝灰，各半两，存性

上，为细末，如常法治之，一切牙疼兼乌髭。

麝香散

治牙龈肿痛。

麝香空皮，五个　木律二两　牛膝半斤　郁李仁一两　黄茄一个

已上，为末，入罐子内，上用瓦子一片盖口，留一小眼子，用盐泥固济，烧令通赤，候烟白色即住火，以新土掩一伏时取出，次入升麻半斤　细辛半两

上，为细末，如常法揩牙。

沉香散

治牙风肿痛。

香附子一两　细辛半两　川芎　白芷　白僵蚕直者，去嘴　地龙各一分

上，为细末，揩疼处，永不作。

槐枝膏

又名三枝膏。治风热上攻，牙龈肿疼。

槐枝　柳枝　桑枝各半斤，半寸锉

已上，三物，以水一斗，煎至三升，滤去滓，熳火熬膏，入后药末：

青盐一两研　芎末　细辛末，各半两

上，同搅匀，以合子盛，每用少许搽牙，立效。

香椒散

治牙齿疼冷。

川椒　细辛　莨菪子　白芷　海桐子

上，等分，为末，用药三钱，白矾、槐枝拍破各少许，以水一大盏，煎至七分，热漱冷吐，痛时用之。

川升麻散

治口气牙宣。

细辛　防风　川芎　白芷　升麻已上各十两

上，为细末，先用温水漱口，每用少许揩牙，涎吐了，误咽无妨。

细辛散

治牙疼。

白僵蚕　升麻末各一两　白矾半两末

上，为细末，令匀，每用半钱揩牙，患处合口，多时吐涎，次用沉香散①。

荜茇散

治牙疼。

良姜锉炒　草乌头生用，各一两　荜茇一分

上，为细末，揩牙上，有涎吐了。

乌金散

牢牙，乌髭。

晚蚕砂七两，炼净　麻秆取中者五两，作末　青盐三两半，别捣作末

上，三味，拌和了一罐子盛，用盐泥固济，仍于罐上留一小窍子，晒干，以灰火半秤以来烧煅出烟，微微青烟似绝为度，去火，将罐子于无风处放冷，取药再捣，罗为末，每日早辰午时揩

---

① 散：据本书目录，此后尚有白芷散、黑锡散、松霜散、乌头散、如圣散、五倍子散、生皂角散、神妙散、一字散、香白芷散十方，正文内容不存。

齿，临卧时亦用，更不漱口。此能去风、牢牙、乌髭，丸法六十日，渐渐有黑光，长髭发，甚神效，但一月已自效也。

治牙疼

香附子　荆芥穗等分

上，为细末，咬在牙上，即止。

香乳散

治牙疼。

乳香少许　荆芥穗三穗

上，二味，咬在病牙上。

附子膏

治牙疼，腮亦肿痛。

生附子大者一枚　生乌头一个

上，细末，以酽醋调成膏，只作一剂涂。

青散子

服青龙丹，动口齿。

青黛　黄连

上，等分，为末，揩漱牙齿。

治风热上攻牙齿龈肿痛不止

皂角烧灰　青盐

上，等分，研匀，漱口讫擦之，有涎吐了。

落蚛牙法

巴豆七粒

上，去皮，烂研，自早研至午时，以盐豉七粒，研匀后分丸为十四粒，安在窍内一茶间，觉热，以冷水漱自落。

兰香散

治大人、小儿疳齿宣露。

兰香焙干，烧灰，为细末

上，末，入麝香少许，同研匀，贴宣露处，有涎吐了，误咽无妨。

牛齿散

擦牙方。

上，以牛齿，不以多少，烧灰细研，每用少许揩牙，或煎汤漱之亦佳，冷吐之。

治风□牙痛

上，用黑木耳焙干，捣罗为末，煎汤热漱。

金华丹

治一切口疮久不瘥。

上，以真黄丹半两，铫内炒紫色，入好蜜二两，搅匀，熳火熬，直候紫黑色为度，成膏，收入埚器中，以纸密封，每用皂皂大，含化咽津，一日二次用不妨。

茵草散

治风肿牙疼。

细辛　茵草各半分

上，为细末，入麝香少许，每用一钱半，水一盏，煎至八分，热含冷吐。

梧桐律散

治口齿浮动宣露，血不止。

梧桐律半两　细辛　地骨皮　防风各一两　白芷半两　茵草　芎各一两

上，为细末，每用半钱揩牙，食久漱冷即吐之。

沉香散

治老人久患冷牙，疼不可忍者。

沉香　川升麻　细辛　白芷　地骨皮各一两　黑附子生用，一分

上，为细末，每用一钱，白汤㤭温温，冷即吐了。

地黄散

治牙浮动、饮冷热痛。

干地黄　升麻　青盐　芦荟　防风等分

上，细锉，和匀，每用药一两，以水一大盏，酒一盏，同煎至一盏半，去滓，热含于齿动处良久，倦即吐之，以含尽药为度，日二尽，此一剂永瘥。

大梧桐律散

治一切风蚛，牙齿动摇，疼痛，牢牙。

梧桐律　川芎　白芷各半两　生干地黄　槟榔　细辛各二分　丁香　雄黄各一分

上，为细末，入雄黄再研，令匀，每食后并夜卧，先用温水漱口，次用药少许擦痛处，非时亦可使。

治牙疼

巴豆一个，烧焦，和皮研　胡椒七个，为细末，同研

上，擦痛处即止，或用蜡和拈成铤子，插牙中即不痛。

咽　喉

无忧散

治热毒上冲咽喉百疾。

垂楼金线草　甜硝　板蓝根　茯苓　蒲黄　紫河车　百药煎

贯众　莲子心　白僵蚕　小豆子　山豆根　土马骔　马屁勃　螺儿青各一分　甘草四分　龙脑少许

上，为细末，每服一二钱，食后，蜜水调下，亦可以蜜丸含化。

犀角散

治咽喉毒气结塞，疼痛不止及汤水不下。

犀角屑　沉香　马牙硝　鸡舌香各一两　木香　薰陆香　甘草　黄芩各半两　川升麻　射干各三分　麝香一分

上，为粗末，每服三钱，水一盏，入竹叶二七叶，煎至六分，去滓，非时，温服。

佛手散

治咽喉肿痛诸疾。一名无忧散。

龙脑薄荷　百药煎　硼砂　牙硝各二分　甘草　青黛各四分　马屁勃　朴硝各半两　桔梗一两　白僵蚕半两，端直，瓦焙

上，为细末，每用干掺之，兼治赤口疮，一日三五次用之又用络石阴干为末，水煎漱口，治咽喉肿痛甚佳。

生地黄散

治咽喉内生疮，唾血不止。

生地黄　麦门冬各一两半　鸡苏苗　赤茯苓　玄参各一两　甘草半两

上，为粗末，每服三钱，水一盏，入竹茹一分，煎至六分，去滓，非时，温呷。

蔷薇根散

治热气壅滞，口舌生疮。

蔷薇根皮一两　川升麻三分　生干地黄　黄柏各半两　铅白霜一钱

上，为细末，入铅白霜研匀，每服二钱，水一大盏，入蜜半

匙，煎至七分，通口热漱，冷即吐之。不住，更有药末掺疮上，极效。

神圣吹喉散

治走马喉闭及喉闭肿疼，立效。

螺儿青　白僵蚕　焰硝　甘草各二两

上，为细末，用腊月内牛胆一个，取出汁同药拌匀，却盛在胆内，于透风处阴一百日外，取出研细，每以一字或半钱，用筒子吹在喉内。

吹喉散

治咽喉闭塞。

铜绿　胆矾　白僵蚕　朴硝

上，等分，用乳钵细研为末，吹在喉中，神效。

硼砂散

治喉闭不通者。

硼砂　枯矾　蛇皮　皂角刺火烧，各半两

上，为细末，每用少许吹入喉中，血出是效。

小硼砂散

治咽喉肿痛及喉闭气不通垂困者。

硼砂　马牙硝各一两　白矾二钱　龙脑少许

上，用研匀，使腊月鲫鱼胆汁和之，却填入皮内荫干，取出为细末，吹一字入喉中。然鲫鱼亦不必须腊月，但非暑月，皆可合。

消毒散

治大人小儿咽喉肿痛生疮，及小儿疮疱欲出未快，透肌消毒。

牛蒡子六两　甘草二两　荆芥穗一两

上，为细末，每服一钱，水一小盏，煎至七分，温服，不以时。

雄黄散

治缠喉诸风。

蜈蚣一个去足，并去头为末　雄黄一分，研

上，同研为细末，每用一字或半钱，冷水调，鸡翅扫在喉中。凡咽喉病及满口牙齿血烂者，皆以主之。

治缠喉风

白僵蚕末

上，以姜汁调成膏子，以温酒调。

治喉闭出气不得

上，以生巴豆和皮磨尖见肉，以木针突透，以齿咬闭合口唇，止于巴豆针眼内出气，不移时内自便消，渐出入气如常也。

露蜂房散

治热病喉中热毒，闭塞肿痛。

露蜂房　甘草　射干　川升麻　川朴硝　玄参各半两

上，为粗末，每服三钱，水一盏，煎去五分，去滓，非时，温服。

铅霜散

治热病咽喉肿痛不利。

铅霜　硼砂　马牙硝各一分　川升麻　黄药　地龙　寒水石　蛇蜕皮　牛黄　太阴玄精石　甘草各半两

上，为细末，每服一钱，不以时，新汲水调下。

硼砂丸

治咽喉肿痛不利，口舌生疮。

寒水石五十两　硼砂十两　脑子二分　麝香一两　牙硝二两　梅花脑子一分　甘草十斤

上，为细末，用甘草膏子和丸，每两作四百丸，每服一丸，含化咽津。常服，化痰利膈，生津止渴。

治咽喉肿塞

巴豆一个，去皮纳葱茎中，火煨熟，取出豆，去葱，切豆作两边，右边塞扎右边，左边塞扎左边。

又治咽喉不通

白矾末　胆矾末

上，等分，同更研细，以笔筒子吹之，或用水调令稠抹在舌根上玄，破脓血出。

金箔散

治喉闭、缠喉风、诸哽物。

第一炉

密陀僧　黄丹各一两　水银三铢　金箔两叶

上件药，先以盐泥固济炉子，着金箔一叶于炉下，细研上件药令极细，着在炉中，以金箔一叶盖上，以大火一煅，通赤为度，钤出良久，放冷，煅用炭三斤以来。

第二炉

代赭半两　白矾　硇砂各三铢　硝石一两半，明净者　蛇蜕三铢，着在炉底

上件药，依前法以大火一煅，通赤为度，钤出良久，放冷。

第三用法例

上两炉煅者药，于乳钵内衮研令匀，以笔筒盛少许，一吹在咽喉处，时饷再吹，沥涎哽物自出。一切喉痛皆治，立效。

川甜硝散

治咽喉不测之疾。

川甜硝　垂楼金线草　板蓝根　白茯苓　蒲黄　紫河车　柏叶煎脉　贯众各半两　莲子心　白僵蚕　棁子　土马稯　马屁勃　螺青各一分　甘草一两　龙脑少许

上，为细末，如咽壅肿，缠喉风，干掺咽津，不以时。

又方

贯众　茯苓　桔梗　马屁勃　甘草　阿胶　百药煎各等分

上，蜜和如膏，含化一皂子大，无时服。

鸡峰普济方卷第二十二

疮肿痈疽附

玉连钚

治一切疮肿。

白及　白蔹　密陀僧研　代赭石研　糯米粉　绿豆粉

上，为细末，以水调得所，看疮大小剪纸钚子，将摊在上贴疮，一日一换。

半夏散

治诸疮肿，结实不散或有脓出。

半夏　天南星各半两　朱砂　乳香　滑石各一分　五灵脂二钱

上，六味，为细末，先将温浆水洗净疮令软，看有欲破处，以白丁香蚀之成，用熟针子探作孔子，用纸捻子任药在内，得脓出之，瘥。

松脂膏

治诸般肿疼疮疖灸疮，不宜用此般膏。

熨金　黄柏　黄连各半两　巴豆十五个　沥青六两　清油一两

上，四味，为粗末，后炼油香熟，细细入沥青，散尽，细细入前件药末熬，以杨柳枝搅不住手，候滴在水中成珠子，方成膏，用棕片滤药。

土蜂窠散

治漏疮及治三十六般蜘蛛疮。

土蜂窠　露蜂窠　白矾　硇砂　雄黄各半两　麝香一钱

上，为细末，用醋涂病处，日二又方，减露蜂窠一味，治诸虫蛇所伤，识与不识，皆治。

五伤丹

治驴马坠，并打破闪着，疼痛不可忍。

乳香一分　没药　川椒　赤芍药　川芎　当归各一两

上，为细末，自然铜粉一两，研匀，用黄蜡二两半，铫子内熔成汁，次入药末，不住手搅令匀，放冷，搓如弹子大，每服一丸，好酒一盏，同煎药散，通口呷讫，就痛处卧少时，些小只可一服止，大者三五服永痊，自然于肉内生红丝接连旧。

神圣膏

治风毒恶疮重校定：此膏当是封贴疮肿。

蛇蜕皮一分　乌蛇　五倍子各半两　巴豆二十个　雄黄　牙硝各一钱

上，用生油四两先煎，闻油香入前四味，候巴豆焦黑色，漉出诸药不用，入雄黄、牙硝二味搅匀，别入黄蜡一两，同熬，以蜡熔为度。

七圣膏

治疥癣。

黄柏半两　苦参　藁本　硫黄各一两　蛇床子　腻粉各半两　猪脂六两

上，为细末，煎猪脂油，去滓，与前药同拌，和稀稠得所，以垍器盛，凡有患偏身者即遍涂之，不可小有遗漏，仍先以指甲抓破。凡用此膏，夜间最佳。凌晨以浓煎藁本汤浴之，如碎小疮只一上便效，甚者不过三上永绝根本，神良。

乌金膏

治背疮。

白芷　桂　当归　川芎　麝　白及　白蔹各一分　血竭　没药

乳香各二钱，研细

上件，并锉细，和令匀，以白绵裹，用清油三斤，将包子入油内，以文武火煎，候紫黑色，去药包煎五七沸，入黄丹二十四两，以文武火煎药，油如光漆，将少许滴水内成珠子，以津涂手，将药摊无油污手即成，入丹后更依次第下，下药末各二钱匕，先入血竭，次没药，次麝香，次乳香，收贮垍器内，如常使用。

补肌散

治一切恶疮。

五叶草　木鳖子　雄黄　黄丹各半两　狗头灰一两　蜘蛛大者两头

上件药，捣罗为末，用荞面一两裹药末，烧烟尽为度，细研为末。诸般疮脓水不止、疼痛不可忍者，掺在疮口，大效。

独活膏

治疥癣。

羌活　独活　丹参　葱白各半两　豆蔻一两，是肉豆蔻

上药，入菜油内，觉油香，更入黄蜡，候蜡熔成膏了即是。如用时，先洗疮，拭干敷药。

又方

甘草　麻黄　大黄　桂

上，等分，并生为细末，每服二钱，酒水各一碗，煎合一碗，去滓，温热服①。

乳香散

治诸般恶疮及打扑着。

花浮石又云花蕊石，四两，烧令赤　试剑草　乳香各二分　新瓦末少许

---

① 服：此后，据本书目录尚有乳香散、一井金、赤小豆膏、柞叶汤、皂角煎、珍珠散、立应丸、大圣散八方，正文内容阙如。

上，并为细末，再入乳钵内研细，甪器盛之密封，但是打损刀伤斧斫出血，掺药患处，用帛子系之，勿令着水，三日内肌肉便生；如有肿脓、水疮并阴毒、走马瘑疮之类，用齑汁净洗，用麻油润过后，用药掺之。

吴茱萸散

治风寒湿注下成疮。

槟榔一两　硫黄半两　吴茱萸一钱　川乌头一个

上，四味，为细末，掺疮上。干者，油调敷之。

五香散

治一切疮肿欲作，痈毒发背亦能消散。

木香　丁香　藿香　沉香

上，等分，为粗末，每服一大钱，水一盏，煎三两沸，稍热服；先嚼好麝香少许，以前药送下，胸膈食稍空服之。

碧金散

治疔疮及发背脑疽脚气下注，一切恶疮，此方疗诸般疮疾。

蜈蚣一对，全者，一雌一雄，其雌者小，雄者大　麝香半钱　铜绿二钱　绿矾一钱

上，为末，先将铜绿、蜈蚣同研七分细，续入麝香、绿矾，同研极细，每用时先以大针拨去疮口内死肉，至有血出，急捻一纸条，抄药少许在上，觉药微行，急点少油在疮上揩匀，次以沉水膏花子贴盖疮口，量疮势大小用之。

白芷散

治金铁所伤及破伤风。

黄连　槟榔　木香　白芷

上，等分，为细末，掺所伤处血便止。如妇人血晕，以童子

小便调一钱；如脏毒诸血，以水煎服。

白膏药

治发背、诸痈肿恶疮。

乳香一两　沥青　寒水石各二两，并研为末　轻粉抄，四五钱，同前三味合研令匀

上，同入垍石器内，慢火熔，不住用篦子搅匀如泥，先手上涂油圆得成膏子，以熟水浸三日，有患者先用温盐齑汁洗疮，拭干摊作纸花子贴之，五日一换，忌食辛酸热毒物，不得犯铜器铁器，以瓷合子收之熬，时时入油少许，如浸三日尚硬，再入少油更熬，亦勿令过，当得所可也。

多黑散

逐一切败血刀箭药。

似锦将军三两，小便浸三日，纸裹煨过　倚松子巴豆三两半，浆水浸七日，炒黄　豫吞细炭，一握一茎，米醋五升，淬尽用之　半两铜钱七十文铜线细，用酒五升炼尽

上，为细末，随伤大小贴之，血出疼痛便止，更无瘢痕，及出箭头止血，大效，及逐妇人一切败血者，可服一字，温酒调服。

黄柏散

治上膈壅毒，咽喉肿塞，口舌生疮，痰涎不利。

五倍子半两，末之　密陀僧　铜青　黄柏各一分，蜜炙

上，为细末，每用少许掺患处，咽津，小儿疮疼、毒气攻口齿，亦宜服之。

蛇床子散

治疥。

蛇床子　臭硫黄　胡椒等分　轻粉少许

上，为细末，每用先净洗疥，用菜油调药末搽之。

槟榔膏

治远年里外臁疮不瘥者。

槟榔　干猪粪各半两　龙骨一分　水银粉少许

上，四味，为末，入水银粉研匀，先以盐汤洗疮，热绢裛干，以生油调为膏，贴疮三日一易，五易定瘥。

柳枝膏

贴灸疮。

麻油半斤　黄丹三两　乳香一分　柳枝一握

上，如常法熬成，然后入乳香搅匀，贮器中。

沉水膏

治肿起。

白及　白蔹各一两　乳香三钱

上，为末，及白蔹研，入乳香，看疮大小，以水一碗，抄药在水中，以铁篦子打散，令药自澄作白膏药，看疮势，以纸花子摊贴之。

腊茶煎

治阴疮痒痛出水，久不瘥。

腊茶　五倍子等分　腻粉少许

上，先以浆水、葱、椒煎汤，洗净后敷之，未瘥，再敷之。

贝母煎

治漏疮积年不瘥者。

贝母　知母　榧子仁

上，等分，为末，醋煮面糊和丸，如梧桐子大，每服十五丸至二十丸，空心，食前，艾汤下。

槟榔散

治诸般恶疮久不生肌。

木香　黄连　槟榔各半两

上，为细末。如疮干，用唾调成膏涂之；如疮湿，干敷之。

山茄子散

生肌药。

山茄子二分　撮谷一钱　石决明半钱

上件，同拌匀，以唾津温水调药花子，候疮内恶肉净尽，先于疮口内干掺少许，后用花子贴之。

紫金散

治疔子油疮黑甜者。

五灵脂　床粉各半两　熟桃仁一两

上，同研令匀，鸡子清调，先刮破，然后涂药。

又方

天南星　白僵蚕　蒲翁草根纥漏根也，又名地低

上，等分，为末，鸡子清调涂。

白蔹散

敛疮药。

白及　白蔹　络石各半两，取干者

上，为细末，干掺疮上。

金仙散

敛肌药。

金星草二两，阴干，五月采连根　白及　白蔹各一两

上，为细末，掺疮上，后以膏药盖之。

白胶香膏

治折伤。

乳香　白胶香　沥青各等分，研

上，以脂麻油和如面剂，重汤煮成膏，不犯铜铁，以杖子剔起如丝即成膏。

柏根散

治无名恶疮。

乌蛇三寸，浸去皮，于瓦上爆干　黄柏根皮四寸，焙干，去皮　杏仁三七个，烧存性

上，为末，含盐浆水洗了，入腻粉，津调涂上，帛子贴之，甚时再上。

小真珠散

生肌。

定粉二两　黄丹半两　白蔹末一两

上，为末，干掺疮上，后用膏药如疮口大，即用散子。

乳香饼子

治疮止痛，生肌肉。

乳香　麒麟竭　没药各半两

上，研匀，以狗胆汁合成膏，捏作饼子，如榆荚大，每使时看疮大小，以饼子安疮上，外用膏药贴定。

涂摩膏

护火草大叶者，亦名景天　生姜不洗，和皮，各等分，研　盐如上

上，涂摩痒处，如遍身瘾疹，涂发甚处，余自消。

胡麻散

治癞。

苦胡麻半升　天麻二两　乳香三分

上，为细末，荆芥腊茶下三钱，忌盐酒、房事、动风物一百二十日，服半月后，两腰眼灸十四壮。

神授散

治伤折内外损。

当归　铅粉各半两　硼砂二钱

上，同研匀，每服二钱，浓煎苏枋汁调下。若损在腰已上，先吃淡面半碗，然后服药；腰以下，即先服药，后吃面，仍不住呷苏木汁，更以糯米为粥，入药三钱拌和，摊在纸上或绢上，封裹损处；如骨碎，更须用竹木夹定，外以纸或衣包之。

万安散

治一切恶疮。

五倍子　密陀僧研　白丁香各等分

上，先以甘草二两，捶碎，以酢齑汁一升，煎五七沸，去滓，口含，洗疮上令净。拭干，将末旋入麝香少许，以唾调作花子贴之。

雄黄丸

治瘰疬疮。

砒霜半分　雄黄半钱　雄黑豆四十七个，拣小者是，去皮研之

上，三味，同再研匀，滴水成剂，丸如黄米大，看口大小用药，入在疮口内，或未破，以针劙见血，贴药丸在上，以膏覆之念大悲咒，亦能愈此。

又方

用桑寄生烧灰，以盆盖，候成黑取出，研为细末，入麝香少许，掺疮上。如疮未破，用油调药涂之，兼服散子如后：

牡蛎二两　甘草一两　腊茶四两

上，为细末，如汤点，不数日，效。

又方

治瘰疬。

龙脑薄荷叶　不蚛皂角各一两，去皮，酥炙焦黑，去子

上，为细末，用盐豉一合，醋浸软，同捣得所，如硬添醋，丸如绿豆大，每服十丸，冷水下，不计时候，亦进三四服，忌咸、甜、动风物等。

失笑散

治疥癣。

大腹子半两　硫黄四两

上，为细末，每用以清油涂手心内摊嗅之，不过三两上，效，此药最验。

治蛇咬

草药生擦、为末皆可。

连钱草叶如小杏叶，又如小乔叶，干枝着地盘生而淡红色，无香　蛇红草状似荆芥，而其穗尤似羌活，细有花色，淡紫无香

上，二味，生，同捣，擦伤处，立效。

治恶疮

胸中痰热恶心。

升麻　葛根

上，等分，为细末，每服二钱，白汤点服，食后。

黄蜀葵散

治诸般恶疮疼痛不可忍者。

黄蜀葵花　赤小豆

上，二味，等分，杵作末，冷水调，用鸡翅看疮口大小扫在上，频频用，止痛甚妙。

返魂散

但是伤损至死，先以童子小便调下一钱，立效便活。

花蕊石一斤，捣碎　硫黄六两，槌碎　鸭舌草生用

上件药，用新坩合子一个，花蕊石一重，次入硫黄，一重一重铺尽，上用鸭草盖之，以赤石脂和涂合子，合又用盐泥固济，使新砖一口，上书“金、木、火、土”字，中心“土”字，上放合子，用两秤火煅，火尽取出，于地坑内埋一宿，取出，细碾为末，但是刀伤打损至死者，于伤处掺药，其人便活，且去疼痛；如妇人产后血晕至死，但见心头暖，即以童子小便调药一钱吃了，似猪肝片取下已，久不患血风、血晕气；若心下有血耗，黄物吐出，或随小便出，立效；若牛抵人肠出，如肠不损者，急与纳入，以桑皮缝了，掺药在上，立活；亦不用封裹，神效不可言；如有损脏伤热，煎童子小便调下一钱。

治干湿癣久不瘥方

豉二分，炒令焦　斑蝥二十一个，去翅足，微炒

上，二味，为细末，以沙糖水调敷之，以瘥为度。

桃花散

治刀斧所伤、挟风肿起方。

天南星生　黄丹生

上，二味，各等分，研匀，干掺。

治久漏不瘥

葶苈子　豆豉

上，二件，等分，同捣作饼子七个，如当二钱大小安疮上，

用艾炷灸之，每三炷一换。

治诸恶疮久不瘥及疥癣方

水银一两　腊月猪脂五两

上，以铁器中垒灶，用马通火七日七夜，勿住火，出之，停冷取膏，去水银，以膏贴一切疮，无不应手立效者，其水银不妨别用。

治白癜方

矾石　硫黄

上件，二味，等分，研为末，醋和敷之。

八神膏

治一切恶疮。

黄丹　南粉各一两　乳香少许

上件，二味，同入乳钵内，细研令匀停，分作八份，用油四两，于铫子内煎令热，将铫子于地上放少时，入一份丹粉于油内，用青活柳枝如指粗者，右转搅令极匀，却将铫子于火上烧煎，依前放铫子于地上，再入一份丹粉，如此八次，都入尽丹粉后，更用乳香末一分入油内同煎，频将药滴水上，若散即且煎，若不散是药就用也。其柳枝若煎得焦头，即旋去黑者。

治破伤蛇毒等四方

治破伤风

漏蓝不去皮、脐、尖，生　藿香叶各二分

上，为细末，每服二钱，生油半两调服，良久以大蒜三瓣，口中嚼烂，用热酒一盏投之，汗出为效，患人觉风退不须服，如未效，依前再服。

治毒蛇并蜈蚣诸毒虫所伤

川椒　盐豉各十个

上，二味，细嚼，在手中用天南星末二钱，一处调涂患处，黄水出，立不痛。

治诸般恶疮生肌肉药

龙骨　密陀僧各一两

上，为细末，先用温水洗疮口，令净，软帛子榀令干，后用此药干贴，不过三五上，必效。

治诸恶疮

山竹叶　虎掌草叶

上，二味，焙干为细末，用煎汤调贴之。

接骨丹

治伤折。

左顾牡蛎烧过，四两　料姜石生用二两

上，为细末，以糯米粥摊在纸上，然后掺药末，每次用半两裹伤处，用竹片子周围夹定，稍进通气缠之，候药自落，依前换。

治伤折等法

治伤折

药疽草　秦艽并生，等分，约重四两

上，同杵烂，以砖末半升，用童子小便调为膏，摊毡子上，卷伤处。

治金疮

滑石一两，别研　黄丹半两

上，二味，并生用，研匀，干掺疮上。

治秃疮

芋子生者，不以多少　土硫黄研细，等分

上，同捣匀，捏作饼子，贴在疮上，干即换之，数次便效。

如神膏

湿癣、疥痨、风疮久不瘥者。

斑蝥三十个　巴豆三十粒

上，二味，脂麻或菜油半埚盏许，和盏坐熳火上，入甘草一寸，同熬黑色，漉去三色药，入黄蜡一块，轻粉半两，凝冷成膏，涂疮上，大效。

疔肿论并方

论曰：四时之中，忽有大风、大雾、大寒、大热，若不能避之，人有将息失宜，感此气入于体中，顿折皮肤，流注经脉，遂使腠理壅隔，荣卫结滞，阴阴之气不得宣泻，变成痈疽、疔毒、恶疮诸肿。至于疔肿，若不预识，死不旋踵。其疮初起，必先痒痛，先寒后热，热定则寒多，四肢沉重，头痛心惊，眼花；若大重者则呕，呕者难治。

忍冬酒

治痈疽。

忍冬嫩苗一握叶尖圆，蔓生，茎叶皆有毛，生田野篱落，闹处有之，两叶对生，春夏秋叶稍尖而色嫩绿柔薄，冬即坚厚色深而圆，得霜则叶卷而色紫，经冬不凋，四月花开，极芳香，闻数步，初开时色白，数日则变黄，每枝黄白相间，故一名金银花。花开曳叶，数茎如丝，故一名老翁须，一名金钗股。冬间厚似薜荔，故一名大薜荔。其物能扶危，可移根庭槛间，以备急，兼花可爱　甘草生，半两

上，忍冬烂研，同甘草入酒一升半，沙瓶中塞口煮两食顷，温服，或干叶三钱，甘草方寸，酒煮服之。

小朱散

治瘾疹久不瘥。每发，或先心腹痛，痰唠麻痹，筋脉不仁。

成块赤土无沙石者　当归

上，等分，为细末，冷酒调下二钱，日三服，兼用涂药。

太府丹

治下疰脚疮。

甘遂肥实连珠者，一两，薄切，疏布囊盛之　芎一分

上，以纸笼大香炉，令至密，顶留一窍，悬甘遂囊于窍间，下烧芎一块，令烟熏甘遂，欲过，更燃一块，芎尽，取甘遂为末。三十岁已上气盛者，满三钱；虚者平三钱半，羯羊肾一对批开，匀分药在内，净麻缠定，炭火炙熟，无令焦，临卧，烂嚼，温酒下，随量饮酒，能饮一斗者可饮五升，以高物衬起双脚，一服即瘥。

乌头饼子

疮疥甚者。

乌头六两，每个四片切之　大豆六分

上，同入沙瓶煮极烂，每服一片，豆少许，空心，酒下。

小腊茶煎

治阴疮痒痛出水久不瘥。

铜钱一百个　乌头七个

上，水一碗半，煎至一碗，热洗，二方相须用之，无不即验。

治金疮流血不止

饶州白埴研　黄柏末

上，以唾津调涂。

治乳痈渐成疮

疼不可忍者。

乳香　绿豆各等分，研细末

上，二味，用冷水调切，恐冷水寒者，温熟水亦得，食后并吃二服，每服抄二钱。

又方

鸡子一枚，打破

上，用热酒调下，五六服即愈。

地骨散

治恶疮久不瘥，止痛生肌用此不痛，不用此即痛，久即生肌。一方，以枸杞根浓煎，热淋。

地骨皮先刮，取浮皮别收之，次取浮皮，下腻白粉为细散，其白粉下赤皮，细锉与浮皮一处为粗末、细散，各贮之

上，每用粗皮一合许，煎浓汁，乘热洗疮，直候药汤冷，以软帛子裛干，乃用细散敷之昔人有骨下疮脓三年，痛楚不瘥者，有腹间疮透见膜者，有手心透者，用之须久即瘥，皆用此药瘥。

治指疽肿痛不可忍

紫干菜子黑色者，一盏子

上，一味，捣炼烂，以水一大碗，熬十沸以来，将病指热蘸七次，或乘热淋渫毕，用冷水救一次，指干以膏药贴了封裹，勿令见风冷。

又方

煮猪蹄汤，不以多少。

上，一味，如前方。

豆豉膏

治灸疮火衅及臭气所伤肿痛者。

豆豉不以多少

上，一味，细末，油调涂疮上。

治恶疮并出箭头等五方

治诸恶疮

黄蜀葵花乘露采

上，一味，以垍合子盛之，放在马粪底十余日，候成膏取出，涂治诸疮。

消内毒方

葛根　升麻

上，等分，为细末，白汤点之。

治蜈蚣咬

上，以酽醋浓磨附子尖涂之，立瘥。

出箭头仁宗朝神应大师进方，神妙

壁鼠一个，尾长者是

上，熬干为末，先令患人饮酒一两盏，次调药吃三四钱，更饮酒令微醺醉，觉痒不得搔，箭头自出。如针入肉，亦用此药。

治绕腰丹疮

蛇蜕皮首尾全者

上，一味，烧灰，菜油调涂一二次即瘥。世传数方皆以有理，故编录之。

木香膏

治扑伤、打伤。

木香不以多少

上，为细末，每用热熟汤调成膏，以少许涂手上摩痛处，日三四。

治一切恶疮等方

治一切恶疮及补漏发背等疮。

黄丹

上，以象斗子盛黄丹两个相合，外以纸裹五重，置于炭火中一煅，烟尽取出，放于砖石上，以碗子盖之，冷即去灰土，将丹研，每用掺贴之，如神。

治火烧疮痛不可忍

上，以干黄牛粪烧为灰，油调涂之，少时，痛止生肌。

治疮不瘥瘥而复发骨从孔中出名为骨疽

上，以猪胆和楸叶捣封之。

附骨疽者，其脓在骨间，亦曰深疽，亦曰胻疽。久而脓化为骨，从疮口中出，此疽之大甚者也。

上，以芙蓉皮作末服之，觉脓与骨从肉下踊出。

又方

捣白扬末敷之。

又方

芜青子捣敷之，帛裹，一日一易。

又方

槲皮烧末，饮服寸匕。

又方

应恶疮，灸疮上。痛，灸至不痛；不痛，灸至痛，艾炷如麦粒大。

治疮中水肿方

上，以炭白灰、胡粉二味等分，脂和涂疮口上，水出，即时痛止。

治疮因风致肿方

上，以栎木根一斤，浓煮，纳盐一把渍之。

治因疮肿痛剧者数日死或中风或中水或中狐尿刺方

上，烧黍穰，或牛马屎，或生桑条，取得烟多者烧熏，汁出即愈。

治疮因风致肿

上，以温桑灰汁渍，冷复温之，常令热，神秘。

治恶疮

十年不瘥，亦名马疥。

上，烧蛇蜕皮一条为细末，以猪脂和敷之，醋和亦得。

治人脚无冬夏常拆裂名曰尸脚方

上，以鸡屎一升，水二升，煮数沸，停水冷，渍，半月瘥，亦可用马屎。

又方

上，烧胶为末，唾津调涂，上使干帛贴之。

治白癜方

上，以平旦绰取韭头露涂之，极效。

治男女阴疮方

上，以石硫黄末研细，敷疮上。

治疮肿疼痛

上，用赤小豆为末，以鸡子清调涂。

又方

上，用绿豆末、乳香末等分，以新水调涂。

治瘰疬疮

上，用鲤鱼一个，要重半斤已上者，使巴豆，不计多少，和皮，以杖子填巴豆入鱼口腹内，候满，纸糊口，使新砖一个放鱼在上，以新瓦盖，使木炭烧鱼成灰，去炭，取药，捣罗为末，煮面糊为丸，如绿豆大，每服十五丸，晚食后，煎乌梅汤下，若取及两月，皮肉如故孕妇不可服。

治破伤风

上，以全干蝎一个，薄荷叶裹，火上炙微黄，研细，热酒调下。

疗肿毒痈疽

未溃令消，已溃令速愈。

上，取草乌头屑水调，鸡翅扫，肿上有疮者，先以膏药贴定，无令药着疮，人有病疮肿甚者涂之，坐中便见皮皱，稍稍而消，初涂病人觉如冷水，疮乃不痛。

治外肾卒赤肿偏大疼痛

上，以大黄为末，以酸醋和涂之。

治一切疮内肉出

上，以乌梅烧灰，干掺疮上。

又方

上，用硫黄末干掺，干即以唾调之。

治热油汤火伤

上，以石膏细研，掺疮上。

治舌根强不能咽物

于舌根等处两经络深紫处，以弥针刺之，出紫血为度。

治干湿癣圈癣膏

夏枯草根俗呼吃塔叶者

上，一味，捣烂，以酽醋浸涂癣疮上，佳。

夺命散

治久患漏疮见骨。

人粪不以多少

上，用泥球子裹定，柴火内烧红取出，不用泥，只将粪研细，入麝香少许，干掺上，七日生肌。

治汤火疮

上，用玄精石烧作粉，水调涂疮，立效。

鲫鱼丸

治瘰疬。

上，取鲫鱼长三寸者，去肠，以和皮巴豆填满腹，麻皮缠以一束，秆草烧烟尽，研，粳米粥丸绿豆大，米饮下二丸，未利尽剂乃安，甚者、破者尤效速，忌动风物。

疔灸疮

上，用猪筒骨中髓，以腻粉和为剂，复纳骨泥裹，火煨熟，盐水浴后敷之。

芫荑散

治疮。

雄黄半两　白芜荑一分　吴茱萸　白矾少许　重校定：此方内吴茱萸无分两，此方《太平圣惠方》亦有之，内吴茱萸用二钱。

上，以白矾水调前件药末，涂在疮上。

治癣疮甲疽等疼痛四①方

治癣

上，用决明子末，同少水银粉为末，先擦破癣上，以末敷之。

治甲疽

胬肉裹甲，脓出血，疼痛不瘥。

胆矾烧灰

上，先剔去肉中甲，敷药疮上，纵有胬肉，一敷即干而落。疔疮有三十六种，皆因人腠中感风邪寒湿，凝结气血以成，若不预识而早治之，杀人甚速。孙真人云：若不预识，令人死不逮辰。又云：已看讫而求方，其人已入木矣，可不预识而备之哉？其状，疮头黑硬如钉子，四面赤如火燎，将发时但于口中、颊边、舌上看之，赤黑如珠子，碜痛应心，每日夜增长流诸脉，甚则眼中见火光，心神昏，口干心烦即死矣。有此证者，皆宜速治。

治一切疔肿神奇方

上，以苍耳根茎苗子，但取一色烧为灰，醋泔淀和如泥涂之，

---

① 四：原无，据本书目录补。

干则易之，不十度，其根拔出，神良孙真人云：诸方皆不及此。

又方

上，以艾蒿一檐，烧作灰，于竹筒中淋取，以一二合和石灰如面浆水，以针刺疮中至痛，即点三遍，其根自出。

千金夺命鳖牙膏

治远年恶疮、疳疮、漏疮、无名恶毒疮，诸药贴不效，神效。

香白芷　红皮　白术　青皮　细辛　红芍药　白附子　败龟　通草　虎骨　骨碎补　苍术　海蛤　当归　密陀僧　干姜各三分　鳖牙　没药各一钱半　桂二钱　木鳖子五个　腽膣枝腊模枝也　补腽膣根也，各二钱　黑附子二个　血竭一钱半

上件药，同为细末，每料使药末半两，先用清油三两，铫子内煎沸，入黄丹一两，不住以柳枝搅，候黑色，取离火①。

① 火：此后，据本书目录尚有紫金膏、得应膏、接骨丹、柴胡汤、白芷膏、杏仁膏、葶苈散、小犀角丸、抵圣膏、连翘煎、五香连翘汤、木鳖子汤、硫黄膏、大黄散、龙骨散、连翘散、紫金膏、续骨丸、犀角膏、大黄汤、黄芪膏、石膏油散、漏芦连翘汤、大白及散、雄黄散、蜀葵散、小白及散、黄芪汤、硼砂散、紫参丸、猪脂膏、黄柏膏、黄芪散、太一膏、柏子仁丸、乌犀神灵膏、神妙麝香膏、如圣膏、大黄汤、白芥子散、理气汤、小还丹、托里散、瓜蒌散、茯苓丸、万金散、白麦饭膏、真粉散、山竹膏、山甲散、金星散、又治疮十二方、破棺散、皂角散、论发背疮、辨发背证法、截发背方、乌龙丹、黄金保命膏、何首乌散、天麻散、五香汤、葱白膏、水犀角丸六十四方及论，正文内容阙如。

鸡峰普济方卷第二十三

治小儿诸病方论①

□□②

厚朴　藿香叶　陈橘皮　神曲　诃子皮各二分　川芎　丁香　木香　白术　甘草各一分　人参三分

上，为细末，炼蜜和丸，如樱桃大，每服一丸至二丸，生姜汤下，食前服。小儿一丸分二服，米饮化下。

鸡头丸

治小儿诸病后不能语。

雄鸡头一个　鸣蝉三个　大黄　甘草各一两　当归　黄芪　川芎　远志　麦门冬各三分　木通　人参各半两

上，为细末，炼蜜和丸，如小豆大，平旦米饮下五丸，空心，日三四服。儿大者加之，久服取效。鸡、蝉二物，宜求死者用之，不可旋杀。孙真人云：所谓杀生求生，去生更远，不可不知也。

连翘煎

治小儿无寒热，强健如故，身体结核瘰疬，及心胁、腹背里有坚核不消，名为结风气肿。

连翘　白及　白头翁　牡丹　防风　黄柏　羌活　桂　秦艽　豉各四两　海藻二两

上，为细末，炼蜜和丸，如大豆大，三岁儿，米饮服五粒至十粒，五岁以意加之。

---

① 治小儿诸病方论：原无，据本书目录补。

② 此处缺文。

安中丸

治脾胃不和，乳食减少。

人参　白术各半两　木香　藿香　甘草　枇杷叶　半夏　陈皮　丁香各一分　槟榔一个　肉豆蔻二个

上，为细末，水煮面糊为丸，如麻子大，每服十丸，食后，米饮下。

抱龙丸

治风壅痰实，头目昏眩，胸膈烦闷，心神不宁，恍惚惊悸，痰涎壅塞及治中暑烦渴，阳毒狂躁。

天南星一斤　藿香叶二两　牛黄半两　朱砂　白石英各一两　雄黄四两　阿胶三两　生犀角　麝香各一两　金箔　银箔各五十片

上件，十一味，为细末，入研者药令匀，温汤搜和为丸，如鸡头大，服一丸，用新汲水化下，入盐少许服，食后。

小儿白术散

治食少多伤，壮热倦怠。

人参　茯苓　白术　前胡　黄橘皮　藿香　枇杷叶半两　半夏一分　桔梗半两　甘草一分　草豆蔻一个　重校定：此方内六味，无分两，其《指迷方》内有藿香散一方，与此治疗一同，药味相类，内人参、茯苓、白术、前胡、陈皮、藿香等六味，各半两。

上，为细末，每服三钱，水一盏，生姜三片，枣一个，煎七分，温服，不以时。

剪刀股丸

治小儿一切惊风，久经宣痢，虚而生惊者。

朱砂一分　牛黄　龙脑各一字　麝香半分　天竺黄一分　地黄二分，生干　白僵蚕　蝎　干蟾　蝉壳　五灵脂各一分

上，药末，共二两四钱，东流水煮，白面糊为丸，如梧桐子

大，每服一丸，剪刀钚头研，食后，薄荷汤化下。如治慢惊，即去龙脑。

钩藤饮子

治脾胃虚风吐痢、慢惊。

钩藤三分　蝉壳　防风　人参　麻黄　白僵蚕　天麻　蝎尾各半两　甘草　川芎各一分　麝香一钱

上，为细末，每服二钱，水一盏，煎至六分，温服，量多少与之。寒多者，加附子末少许，不以时。

黄铤子

治小儿慢惊。

天麻　防风　人参各一两　干蝎全者　白僵蚕半两　甘草　朱砂　雄黄　麝香各一分　牛黄一分

一方，加白附子半两火炮。

上，为细末，炼蜜和丸，作铤子，量儿大小加减，不以时，薄荷汤下。未过百日孩儿，只与小豆大一丸，作一服，人参汤化下丸梧桐子大，每服一二丸，亦佳。一名麝香牛黄丸。

全蝎散

治小儿惊风，中风口眼㖞斜，语言不正，手足偏废不举。

全蝎　白僵蚕　川芎　黄芩　大天南星　甘草　桂枝　赤芍药　麻黄各三分　天麻六分

上，为粗末，每服三钱，水一盏半，生姜七片，煎至七分，温服，无时，量儿大小与之，日三四服，忌羊血。

大天南星丸

治小儿急慢惊风，涎潮发搐，目睛上视，口眼相引，牙关紧急，背脊强直，精神昏塞，连日不省。

滴乳香　龙脑　牛黄各半两　朱砂　天南星各三钱　麝香一钱半　天麻　人参　防风各一钱　干蝎十四个

上，各研杵令匀，炼蜜和丸，如鸡头大，每服一丸，荆芥薄荷汤下，量儿大小加减，不以时。

麝香丸

治胃燥，肌体黄瘦，腹胁胀大。

没石子　使君子　川楝子　白芜荑仁　肉豆蔻仁一方，用木香　缩砂仁　白术各一分　母丁香　芦荟各半钱　麝香一字

上，为细末，水煮面糊为丸，如麻子大，每服十丸，米饮下，不以时。

红散子

治风疾惊搐。

蝎一分　防风　桔梗　茯苓　甘草各一两　白芷半两　天南星　麝香一铢　龙脑少许　朱砂一分　重校定：此方内天南星无分两，其本方内有全蝎散一方，与此方治疗一同，药味相类，内天南星用三分。

上，为细末，每服半钱，薄荷汤下，食后服。

羊角丸

治小儿肾虚，或病后筋骨弱，五六岁不能行，宜补益肝肾。

羚羊角　虎脑骨　生干地黄　白茯苓　酸枣仁各半两　当归　桂心　防风　黄芪各一分

上，为细末，炼蜜和成剂，每服一皂皂大，儿大者加之，食前，温水化下，日三四服，久服取效。

益儿丸

亦名调中丸。治荣卫不和，肌体清瘦，或发寒热，面色萎黄，化癖，进食，长肌。

人参　白术　柴胡　茯苓　当归　陈皮　白芍药各半两　鳖甲　三棱　干姜各一分

上，为细末，水煮面糊为丸，如麻子大，每服三五十丸，空心，米饮下。

救生散

阳翟县来概朝奉方。治小儿吐泻后壮热，多睡困倦，眼目上视，时发惊悸，手足瘛疭，乃是慢脾风，医工以水银、腻粉药下之，顷时乍清，复作如故，十中无一二活者，宜服此药。

厚朴去粗皮，用甘草五寸拍破，水二碗，慢火煮，令水减半，去甘草不用，只取厚朴，干取一分　白术片切，蜜炙黄色，用一分　人参一两　陈皮　五味子　紫菀　干姜　杏仁各三分　桂心　甘草各半两

上，为末，每服二钱，水一盏，入生姜三片，枣一个，煎至七分，去滓，食后，温服。

定吐救生丹

治小儿伏热生涎，心膈烦躁，壮热，霍乱，食不下，呕哕恶心或发吐逆。

山大戟浆水煮，切焙为米，十五两　腻粉五两半　龙脑二两生　粉霜七两半　乳香别研　丁香各五两　水银　铅与水银结沙子　黄蜡各十二两半

重校定：此方分两太多，可两者减作分用，如丁香五两作五分也。

上，合研匀，每熔蜡一两，蜜二钱半，和丸如黄米大，一岁服一丸。如烦躁，研生脂麻、马齿菜；水吐逆，煎丁香马齿菜汤，更量虚实加减，食后、临卧服。此药除热化涎，下膈止吐逆。若胃虚伤冷、呕吐不止，不可服。凡小儿吐逆宜速疗，久不止遂为慢惊，常宜收此备急。

吴婆散

治疳痢。

宣连　白茯苓　阿胶　人参　柏　丁香各一分　没石一个　诃子二个　桃白皮三分

上，为细末，每服一二字，白米泔汤调下，不以时。

如垩①散

治大人小儿急慢牙疳，及牙龈蚀漏，脓出不止，并骨槽风，及定牙齿肿痒闷者。

香白芷　苓苓香叶　甘草各一两　寒水石三两　草乌头末三分　石胆　砒霜　铅白霜各一分　硼砂半分

上件药，研匀细，密收，每用时，先净漱口了用半字，轻揩，有涎吐了，神妙。

大惺惺丸

治惊疳百病及诸坏病，不可具述。

辰砂　青礞石　金牙石各一分半　雄黄一分　蟾灰二钱　牛黄　龙脑各一字，并别研　麝香半分，别研　地黄三分，生干

上，研匀细，水煮蒸饼和丸，如绿豆大，朱砂为衣，百日儿，每服一丸；一岁儿二丸；食后，薄荷汤化下。

和中散

和胃气，止吐泻，定烦渴，治腹痛不思食。

人参　白茯苓　白术　甘草　干蝎　黄芪　白扁豆　藿香叶

上件，等为细末，每服三钱，水一盏，枣二个去核，生姜五片，煎至八分，食前，温服。

紫苏子散

治小儿咳逆上气，因乳哺失度，内挟风冷，伤于肺气，或小

① 垩：本书目录作“圣”，存疑待考。

儿啼气未定，与乳饮之，乳与气相逆，气不得下。

紫苏子　萝卜子　杏仁　木香　人参　诃子三两　青橘皮　甘草各一两半　重校定：此方内五味无分两，此方《太医局方》亦载之，内紫苏子、萝卜子、杏仁、木香、人参、五味各三两。

上，为细末，每服一钱，水一小盏，生姜三片，煎至五分，去滓，不以时，温服，量大小加减。

润肺散

治小儿寒壅相交，肺气不利，咳嗽喘急，语声不出，痰涎壅寒，胸膈烦满，鼻塞清涕，咽喉干痛。

麻黄　人参各二两　杏仁　贝母各一两半　甘草半两　陈皮一分　桔梗　阿胶各半两

上，为细末，每服一钱，水八分，煎至六分，去滓，食后服。

进食散

治脾胃虚冷，腹胀食少。

橘皮　青橘皮　甘草　良姜　桂各半两　草豆蔻二个　川乌头　诃子皮一两　重校定：此方内川乌头一味，无分两，此方《苏沈良方》亦载之，内川乌头用三个。

上，为粗末，每服二钱，水一盏，同煎取六分，去滓，温服，不以时。

麝蟾丸

治惊风涎热潮搐。

大干蟾灰二钱　铁粉　朱砂末　雄黄末　蛇含烧淬取末　青礞石末各三钱　龙脑一字　麝香一钱口，各别研

上，拌匀，水浸饪饼心，丸如梧桐子大，朱砂为衣，薄荷水化下半丸至一丸，不以时。

大胡黄连丸

治一切惊疳，腹胀，虫动，好吃泥土，生牙，不思饮食，多睡，啾唖脏腑，或秘或泻，肌肤黄瘦，毛焦发黄，饮水五心烦，能煞虫消，进饮食，治疮癣，常服不泻痢。

胡黄连　黄连　苦楝子　白芜荑仁去油，炒，半两，秋初日三分　干蟾头洗，别末，一分　麝香一钱，别研　青黛半两，别研　芦荟一分，别研

重校定：此方内大胡、黄连等三味无分两，此方《钱氏方》亦载之，内胡黄连、黄连、苦楝子各用一两。

上，将先四味为末，以猪胆汁和为剂，每一胡桃大，入巴豆仁一个置其中，用油单一重裹之，蒸熟，去巴豆，用米一升许，蒸熟为度，入后四味，水煮面糊丸，如麻子大，每服十丸至十五丸，清米饮下，食后、临卧，日进三两服。

大青膏

治惊风热。

天麻一分　白附子生一钱半　蝎尾半钱　朱砂一字　青黛一钱　麝香一字　乌梢蛇肉半钱　天竺黄一字

上，同再研细，入生蜜和成膏，每服半皂子大至一皂子大，月中儿粳米大，同牛黄膏温薄荷水化一处服之，五岁已上，同甘露散服之。

安神丸

治上焦多热，惊悸不已。

麦门冬　马牙硝　白茯苓　干山药　寒水石各半两　朱砂一两　甘草半两　龙脑一字

上，为细末，炼蜜为丸，如鸡头大，每服半丸，沙糖水化下，无时。

延寿丸

治小儿疳气，羸瘦，腹大，颈小，头发稀疏，脏腑不调，或泻或秘。

干蜗牛　干蚯蚓各半两　蛇蜕皮　麝香各一分　干虾头三个　使君子　没石子各五个

上，将蜗牛、蚯蚓、蛇皮、虾头四味入罐子内封闭口，炭火烧通赤，取出，同余三味并为细末，用粟米饭为丸，如绿豆大，每服五丸，米饮日下二服。

小进食丸

治乳食不消，心腹胀满，壮热喘粗，呕吐痰逆，肠鸣泄泻，米谷完出，或下痢赤白，腹痛后重，及食癥，乳癖，痃气，痞结，并宜服。

代赭　当归　朱砂　枳壳　木香各半两　麝香一分　巴豆霜半分

上，为细末，入研药令匀，煮面糊丸，如麻子大，一岁食后一丸，温米饮下，量虚实加减。

黄铤子

治小儿风壅急热。

干蝎一钱一字　牛黄　麝香各半钱　甘草一分一字　天麻一分　防风　人参各一两　白僵蚕一分一字

上，除研者药外，为细末，后合研匀，炼蜜和作铤子，每服，一岁以下儿服一豌豆大，煎人参竹叶汤化下，食后、临卧时。

开胃丸

治小儿脏腑怯弱，内受风冷，腹内胀满，腹鸣泄痢，或青或白，乳食不化，又治脏冷夜啼，胎寒腹痛。

木香　蓬莪术　白术　人参　当归　麝香　白芍药各一分

上，为细末，都研匀，汤浸蒸饼丸，如黍米大，每服十五丸，米饮下，新生儿腹痛夜啼，可服五丸，并乳食前后。

至圣麝香饼子

治三种发痫，潮搐瘛疭，口眼相引，目睛上视，头项偃仰，口吐涎沫，及吐痢之后肠胃俱空，气血变乱，卧不得寐，反拗多啼，令儿发惊，手足掣缩，腰背强直，精神暗钝，涎潮汗出，渐加昏塞，每服二饼子，煎人参汤下，不以时候。

天麻　玄参　地榆各半两　附子一两　白花蛇头一个　朱砂　麝香各半两

上，于银器内，入汤更坐，重汤熬成膏丸，如梧桐子大，金箔为衣，捏作饼子。此亦治老人虚风，但去蛇头骨，及治男子、妇人虚风后风客心脾，喑不能言。

香蟾煎

治小儿疳瘦。

干蟾二个。一个烧存性。一个以酒一升煮，候烂。滤去骨，慢火熬成膏　黄连　胡黄连　白芜荑各一两　青黛　麝香　芦荟各一分

上，以蟾膏和丸。如麻粒大，看儿大小加减服之。

小使君子汤

治齿疳。

使君子一两　苍术三分　芍药半两　人参　茯苓半两　黄橘皮一分　白芜荑

上，七味，为末，空心，以米饮调下二钱。

小羌活膏

治风热有痰，多生惊悸。

羌活　防风　天麻各半两　白附子　藿香叶　天南星各一分　麝

香二分

上，为细末，炼蜜和丸，如皂子大，荆芥汤或熟水化下，食后服。

木香丸

治小儿疳。

木香　青黛　槟榔　豆蔻仁各一分　麝香一分半　虾蟆三个，烧灰　续断子一两，烧灰

上，为细末，炼蜜和丸，如麻粒大，空心服五七丸，薄荷汤送下。

进食煎

治伤食腹痛。

木香　枳壳　当归　朱砂各四两　麝香　巴豆各一两

上，为细末，煮面糊为丸，黄米大，每服三五丸，食后，以米饮下。

黄芪汤

治大热有疮，宜服此汤。

川芎　地黄生干者　黄芪　芍药赤者　防风各半两　羌活　甘草各一分

上，为细末，每服二钱，葱汤调下，荆芥汤亦可。

泻青丸

又名泻肝丸。治肝实多惊哭。

当归　龙胆　川芎　山栀子仁　川大黄湿纸裹，煨　羌活　防风

上，等分为细末，炼蜜和丸，如鸡头大，每服半丸至一丸，煎竹叶汤，同沙糖温水化下。

猪胆丸

治疳热。

黄柏　黄连　甘草生　青橘皮半两　芦荟　青黛各一分　麝香一钱　重校定：此方内四味无分两，此方本宅家藏方内亦有之，内黄柏、黄连、甘草各用半两，麝香少许。

上，将上四味用豮猪胆汁和，却鼈入胆中，以线系定，浆水内煮十来沸，漉出放冷，入乳钵内研如泥后，将芦荟以下同研匀，水煮薄荷糊丸，如麻子大，每一岁儿五丸，食后、临卧白汤下。

鸡峰普济方卷第二十四

小 儿

无忧散

治小儿误吞钱、瓦、石、竹、木、钩、镮等吐不出咽不下。又治上膈壅实，咽喉闭塞，口舌疮，缠喉风，气急难通，汤水不下。

方用玄参荆芥穗，茯苓黄连缩砂仁，

贯众甘草山豆根，滑石硼砂寒水石。

上，九味，各半两，硼砂三钱，寒水石烧赤，用河水蘸并为末，每服一钱，新汲水调下，不以时。

桃红散

治小儿惊热坠涎，伤风喘嗽，潮热，若斑疮未出，可服之。

天南星三两，用白矾半两，甘草、生姜各一两，片切，河水六升同煮，水尽去姜、甘草不用，将天南星片切，焙令干用　甘草　紫河车各半两　白附子　白僵蚕各一分　蝉壳三钱

上，旋入脑麝少许，一岁儿一字，荆芥薄荷汤调下，食后、临卧时。

神砂丸

治小儿伏惊积在内壅并痰涎及奶癖取虚中积转惊者。

辰砂　腻粉各一两　定粉半两　粉霜一钱半　白丁香半字　麝香重校定：此方内麝香无分两，此方王氏《博济方》亦有之，内麝香用少许，辰砂、腻粉各用一钱，余如方内分两使用。

上件，六味，同研为末，粟米饭和丸，如绿豆大，捏作饼子，煨火内微炮令紫色，同粟米饮化下一丸，微痢为度，食后。

六神丸

治小儿疳瘦羸弱，脏腑虚怯，滑泄不止，饮食减少，引饮无度。

丁香　木香　肉豆蔻各半两，以面少许裹此三味，以慢火烧面熟为度，取出候冷，同研　芦荟一两　使君子去壳秤　诃子肉各半两

上，六味，同为细末，以枣肉和丸，如绿豆大，每服三五丸，米饮下，食前。

大惊丸

治惊风诸痫，壮热昏愦，神志恍惚，痰涎壅塞或发搐搦，目睛直视，并皆治之。

雄黄一分半　青礞石　铁粉一钱半　朱砂　蛇黄各三分　虾蟆灰一钱半　重校定：此方内青礞石，无分两，此方《太医局方》亦载之，内青礞石用二钱半。

上，研匀，以水浸蒸饼和丸，如梧桐子大，每服一丸，煎薄荷水，磨剪刀股化下，食后、临卧，日二三服。此药治惊化涎，不用银粉。小儿脏腑、口齿、肠胃柔弱，凡用银粉药须慎之，则无他苦。

当归丸

凡小儿夜啼者，脏寒而腹痛也，面青手冷，不嗜乳是也，宜此方。

当归　白芍药　人参各一分　甘草　桔梗　陈皮各一钱

上，为细末，水煎半钱，时时少与服。又有热病亦啼叫不止，夜发，面赤唇焦，小便黄赤，与三黄丸、人参汤下。

丹砂丸

治癞气。

海带　海藻　辰砂　茴香　木香　莱菔各等分，干者

上，为细末，水煮面糊为丸，如梧桐子大，每服二十丸，空心，温酒下。

麝香散

治疳漏，齿发肿疼痛、臭气，及走马疳侵蚀。

麝香　芦荟　没石子　胡黄连　地榆　龙齿

上件，等分，和匀，用一字，先净漱口了贴之。

小儿胃风丸

治下血不入乳食。

人参　茯苓　白术　天麻　防风各二分　干蝎一个

上，为细末，水煮面糊丸，如粟米大，每服三二十丸，食后，米饮下。

芦荟丸

治疳热。

青黛　芦荟　麝香　朱砂各一钱　干虾蟆　大皂角已上二味，等分，同烧灰存性为末，每一两末，入下项药。

上，合研匀，汤浸蒸饼和丸，如麻子大，每服十丸，食后，米饮下。

天竺黄散

治积热重校定：此方分两极多，可甘草二两，栀子一分，瓜蒌一两，郁金一钱，雄黄五字。

甘草二拾斤　大栀子二斤半　瓜蒌子十斤　郁金二十两　雄黄五两

上，为末，每服二钱，水一盏，煎至六分，食后，和滓温服。

龙骨散

治一切口疮、走马疳。

砒霜一字，火煨令熟　粉霜半钱　龙骨一钱　定粉一钱半　龙脑半字

蟾酥一字

上，先研粉、砒霜极细，次入龙骨再研，又入定粉，每用少许敷之。

地黄丸

治小儿胃气不和，食少黄瘦。

干地黄钱　山茱萸　干山药各四分　泽泻　牡丹皮　白茯苓各三分

上，为细末，炼蜜和丸，如梧桐子大，三岁以下一二丸至三丸，温水，空心化下。

人参半夏丸

治肺胃受冷，咳嗽气急，胸膈痞闷，喉中呀呷，呕吐涎沫，乳食不下。

人参　细辛各二两　丁香　半夏　厚朴四两

上，为细末，生姜汁煮面糊和丸，如麻子大，三岁儿每服十丸，生姜汤下，食后，量儿大小加减。

辰砂半夏丸

治小儿肺壅痰实，咳嗽喘急，胸膈痞满，心忪烦闷，痰涎不利，呀呷有声。

半夏　杏仁　葶苈淘洗，别杵成膏，各半两　朱砂　五灵脂各一两

上，为细末，入研药匀，以生姜汁煮面糊和丸，如小麻子大，每服五丸，淡生姜汤下，食后。

温白丸

治小儿脾胃气虚困，泄泻瘦弱，冷疳洞利，及因吐泻或久病后成慢惊，身冷瘛疭。

天麻生，二分　白僵蚕　白附子　干蝎　天南星各一分

上，为细末，汤浸，寒食面和丸，如绿豆大，丸子于寒食面内养七日取出，未及养七日合成便服亦得，每服七丸至二三十丸，空心，煎生姜米汤下，渐加丸数服。

地龙膏

治小儿胎风并大人疥癣。

地龙　黄连各三分　巴豆二十个　黄腊一两　小油二两

上件，三味，小油内煎药焦黑色为度，滤去药，用槐柳枝搅熬成膏，入黄腊再搅匀，涂贴如常法。

罢搐散

治风搐。

蜈蚣一个，全用　蝎七个，头尾全者　朱砂　麝香　雄黄各半钱

上，为细末，每服一字，油酒调下。

香连煎

治泻痢频并。

白石脂　龙骨　黄连　干姜　白矾各等分

上，为细末，粟米粥和丸，如黍米大，每服十丸、十五丸，食后，米饮下。

化虫丸

治诸虫。

鹤虱　胡粉　苦楝子　白矾一两二钱半

上，为细末，面糊和丸，如麻子大，一岁三丸，温浆水入生油三五点，搅匀下之。

梧桐律散

专治小儿走马疳。

梧桐律　定粉　砒霜火煅熟　粉霜　麝香各一分

上，研为末，每用先以盐浆水洗净，后以药一字掺疮上，自生肌肉。两脸上或口中先生小疮子，渐渐臭气或连年者并治之。

褊银丸

治风涎、膈实上热及乳食不消、腹胀喘粗。

巴豆　水银各半两　好墨八钱　墨铅二钱半，同水银结砂子　麝香半钱

上，将巴豆末并墨再研和，入砂子、麝香、陈米粥和丸，如绿豆大，捏褊，一岁一丸，二三岁二三丸，五岁已上五六丸，煎薄荷汤送下，不得化破，更量虚实增减，并食后服。

四圣汤

治疮疹出不快及到靥。

紫草茸　木通　枳壳　甘草　黄芪

上，等分，为粗末，每服一钱，水一中盏煎至八分，温服，不以时。

益黄散

又名补脾散。补养脾胃，消进饮食。

陈橘皮一两　青橘皮半两　诃子肉半两　甘草　丁香二钱　重校定：此方内甘草无分两，此方《钱氏方》内亦载之，内甘草用半两。

上，为细末，每服二钱，水一盏，煎至六分，食前服。

五灵脂丸

治小儿急慢惊风，四肢搐搦。

五灵脂　白附子生　天南星生　干蝎生，各一两　蝉壳生，半两

上，为末，酽醋二大盏，药末一两，同熬成膏，入余末和丸，如绿豆大，满月儿奶汁化破一丸，二岁以下渐大，以意加减，并用金银薄荷汤化下，鼻上有汗是效，乃愈。

佛茄花散

治小儿慢惊神效方。

金头蜈蚣　蝎梢　佛茄花蔓驼罗花　白附子各等分　龙脑少许

上，研极细，三岁儿半字，三岁已上一字，薄荷水调，手按左鼻搐右，按右搐左，立止，少顷汗如雨，困睡勿惊起，永不发。

五味丸

治小儿一切病，大有神效。

硫黄　硝石二味坩器内用文武火熬熔，拌和匀　五灵脂　陈皮　青皮各二两

上，为细末，水煮面糊为丸，如绿豆大，每服十丸，大人亦可服，米饮下重校定：此方本来复丹，以小儿去服玄精石，惟阴阳不分，痞满、厥逆乃可。

二神散

治小儿急慢惊风。

天将子二个　朱砂　轻粉各一分　蝎梢五个　巴豆二个

上，为细末，研奶汁为丸，如麻子大，一岁一丸，薄荷水下。

雄黄麝香散

治小儿走马疳。

麝香少许　芦荟　青黛　黄柏　雄黄各一分

上，同为末，每服干掺贴，日三上。

小柴胡汤

治烦热。

柴胡八两　人参　黄芩　甘草各三分　半夏二两半

上，为粗末，每服五钱，水二盏，生姜五片，枣一个，煎至一盏，去滓，温服。嗽者，加五味子二两。

四物丸

治癞。

荔枝核　橘子核　茴香各一两　牵牛子半两，黑者

上，为细末，水煮面糊为丸，如梧桐子大，每服十五丸，空心，米饮下。

若头痛发热，肢体疼，咽烦痛者，宜四味升麻汤；瘙痒成瘾疹者，宜荆芥汤；时呕者，宜小柴胡汤；不恶寒但烦燥，小便赤色，多渴，成赤斑点者，则以竹叶汤、犀角饮子；大便不通者，宜四顺饮子方见《大肠门》；昏睡谵语，大便不通，或如狂者，宜大承气汤方见《风痉门》；若大便自利黑黄色，此毒气亦有所出，亦不必广与汤剂，恐重增他病，其大便已利，不得汤药助之，其疮赤稀少自快利，但只以升麻荆芥汤最佳。小柴胡汤方，在前。

升麻汤

升麻　芍药　葛根　甘草等分

上，为粗末，每服五钱，水二盏，煎至一盏，去滓，温服，无时。

荆芥汤

薄荷叶　荆芥穗　牛蒡子　甘草各一两

上，为粗末，每服五钱，水二盏，煎至一盏，去滓，温服。

竹叶汤

治虚热虚烦。

石膏四两　知母二两　麦门冬　甘草各一两　重校定：此方内二味无分两，此方《指迷方》亦载之，内麦门冬、甘草各用一两。

上，为粗末，每服五钱，水二盏，竹叶一握，煎至一盏，去滓，温服。

犀角饮子

治潮热搐搦。

防风二两　犀角　甘草　黄芩各一两

上，为粗末，每服五钱，水二盏，煎至一盏，去滓，温服，无时。

豆蔻散

治吐泻烦渴、腹胀、小便少。

舶上硫黄一分　桂府白滑石三分　丁香　肉豆蔻各半两

上，为细末，每服一字至半钱，米饮调下，不以时。

寸金散

治小儿未满百日惊痫，胎风搐搦。

蝉壳　紫河车　白术　芎

上，等分，为细末，每服半钱，米饮调下。

白术散

和养脾胃。

吴白术一两　厚朴二两半　橘皮二两　甘草一两半

上，为细末，每服二钱，水一盏，煎至六分，和滓温服。

海浮石丸

治走马疳。

海浮石　人中白各半钱　麝香少许　雄黄一钱

上，四味，为细末，以糯米粥和成膏，捻剂子扎在病处齿缝内，沥涎净，便效。凡用此药，先须用槐枝子煎汤，或荆芥汤、葱白汤漱口，然后用之，乃妙。用药了以纸条子封闭贴药，齿缝涎自然出，只三四日愈。

硼砂散子

治咽喉不通。

硼砂　枯矾　蛇皮　皂角刺并烧，等分

上，同研为细末，每用少许吹入喉中，血出是效。

化癖丹

消积聚。

雄黄　朱砂　虾蟆头一个，泥裹烧　乌鸡子一个，敲头皮破入，去皮巴豆二个，面裹，慢火烧熟，用黄并巴豆　重校定：此方内二味无分两，其《太平圣惠方》内有干蟾丸一方，与此方治疗一同，药味相类，内雄黄、朱砂各用一分。

上，同研匀，入麝香少许，如硬入少糊可丸，如麻粒大，量小儿虚实服之。

惺惺散

治感寒。

桔梗　细辛　瓜蒌根　人参　茯苓　白术　甘草各一两

上，为细末，每服二钱，水一盏，薄荷两叶，煎至七分，不以时，温服。

麝香膏

治小儿走马疳，牙龈腐烂，恶血口臭，牙齿脱落者。

黄连三钱半　铜绿　麝香各一钱　水银一钱，煮枣肉一个，同研

上，净漱口，敷疮上，生兰香叶覆之，肉蚀为坎者，敷即生肉。

秋霜散

治口齿疳疮。

胆矾　白矾各二两　麝香　腻粉各少许

上，同研，先以盐水漱口，次以少药干掺，沥涎少时，每一日一次，慎肥腻滋味等物。

蝉花散

治惊风夜啼，咬牙咳嗽，及疗咽喉壅痛。

蝉花和壳　白僵蚕　甘草各一分　延胡索半分

上，为细末，一岁一字，四五岁半钱，蝉壳汤调下，食后。

升麻葛根汤

治伤寒瘟疫，风热头痛，肢体痛，疮疹已发未发，并宜服。

干姜　升麻　芍药　甘草　葛根各等分

上，为粗末，每服四钱，水一盏半，煎至一盏，温服，无时候。

利惊丸

治惊。

轻粉一钱　天竺黄二钱　青黛一钱　黑牵牛末半两，锉

上，同研匀，炼蜜为丸，如豌豆大，一岁一丸，温薄荷水化下。

宣风散

消散风气。

槟榔二个　橘皮黄者　甘草各半两　牵牛四两，生熟各一半，黑者

上，为细末，二三岁蜜汤调下半钱，已上食前。

密陀僧散

治疳。

白蚬壳在土，日久色白　密陀僧各一两，以火煅赤，出火毒　无名异如圆桑椹者是，半钱　麝香半钱

上，为细末，如有积年疳疮，以温盐浆水净洗掺药，以膏药盖，候疮生肌及七分即住药，不然即疮瘢高大。

金瓜丸

清心肺。

黄连　黄柏　甘草　青皮等分

上，为细末，研入麝香少许和匀，以豮猪胆汁和就，却入胆袋盛，以线系定于石器内，用浆水煮五十沸，取出，风中钓一宿，取出，丸如绿豆大，每服五七丸加至十丸，米饮下，食后服。

荜澄茄丸

治疝气及下部温冷，脐腹疼痛。

荜澄茄　川楝子　舶上茴香　木香　桃仁一两　蝎一分

上，为末，酒煮面糊和丸，如豌豆大，每服二三十丸，空心，温酒或盐汤调下。

苣根散

治小儿一切疳疾。

莴苣根　韭根各七个　蒜一瓣　黄丹一两　麝香一钱

上，先将二根并蒜烂研，次入黄丹、麝香再研极烂，垍合盛之，勿令透气，每于端五日绝早合之，每有害疳孩儿，用线团脚，男左女右，自后根至大拇趾尖为定，却把线双缋定，自第一推至线尽处，用纸花摊药贴之，如药干，旋入新蒜研药用之，敷定；更须调寒食面，作纸花子覆定药，免走动也；闻儿口中作香，取皂帛包头上，有疳虫万千出，细如碎发，出见帛上乃是验也。食生米者，则泻出虫儿也。

没石子丸

治泄泻白浊及疳痢滑痛者。

木香　黄连各一分　没石子一个　肉豆蔻仁二个　诃子肉三个

上，为末，饭和丸，如麻子大，每服十五丸至二十丸，米饮下，食前，量儿大小加减。

白术汤

治脾虚气上，食少发渴。

白术　甘草各一两　白茯苓半两　桑白皮三分

上，为末，每觉渴时点一钱服之，不以时。

柏墨散

治小儿脐风，汗出不止。

黄柏末　釜下黑煤　乱发烧灰，各一分

上，研令细，少少敷之。

小青丸

治热。

青黛一分　牵牛末三分，黑者　腻粉一钱

已上，并匀，研面糊为丸，如黍米大。

小红丸

治风热。

天南星一两　朱砂半两　巴豆一钱，取霜用

已上，并研匀，姜汁煮面糊和丸，如黍米大。

小黄丸

治热秘。

生半夏末一分　巴豆霜一字　黄柏末半字

已上，并研匀，姜汁煮面糊和丸，如黍米大。

上，百日者各一丸，一晬者各二丸，随乳下。

豆蔻香连丸

治泄痢，不拘寒热赤白，阴阳不调，腹痛肠鸣切痛。

黄连三分　肉豆蔻　南木香　重校定：此方内二味无分两，此方钱氏《小儿方》亦载之，肉豆蔻、南木香各用一分。

上，为细末，粟米饭和丸，如黍米大，每服米饮下十丸至二三十丸，日夜各四五服，食前。

小香连丸

治冷热腹痛，水谷不化，肠滑。

木香　诃子肉各一分　黄连半两

上，为细末，饭和丸，如绿豆大，米饮下十丸至三五十丸，食前服。

温白丸

治小儿胃寒泻白，肠痛肠鸣，吐酸水，不思饮食及霍乱吐泻。

人参　甘草　白术并为末，各一两

上，为细末，姜汁煮面糊丸，如绿豆大，米饮下一二十丸，无时服。

芜荑散

疗寸白虫。

锡砂作铜泥者，无即以黄丹代，油和桐子大　芜荑　槟榔等分，为末

上，煎石榴根汁半升，调药末三钱，下药丸三粒，中夜服，旦日下虫化为水，永断根本。

蚕灰散

治温疳齿。

蚕子灰二钱　人中白一钱　麝香少许

上，为细末，贴齿龈上，日三遍为妙，涎出吐了。

上鼠膏

治小儿疳齿血，若不急治遂不可脱。

五倍子数个，烧存性，作末用　上鼠数个　校定：上鼠不知为何物，疑传写误　麝香少许

上，就手心同三味研成膏，涂在齿龈上，或掺所蛀处孔中，仍先以麦芒淘净，用药宜常，以澄泥鼻孔下，其上用五倍子末敷

之，奇妙。

白面丸

治大人小儿疳虫、蚀牙、齿血出及走马疳。

砒霜方寸匕，于熨斗内，炒出烟　黄丹方寸匙　白面一匕

上，三味，用麝香一字同研，入面糊和丸，搓作挺，每有患者，少蘸生油填在痛处，仍挑洗，去牙缝内烂肉，然后用药，方效。

安虫丸

治上中二焦虚或胃寒虫动乃痛。又名川楝丸。

干漆三分　雄黄　巴豆霜一分　重校定：此方内雄黄无分两，此方钱氏《小儿方》亦载之，内雄黄合用一分。

上，为细末，水煮面糊为丸，如黍米大，看儿大小与服，取东引石榴根煎汤下，痛者煎苦楝根汤下，或芜荑汤下五七丸至二三十丸，发时服。

消毒散

如疮疹未出或已出未能匀遍，又治一切疮，凉膈去痰并治咽痛。

牛蒡子二两　甘草半两　荆芥穗一分

上，为粗末，每服三钱，水一盏半，煎至一盏，温服，不以时。

皂角子散

治疮疹入眼。

马屁勃半两　皂角子十四个　地骨皮半两

上，入小罐子内，盐泥固济，烧存性，研细，温酒调下一二钱，食后。

泻白散

又名泻肺散。治肺气壅盛，喘急面赤。

桑白皮　地骨皮各一两　甘草半两

上，为末，每服一二钱，水一中盏，入粳米百粒，同煎至六分，食后，温服。

导赤散

通心气。

生干地黄　木通　甘草

上，等分，为末，每服三钱，水一盏，入竹叶同煎至五分，食后，温服。一方，不用甘草，用黄芩。

胡黄连丸

治心经积热。

胡黄连　黄连各半两　朱砂一分，别研

上，二味，为末，后入朱砂末，都填入猪胆内，用淡浆水煮，以杖子于铫子上用线钓之勿着，候一炊久取出，研入芦荟、麝香各一分，饭和丸，如麻子大，每服五七丸至二三十丸，食后，米饮下。

兰香散

治走马疳。

兰香叶烧灰　铜青半匕　轻粉二字

上，为细末，研匀，看疮大小干贴之。

夺命丹

治小儿五疳。

干虾蟆一个，烧为灰　蝉壳　蛇蜕皮各一分

上，三味，为末，麝香少许研匀，但是一切疳，至午后以热米饮调下半钱、一钱，二岁即服一字，后煎桃柳汤放温，浴儿了便用青衣盖之，当有虫出，即效。

甲季散

治久患翻胃吐及小儿惊吐。

硫黄半两　水银一分，与硫黄再研，无星　生姜四两，取汁

上，以酒一盏，药三钱，先酒与姜汁煎过，调药，空心服，覆令汗出，自足趾间迤逦遍身，小儿一岁一钱，加减服之。

如圣散

治大人、小儿走马疳。

五倍子一个，不破者，于顶上开一窍子，去其穰，别用芦荟为细末填满，更用生蟾酥五七点滴在内，用好纸、面糊封其口，文武火烧存性，放冷后入　麝香　雄黄各少许

上件，一处研为细末，每用少许干掺患处，咽津无妨，大痛不过三上。

蛜蝌丸

治急慢惊风。

全蝎一两　地龙半两

上，为细末，酒煮面糊和丸，如豌豆大，荆芥汤下五六丸，随儿大小加减。及治大人、小儿诸痫发搐天吊，寻常朱砂为衣。

赤石脂散

治小儿因痢后躽气下，推出肛门不入。

真赤石脂　伏龙肝

上件，等分，为细末，每服半钱，敷肠头上，频用。

牡蛎散

治水癞偏大，上下不定，疼痛不可忍者。

牡蛎　干姜各二两

上，为细末，水调稀涂之，立小便快利如皂角汁为效。

牡丹散

治瘭疝，卵偏大，气一作气胀不能动。

牡丹皮　防风各一两

上，为细末，每服二钱，空心，温酒调下，日二三服。

黄丹丸

治风痫发作渐频，呕吐涎沫，不问长幼，宜服之。

黄丹五两　皂角五铤酥炙

上，为细末，糯米粥和丸，如梧桐子大，每服十丸，食后，橘皮汤下。

夺命丹

主痫。

白矾枯　黄丹炒赤

上，等分，研匀，以猪心血和丸，如梧桐子大，熟水下三十丸，不以时。

捏头散

治小便不通。

延胡索　川苦楝

上，等分，为末，每服半钱或一钱，捏头汤调下，量多少与之。如无捏头，即汤中滴油数点，食前。

五灵脂散

治小儿虫咬，心痛欲绝。

五灵脂末二钱　白矾半钱

上，同研为细末，每服一二钱，水一盏，煎至五分，温服，当吐出虫。

半夏散

治小儿脾胃虚寒，吐泻等病，及治冷痰。

齐州半夏一两　陈粟米三分，陈粳米亦可

上，㕮咀，每服三钱，水一大盏半，生姜十片，同煎至八分，食前，温服。

瓜蒌汤

消蕴热。

瓜蒌根末二钱　白甘遂末一钱

上，同于慢火上炒焦黄，研匀，每服一字，煎麝香薄荷汤调下，不以时候。

大枣膏

治急慢惊风。

大枣一个，蒸熟用　巴豆三个，去皮，烧存性用

上，二味，研成膏，如麻粒大，一岁一丸，浓煎荆芥汤下，食后，吐利之后，其疾便愈。

甘麦散

治脾胃不和。

大麦蘖四两　甘草半两

上，为细末，每服二钱，水一盏，煎至八分，温服，不以时候。

神龙散

治走马牙疳。

梧桐律　雄黄各三两

上，用坩埚子内文武火烧，烟尽为度，取出火，以小瓦子盖

口，掘地坑子，放在内，将新土培，留口出烟，经宿，研细，入真麝香少许，先以温浆水漱口，用一剜耳子多掺，贴丸患处，立效。

经效苦楝丸

治小儿疳，黄瘦。

苦楝子四两　川芎二两

上，为末，熟煮猪腫，烂研为丸，如黍米大，每服十五、二十丸，食前，米饮下。

人白膏

治小儿牙龈宣露，涎血臭气。

人中白焙干，研细，入麝香少许，同研匀。

上，干贴病处，有涎即吐，误咽无妨。人中白，尿碱也。

治小儿牙疳散

大粪烧成灰，入麝香少许，研匀用

上，干贴病处，误咽无妨。

泻心汤

凉心经。

黄连一两

上，为末，每服一字至半钱、一钱，临卧，温酒调下。

硫黄散

治小儿聤耳。

硫黄研如粉

上，频频掺在耳中。

又方

乌鱼膏

上，末之，掺在耳内，仍先以绵拭去脓，又掺之。

芎汤

治风脾骨节疼痛。

老芎一块

上，磨汁，煎取一小盏，或一二大盏，食后。

竹叶散

治小儿倒嵌不发。

苦竹笋叶不以多少

上，烧灰，细研，入蜜少许调服，食后。

鳜鱼酒

治骨鲠或竹木签刺喉中不下。

上，腊月取鳜鱼胆悬北檐下，令干，有鲠取一皂子许，酒一合煎化，温啜。若得逆便吐，骨即随出；若未吐，更饮，以吐为度，虽鲠在腹中，日以久疼痛、黄瘦甚者，服之皆出，蠡鱼、鳜鱼、鲫鱼皆可用。

牙疳膏

治小儿走马疳，大人牙齿疳。

上，用麝香半两研细，无灰酒半升，于银石器中熬，以槐柳枝三五茎不住搅成膏，火须紧慢得所，患者先以浆水漱口涂之。

百祥丸一名南阳丸

治吐痢。

上，以红芽大戟不以多少，荫干，浆水煮软，去骨，日中曝干，复纳汁中煮汁尽，焙干为末，水和丸，如粟米大，每服一二十丸，研赤脂麻汤下，不以时，吐利皆同。

熟铧膏

治小儿鱼口白点危笃者。

上，用使熟铧一个，就光处用清油灯熏，以乳汁调成膏，以竹杖缠母或父头发一块子如皂子大，浸药在上，揩口中使睡着，须臾，白点自无。

留齿散

治小儿眼有刺。

上，竹留齿为末，掺在内，以用干鳔，以水醮一处火炙之，令黏，即点刺头，猛取之，甚佳。

蓝淀膏

治急疳蚀唇鼻口欲死。

上，取蓝淀敷之，日十度，夜四度。

灯花膏

治小儿夜啼。

上，以灯花涂奶上，令饮，立效。

柳枝汤

治水癞偏大，上下不定，疼痛不可忍。

上，杨柳枝指大，长三尺，二十枝，水煮令极热，以故帛及毡掩肿处，取热柳枝更互捍之，如此取瘥，故名柳枝汤。

又方

上，橘子仁末煎，空心，热服。

木炭散

治诸哽。

上，取木炭为末，研令细，米饮调下二钱，坚炭亦可用。

单方杂治

蛇咬，涂猪血又涂驴乳汁。

蚰蜒入耳，羊乳灌，或刺鸡冠血一沥杓，沥入耳，少顷，水出安。

人中白，涂心疮。

真虎舌，醋磨，涂瘿。

嚼粟，洗车脂、柏脂。

嚼杏仁，洗白黑。

骨灰，洗羊脂。

胶水，洗字。

雪水，洗蚕粪。

蜜，洗油。

盐汤，洗酥。

茯苓，软鱼骨，又胡椒十粒，烂嚼咽之，如无楮实代鸡子清，并水调伏龙肝，治火焰丹。

吃噫汤，煎枇杷叶服。

取肉赘，密陀僧、桑白皮末，新水调涂；

壁镜咬，醋磨大黄涂。

小儿脉法

脉乱不治　气不和弦急　伤食沉缓　虚惊促急　风浮　冷沉细　此大概

土瓜根汤

殿中丞郎中言：弟五岁患疝气，腹中弦起，右阴偏大，夜微热，发热，脉细而数，遂与土瓜根汤，外用青矾散涂之。

土瓜根　牡丹皮　当归各等分

上，为末，每服一钱，水七分，同煎至半盏，去滓，食前，温服。又以青矾散涂之，又以大麻子仁嚼和涂肿上。

论并方

夫治小儿之患，诊察幽玄，默而抱疾，自不能言也。或即胎中受病，或是生后伤风，动发无时，寒温各异，且据诸家方论，医药多门，药既无痊，全凭灸法。况小儿灸法散在诸经，文烦至甚，牙说不同，既穴点差讹，治病全然纰缪。按诸家明堂之内，选到小儿应验十余穴，并是曾经使用，累验神功，今具录于后：

小儿惊痫者，先惊怖啼叫后乃发也，灸顶上旋毛三壮及耳后青落脉，炷如小麦大。

小儿风痫者，先屈手指如数物乃发也，灸鼻直上发际宛中三壮，炷如小麦大。

痫病者，小儿恶疾也，呼吸之间不及求师致困者。不少谚云，国无良医，枉死者半。小儿猪痫，病如尸厥吐沫，灸巨阙、关元三壮，鸠尾下一寸陷中者，炷如小麦大。

小儿鸡痫，善惊反折，手掣目摇，灸手少阴三壮，在掌后去腕半寸陷者，中炷如小麦。

大小儿羊痫，目瞪吐舌，羊鸣也，灸第九椎下节间三壮，炷如小麦大。

小儿睡中惊掣，灸足大趾次趾之端，去爪甲如韭叶各一壮，炷如小麦大。

小儿但是风病，诸般医治不瘥，灸耳上入发际一寸五分，嚼而取之溪谷穴也。

小儿食痫者，先寒热洒淅乃发也，灸鸠尾上五分三壮，炷如小麦大。

小儿牛痫，目直视，腹胀乃发也，灸鸠尾一穴三壮，在胸蔽骨下五分陷者，中炷如小麦大。

小儿马痫，张口摇头，身反折马鸣也，灸仆参二穴合三壮，在足跟骨下白肉际陷者中，拱足取之，炷如小麦大。

小儿惊痫，灸儿禄穴一壮，在上唇肉中央弦上，炷如小麦大，用刀决断更佳。

没石子丸

治小儿冷疳，肌体黄瘦，脏腑不调，腹胀羸弱。

没石子　使君子　川楝子　白芜荑　肉豆蔻　缩砂仁各一钱　母丁香　芦荟各半钱　麝香一字　白术一钱

上，为细末，水煮面糊和丸，如黍米大，每服十五丸，食前，米饮下。

牛黄膏

治风热。

雄黄七两半　朱砂一两　蛤粉七两半　人参　茯苓各五两　甘草二两半　龙脑半两

上，为细末，每一两作三十丸，一岁儿半丸，临卧，米饮化下。

天麻防风丸

治小儿一切惊风，壮热多睡，惊悸，手足抽掣，痰涎风邪等。

天麻　防风　人参各一两　干蝎　白僵蚕各半两　朱砂　雄黄　麝香　甘草各一分　牛黄一钱

上，为细末，炼蜜和丸，梧桐子大，每服一丸至二丸，不拘时候，薄荷汤下。

鸡峰普济方卷第二十五

杂治

大效紫菀丸

唐明皇帝敕录下臣寮奏过，疗小肠难治之疾，脏腑积聚之冷疾癖气，块大如拳掌，亦如杯碗及黄疸病，朝起呕吐，上攻心膈，两肋分痛，胀彻连甲、脊痛，无休息，常时绕脐。九种心痛、五淋、五痔及胃口闭塞，吐逆饮食，积年不消及妇人断续多年，又疗一切诸风，身体顽麻不知痒痛，半面浮疼，眼目冷泪，遍身如锥刀所刺，眉毛坠落，面上生疮，游如虫行，莫知所有，或手足烦热，或夜卧不安，疗小儿七十二种风及二十五种惊痫，男女夜梦鬼交，四肢无力、沉重，饮食无味，昏昏似醉，只欲求死，真如鬼魅，终日忧烦不乐，悲啼歌哭，并不依常，月候不调，或多或少，时似有孕，连年羸瘦在床，渐困而致命终，但服此药，无不痊愈。

紫菀　人参各二两　巴豆醋煮，去心膜，研　肉苁蓉　吴茱萸　菖蒲　干姜　白槟榔　当归　防风　茯神　桔梗　车前子　川椒　乌头炮，去皮、脐　猪牙皂角去皮了，涂酥炙，各一两　白术　汉防己　柴胡　羌活　麦门冬　甘草各一两一分　黄连　厚朴　干地黄　茯苓　大黄各一两半　肉豆蔻三分

上，二十八味，各依法修制为末，炼蜜为丸，如梧桐子大，每服空心五丸，茶酒或熟水下，当宣三五行，不定，以温粥止之，小儿临时加减此药。臣兄因坠马，天阴即痛，羸瘦在床，不能饮食，命在须臾，日服五丸，至月，宣下一片如菜叶大白脓水一升许，已安。臣又见主簿陈胜妻，久患心痛，羸瘦在床，气急心悬，

饮食不下，日服五丸，十日取下青虫六十四个，大如箸，头又出脓水三升以来，自后渐安。臣妻先患癖气块，服此药十日，每日五丸，出白虫一条，有头尾，下脓三升以来，又出青黄水三升，其病自愈。臣又见功曹长孙，患腰脚着床经年，每日五丸，至二十日，出蜣螂五个，又出青黄水二升以来，其病自愈。臣有师张意，困在床枕，食即便吐，命在逡巡，每日五丸，至半月，出似虾蟆虫五个，又出清水二升以来，其病自瘥。臣妻又常患宿冷，病发便欲死，日服五丸，出肉蛇三条，长三尺，各有头目，遂使人用刀破肠腹，乃是头发三条，其病自后平愈。臣见多有大风疾，眉毛坠落，已及三年身上生疮，疼如刀割，日服五丸，至半月，出五色癞虫三升以来，当时平复。部内有县令妻，久患带下，绝嗣多年，服至半月，出酸水一升，又似鸡肝黑血五升以来，自后有孕及生子数人。台州王推官可道，患大风疾二周年，眼见得效。又，剡县监酒王奉议妻久患，诸药不效，是时冬月，取青黄水三升，第十四服取下韭一团，尚自青色如新，至十五日，取下白虫状如指甲面阔，长一尺三条，自后平愈。

接骨丹

治男子女人骨节疼痛，起止不得，肾脏风毒下注，疮癣痒痛不可忍者。口面不正，脚膝无力，只可五七服，立见功效校定：接骨丹用川乌头、草乌头，当令炮过，微裂，不可过，熟用。

麒麟竭　没药　骨碎补各一两　自然铜四两　海桐皮　狼毒　沙苑蒺藜　川附子　新罗白附子　天南星　何首乌　仙灵脾　川芎　羌活　川乌头各一两　虎头骨四两　地龙　牛膝　天麻　草乌头　乳香　防风各一两　青盐　赤小豆各四两

上，为细末，酒煮面糊为丸，如梧桐子大，每服十五丸，茶、酒任下，空心、临卧各一服。此药能治水脏久冷及妇人血风瘦弱。常服，助筋骨轻利，气血冲壮，手足冬月不冷。

大黄散

治百种毒。

大黄　瞿麦　白干葛　牛蒡子　地骨皮　苍术各一两　升麻　大青　芍药赤者　枸杞子　当归　钩藤　黄芩　黄连　连翘　羌活　青皮　郁金　芎　桑白皮　甘草　牵牛黄者　荆芥穗各二两

上，为细末，每服一二钱，生姜、自然汁调下，食后、临卧服。

无忧解毒丸

解诸色毒校定：风髓不知为何物，疑是草名。重校定：风髓乃凤眼草。

蓝根　蓝花　蓝叶　茯苓　茯神　土马鬃　小茵陈各一两　蓝子　伏龙肝　风髓　大黄各半两　甘草　薄荷　干葛　贯众各二两　大豆一合生　蛇黄一对生　寒水石四两　龙脑　麝香各少许

上，为细末，捣糯米煮粥为丸，如弹子大，青黛为衣，晒干，每服一丸，含化咽津，大段热者，蜜水化下。

活络丹

去风活血，止骨节疼痛。

穿山甲半两　白芷　细辛　藁本　白僵蚕　石膏　藿香　木鳖子　骨碎补　荆芥　天麻　天南星　干蝎各一两　代赭石二两　羊踯躅　麻黄各一两半　草乌头春十二两，冬一斤，秋夏各半斤

上，为细末，炼蜜和丸，如弹子大，每服嚼一丸，荆芥汤下，不以时。

生木瓜汤

消食和气。

生木瓜一斤，不计个数，去皮穰秤，于沙盆内磨肉并浆　生姜三两，去皮，沙盆内同磨　盐六两，炒　甘草三两　肉豆蔻一分　益智子仁三铢　白芷

丁香　桂　缩砂　檀香各三铢

上，为细末，与生姜、木瓜、盐同研匀令得所，以干净垍罐子盛之，旋旋以白汤点服，每用匙，辄不得犯生水，可收三二年。

犀角散

治咽喉毒气结塞，疼痛不下汤水，宜服。

犀角屑　沉香　马牙硝　鸡舌香各一两　木香　薰陆香　甘草　黄芩各半两　川升麻　射干各三分　射香一分

上，为粗末，每服三钱，水一盏，入竹叶二七片，煎至六分，去滓，温服，不以时。

保灵丹

治蛊毒及一切药毒。

朱砂一两　麝香二分　斑蝥一分，去头，炒令半熟　巴豆二分，去皮，不出油　雄黄　黄丹各一分　蜈蚣两条，一炒一生用之　苦药子　续随子生用，各一分　山大豆根一两

上，十味，修制了，同入乳钵研匀，五月五日午时或九月九日合之，忌鸡、犬、妇人见，用糯米稀粥为丸，如七斤鱼目大。有中毒者，先觉胁肋胀满，攻心腹疼，更令人嚼黑豆，闻香即是毒将发，此药一丸，入门病人先闻香气来逼，亦其验也。令以无粉茶下一丸，不得嚼，斯须患人必言，头如拽皮，片断声相次，毒物便下，或自口鼻，或自大便中出，毒嫩即是血，毒老则成鳖儿、蜣螂等，诸杂蛊毒带命之物及凝血必裹其药下，却以水洗净收之，一丸可治男子五人、妇女三人，无问何毒，服之便解。如卒中诸毒，若蛇蝎并马汗，一切水中之毒，但以好醋磨涂在伤处，立解。病人既瘥，如知用毒之人，不可论诉，恐更害人愈深，忌酒肉、毒食一月，惟吃薤羹淡软饭佳。

荆沥汤

治诸风疾有热者及风痉疾。

牛黄五分　人参　麦门冬各二两　升麻　铁精各一两　龙齿　天门冬　茯苓　栀子仁各二两

上，除牛黄、铁精外为粗末，每服五钱，水一盏半，入竹沥一合，煎至一盏，去滓，入牛黄、铁精各炒一字，调匀温服。若忽尔摇头口噤，背强直如发痫之状，此由风邪乘虚客于足太阳之经，诊其脉缓散而迟者，盖其人本虚，风邪日久而发，谓之风痉。其脉三部俱洪数者，由蕴热搏于诸阳之经，甚则日夜数十发，正所谓热则生风，亦名曰痓；如龂齿、大便不通者，名刚痓。风痉，宜荆芥豆淋酒，食前当归汤；风痓，宜龙胆汤；刚痓宜大承气汤。

橘红汤

快气消食。

盐二两　黄橘四两　生姜半斤　甘草二两　神曲　大麦糵一两　草豆蔻一两

上，七味，拌匀，同罨一宿，焙干，捣罗为细末，白汤点，热呷之，食后。

和中汤

调适阴阳，通流荣卫，养脾胃，进饮食，治胁肋胀满，止呕逆恶心。

白术四两　橘皮黄者　厚朴二两半　人参　茯苓　甘草一两半

上，为细末，每服三钱，水一盏，煎至七分，温服，用生姜煎，空心下。

灵黍汤

和养脾胃。

大小麦各半升，炒黄　甘草二两　盐四两　干生姜六两　肉豆蔻　草豆蔻各两个

上，为细末，每服二钱，白汤点服，不以时。

食柏圣饼子

消草毒，和脾胃。

大豆　大枣各一升　白茯苓　贯众　甘草各二两半

上，除枣肉外为末，后以枣肉和匀，如干入少煮枣水和之，捻作饼子如钱大，每一饼子分作四口，十余日外分作六口，余分作八口，止百日或经岁则不必药，自可以食余，但一切草叶皆可服食。如在路，人家远，有饮食未及，只服药一两饼子饥亦止，及临卧服一两饼能缩小便，服药后不可饮煎汤，只饮冷水。

杏仁丸

取寸白虫。

杏仁二个，生用　皂矾半分，火烧红用之　砒霜一分半，生用　南粉半分　朱砂一分

上件，五味，为末，研匀，以汤浸蒸饼和丸，如粟米大，每服一丸，水一盏，同菠薐或莴苣同煎，以水浓为度，临卧，温服，翌日取下虫。切忌热物。如觉心头闷乱，即以宿蒸饼压之。

鼓子花散

神仙变白为黑方。

深色鼓子花一斤　白芷　秦椒各半斤　肉桂一两　熟干地黄二两

上，同为细末，每日空心，粥饮调下五钱，以食压之，服月余日，则白变为黑。若人不信，但以白羊将此药拌草吃，不过三二十日乃变黑羊也。

止汗散

治诸虚不足，汗出不止。

牡蛎三分　白术一两　白芷一分三铢　甘草一分一铢　防风半两

上，为细末，每服二钱，煎水调下，不以时。

神仙煎

乌髭治虚三丸，节日合之尤佳。

茯苓　枸杞子　菊花　生地黄　杏仁各四两

上，为细末，酒蜜面糊和丸，如梧桐子大，每服三十丸，空心，温酒、米饮皆可下。

除邪丹《博济》第六，名脏邪丹

治诸疾。

漏芦一两，九蒸　干姜　附子各一两　巴豆三两，以水一碗煮尽，就炒作声，再用河水浸七日，去皮取肉，去油尽，只秤一两。

上件，除巴豆霜外，捣为细末，同巴豆霜研匀，每一料用灵砂一字同研匀，又名创丹。以水煮面糊为丸，量人虚实、大小丸之，用橘皮汤下。不入灵砂，谓之脏邪丹。如新合成，只服一丸，药旧则加数丸。产后妇人亦可少服，治百病。

近侍汤

和脾胃。

缩砂仁二两　丁香一分　甘草三分　盐一两

上，为细末，每服二钱，白汤点服。

洞庭汤

和气。

橘子一斤，和皮秤　甘草　生姜　盐各四两

上，四味，一处捣烂作饼子，火上焙干为末，每服二钱，白汤点服。

香枨汤

行滞气。

绵枨十个，细切，去子　生甘草同枨淹一宿　盐各三两　白檀一分

上，用木臼捣为细末，每服二钱，白汤点之，不得犯铁器。

道合汤

健脾胃，进饮食。

削术一斤，米泔浸一宿，控干，隔纸炒　甘草　白盐各六两　椒子一百二十粒，隔纸炒，于净地纸上摊之，用碗盖之

上件，合捣时须要念道，合道合四十九声，一捣一念，数足即不须念，每服二钱，姜、枣煎至七分，点服亦得。

磁石丸

脱肛方，不问新旧。

磁石四两，好者　桂二两　猬皮枚

上，为细末，汤泡蒸饼和丸，如梧桐子大，每服五十丸，空心，食前，米饮下，日二服，候服药了，吃食罢，腹中稍空，即用后法洗，日再。

新生铁

上，以水一斗，煮取汁五升，微热淋洗，至夜临卧时再淋洗一次了，用后按之。

鳖头一枚自死者，烧成灰

上，为细末，掺凸出肛门上，炙旧履底，以按熨之令入，永不出。

化铁丹

误吞物在喉中不下者。

贯众　赤茯苓各半两　道人头一分

上，捣为细末，每服一钱，新水调下，如是已吞下，更用鸡子清调药，即随大便下。

龙砂汤

和气。

缩砂仁二两一分　甘草　盐各一两半

上，将甘草同盐炒，候甘草黄熟取出，泻在缩砂上，即以盏碗盖之，候冷，同为细末，汤点二钱。

真一汤

和胃。

大麦　小麦各一升

上，二味，淘洗净，炒黄取面各四两，用生姜半斤取汁，和成饼子，焙干，入炒甘草二两，肉豆蔻二个，面裹煨熟，同为细末，入盐点服。

瓜蒂散

治胸膈停滞。

瓜蒂　赤小豆末各等分

上，二味，研匀，热米饮调一钱，羸人服半钱，得吐即止。

治耳聋方

菖蒲一寸　巴豆一粒，去皮心　一方巴豆与菖蒲同等分

上，二味，合杵分作七个，绵裹，塞耳中，日一次易。

六一汤

和胃气。

白术六两　甘草一两

上，二味，为细末，每服二钱，沸汤点之。

《广济》疗蛔虫方

酸石榴皮东引入土五寸者，切，二升用　槟榔七个

上，二味，以水七升，煮取二升半，绞去滓，着少米煮稀粥，

空心食之，少间，虫必死，快利效，无忌。

远志膏

解乌头、天麻、附子毒。

远志　干防风各半两

上，为细末，用饴糖半斤同熬成膏，滤去滓，每服弹子大一粒，含化，食后、临卧服之。

乳香散

治肉刺久不瘥。

松脂　乳香各二钱

上，同研细，先用针刺破，以药敷之，密封即瘥。

解药毒方

上，以蚕蜕烧灰，细研，每服二钱，冷水调下，虽面青、脉绝、腹胀、呕血，服之即活，频服即瘥。

治骨鲠方

上，先面北取气一口，饮气于水碗内，默写龙字，令人细呷之。

治汤火烧法

上，用寒水石，不以多少，研细，新水调涂。

治蛇伤法

上，以雄黄研细，敷疮上。

治下脱不收等杂方

治下脱不收

上，以纸捻子任鼻内，一嚏即止。

治脱肛

贯众　朴硝　橘皮黄者

上，等分，同为粗末，每用五钱，煎汤淋洗。

治鼻血不止

上，以小便盆内刮人中白为末，干研，入麝香少许，男左女右着鼻内。

又方

上，绵裹驴粪塞耳内。

治虫入耳

上，用桃叶塞之出。

治蜈蚣入耳

上，用炙猪肉掩之出。

治蚰蜒入耳

上，炒麻子，以葛布盛，侧耳枕之出，或用牛乳清油灌之出。

润肤膏

治皮肤风热生疮，麻痹赤色。

槐花末　松脂　黄蜡各二分　黄柏末一分　白矾半分　乳香少许　腻粉三厘

上，以清油三两，先煎令沸，次入松脂，候消，即入黄蜡，候熔消，即入槐花、黄柏、白矾、乳香、腻粉，搅匀收入埚器内，涂疮上。

云母膏

治诸般疮肿。

云母粉　硝石　甘草各四两　槐枝　柏叶　柳枝　桑白皮各三两　桔梗　防风　桂　苍耳　菖蒲　良姜　黄芩　柴胡　厚朴　松脂　吴椒　芍药　龙胆草　白芷　白蔹　白及　黄芪　芎䓖　茯苓

夜合　附子　盐花　人参　当归　木香　麒麟竭　没药　麝香　乳香各半两　陈皮一两　黄丹十四两　清油四十两　水银二两

上件药，除研者药外，并锉如豆大，用上件油于垍器中浸所锉药七日，以物封闭后用文火煎，不住手搅，三上三下，每上候匝匝沸乃下，火候沸定再上，如此三次，候白芷、附子之类黄色为度，勿令焦黑，以绵或新布绞去滓，却入铛中，再上火熬，后入黄丹与药八味，以柳篦不住手搅，直至膏凝，良久色变，再上火熬，仍滴少许，水中凝结，不粘手为度，先炙一垍器，热即倾药在内候凝，如人体温热，弹水银在上，每用膏药，先刮去水银。

花蕊石散

治折伤内损等疾。

花蕊石一斤　硫黄四两

上，二味，相拌匀，先用纸筋和胶泥固济，瓦罐子一个，纳可容药，候泥干入药内，密封泥口了焙，笼内焙令透热，便安在方砖上砖上书分封字五行，用炭火一秤笼垒周匝，自午时从下生火，渐上彻有坠下火，旋夹火上直至经宿，火冷炭消尽，又放经宿，罐冷定取出，细研罗极细，垍合内盛，依法使用。

雄黄散

治新久癣疮。

雄黄二分　白矾二两　沥青一两　轻粉一分　血余少许

上，为细末，菜油调涂之，先用齑汁洗了，揩干用药。

苏乳汤

解渴，生津液。

紫苏叶一两　乳糖四两　甘草三分　盐二两　乌梅二两　生姜一两

上，将乌梅、甘草、紫苏为末，先以姜丝拌，次入糖，用垍器收，点之，水亦可。

金粟散

治肺热。

白术　芍药赤者　川芎　当归各一两

上，为粗末，每服二钱，水一盏，入粟米百粒，枣一枚，同煎至六分，去滓，食前，温服。

烧肝散

治筋脉疼痛，四肢倦怠。

附子四两，炮，去皮、脐，切片子，以生姜汁半斤，慢火煮汁尽，焙干用　缩砂一两　肉豆蔻　川椒各半两　茴香一分

上，为细末，每服二钱，先以羊肝四两，切作片子，去筋膜，然后入药，并葱白、盐、醋各少许，同拌匀，以荷叶、湿纸裹于煻灰中，烧令香熟，吃之了后，用温酒压之。

苦参散

洗疮药。

苦参　漏芦根　蒺藜　楮茎叶各一两　枳实三钱

上，为粗末，以浆水二盏，煎至一盏，以绵沾，日八九，讫以粉拭。

天门冬丸

治鼻塞。

天门冬一两　防风　茯神各三分　川芎　白芷　人参各半两

上，为细末，炼蜜和丸，如梧桐子大，每服二十丸，食后、临卧，熟水下。

妙效膏

治疥癣。

槐花半两　沥青　黄蜡各一分　白矾　乳香　轻粉各一钱　清油二

两　蛇蜕一两

上，为细末，将油、蜡、青三味销熔后入余药，搅匀用，擦之。

团参散

补气生津。

白术　人参　五味子各半两　甘草一分

上，为粗末，每服二钱，水一盏，入生姜二片，同煎至六分，去滓，温服，不以时。

密陀僧散

治新久疮疥。

密陀僧一两　腻粉　乳香各一两　麝香一字

上，为细末，先以甘草汤浴疮，揩干，然后用少许贴之。

醉仙散

治大风疾，遍身生疮。

胡麻子　牛蒡子　枸杞子　蔓荆子已上，炒黑色　白蒺藜　苦参　瓜蒌根　防风各半两

上，为细末，每药末一两半，入轻粉二钱拌匀，每大人用一钱，淡茶调下，空心，日午、临卧各一服。吃药后五七日间，先于牙齿缝中出臭涎水，浑身觉疼痛，利下秽恶、臭气为度，量小儿大小，加减与之。

地骨皮散

治骨槽风，牙齿宣露，肿痒浮动，疼痛作时，或龈烂生疮。

地骨皮　麦蘖各一两　皂角半两　青盐一分

上，为细末，每服看患人大小用之，仍以盐浆水先漱口了掺擦。

枣汤

和脾胃。

枣一斤　甘草三两　生姜五两

上，三味，一处捣烂，罨一宿，焙干，末之。

赴筵散

治口疮。

五倍子八分　黄柏二钱　密陀僧四分　铜青一分

上，为细末，干掺之。

朱砂丹

解蛊毒。

朱砂一两　麝香二两　山豆根一钱，生杵　巴豆三分　雄黄　黄丹　斑蝥一半生一半熟，以糯米炒　苦药子炒一半　续随子　没药各一分　蜈蚣二个，炒一个

上，以糯糊丸，如鸡头大，每服一丸，用无粉茶下。凡中毒者便下药，少时，觉心头拽断皮条声即是毒下，或从口中出，或从下部出。嫩即成血，老即成蜣螂、鳖子带命之物，因凝血裹出，即知当初下者毒物，其药泻出，便以洗过香汤，再度仍以朱砂收之，每一丸可治男子五人、妇女三人，服药后转泻不止，白粥止之，黄连汤可须端午日，或腊日合。忌一切秽恶，内中毒即服之，外中毒则醋磨涂之，如才觉中毒，先吃黑豆，觉其味香甜者是中毒也。

鸡峰普济方卷第二十六

奇　疾

项上生疮如樱桃大有五色

如疮破即项皮遂断，上连发卷去，下至足脱之，乃为肉人矣。初见此疮，治但逐日饮牛乳自消矣。

人发寒不止

经数日后四肢坚如石，以物轻击之似钟磬之声，日渐瘦恶，治以茱萸、木香，等分，煎汤饮，五日可解愈。

大肠头出寸余干自落①

大肠头出寸余，痛苦，直候干自退落，又出，名为截肠病。若肠尽乃不治矣。但初觉截寸，余治用油一盏，以臀坐之，饮大麻子汁数升，愈。

口鼻中腥臭水流

以碗盛之，有铁色，虾、鱼、粳米大走跃，不住以手捉之，即化为水，此肉坏矣。治用任馔食鸡月余，可补完，获安矣。

鼻中毛出长五尺②

鼻中毛出，一昼夜可长五尺，渐渐粗圆如细绳，痛不可忍，虽忍痛摘去一茎，即复更生，此由食猪、羊血过多乃生。治用乳石、硇砂各一两为末，以饭丸如梧桐子大，空心、临卧各一服，水下十粒，自然退落。

---

① 大肠头出寸余干自落：原无，据本书目录补。

② 鼻中毛出长五尺：原无，据本书目录补。

面上遍身生疮似猫眼①

面上及遍身生疮似猫儿眼，有光彩，无脓血，但痛痒不常，饮食减少，久则透腔，名曰寒光疾。治多吃鱼、鸡、葱、韭，自愈矣。

胁破肠出

臭秽，多急以油摸肠，却送入，煎人参枸杞汤淋之，皮自合矣。吃羊肾粥，十日愈。

口鼻气出盘旋不散

凝如盖黑色，过十日则渐渐垂下至肩，胸与肉相连，坚胜金铁，无由饮食，此多因疟后得也。治煎泽泻汤，日饮三盏，连服五日，自除耳。

妇人月信退出皆为禽兽之状

似来伤人，治先将绵塞阴户，只顿服没药一两余，作丸、散，皆可服，即时愈。

遍身忽然肉出如锥

既痒且痛，不能饮食，此名血住。若不速治，必溃而脓出，治以赤皮葱烧灰淋洗，吃豉汤三五盏，自安矣。

眉毛摇动目不能视交睫

唤之不应，但能饮食，有经日不效者，治用蒜三两取汁，酒调下，立愈。

毛窍非时出血②

毛窍非时一齐血出不止，皮胀膨膨如鼓，须臾，眼鼻口被气

① 面上遍身生疮似猫眼：原无，据本书目录补。
② 毛窍非时出血：原无，据本书目录补。

胀合，此名脉溢。治饮生姜水二三盏，自安。

手十指节断惟有筋连

无节肉出虫如灯心粗，长数尺，遍身绿毛，脊多，名曰血余。治以茯苓、胡黄连煎汤，饮两盏，愈。

遍身忽皮底如波浪声①

遍身忽皮底混混如波浪之声，痒不可忍，抓之肉血出，亦不能解，谓之气奔。治以人参、苦杖、青盐、白术、细辛各一两，都为末，作一服，水二碗，煎十数沸，去滓，饮尽便安。

眼白人浑黑

见物依旧，毛发直如铁条，虽能饮食，不语，如大醉，名曰血溃。治用五灵脂二钱为末，酒调下，立愈。

因着灸火痂便退落②

因着灸讫，火痂便退落，疮内鲜肉片子飞出，如蝶状腾空去了，手足随坏痛，不可忍，是名肉血俱热。治用大黄、朴硝各半两为末，水调下，微利即愈。

每至临卧浑身虱出

约及五升，随手血肉俱坏，每宿渐多，痒痛不可名状，惟吃水，卧坐床上，昼夜号哭，舌尖血出不止，牙齿俱黑，唇动鼻开，治但饮盐醋汤十数盏，即愈。

眼赤鼻张大喘浑身生斑毛

发起如铜铁盖，目中热毒气结于下焦，治用白矾、滑石各一两为末，都作一服，水三碗，煎至半，放冷，不住饮尽乃安。

---

① 遍身忽皮底如波浪声：原无，据本书目录补。

② 因着灸火痂便退落：原无，据本书目录补。

有虫如蟹走于皮下

作声如小儿啼，为筋肉之化，治用雷丸、雄黄各一两为末，掺在一片猪肉上，炙令香熟，吃尽自然安。

手足甲忽然长倒生刺肉如锥

痛不可忍，治只任吃葵菜自愈。

咽喉间生肉层层相叠五色渐渐肿起

不痛，多日乃有窍子，臭气自出，遂退饮食，治用石楠叶煎汤，吃五盏，愈。

腹胀如铁石脐中水出

变作步蜩虫之状，缘身咂啄，痒痛难忍，拨扫不尽，治用浓煎苍术汤浴之，别用麝香，以水调服，立痊。

眼前常见诸般禽虫飞走

以手捉之则无有，乃肝胆经为疾。治用酸枣仁、羌活、玄明粉、青葙子花各一两为末，每服二钱，水一盏满，煎至七分，和滓饮，逐日吃三服，愈。

大肠虫出长百十尺

不绝，断之复生，行坐不得，治服鹤虱末，水调下五钱，愈。

眼睛垂出至鼻

如黑角色，痛不可忍，或时时大便血出，名曰肝胀。治用煎羌活汁，服数盏，自愈。

腹中有物作声

随人言语，不能自言，治用板蓝汁一盏，分作五服，一日间吃尽，便安又见小说名曰应声虫，当服雷丸，虫自愈。

两足心凸如肿生黑色豆疮①

两足心以凸如肿，上面生黑色豆疮，便似钉子钉着，履地不得，胫骨生碎眼子，髓流出，身发寒颤，惟思饮酒，此是肝肾冷热相攻。治用炮川乌头末敷之，煎服韭子汤一盏，愈。

凡腹胀经久忽泄泻数升

昼夜不止，服药不验，乃为气脱。治用益智子煎浓汤服之，立愈。

四肢节脱但有皮连

不能举动，名曰筋解。治以酒浸黄芦三两，取出，焙干为末，每服二钱，酒调下，每日吃，候服尽则安。

玉茎硬不痿

精流无歇，时时如针状者，捏之则脆碎，此为肾满漏疾。治用韭子、破故纸各一两为末，每服三钱，水一盏，煎至六分，每日三次饮之，愈即住服。

遍身生疮如橘子大

有眉、口、鼻、眼，因吃诸般肉果子乃为白人面疾，治浓煎贝母汤一碗服，只一服，愈。

有饮油五升以来方始快意

长得吃则安，不尔则病。此是发入胃，被气血裹了化为虫也。治用雄黄半两为末，水调服，虫自出愈。如虫出活得者，置于油中，逡巡间油自耗矣。

久卧于床四肢全不能动

只进得饮食，惟好大言说吃物，谓之失说、物妄、溉病。治

---

① 两足心凸如肿生黑色豆疮：原无，据本书目录补。

如说食猪肉时便云：你吃猪肉一顿。病者闻之即喜，遂急致肉令病人见，却不与吃，比乃失他物望也，当自睡口中涎出便愈。

忽气上喘全不能语口中汁似脂

如流吐逆，齿皆摇动，气出转大则闷绝，苏后复如是，名曰伤寒并热霍乱。治用大黄、人参末各半两，水三盏，煎至一盏，热，去滓，一服饮尽。

口内生肉球臭恶

自已恶见，有根线长五寸余，如钗股，吐球出，以饮食了却吞其线，以手轻捏，痛彻于心，力困不可言，治用吃水调麝香一钱，三宿见效。

浑身生燎胞大如甘棠梨

每一个破出，水内有石一片，如指甲面大，胞复生抽尽肌肉则不可治，急用京三棱、蓬莪术各五两为末，分作三服，酒调下，服药尽乃愈。

头面上发热有光色

他人不敢以手近之，如火烧人，治用蒜汁半两，酒调下，吐出如蛇状，遂安。

人自觉身形作两人

并卧，不别真假，不语问亦无对，乃是离魂。治用辰砂、人参、茯苓浓煎汤服之，真者气爽，假者化矣，遂如旧。

牙齿逐日微长

渐渐胀，开口难为饮食，盖髓溢所致。治只吃白术，渐渐自除耳。

鸡峰普济方卷第二十七

杂　记

乌髭鬓复容方

凡人生以血气为主，四十而后血气渐弱，髭鬓斑白。凡修合为髭鬓药，往往使石灰、石榴皮、粗毒诸药之类，使时隔夜用，荷叶包裹，次日黄黑不定，根白如银，乘其毒药脆其发鬓，如此非良法也。今收得此药，凡要乌髭鬓，每用半粳米大可，令左右只候捻在两指上，捻于髭鬓间，立得乌，色泽滋润。不惟此得乌黑，百日外白者换黑也。

干蒲　宿江竹　象子　藿香　牡蛎　好墨　防风各一两

上，先用胡桃五个，去皮捣成膏子，然后入杏仁、面、油稀稠得所，入前项药七味，在内捣成膏子，入下项药：

麝香　生龙脑　零陵香末

已上，各一钱，再捣千余下作饼子，用油纸贴收之。

乌髭药

新皂角　嫩芭蕉叶　嫩槐枝　生姜　嫩酸石榴皮并阴干用

上药，等分，同锉碎，入坩罐子内，盐泥固济了，不盖口，烧烟尽存性，于火内取出罐子，别掘地坑子埋罐子一半，候一宿出火毒，将药研为末，每药末一两，用鸡骨、升麻半两末，同末拌匀，每日早辰、日午、临卧三度揩牙，少时漱吐之，或用细辛亦得，其芭蕉叶采时取近心嫩者，截了便倒携，急系定截处，恐出了津，倒悬阴干。

又方

乌髭鬓。

南粉　黄丹各半分　朴硝一分　风化石灰半钱，细研

上，为细末，以造胡饼药汁调如糊，于堝盏中以慢火温之，候稍热，以竹枝子蘸药于手指甲上，试以黑为度，涂于白发上，不宜侵肉，如一茶间，便用温水洗去所涂，以胡桃油捻，发光润自然如乌羽黑，半月之后自须根再生，依前用药。

又方

乌髭。

风化石灰半斤　黑锡　黄丹　南粉各二两

上，用铁锅先将石灰熬炒，用象子木一枝，长一尺五寸、径一寸者，搅烧反四寸次节，次用黑锡、黄丹、南粉同炒，搅及象子木又四寸，通烧八寸为度，将药摊冷，捣为细末，用药汁调涂，荷叶裹护。

又方

乌髭。

硇砂一两　铁粉四两　青胡桃皮半斤　酸石榴大者一个

上，先将石榴、胡桃皮同捣成膏如泥，并煎药共盛堝罐子内，油单封口，马粪内埋四十九日取出，用头发刷子蘸药，须稍刷之，次用木梳梳之，药力倒行，名四倒梳油。

嵌甲方

胆矾　乳香各一分　人剪下指甲烧存性　乱发烧存性　乌鱼骨　干燕脂坯　密陀僧各二分

上，将前四味烧存性，次入后药，研极细，用莴苣菜煮汤淋脚净，令眼明，人剔去脚趾甲刺，以药贴上，一日夜一易之。

又方

上，以诃子面裹，炮，去核，用皮，捣罗为细末，干掺疮上，

用纸裹定，不痛自安。

又方

鸡屎矾坩埚子先烧了，细研，垍合子盛　乳香二分　麝香半分

上，三味，和匀，合子盛贮，每用先以唾润嵌甲肿痛处，后以药掺其上，成干即剥去，如此三次，其病已安。

又方

治嵌甲，亦洗得油污衣上。

陈橘皮不去白

上，烂嚼，贴甲上，干即换之，数次，病甲自退。

治瘿方①

白矾　干蝎等分

上，用坩埚子内炭火煅存性为末，每服一字，猪或羊靥一枚，掺药在上，于脂麻油灯上燎熟，临卧含定，咽津后徐徐细嚼咽下，去枕少时，神效。

治诸丹流

上，以燕子窠故旧者为末，以水调涂即安。

治节腕脱

上，用床米粉、木鳖子仁同研为细末，以酒熬苏木汁和成膏，涂病处即愈。

治因热取凉睡有蛇入七窍挽之不出者

上，取椒七粒，破蛇尾裹之在内，须臾即出。

治耳痛通耳

上，用蛐蟮一条，于帛子上放之，次掺缩砂末，蛐蟮成水，

① 方：原无，据本书目录补。

就便裂汁滴耳，中痛即止。

治中恶欲死者

上，嚼大粪，甚妙。

保命丹

仁宗皇帝赐狄相公征蛮解毒二十四味。

滑石　缩砂　青黛　山栀子　白茯苓　龙胆草　寒水石　甘草　贯众　黄芩　干葛　大豆已上十二味，各生用一两　益智　地黄生干者　大黄　山豆根　桔梗　紫河车　马屁勃　薄荷　黄药子　粉花　百药煎　蓝根已上十二味，各生用半两

上件，各拣择令洁净，捣罗为末，用生蜜和丸，如鸡头大，青黛为衣，每服一丸，细嚼，新水送下，大治一切诸毒并瘴疫久年、暑积咽喉不测之患。常服，解化诸毒，大效。

神效救命丹三十方四

解中毒，诸蛇毒、蛊毒、一切药毒通疗。

朱砂一两　麝香半两　雄黄　黄丹各二分半　巴豆二分，去皮、油　斑蝥二分半，去头足，一半生，一半炒用　蜈蚣二条，一生一熟

已上，七味，各细研。

苦药子二分半　山豆根一两　续随子二分半，去皮，生用

已上，三味，同捣末。

上，同再入钵内匀晒，用糯米煮糊为丸，如十斤鱼眼大，每粒可救男五、妇三。大忌酒肉、毒物一月，惟食韭羹淡饭。凡初中毒，便令人嚼生黑豆取验，急将药用真腊茶清下一丸，须臾，患人自觉心头如断皮条之声，其毒从目口鼻出，或大便下。中毒未久，即血久即成虫，更将药净洗收之再用。有一切蛇蝎蜈蚣马汗毒伤，以药点好醋磨汁，涂之立解。常于端午日修合，不及，于九月九日亦得，但于静室中不令人见为妙。

又方

豆豉三百粒　巴豆十四粒，去皮、心，不出油　百草霜三合，釜底黑墨

上，豆豉、巴豆二件研细，入百草霜再细研匀，用水滴为丸，如弹子大一丸，新汲水磨下。若毒在膈即吐，在腹即泻。

又方

巴豆去皮、心，不出油　马牙硝各四分

上，同晒，研极细，生蜜为丸，如弹子大，用冷水送下，甚捷。

又方

常山四两　白盐四分

上，用水一斗渍一宿，次日五更令煮取二升，分作两服，少时即吐，以铜器盛取。若青色，以杖举五尺不断者，即毒未尽，更二日再依次煮服，直候毒尽，且慎勿食热毒之物。

又方

取多年厕下砖，于水中洗过，就炎日中曝晒，刮取白霜收之，用冷水调一钱匕，大效。人无中毒，莫轻与服，此药大寒，能解中毒，神良。

又方

取荠苨，生捣汁，服数盏，大解；又用荠苨煮汁一二升饮之，亦解；又用荠苨捣末作散调服，亦能单解诸药毒，甚效。

又方

取甘草锉，微火炙熟，细嚼咽汁。若食中毒药即吐，急别求方制药疗之。古云：常囊盛甘草十寸自防。

又方

取雄鸡一只，刀刺冠血，用好酒调服；如无，以雌鸡亦得，

及用生鸭一只，断头沥血，口中咽下，即解。若口不开，取竹筒灌下，甚验。

又方

取甘草、荠苨等分，浓煮汁，不厌多饮即解。

又方

都淋藤十两，岭山背有，土人悉知

上，用水一斗和酒二升，煮取三升，分三服，饮讫毒药并逐小便出，须是一月，慎食毒物，不瘥，更依前，服之即愈。

又方

黄藤十两，亦在岭南皆有，土人悉知得采处

上件，依前都淋藤制法。

又方

取蓝根、大豆捣汁，和猪血饮之即解，未则更服。

又方

取干蓝叶捣末调服，大解诸毒，又用根亦得。

解中毒在腹生蛊通疗

羖羊皮方三寸　蘘荷叶　苦参　黄连　当归各一两

上，用水七升，煮取二升，分作三服，讫即吐，未瘥更服。

又方

羖羊皮方三寸　蘘荷叶两　苦参　黄连　归　犀角　升麻各三两

上件，细锉，以水九升，煮取三升，分作三服。曾与人服，即时吐出蜂蛊数升便愈。名曰百解散。

又方

雄黄　朱砂　藜芦各四分

上件，捣末，空腹以井华水调服刀圭，当下毒蛊吐出。

又方

斑蝥一分，去足、翅，别研　桃皮　大戟各一分

上，为细末，水和如枣核大，以米饮吞下即吐，未瘥，候十日更作一服，必瘥。

又方

茜根　蘘荷叶根各二两

上，细锉，以水四升，煮取二升，去滓，放温，顿服，即好。

又方

取蚯蚓十四枚，以苦酒三升渍死，尽服其汁，欲死者皆可治。

又方

取桑木心细锉一斛，入釜淹之，令上有三寸，水煮取二斗，澄清，再微火煎取五升，空腹服五合，又用桑白皮咬咀咽汁，须臾，吐蛊出自愈。

又方

取铁精捣末细研，用乌鸡肝和之为丸，如梧桐子大，每服三丸，甚者不过十日，轻者即瘥。

又方

取盐一升，和淳苦酒作一服，即吐，立愈。又用苦酒煮化盐服之，亦良。

又方

取猪肝一具，和蜜一升，共煎之，令热分作二十服，为丸亦得。

又方

取桔梗苗，捣汁一二升饮之，甚解。

又方

取苦瓠或苦葫一枚，以水四升，煮取一升，顿服，立愈；即吐，又用苦酒一升，煮化服之，亦验。

又方

取皂荚三铤，炙，去皮子，用酒五升渍一宿，去滓，分作三服，甚效。

又方

取好雄黄一二钱，冷水细磨服之，大杀腹内百虫、毒药，极良。

解中毒诸饮食菜野芋等物通疗

取鸡屎烧灰，水调服方匕，不解，更服，极良。

又方

取蒿根不以多少，煮汁一二升饮之，即解。

又方

取甘草煮汁饮之能解，又用荠苨煮汁亦同。

又方

生姜四两　甘草三两，炙

上，以水六升，煎取二升，去滓，空心作三服并服，轻则已，重则别疗。

又方

取人屎搅汁一升与饮，应解诸药中毒无有及此者，大抵人意嫌秽不获已，须是用此为最良。

解中毒诸鱼鳖肉通疗

取黄者橘皮浓汁饮之，未解，更服，大效。

又方

取冬瓜不以多少，浓煮汁服之，多最良。

又方

取芦根锉碎，煮取汁，饮一二升，极妙。

解中毒诸禽兽肉通疗

取头垢一钱匕，水调服之，未瘥更服。

又方

取豆豉、甘草煎汁数升饮之，即解。

又方

取韭捣汁一二升，和水服尽，即瘥。

又方

取黄柏捣末，水调下，未瘥再服。

治传尸骨蒸劳

取黑锡炒末细研，用精肉二两烧熟，空腹蘸药末一二钱，早服则晚虫下，晚服则明日虫下，未下再服。

又方

取吞水蛭入腹，用以牛羊热血一升饮之，次煮猪脂一升饮之，立下。

治中毒蛇伤等六方

神效秘传立胜散

治中毒、蛇伤并蜈蚣、蝎蜂虿蜘蛛、射工、沙虱等通疗。

川椒　豆豉各十粒

上，二味，入口烂嚼，吐在手心中，次另将天南星末调匀得所，涂所伤处，手擦微热，自有黄水出尽，未瘥，更作此药，救毒神良，慎勿轻忽。

又方

取生薄荷捣汁，调白矾末吃，余滓涂去伤处，立效。如用野薄荷，更妙。

解中毒蒙昧昏闷不省通疗

取甘草不以多少，寸锉，安干人粪底，以土薄覆，却用丸粪盖，二经雨后晴取出，阴干为末，水调服一二分即省，未省更服，大妙。

又方

取干人粪烧末，水调服一二分，立解诸毒。

又方

于地下掘坑深一尺，取新井水一斗倾入，就搅百转，候稍澄下连并饮之，候吐即解。名曰地浆，能解众毒。

又方

半夏末用一字许，吹患人鼻中立效，用皂角末亦良。

鸡峰普济方卷第二十八

丹　诀

七返丹妙诀

第一转至第七转诀①

第一转，化朱砂为汞。

朱砂　黄矾出瓜州者，各五两

朱砂先研细为粉，入黄矾和朱砂细研，将入炉，以六一泥泥瓶外固，更以一瓶子为盖，共二瓶相合，用盐泥固济，勿令泄气，候安在三台钉上，以文武火烧尽三伏时，日开看其朱尽飞向上瓶子中化为朱汞，如粟米相似，扫取用绵绢滤于碗中，名曰赤帝硫汞，是第一转也若飞不尽，准前法飞之，以飞尽化水银为度，瓶中磨脚如淡土色，即是汞飞尽也。

第二转，化朱汞为砂。

取前飞者朱汞约三两以上，入水银一两、硫黄一两，先将硫黄细研为粉，碗盛之，于火上熔成汁，名曰黄婆；便投前朱汞入黄婆内急搅之，二精和合成亲，变作青帝婴儿；将入炉中，先以六一泥固瓶外，更入好盐半两和青儿，讫盛入瓶中，用盐泥固济瓶口候干，安在三台钉上，以文武火烧三伏时，开看其药尽在瓶盖上赤色，收取细研，光明于朱砂也，名曰真灵砂也，是第二转。

第三转，却化朱砂为水银。

取前灵砂三两，入生朱砂三两，对停都研，准前炒黄矾五两，和二物细研，入炉以六一泥泥瓶外，干了还用一瓶子相合，以盐

---

① 第一转至第七转诀：原无，据本书目录补。

泥固济令密，候绝干，却取瓶子安在三台钉上，以文武火烧之三伏时，日开看却化姹女以绵漉之于器中，转白光明，名曰姹女若飞不尽者，准第一遍法飞之，以尽为度。

第四转，变姹女却成朱儿。

取前飞者姹女秤之，若有五两入生汞一两，硫黄一两，准前二遍入碗中细研，火上熔成汁，便投二女入黄婆舍中，急打合变作青帝子，将入炉中，六一泥固瓶外，如法固济，以文武火烧之三伏时，却化为赤帝男晶紫色，名曰硫珠丹砂也。

第五转，用药浆阴伏法。

取前烧者，硫珠丹砂五两曾青半两，雄黄半两，硫黄一两，黄矾一两已上药并须细研如粉，用三味药浆煮其法。

桑柴灰三斗，取二月采最上者，以火烧灰淋汁三斗，米醋五斗，得华亭最上盐胆汁五升，并米醋药灰等调作浆。凡用前药，三日三夜候药浆干，便点桑灰汁，以文武火煮之，经七日灰汁若干即续添之，七日夜为满，便取砂，用水淘之五七遍，于日中曝干，将入炉中，以六一泥泥瓶外，烧之一日成真，五行真铅也。

第六转，造六一泥泥瓶，准前法。

便取第五遍阴伏砂，入六一泥瓶内，如法固济，烧之一饷，待冷开看之，其药作一团，名曰五行真铅也。

第七转，成紫金砂。

取前五行真铅研为细粉，入生汞一两半，和真铅同研三十余，杵成砂子用，白纸裹之，纳六一泥瓶中，其瓶内伏火盐半斤为覆籍，如前固济，待干了，以文武火养之七日夜，相次渐渐加火煅之，一饷间候冷开看其砂，即如金色，如不似金色，即是火未调匀，又须却固济，更养一日夜，便加大火煅之，一饷间其砂即如金色也。取砂轻研，用竹筒子盛之，其筒口用蜡如法固济令密，将于寒泉下浸二七日，出火毒尽，然后出砂子于坩器中，以玉石捶研之三千余转，令极细，以枣肉为丸，如粟米大，服法如后。

凡初服丹之时，先须结坛清斋三七日，不得离坛，其药忌杂秽、孝子、妇人等见，用平旦空腹，以液吞之三粒，向东念“保命天尊”一百二十遍，如此服十朝后惣不着也。但每日如此服之三年，可换骨髓、骨毛、血肉、筋脉，方可名真人，诀不得妄传，非代代口受心传为药方，体之甚易，古来握纸传毕便烧，其本不得留之，非人恐泄仙机，诫伏火盐用作前丹砂樻。

歌九首①

歌曰：

不须劳力别求，仙碧落空梯在眼前，曾效鼎壶延日月，却嗟东海变桑田，三清未降苍梧印，五帝唯留火候篇，深属瑶台珠佩客，还丹莫妄等闲传。后续窦先生撰进唐明皇歌诀。

第一，丹砂化为水银。

岩叟丞恩宠，烧丹在禁帏，釜中诸药化炉内，水银飞壁合秋霜，色光腾夜日辉，总由明主感，能使道精微。

第二，却变朱汞为丹砂。

却取抽成汞，重烧还作砂，上方仙秘密中禁药，精华紫气含真色，朱光杂晓霞，欲将同一体，须变猛三花。

第三，却抽灵砂为姹女。

转转穷微妙，重重入杳冥，犹将药妙体，却变水银形，气合秋霜净，朱分夜落星，自然成姹女，何处不通灵。

第四，水银令凝结，却化赤帝男晶。

玉液虽初化，黄花制已凝，光如天下雪，影若结水形，砂土干如炒，罗灰湿拌蒸，若须看气色，更待卤盐澄。

① 歌九首：原无，据本书目录补。

第五，令结硬。

文武长调火，阴阳镇在炉，釜中看气色，锅里定镏铢，狗走重寮养，防风六药泥，已坚如合壁，何处觅硫朱。

第七，伏汞成金。

罢火开丹灶，金成去药泥，瑞光连日月，真气杂虹霓，形胜添金鼎，精华向马蹄，犹须九转毕，看取一刀圭。

第八，化金为粉。

化粉初研炼，临炉定觅藏，似尘惊半紫，如面诬金黄，瑞作三茎穗，灵含五色光，待抽金毒尽，将献玉阶旁。

第九，转成金丹。

玉律春初至，金丹帝感成，南山同圣寿，东海此时清，至福玄元降，功由至道深，小臣虽有术，仙事伫苑楹。

神仙王真君，制炼七返丹砂，服饵长生，诀毕。

固济泥

蚯蚓粪　牡蛎　代赭石　黄丹　盐　赤石脂

上件，等分，土培之，或入羊兔之毛，乱丝纸筋杵三十余下。

合烧朱砂法

先炒硫汞研为细末入合，用纸一两层衬底上，却用纸盖一两重，便以滑石末盖之，令满填实固济，灰抱定作冢子，拣好硬炭周回围，旋定生熟火一斤，从顶烧之令烬，候冷取之研，看如紫红色即止，如青黑色研为末，依前法再烧。

水火既济鼎式

上件鼎铸了，却于炉上再烧通红。

伏火金液丹

硫四两，艾灰一斤，同研如粉，入合实填，盐泥固济一指，候干以醋灰冢蒙，盖厚三寸，一秤或十斤、七斤，发顶火煅通赤，鸡子香去火，以土罨一宿杀，研时微用醋，云不尔火发，研匀入马尾罗子，内作水池实之，煎汤旋旋滴淋汁，先用一盛油，来者瓶固身，以三脚上放了，旋旋淋汁，缓缓煎，欲干时以生姜塞口，渐渐进火令干，煅瓶通赤，良久退火，冷打取出炻之，或亦火烧通赤去油气炻。

丹砂法

丹以朱砂一两为率，须用成块，有墙壁不夹石，光净者良　天南星　草乌头　细辛　肉桂　川椒　知母　荷叶　五倍子各半钱，为细末

上，用晋枣十枚水浸不以日限，且透软为妙，和前件药，入臼捣如泥，或硬更入少水不妨，候得所，分作两块，先用一块捻碗儿，包裹朱砂成合，再用一半重裹周密，抹水令无缝，于慢火上款款炙令十分透干，候于熟火约三斤，炭用硬炭，中心放药烧之，候药丸透赤，烟尽为度，急取入盆泉水中微分阴阳，水银皆在药丸之上，就水中破药丸，取砂如生铁匕，带紫为上，易水淘十次，漉出控干，研极细，熟枣肉丸梧桐子大大小或三等，以岁数用之，空心温酒或新汲水下一丸烧药时下，用一大沙盆子衬使。

六甲神丹

妇人产前、产后尤宜服。

雄黄九两，水磨为上，或研亦可，须选光莹者上，入在一砂合子内，平实为度，入蜜六两浸，盖雄黄于其上，用防风六截子长短，满合子面，用盖子合定，胶土六斤，青盐四两，水化和泥入纸筋看多少入，候泥熟软，搓作索子，交加缠固，上用泥碗子裹合，荫七日通风处，用筛子盛，候十分透干于地上，作炉深一尺五寸、阔一尺二寸内，坐丹合子上，用细桑柴灰或无，用松柴灰一斗盖之令平，上用硬炭二十斤，作五遍烧，勘养一伏时须旋旋添炭，使

火气匀为佳，炭少更添不妨，不得太过取出，破合如青色为上，紫色、红色为次，用油单裹于井中，离水一尺悬一伏时，取出极研细，酒糊丸如梧桐子大，早辰面东温酒下一粒更丸些岁小小者，备小儿服。

洞阳金丹法

好朱砂四两，木炭三十斤，如炭软，更加五斤，黄土六斤，入盐三两，故纸数幅，以净水和作熟泥，大挺甘锅一个，将朱砂盛在锅中，楮子在上盖头，用七个拍碎，光以纸二三重盖锅口，然后用泥捻作罨子盖，搭下厚一寸已上，其纸与罨头是断着，无令空虚尽，将泥随锅势以净灰二升，用醋和得所，自头涂裹，在半腰锅头及缝口约灰泥一寸厚，余皆薄敷之，用前件木炭着实堕排，自上发火烧，火尽，用净土罨盖一宿，取之研细，熟枣肉和丸，内有开说不尽，看前面方述。

伏火朱砂法

光明朱砂四两成块者，用橡头合一个，先入橘叶铺一重，抄蜜一匙在上，次入朱砂在内，又将橘叶安在上，更抄蜜一匙，盖遍用盐泥固济，候干用细灰五升为灰冢子，用灰一秤或二十斤，火煅尽为度，任意丸《杨安时传》。

正一丹法七①

又曰来复丹，升降阴阳，补助正气之紧药，攻不可攻者之痞气，破不可破者之阴气，回不能回者阳气，生不能生者胃气，此药复阳止汗，破痞退阴，生脉健胃，大治水火不交，阴阳隔绝压难，解之烦热，救欲脱之真气大虚，中满暑湿伏留，服凉药则利，服温药则壅，寒热往来，烦渴呕吐，四肢浮肿，小便如淋，大便溏泄，胸膈喘急，咳不得眠，飧泄清谷，真气暴虚，脐腹疠痛，

① 七：原无，据底本目录补。

上攻心腹，胁肠久痢，里急后重，滑泄不常，寒疝入腹，引阴而痛，五损虚劳，咳逆唾血，喘鸣肩息，食黄肌瘦，停饮痃癖，肠鸣带下，衄血蛊注，失血亡阳，崩漏脱血，产乳血渴，狂躁喜水，呕逆，食饮不下，膈中百病并治之。中肠发热，引饮过度，霍乱转筋，宿冷残疾淹延，或体热状若尸注，并皆主治。阴证伤寒，手足厥逆，自汗自利，呕逆面青，一身尽痛，痛引小腹，或经下因作痞气，咽痛息高，噫逆，气不宣和，或阳中伏阴，或阴隔于阳，渴不饮水，证候不一，脉息交错，阴阳不分者，服之即安。又主头心厥痛立效。小儿吐痢，胃弱生风，或因转泻变成阴痫惊搐，证候危恶者，研细蝎稍汤调服必愈，有起死活人之功，无僭上躁下之性，善能升降阴阳，驱逐贼邪，安顺中州，温养脾元，至灵至妙，服之者须至心清净，无损药力，其验如神，每服五十丸，甚者百丸，艾汤下，温酒亦得。中暑新汲水下，早辰申时又一服，急病不计时候，日夜进五七服，量意加减，如后春分二月，中阴降，中阳升，中阳进阴退也，宜用此法。

硫黄二两半，研三日　硝石一两二钱，研一日　玄精石一两半，研极细，三味衮合研匀，火熬熔急下，大研极细　五灵脂五两，捣细末，再研　陈皮一两半，去皮　青皮一两，去白秤

立夏四月，节阴退尽阳独治，可依春分法增硝石三分之一以佐真阴，夏至阳升极、阴降极，一阴始生宜用此法。

硫黄三两　硝石一两半　玄精石一两半　五灵脂五两半　青皮　陈皮各一两半

立秋七月，节阳始降阴始升，阳气未盛，可依夏至法损硫黄三分之一，以全其阴。

秋分八月，中阳降中阴升，中阴进阳退也，宜用此法。

硫黄二两半　硝石一两　玄精石一两半，三味依前法，半生半熟用　五灵脂五两　陈皮　青皮各一两

立冬十月，节阳退尽阴独治，可依秋分法损硝石三分之一，以佐真阳。

冬至，阳降极阴升极，一阳始动，宜用此法。

硫黄二两　硝石一两半　玄精石一两半，三味依前法研，不熬　五灵脂四两　陈皮二两　青皮一两

立春正月，节阳始升、阴始降，阳气未盛，可依此冬至法，损硝石三分之一，以全其阳。

上件药，将后三味为细末，与三件衮研匀，水浸蒸饼为丸，如梧桐子大。水运太过、火不及，加炼过朱砂一两助心；火太过、金不及，增白石英一两助肺；土太过、水不及，增飞过磁石、附子各一两助坚；木太过、土不及，增干姜、附子各一两助脾。依前方。

固中下蜜煮朱砂煎丸

益脾胃大效①。

光明成颗粒朱砂每一两，管蜜三两，先将朱砂用纱帛裹定，将蜜置银器或垍器中，下朱砂于蜜内，以重汤煮三昼夜，取出用新汲水净洗，又用温热水再洗，蜜尽火微焙干，研令极细

上，用蒸熟、软烂枣肉，去核研烂，绵帛裹，枣裂取肉，同稍硬清水煮面糊，同和如梧桐子大，每服五七粒，米汤下。忌羊血，空心食前，日进三服。

大四神丹

二气配类阴阳均平，非独有阴阳之功，可缓可急，可固可通，中脘虚弱，饮食多伤，气不通快，悉皆主之。

硫黄明净者　硝石各一两，研碎，将硫黄、硝石置于沙碗中，慢火上熔销，

---

① 固中……益脾胃大效：原作“固中下益脾胃大效蜜煮朱砂煎丸”，据本书目录乙转。

不住手搅匀，顿净地上捶碎别研

上件药，合和匀，水煮面糊和丸，梧桐子大，每服十五粒，煎生姜汤下，食后。

歇口煅炼太一神丹秘方

上，以丹参不以多少，用此药铺坩埚底，次入朱砂四两或二两，多亦不妨，于坩埚内，上盖头比底稍厚，铺讫次瓦子盖之，入木炭火煅通红，候有霞光焰出为度，揭瓦子看砂药，四壁离坩埚即乃成就，用钤取出火，放定仍念此咒出火毒，云轮山急急火，守吾炉，看吾灶，太上老君敕，如此默念一遍，吹在坩埚内，却用瓦子盖，少顷放冷倾于乳钵内，研细末，用煮枣肉和搜为丸，如梧桐子大，治病下项，每服一粒，早辰空心临吃食前服之，以干食压之。

丈夫妇人元脏虚冷，每服一丸，盐汤下。如大段虚惫冷损，以艾汤下；妇人血劳不思饮食，盐汤下；伤寒结胸，艾汤下；阴证、阴毒、伤寒、四肢厥冷，艾盐汤下；虚冷泻痢，艾汤下。

治产难滑胎丹

朱砂一两，成颗者

上，从端午日晒至一百日，不可着雨，如满一百日取研如粉，用腊月兔脑髓和丸，如绿豆大，欲觉动静以粥饮下一丸，良久便生，其药男左女右手中把出。

雄黄丹

补益筋髓，延年驻颜色，壮志气，久服可以无疾，身轻骨健，耳目聪明，其功难以备载。

雄黄　磁石　朱砂　硫黄各二两　牛黄一两，细研　麝香半两，细研

上件药，前四味各于乳钵内细研，水飞过，于净垍器中贮之，欲修合时，须五月五日收采青艾，嫩者约一檐以来，择取，用水净洗，木臼中烂捣，于净布中绞取汁，可五升以来，先泥一炉致

银锅，以慢火煎令成膏，斟酌稀稠得所，即先下磁石搅令匀，次下朱砂又搅令匀，次下雄黄又搅令匀，良久去锅，下火即下硫黄，又搅令匀，次下牛黄又搅令匀，次下麝香，须细意搅，要药末匀，候可丸即丸，如绿豆大，每日空心以温酒下五丸，忌羊血。

通灵玉粉丹

治腰膝，暖水脏，益颜色，其功不可具载。

硫黄半斤

上，以桑柴灰五斗淋取汁煮三伏时，时以铁匙抄，于火上试之，候伏火即止，候干以火煅之，如未伏更煮以伏火为度，伏了即细研为末，穿地作坑深一尺二寸，投水于中，待水清取和硫黄末，水不得绝，多于坩锅内煎之，候欲干即取铁镦子一所，仰着内细砂，砂上布纸，镦下着微火，令镦热即于坩锅内抄硫黄，于纸上滴之，自然如玉色，光彩射人，此号通灵玉粉，细研以饭和丸，如麻子大，每日空心以盐汤下十丸。

朱砂丹

治百病，利五脏，安魂定魄，养心益气，悦泽颜色，久服轻身不老，延年长肌肉，补丹田，聪明耳目，功力甚多。

辰锦砂一十两

上，用白沙蜜一十斤炼，令去尽白沫，用长项坩瓮子一枚贮，上件蜜其朱砂用夹生绢袋子盛，以线系悬于蜜瓮子内，去底二寸以来，用三五重油单子封系瓮子口，后于静室内泥灶上安一深大釜，又用新砖一口安于釜内，以衬瓮子底，更用新砖一口压瓮子口，须用东流河水，以文武火昼夜不住煮七复时，旁边别泥一口小锅子别煎水，亦不住，常令水热，候药釜内水耗则旋旋添此热水，长令瓮子水及七八分以来，煎之煮七复时，讫候灶自冷将此朱砂净洗，令干研三复时，用糯米饭和丸，如黄米大，每日空心以温酒下五丸或三丸，不论老少并宜服之，煮炼此药时忌妇人、鸡犬见之，此药神功，神效不可量也。忌羊血、盐水。

玉芝丹

治一切风疾及妇人血气。

黑铅　水银各一两　硫黄一大豆大　阳起石　代赭石各三，大豆大　硝石半分

上，先销铅成汁，次下水银，急手搅令匀，后下诸药，咬铅以下四味同细研了，旋旋取点入铅中，熟搅之，旋搅铅成灰，于一畔候咬铅尽，然后泻水银于堝碗中，但秤水银有一两在即止，入于后柜其柜用硫黄一两半，细研如面，入瓶子中碗子合之，渐渐火逼，候鬼焰出即住，放冷细研为柜，又将柜入一小铛子中，布置以物，按中心作坑子，即将铅中水银一两，更入硫黄一分，同研结为砂子，入于内柜中，以一茶碗合定固之令干，铛子下常以二两火养，仍以草灰没铛子盖之，勿令火绝，如此七日，渐以火烧令通赤，即药成矣，放冷取纸衬摊于湿地，盆合一复时，出火毒，细研如面，以枣瓤和丸，如粟米大，每日空心温酒下五丸，如大豆大，热茶下二丸，治天行时疾，服了以厚衣盖身，取汗即瘥，其柜长生用之。

紫粉灵宝丹

治筋骨风气，添精益髓，神气清爽，好颜色红悦，久服轻健，补暖水脏。

黑铅四两　水银二两，不别修制，即与上玉芝丹同法，每水银三两，即入硫黄半两，结成砂子细，研粉

上，取伏火硝石于铛中心作一堆子，尖尖装之，堆四面流下些些子，令盖铛底即取砂子末，细细掺于堆子上，勿令四面散，讫更研入少许硫黄末盖之，又以碗子盖铛口四面，以湿纸固济缝

了上，又以泥如法固济，候干，铛下渐渐以火三五两，候看得所，加至一斤以来，可烧半日久，又加三五两，如此叠叠加至四五斤火煅之，当上下通赤即渐去火，待冷轻手揭取药成一团，以甘草二两、水五升煎至二升，去滓煮药泣干出火毒，干了细研水飞过，以煮枣肉和丸，如梧桐子大，每日空心以津送下一丸。

白金丹

治一切风、偏风口不收敛及半身不遂。

朱砂三两，别研为末　雄黄一两半　硫黄一两

上，二黄同研为粉，先于铛中销成汁，次下朱砂末搅令匀，即以桑灰汁煮三日三夜，旋旋以暖灰添之，日满即刮入鼎子中，以文武火煸干，出阴气尽重固济，以十斤火煅，候火销至三二斤即住，其药沉在鼎子底作一片，凿取成白金状，以甘草余甘子入瓮器中，水煮一日出火毒，了研为细末，以粟米饭和丸，如绿豆大，每日空心以冷椒汤下三丸，渐加至五丸服之，半月大效，忌羊血。

青金丹

治一切风冷血气。

水银　硫黄　朱砂　黄丹　铅粉各一两

上件药，于铫子内，先下硫黄，销成汁即下朱砂、水银结为砂子，候冷下黄丹、铅粉，同研细，入一瓷葫芦中密固济，以小火养，从旦至午加火四斤一煅，候火三分减二，放冷，取出其药，已青紫色，细研，以纸衬摊于润地一复时，出火毒后，用赤箭脂汁调面作糊，丸豌豆大，每服空心以酸枣仁煎酒下十丸，初服须要出汗，即加薄荷汁、生姜汁、白蜜各半匙同服，厚盖以取汗。

伏火水银硫黄紫粉丹

治一切冷气，反胃吐食，冷热血气，冷劳肠风，一切冷病，

神效重校定：此方火无斤数，当用五斤火方可。

硫黄六两　水银二两半　针砂淘洗令净　太阴玄精研入，各二两

上件药，先细研硫黄，次下水银，点少热水，研如泥，候水银星断即入鼎中，并玄精针砂，以水煮七日七夜，常如鱼目，沸水耗，即以暖水添之，时时以铁匙搅，七日满即泣干，仍以微火爆，阴气尽，即入合子中固之泥，法用沙盆末、白垩、土盐花捣为泥，固济干了入灰池内埋，合子两边以五两火养六十日，日夜长令不绝，日满以大火斤断一日，任火自销冷了，以甘草汤浸一日出火毒，已鲜紫色，候干细研为末，以粳米饭和丸，如黍米大，每日空心以温酒下七丸，渐加至十丸服，经旬日见效。

紫灵丹

治一切冷气消食，破女子宿血冷病，神效。

硫黄八两，舶上者，细研　白盐花三斤，一斤半白用，一斤半以米醋三升拌入，曝干之

上件药，用一鼎子先筑白盐令实，中心剜作坑子，入硫黄末了即以米醋拌了，盐盖之亦实筑，又以白盐盖之，密密固了，以文火养之，从旦至午后，渐加火烧至有鬼焰出，即以小帚子蘸醋洒之，焰住即止，放冷取出，用水研飞去盐，药在盆底，干了又细研，以粟米饭和丸，如绿豆大，每日空心以温酒下五丸，其盐水煎花吃甚好。

四壁柜朱砂法

能除风冷，温暖骨髓，悦泽颜色，久服无病，延年益寿。

针砂二斤　硫黄四两　米砂三两　白矾四两　盐一两

上，先以浓醋一斗五升煮针砂、硫黄二味，令干以火煅之，待鬼焰出尽后放冷再研，别入硫黄二两。又用醋一斗五升更煮，候干依前煅之，鬼焰尽即止，放冷以水淘出，取紫汁，去其针砂，

澄紫汁极清，去其清水尽，阴干即入白矾、盐同研，纳埚瓶中，四面下火煅之，候瓶内沸定即止，待冷出之细研，以醋拌爰柜，先用药一半，入铅桶中筑实，即以金箔两重，朱砂入柜上，又以余柜盖之，筑实，以四两火养三七日，即换入铜桶中密固济，用六两火养三七日足，即用十斤火煅之，任火自销，寒炉出药，朱砂已伏于湿地，薄摊盆合一复时，出火毒了细研，以枣肉和丸，如麻子大，每日空心以温水下五粒，以铅作桶可重二斤，以铜作桶可重三斤，忌羊血。

太阳紫粉丹

治男子久冷，妇人血气冷劳，五膈气，反胃痃癖，一切冷病，无不瘥者。

硫黄　马牙硝　水银各三两

上件药，以无灰酒旋点于乳钵中同研，候水银星尽即止，日中干之，布于铛内，埚碗合之，以盐泥如法固济，候干，铛下渐渐以三四两火养半日，渐加至七八两火，经一复时，待冷取药细研，以白蜜拌令泣，泣于竹筒中，盛糯米饭上，蒸一炊久出之，更细研，以枣肉和丸，如梧桐子大，空心以盐汤或酒下三丸，久冷人加至五丸。

清花丹

治霍乱肚胀，冷气心痛，肠风血气虚冷，病小儿疳痌，神效重校定：此方桃花一味甚无理，疑桃花赤石脂也

空青　定粉　白石脂　朱砂　桃花各一两　盐花四两

上件药，同研如面入埚瓶中，以盐盖之固济，候干了，以二斤火于瓶子四面逼之，候熟，四面着一秤火渐渐煅一食久，任火自销，候冷，开取捣碎，水飞去盐味晒干，更入麝香一分同细研，以烂饭和丸，如麻子大，每日空心以温酒下五丸，忌羊血。

太阳流珠丹

治一切风冷风气，癥癖结块，女人血气，赤白带下，肠风下血，多年气利痃癖，常吐清水及反胃吐逆，神效。

硫黄一斤　马牙硝　盐花炒令转色各四两　硇砂二两伏火者

上件药，同研如面入埚瓶内按实，上更以炒盐盖之出阴气，如法固济，将入一鼎下先熔铅半斤，坛药瓶子以铁索括定，又销铅注入鼎，令没瓶固济了，入灰炉中以火养铅，常似热为候，如此一百日满出鼎，别以小火养三日，大火煅令似赤即止，放冷取出如琥珀，以寒泉出火毒细研为末，以枣瓤和丸，如绿豆大，每日空心茶下三丸。

四灵丹二方①

驻颜补益。

黄丹　水银　钢铁　硇砂各二两

上件药，细研入埚合中固济，令干安于灰炉中，合上灰厚三寸，常以一斤火养一百日，日足以十斤火煅，任火自消，放冷取出细研，以浓甘草汤拌于饭上蒸一炊久，出火毒细研为末，以水浸蒸饼和丸，梧桐子大，每服空心以温酒下三丸，百日见效。

四灵丹

治筋骨风，角弓风，肾脏风，热毒风，皮肤风，大风感厥风并皆治之，其效如神。

硇砂三两　水银一两　朱砂一两　硫黄三两

上件药，将硇砂、硫黄同研如面，于埚合中盛之，如法固济令干，入灰炉中，其上灰厚三寸，以火三两养一七日，开取药，入水银、朱砂各一分同研，以水银星尽为度，依前入合养一七日，

① 二方：原无，据本书目录补。

如此四度，计二十八日开取，细研以水飞过，入竹筒中密封，头于饭上蒸两炊久，及热取出于地上，以纸衬盆，合一周时出火毒了，用粟米饭和丸，如绿豆大，每日空心以温酒下三丸，十日后加至五丸，忌羊血。

伏火玄石柜灵砂丹

补益筋骨，驻容色，治女人风冷，暖子宫，久服不老延年。

朱砂三两，细研纸裹　磁一斤半，捣碎细研，淘去赤汁尽

上，以石脑油十二两拌磁石，令泣泣相入，先固济一坩瓶子令干，入磁石一半于瓶子内，筑令实，中心剜作一坑，可容得朱砂裹子入柜了，上以余药盖之，筑令实，瓶口以瓦子盖，勿固之，以小火逼阴气尽，候瓶子通热，即聚火一秤以来断之，令上下通赤，任火自销，待冷开取砂已伏矣，去纸灰取砂细研如面，以生姜汁稀调之安于茶碗中饮，上蒸三炊久，晒干研如粉，以枣肉和丸，如小豆大，每日空心以温酒下三丸，忌羊血。

金液含化灵丹

补益延年却老，功不可具载。

山泽银末八两　朱砂二两，五金汁中浸五日了逐块子，用金箔裹两重

上，先铺银末一两于坩合中，即排朱砂块子，勿令相着。上，以银末盖之令匀，又布朱砂块子，又以银末盖之，候朱砂尽即以盐花盖上，令满合子口实，按如法固济入灰池中，合子上灰厚四寸，常以二两火养七日七夜，勿令火猛，但令合子热可通人手为度，日满取出重翻排过一，依前法重固济，以火四两养二十日后，加火至三二斤，烧可一炊久，放冷，极冷取出细研，入龙脑半分，同研如粉，以楮汁和丸，如粟米大，每日空心含三丸，津液咽之。如要作油，每一两以桂心末一钱、大羊肾抠脂炼成者弹子大，入龙脑一钱，和研两日久，入银合子中，埋于糠甑中，蒸三伏时，

当自化为油，每日含如红豆大，去痰补益，延驻却老，神仙之基也，忌羊血。

含化朱砂丹

祛热毒风，镇心神，治万病，返老驻颜，功力甚大，不可具述。

朱砂　马牙硝各三两　硝石二两

上件药，同研如粉入埚瓶中，以重抄油纸三重密固瓶口，重汤煮之，常如鱼眼，沸水耗即以热水添之，不歇火三七日夜满，开瓶子其硝并在瓶四面，收之细研任服其。朱砂即在瓶中心，取出细研，以小埚合子中盛，固济微火养一日，加火一斤，煅令通赤，放冷开取细研，以枣肉和每一两砂，可丸，得三百六十丸，每日早辰含化一丸，如要多合，但依分两酌度修炼为丸，妇人服之亦佳，大忌羊血。

紫霞丹

补暖脏腑，添益精髓，延年驻颜，祛风逐冷，治痔漏、瘰疬、筋骨疼痛，妇人服之，益子宫神妙方。

磁石　水银　雄黄　朱砂　硫黄各一两，与水银结作砂子　金箔一百片

上件药，同研令匀，取一埚瓶子盐泥固济，待入药于瓶子内，其瓶盖钻一窍如半钱孔大，盖瓶口讫仍纳煻灰中煨之，不得便令火大，恐药飞走，专候窍中阴气尽，以盐泥闭塞其窍，以火半斤养三日满，即用火一斤烧一七日，候冷取出于土坑中出火毒，三日后细研，以枣肉和丸，如麻子大，每服空心，以温酒下三丸神效，忌羊血。

阴伏紫灵丹

治男子妇人久积冷气，肠风痢疾，脐腹疼痛，颜色萎黄，不

思饮食方。

硫黄四两研　盐花一升

上，先布盐花半斤于平底铛中，次铺硫黄末，又以余盐盖之，盖纸固缝长，令如鱼目沸七日七夜，勿令绝火，水耗即添汤，时开看搅之，勿令粘着铛底，日满泣干，入固济了瓷瓶子内，煅令通赤，候冷以汤淋去盐味，取硫黄晒干细研，以枣肉和丸，梧桐子大，每日空心，以茶酒任下五丸。

拟金丹

治风邪癫痫，鬼疰心痛，解毒疗恶疮，丹石发动，消渴阴黄，安心神，止惊悸，除头面风，止赤白带下，神效。

丹砂　水银各三两　黄丹一斤

上件药，同研令水银星尽，入埚瓶中，盖口如法固济，初以文火养，候热彻即加火十斤以来，煅令通赤半日久，药成候冷开取。面上白色、内如紫金色光明甚好，便细研如面，以纸铺地摊在上，以盆盖之出火毒一日候，以粟米饭和丸，如绿豆大，空心以温水下三丸，忌羊血。

保神丹

镇心神，治鬼魅惊邪，心狂妄语，夜多魇梦，精神恍惚，小儿惊啼，心脏壅热，服之必效。

金箔二百片　腻粉半两

上，以新小铛子中先布金箔一重，掺腻粉，又铺金箔、腻粉，如此重重铺了，用牛乳可铛子多少浸之，以慢火煎至乳尽、金箔如泥即成，便以火上逼干研之，更入朱砂半两、麝香一分，同研令细，以水浸蒸饼和丸，如绿豆大，每日空心，以新汲水下三丸。

安魂定魄丹

治惊邪癫痫，天行热病，心神狂乱，无不瘥。

硫黄细研　水银各一两　黑铅二两

上，先销铅成水，次下水银，搅令匀良久，即下硫黄末当为碧色，匀搅即去火，放冷细研如粉，以软饭和丸，如绿豆大，每服以新汲水研七丸服之。

返魂丹

治卒中风不语及中恶迷闷，安心神，去风热。

生玳瑁　朱砂　雄黄　白芥子各一两

上件药，捣罗为末，同研如面，以安息香一两细锉，以酒一升熬成膏和丸，绿豆大，每服以温酒下三丸，其药端午日合之神验，忌羊血。

护命丹

治男子冷气，妇人血气，肠风下血，及赤白痢并宜服之。

黄丹　白矾　寒水石各三两

上件药，同细研，入固济了埚瓶中，以醋满瓶浸以文武火，泣干便加火煅令通赤，候冷取，入硫黄一两同研，入瓶更煅令赤，于润地上盆合三日夜，出火毒了研为末，以水浸蒸饼和丸，如绿豆大，每日空心以温酒下十丸。

柳花丹

治男子三焦壅热，烦渴不止，镇心神，治脚气，乳石发动，狂躁不彻。

柳絮矾　铅霜各一两

上件，同研，令细，以枣肉和丸，如梧桐子大，每服以冷金银汤下五丸。若路行走马，热渴不彻，即含化七丸，或常含化一丸，终不患渴，极效。

伏火四神玉粉丹

治一切冷疾，偏补益丈夫下元，兼治诸痁利，功力难述，亦名白金丹。

握雪砦石　寒水石　阳起石各一两　砒霜一分

上，各研为末，先取一通油饼子，以六一泥固济，可厚三分以来，待干乃先下砦石充底，次下砒霜，次下阳起石。上，以寒水石盖之，其瓶子口磨一砖子盖之，以六一泥固缝，于灰池内坐一砖子安药瓶子，初以文火，后渐断令通赤住火，候冷，取出研令极细，于润地铺药绢上，拥药可厚半寸，以盆合定，周遭用湿土摊盆，不令透气，一伏时取出，却少时阴气了细研，以面糊和丸，如绿豆大，每日空心以盐汤下五丸。如患疟利，以新汲水下，神验。

小三生丹

暖下元，益精气，黑髭鬓，驻颜色

朱砂　水银　硫黄二两，并研细　生铁十五斤磨洗了，以大火烧赤，投五斗浆水中淬十遍

上，取平底铛一口，以前三味用淬铁浆水煮之三七日，常令如鱼目，沸水耗即暖浆水添之，日满挑取少许于火上试之，如有鬼焰又煎之，以无焰为度，泣干却入瓶子中按实，以烧盐盖覆如法固济，用火半斤养七日满，以火五斤煅令通赤，待冷破瓶取之投汤盆中，淘去盐味，澄取晒干，细研出火毒，葛粉丸如麻子大，酒下七丸。

碧珠丹

治脏腑积冷，肠风痔疾，一切泻利。

青盐半斤　硫黄三两

上件，以醋一斗二升，于锅中煮干取出，入坩瓶中固济，候干，以火五斤煅一伏时，细研丸如麻子大，空心以柏子仁汤下十丸，面糊丸之。

碧玉丹

止一切疼痛。一名应病丹。

硫黄四两　水银一两　硝石四两　雄黄一两　古字钱一百五十文，烧赤醋淬

上，一处细研，令水银星尽，用一固济了埚瓶子，入钱一重、药一重，遍布令尽，以瓦塞瓶子口，以盐泥固济，候干以文火逼去阴气，常用火半斤烧一伏时，后常用火三斤烧半日，放冷取之，其药如碧玉色，研为末，以熟夹绢里，于土坑中培一伏时，于黄土中出火毒，一日一夜取出，细研如粉，以粟米饭丸如麻子大，但有疼痛处以温酒下五丸，不过三服，效。

神朱丹

暖水脏，止疼痛。

雄黄一两半　古字钱四两，火烧醋淬

上，烧古钱杵为末，于炉子中布钱末一半，次布雄黄。上，以余钱末盖之固济了，以文火养三七日满即开，细研用枣肉和丸，梧桐子大，每服以温酒下五丸。

铜粉丹

壮腰、固精髓、益颜色、耐寒暑方。

熟铜屑四两　朱砂二两　硝石一两　硫黄二两

上，朱砂、硝石、硫黄三味，同研为末，取一铜桶子，内布铜屑一重，安药一重，如此重重布尽，即用六一泥固济，待干入灰池内，以火四两养一伏时候，以大火烧令通赤，候冷取出于湿地上一伏时，去火毒研为末，以粟米饭和丸，如绿豆大，每服空腹温酒下七丸，忌羊血。

白雪丹

治女人夙冷及血气，止泄痢，除骨髓风、男子冷病、肠风泻

血等。

白矾五两已上好者，捣为细末

上，于银锅中，以真牛乳汁五升和白矾煎，令泣泣如雪，以寒食蒸饼末，旋下于锅中搅令匀，可丸梧桐子大，每于空心以粥饮下十五丸，功效不可备述。

鸡峰普济方卷第二十九

丹　诀

伏火朱砂丹二方①

龙胆草　五倍子　黄连　草乌头各一两　辰砂四两，成颗块者

上，为粗末，以米醋调得所，入合子以赤石脂固口缝，盐泥固济，厚一大指许，略晒不候干，先以灰洒水拌一大碗许，就地拍成覆盆状，上置合子，更以干灰拥合子固围并合子上，各厚四指许，以木炭一秤，自顶发火，火尽候经宿取出，于圜内拨取，朱砂以汤制七遍，半夏碾为末，可水调糊丸如绿豆大，空心米饮下三丸，黄土盖圜一宿，然后出圜取药。

伏火朱砂丹

朱砂不以多少，先用少蜜拌过令匀，用昆仑纸裹之，用于坩埚子内铺石中黄或禹余粮末，厚一指许，令实，安在上件药裹在内，又捺令实。上，用石中黄末四指许，令极实。上，用盐实捺，磨瓦子盖口，用赤石脂固口缝，盐泥于瓦盖子上及口缝各固半指厚，入灰池中，项上灰用四指厚，一秤火煅。上，以马粪盖，早晚换粪，须见火方下粪也，冷取出，须淘洗去恶汁，并沙入坑子内，绢布裹埋三二日，出毒了水飞，半夏末作糊丸，每服三粒，枣汤下，治一切虚冷之疾。

五福灵丹

治一切虚冷等，每服一粒，空心温酒或水，面东吞之，以物食压之。

---

①　二方：原无，据本书目录补。

朱砂不夹石者，辰砂为上　雄黄　雌黄叶子者　阳起石钩牙白者　硫黄各一两，逐味研细

上，拌和一处，用沙合子一个，内先铺草决明一百粒，杏仁一七个嚼破，海金沙二钱，后将五药末入在合子内，上面更用草决明、杏仁、海金沙如前，又用紫石英小枣大放在诸药之上，盖合子了，用赤石脂一两为极细末，醋调如膏固口缝上，以重物压之一宿，候干，用蚯蚓粪、盐一两、好纸数张，同作泥固厚两指许，阴干，掘地坑子深五六寸、阔尺余，内用新牛头，砖上放合子于坑子中心，先将稈草一束逐旋放合子上，烧草尽，去草灰，一半留一半拥合子，然后用木炭五斤为祖火，候炭烧及二斤许，添生炭斤半，亦不要火大，亦不火慢，只以五斤火为则，候烧炭及一秤，更看火候加减，如火足，便以新黄土罨一日，取出，研为极细末，枣肉和丸梧桐子大，固济须是如法，忌鸡犬妇人。

张子华伏火丹法

辰砂五两，无石者，敲作皂子大块者，每砂一两，用匮药一两，用匮药如后

白附子三两　川椒一两　天南星　地骨皮各五两

上，将匮药四味为细末，先将朱砂用蜜和作块，以白纸裹，次用匮药，再以纸裹入合内，下地坑内。上，用火初，一火用炭三十斤；第二火，用炭二十五斤；第三火，用炭二十斤；第四火，用炭一十五斤；第五火，用炭一十斤，每火各用匮药，候炉冷取出，去匮药将砂子细研，半夏糊为丸如鸡头大，每服一二粒，空心米饮下。

墼炉厚阔长尺寸样

取净好黄土，用马尾罗子罗过，水和作泥，造墼阴干，厚三寸、阔七寸、长一尺，两扇磨平，中间各开坑子，看深浅作匮恰好，别于净地上开炉，下墼子与地面平，周回用细土填了。上，

用火煅，其火初三十斤，不可便堆。上，只用五斤以来，旋消添尽三十斤，方为一火。

硫黄丹法

硫黄不以多少，研为细末，以菠菱汁调令极稀，置在沙合子中，却以菜滓固济合子并盖，不须糊缝，安三五斤火上，候硫黄有少碧焰子即再浇菜汁，以伏为度。

五福延寿丹方序

霍先生传。

夫飞丹炼石自有奇功，补阴接阳亦须神药。是以古人常以阳病易治而泻之，阴病难调而补之，草木不能愈其病而必须金石，金石亦非容易而炼之，贵得良法。朱砂者八石最灵者也，其色赤有南方火之象，藏黑有北方水之象，阴阳自全，坐服之而自可愈。疾若得煅炼良法，不损精魂，不折分两，不移形体，不蓄诸毒，则可为丹矣。夫煅炼法世固多矣，或有养之于松柏，抱之于鸡卵，哃之以乌鸦，虽无毒但生气所在，不能去其锡气，服之无益；或有制之以金石，或有匮之以毒药，或有擒之以恶类，见多火而善性去、恶气存，服之亦无益矣；或有去其精魂，折其分两，形在而体不固，色变而魂不全，服之亦无益。所贵不损精魂，不折分两，不柜毒药，光明精彩服之无不愈其疾。余衰老得遇至人，秘传五福延寿丹与诸煅炼八石，迥然不同，果有神验。至于衰虚诸药不瘥者，服之立效。治男子妇人一切虚损衰惫，阳气不足，精脱漏下，左瘫右痪，五劳七伤，百岁老儿心气不足，一岁儿胎气不全，并宜服之。无病常服，身轻体壮，百病不侵，久服延年益寿，固齿乌发，润肌肤，驻颜活血，功验如神。

丹匮法

先用昆仑纸裹定丹药，合子底铺五倍子，次下瞿麦、仙灵脾，次新罗白、附子入药上，再入仙灵脾、瞿麦、草决明、郁金、黄皮各等分为末。若合子牢固，不用瞿麦、仙灵脾无妨，赤石脂为末，油调固济口缝，六一泥如法固济，十斤火一煅用。

丸丹法

半夏以丹药用五分之上，去滑汤洗七遍，焙干为细末，以生姜自然汁和作饼子，用好醋煮每半夏一两，用醋一升，煮醋尽为度，以半夏饼子和丹，别用生朱砂为衣，焙干，以绢袋子度去尘，光净为度。

五福延寿丹校定：此丹每服二三粒，枣汤下。病重加至十粒不妨，五味须衮匀煅

用辰砂、上等雄黄、雌黄、舶上硫黄、阳起石等分。

小伏火丹砂

辰砂四两，如豆大者。

上，以坩埚子一枚盛之。上，用好新瓦子作盖子，以蜜调蛤粉固济口缝，候干用皂角大者十铤，以水揉取浓汁，和柴灰作灰泥球五块于净地上，先以四块簇坩埚子，后以一块盖定，就上以手拍为一圆堆子，不令透气。上，以炭十斤发顶火，烧炭令尽，次日又以炭十斤烧之，若欲火多烧三日尤妙，取出细研，以枣肉或赤石脂、半夏糊可为丸如绿豆大，每服二丸，空心米饮下。

又伏火丹砂

辰砂四两，如豆大者，一方用三两

上，以熬一具，仰放净地上，揩净煤，以龙脑少许涂之。先将辰砂以儿孩儿乳汁浸过后，用姜黄末衮遍堆在熬上，以碎乳香周匝围簇辰砂，又以乳香七粒于辰砂上，依月建排北斗形，用新垍盏一只合定。上以醋拌湿灰拥盏子上，约厚一寸，以炭十斤发顶火，烧尽炭，取出物研，以赤石脂汤化为泥，和丸如绿豆大，每服二三丸，空心米饮下。

至圣密陀僧法

每一炉黄丹入轻粉十个、白矾一两、黄丹一斤。

虢丹细研如粉红，好米醋拌干湿得所，有日色即晒令干，无日色以文武火养，然后入通油瓶子，以文武火烧瓦片盖头，时时揭看，不湿即加火，候干瓶子似火色一般，火箸搅之，如水去火，安放冷处，取湿土焙瓶子，干取之为团面色，于中如紫金，色光明可爱，治一切疾，若服硫黄一两即服一丸可也，此是四黄之君，见此便伏，但有药毒即能制之，其名有十。

金异　金液　白环　坏五金　更生　金仓　黄牙　密陀僧　玄珠　金花

治四十件病，功效至神，汤使如后：

心痛不可忍，醋汤下；热疾，冷水下；上气攻心烦闷，暖酒下；毒药，冷水下；劳瘦传尸鬼，空心新汲水调下；头风眼暗，姜汤调下；鸦臭脚汗，醋汤胡粉调；鼻中血不止，冷水调下；淋沥痔疾，煮大豆汁调；焦渴骨蒸劳，浆水调下；面色萎黄、头痛，新水调；口疮、齿龈痛，干涂之；坠马，暖酒下；箭头入骨，猪脂涂调贴之；惊痫发无度，米泔汤下；胞衣不下，葵菜汤下；食不消，橘皮汤下；产后血气走痛，当归汤；女人带下不止，空心温酒下；疟疾，汤酒下；噎气，芍药汤下；霍乱，木瓜汤下；女人腹冷，暖酒下；冷风，生黄连汤下；猪狗咬，以末涂之瘥；一切风，以鸡粪醋和涂痛处；瘰疬多年成漏，历连橘子汤下；脚气冲心，姜橘皮汤下；头风泻血不止，菟丝子汤；女人月经不通，暖酒下；丈夫腰膝痛，地黄汤下；远年冷气，温酒下；孩子头痛，以末涂之；远年灸疮及顽疮不瘥，甘草水洗，以药末涂之；汤火伤，蜜调涂之；赤白痢，黄连汤下；阴汗盗汗，涂之。

玉粉丹

治久痢及积滞，仍取虚中积。

粉霜一分　腻粉一分　定粉一分　石燕子二个　玄胡索半两

上为末，以鸡清和丸梧桐子大，每服两丸，食后熟水下。

小金丹

治五脏虚乏，腰膝无力，养心气明目，解贼风蛊毒，杀精物恶鬼，嗽逆寒热，泄泻下痢，惊气入腹，痈疽疮痔，悉皆治之。久服补精髓好颜色，益智不饥，轻身长年。又疗妇人百病，崩带下赤白，产难胞衣不出，血闭血利，大进饮食。

禹余粮末四两　赤石脂五两　代赭石一斤　石中黄二两

上件药，四味捣罗令极细，滴水为丸，如梧桐子大，令干，烧沙锅通赤，次入药在内，用木炭火煅，令通赤为度，每服二粒，空心食前望太阳，香水吞下。

保长寿命椒丹

眉州青神县，王家累世服食方。暖水脏，降气明目，补骨髓。辰砂一两细研如尘，椒拣大粒者，色红者去枝梗并合口者，不用日秤一两半，以生绢袋盛，用无灰醇浓酒浸椒袋，令酒在上三二分以来，一宿取出空少时，入朱砂钵内搌之令匀，余者滴浸椒酒少许，又搌之，令朱砂尽为度，日曝干，每服五十丸加至百丸，空心酒下，不得用火焙，不可犯生水，此药用生砂不僭，可久服。

灵砂丹三①

每硫黄四两，先打作小块子，旋旋入生铁铫子内，以铁匙搅熔作汁，遂倾水银一斤入硫黄内，用铁匙急挠成沙子，如有焰起即以醋喷杀，更炒令如砖色，倾在砖上或厚瓦盆内，候冷倾入有油瓶子内，瓶子量大小，只可药占瓶腹四分，然后上安一枚一般大小瓶子，以赤石脂封口缝，讫通身固济，先将药瓶以盐并纸筋

① 三：原无，据本书目录补。

并黄土锤作泥，先固济了，令干，并先钉三钉，入地三寸，上露四寸了，亦用泥固济钉子了，不固即烧熔故也。然后安药瓶子稳了，方下水瓶子了，然后逐旋添温水令七分，内用铁钱一百五十文足，同煮不令干，干即药作烟去，先于瓶子下添火一斤，又一时更添二斤，更一时更添四斤，更一时添作六斤，更一时添作九斤，约火与药齐，绕周以砖簇火即火气，大俟火过三分去二即止，隔宿打破取之，取出打作小块，如半寸以下，即用芫荽干者捣为末，用蜜和得所，逐块裹半指厚，都入在固济瓶子内，有油者填实，不得擦破，如未满，用盐填满，瓦子盖口，用赤石脂固口下在灰池中，顶上四指厚灰，先下马粪干者一碗，便下熟火四两养一宿，明日更下四两，至夜添七斤，用马粪一秤，罨火尽方取，能治丈夫妇人肠胃积冷，痃癖气块，霍乱吐泻，饮食不消，血凝气闷，膈下冷热，口中生疮，胃气虚冷入心狂，客热呕血，能攻击骨髓间，余疾或脏腑不足，或腰膝无力，或手足逆冷，或阳道不足，或阴下湿痒，或冷热在腹，腹中不和，遂至下泄，或热在胃，胃气不和，遂至呕逆，或成痢，或醋心，或腹胀，或尿后余沥，或淋疾不通，或肾气衰成渴病，或冷气成水病，或鬼疾，或气疾，或传尸，或耳目病，或脏腑病，或四肢病，或鬼交，或遗泄，或溺血，应五劳七伤，九种心痛，十般水病，五邪八冷，江南十般虫毒，女人产后三十六种病，不堪说，但请服此丹药，无不立瘥，每服三粒，温米饮下，空心，如研时逐旋用水飞过楮汁丸，或用蒸枣肉亦佳，丸如梧桐子大。

又方

卷柏为末，先以蜜拌朱砂，次用墨纸裹定，其卷柏多用盐，次第以石脂固济，安顿砖上，火候缓急，丸粒服法并如前。

又方

干柿、枣并去核，同捣熟烂，裹朱砂为团，以火煅。凡烧此药若出火须以绢帛裹，入净黄土培一两日夜，出火毒了方净水洗，淘去沙土杂恶之物，然后以水飞研，贵于极腻，以楮汁丸为上，半夏糊为次，然半夏要得下痰为效，阴干，以生布袋纳窔令光，须以酥衬手。

神仙四神丹

朱砂　水银　硫黄舶上者　雄黄　雌黄不夹石者，已上各一两

上件，同研为细末，用仙灵脾捣末二两以来，放在昆仑纸上了，先用绢一片撮四神末，微用蜜和令成块，去绢片，轻拈药块安在前面，有仙灵脾药纸中心包裹了一周匝，外用皂麻线缠之于地坑内，以新瓦末、砖末亦得，三升以来铺盖与地平，上面瓦末厚四指许，四畔上簇火十二斤，好炭煅之，不得扇，火尽取出，去纸药裹如新铁色者佳，细研，水浸蒸饼为丸，如梧桐子大，每服一丸，空心冷水吞下，此须是曾经煅炼方，可修合，愧无疏失，汤使如后。

痔疾炙，艾叶煎汤下一丸；血崩，以艾煎汤入药少许下；大风，大麻仁汤下；阴毒伤寒，煎麻黄汤下；肺劳咳嗽，地骨皮汤下；水泻，陈仓米汤下；白痢，生姜汤下；脾胃气凉，枣汤下；妇人众疾，盐汤下；冷劳疾，新汲水下；虚弱，温酒下；腰腿冷痛；革薢汤下；气痢，青橘皮汤下；霍乱，木瓜汤下；赤痢；甘草汤下；赤白痢，干姜甘草汤下；一切风痛，醋汤下；丈夫众疾，茅香汤下。

上，如前疾痛，每服不过一丸至两丸，久服之延年轻身，耐老乌髭鬓，润颜色强筋骨，进饮食。所忌葵菜、乳饼，其余并无所忌。

露珠丹

养镇心神。

辰砂一两

上，以琉璃器内盛，露四十九夜，遇阴雨不筭，令研极细，入牛黄一钱，研匀，炼蜜和丸如豌豆大，空心新水下一丸。

含金丹

治虚冷。

上，用辰砂五两，打如绿豆大，用乳香半两，天南星末一两，先将朱砂用蜜浴过。上，用金箔五片度过，用天南星为底，乳香为粗末，在上面安一张好纸，上裹定用面糊合。又上面用苦苣叶盖，又用一张纸角定面糊实，使土作合子上，下用盐泥固济，下火五秤烧，如火尽于地上，出火毒一日，研细，用生姜自然汁煮面糊为丸，用银合出光，每服一粒至三粒，空心米饮下。

九阳丹

治虚冷，极佳。

辰砂　雄黄　雌黄　阳起石　硫黄　石燕子　禹余粮　牡蛎　紫石英并研　钟乳粉　鹿茸各一两　天雄　木香　舶上茴香各半两　蛤蚧一对　桑螵蛸半两　麝香一分

上，将禹余粮末一半铺合子底，次用辰砂，次用雄黄，次用硫黄，次用雌黄，又将禹余粮末一半在上，次用阳起石，上铺纸一张，用柜头药、槐花、黄芩、马鞭草、草决明为末，次用赤石脂末固缝，又用纸盐和泥固济，窨干醋拌灰冢合子，用纸火一斤烧，欲耗再添熟炭火一斤，欲耗再添炭火三斤，烧煅候冷，闻鸡子香取出，去火毒一宿，开收药研一日，以细为妙，次入上件药，同为细末和研匀，用醋煮半夏，面糊为丸如皂角子大，朱砂为衣，每服一丸，空心温酒下，盐汤亦得。此药大补益，其功不可细述，虚惫者每服三丸，空心温酒或盐汤下，气壮人用冷水下，面向东吞之，后以软羊肉压之，又吃酒，亦加九阳丹过度。除前六味烧外，石燕子、紫石英、牡蛎研为细末，并钟乳粉共四味，与鹿茸等药不入火，后与烧者药同研，以醋拌灰罗过，细拥焙合子了，亦如冢子，先用火二三斤遥熁渐簇近，又添火笼盖煅之，通可用火十斤许方得所，又须别备，下醋拌灰二升，防被火罣风激缝开，即拥之令不走。

玉倪丹

无所不主，尤补心益精血，愈瘘疾壮筋骨，久服不死大效。

辰砂二十八两　槟榔仁　远志　诃黎勒皮　甘草各二大两　桂八大两，一斤留蒸，二十砂拍覆，藉研用

上，用甘草等四味锉，以水二斗大釜，用细布囊盛，丹砂悬于釜中，着水和药炭火煮之。第一日兼夜，用阴火水缓动；第二日兼夜，用阳火鱼眼沸；第三日兼夜，用木火花沫沸；第四日兼夜，用火火泊泊沸；第五日，用土火微微沸；第六日兼夜，用金火沸，乍缓乍急；第七日兼夜，用水火缓调令沸，先期泥二釜，一釜常暖水，用添煮药，釜水涸即添暖水，常令不减二斗，七日满即去丹砂，于银合中蒸，其合中先布桂肉一两指厚，即匀布丹砂，又以余桂一两覆之，即下合置甑中，先布糯米厚三寸乃置合，又以糯米拥覆上，亦令厚三寸许，桑薪火蒸之，每五日换米、换桂，其甑蔽可用光竹子为之，不尔蒸多甑坠下釜中也，甑下侧开一小孔子，常暖水用小竹筒子注添釜中，勿令水减。第一五日，用春火，如常炊饭，兼夜；第二五日兼夜，用夏火，猛于炊饭；第三五日兼夜，用秋火，似炊饭，乍缓乍急；第四五日兼夜，用冬火，暖于炊饭，依五行相生用文武火助之，药成即出，丹砂以玉捶，力士钵中研之，当不掺如面即可服之，以谷子煎丸梧桐子大，每日食上服一丸，每日三食，服三丸，非时服，三丸炼或丹砂二年为一剂，二年服尽，每十年即炼服三两，仍取正月一日起服至尽，既须每十年三两，不可旋合，当宜顿炼，取一剂贮之。

蜜煮朱砂煎丸

固中下，益脾胃大效。

光明成颗粒朱砂每一两，管蜜三两，先将朱砂用纱帛裹定，将蜜置银器或埚器中，下朱砂于蜜内，以重汤煮三昼夜，取出用新汲水洗净，又用温热水再洗，蜜尽火微，焙干研令极细

上，用蒸熟软烂枣，去核研烂，绢帛裹，枣裂取枣肉，同稍硬清水煮面糊，同和如梧桐子大，每服五七粒米汤下，忌羊血，空心食前，日三服。

伏火丹砂二方①

好辰砂五两，用蜜拌了，以表里黑纸裹了，又用砂合子一个，先入药实筑可一指厚，安丹砂在中，更入药四边并上实筑，去合口可半指来，更铺川椒末一重，更用墨纸盖定，生油调蛤粉泯缝，合定外面，用胶泥、纸筋打相着三分、泥一分，沙土相和固济合子，可一指来，安在地上，周回用醋灰抱定合子，周回倚炭可一秤来。上用熟火一斤烧至灰，翌日取之更烧，如此三遍，砂研令极细，捣半夏末，打面糊和丸梧桐子大，每服五丸，加至十丸、十五、二十丸。如心气不足，用枣肉和丸，用药如后。

白附子　橘叶　川椒令捣，各二两　枸杞子　地骨皮　天茄子如无，只用白附子一倍　细辛　石韦各三两，为末

上将此八味都用蜜和就固济，丹砂在中，上面用胶泥糊盖，后用油蛤粉固口缝，此法极妙。

又法

每用丹砂不以多少，一依前法埋一瓷罐子与地平，入水七八分，顿合子在上，用醋灰拥干，用木炭一秤，簇火烧至灰尽，再

---

① 二方：原无，据本书目录补。

用合子翻过丹砂再烧，如此五遍，研极细，半夏面糊，和依前服。

四神丹炼法

朱砂　硫黄　水银　雄黄各一两

上，为细末，用净纸一幅，画井字，书八卦于八方，然后用鸡清磨好墨，先涂纸面四边，量纸两指阔，以号记八卦方法，涂墨以匀为佳，曝干裹药火炙亦同，曝药仍须置井字上，以仙灵脾厚裹，药纸约用大叶及七十叶，极要周密，用细麻绳十字系定，先于净室作坑一个，周围深广并径一尺二寸以水计之，置药坑底，上用新瓦末三大碗覆之，秤无烟炭一秤，捶作小铤子，密置炉中，于炭内取一斤作熟火于其上，谓之顶茅香，少许化白纸钱一贴于其旁，茅以解秽，纸以遣土地神法当然也，闭室至一伏时，视之火尽以坩碗旋旋取出，灰至药乃止，然后用碗取药置冷地上，劲之少时，缓缓取去原裹药之物。已上并忌鸡犬、妇人、孝子见，及不可近殨殡，用净纸裹置露地上，以坩碗覆之。上用净土盖以出火毒，亦候一伏时取出，研极细如粉，补虚及一切危急病，用酒煮面糊为丸，治脾胃虚弱，枣肉为丸，中风及小儿急慢惊风，并制半夏为细末，取出生姜自然汁煮面糊为丸，量病大小服二三粒至五粒，若阴证伤寒，气脱、口噤，捶破二十粒，熟水灌下，良久汗出乃愈。

紫金丹

治一切虚损之疾，主不老驻颜。每用好朱砂一斤，土盐六两，马牙硝六两。如朱砂不甚好者，将土盐、马牙硝各用四两亦得。先将土盐、马牙硝用坩埚子一处烧过，盐通红；如马牙硝不好者，只烧盐、马牙硝生用亦得，先将此二味安向鼎，不拘大小，用水八分，后将朱砂生用，绢袋子六重，悬煮七日取出，淘去沙净，用坩合，先将盐铺合子底四两，后入朱砂，更用盖头盐四两，后用牡蛎四两亦盖头了，后用盐泥固济埚合子厚半寸，次用醋二升，拌细灰，便将醋灰盖泥者埚合子，更用十斤炭火烧通赤，用茆灰盖，火烧一伏时后火灭，令冷时便取朱砂，用水淘净却安向鼎中，用解盐捣细使六两。上水底火先将纸灰铺在炉里，后用炭火五两，如鼎高火，临时加减其水不得，煎养七日取出，又淘去盐净焙干，入乳钵内研如粉，用枣汤煮糯米粽子为丸，临时看大小丸，每服一粒，空心冷酒下，面向东吃。

伏火朱砂歇口法

每朱砂二两，且如炉子须用邛州者，以羊胆汁涂于炉内，四面微火炙干，用赤芍药末二两，将芍药末半两铺炉子底，次安置朱砂，次用白生蜜浇灌封盖，不见朱砂，次又用芍药末盖之，次用昆仑纸须松烟墨者乃佳，次用生椒去目，填至炉口，平为准，次用圆瓦子盖口。

神丹法

治肌肉如柴，瘦皮如树皮，痰多不食者。

狼毒五钱　巴豆　蓖麻　芫花各二两　蜜四两

上，辰砂不以多少，先将好纸淹烂和泥入盐二两成将砂子，以纸裹用线系定，以蜜先衮了，次衮狼毒末，次将蜜和麻、巴、芫三末，固济砂子，入泥再固济，周圆两指厚，日中晒干以醋和灰二三斗，自炉底固济，次和泥毡包之，厚两指，次发火，用硬炭二十五斤，如无只用软炭三十斤，再煅依前法，用炭三十斤用好砂五两为一料，用前草药分两固济，候煅了，研极细，以半夏面糊为丸，如梧桐子大，每服量病浅深虚实，寻常以三二粒，空心米饮下，煅了阴干不晒化砂，一煅如铁色，再煅方熔钱机宜传只用砂去诸药。

软朱砂延寿水仙丹

广南西路转运使李睦，臣睦蒙圣恩，授臣金部郎中，广南西路转运使，臣退省庸材曷胜任使，猥承圣念保全本职已及二年，臣常患瘴疾，百日在假。有广州上灵观道士卢守明，令臣服软朱砂四十余日，方得病愈，一如旧安。臣有二男奉先、奉继，亦患瘴疾，服食此药，亦得安康。臣专诣守明观，询问此药能治百疾，臣故不敢隐昧愚衷，特具名状献进此方，冒犯天威，无任兢惶战越之至，谨具方如后：

清油二两　白及　木通草各一两，并锉如皂子大

上，入铫器内，煎熬二物，候黑漉去不用，更煎油良久，以箸点油向水面上，不散成小靥子乃成，如散不住，即未成也，且更煎之，成即倾新净器中煎，此先取好光明不夹石成块，朱砂不以多少，钵中研之一复时，后以煎成油旋滴，油和朱砂令如面剂，硬软得所，再四搜和匀软绫，以皂荚捶砂，水内揉挼浓汁一升余，滤去滓，将和成朱砂水内揉净，直候油净，仍置新水中浸渍，水须一日一易，如欲服，即旋丸如梧桐子大，空心井华水吞下七粒，百无忌禁，善治男子、女人下元虚损，壮筋骨，久服延年轻身，加进饮食，兼治酒色伤败，肾气虚风上攻头面、下注腰脚，颜色萎黄，多睡少安，精神恍惚，胸膈涎多，四肢倦怠，小便频数而又白浊，或又淋涩，骨冷成劳，健忘心惊，心忪心悸，诸虚不足，举无乐意。若服此药，令人面生光润，气宇充实。又若妇人血气血风攻奔走注，四肢烦疼，虚躁烦热，产前产后冷极虚损，不思饮食，不莹肌肤，头目昏眩。又治小儿急慢惊风，胸膈多涎，薄荷水下两丸，小儿不可常服。小儿夜啼，临卧服一丸；丈夫、妇人每服五七丸，井华水下。

宰臣丁谓奏切，见广南西路转运使李睦进软朱砂延寿水仙丹方者，臣乞先下翰林医官院详验，朱砂久服有无损益。据医官王道等集众定状验得本草制法，不经大火，能暖水脏、治下元，一岁以上、百岁以下皆可服之。臣闻：君有药，臣先尝之，又扎子

臣以残年欲至衰老，臣先将此朱砂依李睦所进方状遣，臣亦服一月，果得一身轻健，倍加饮食，肌肤润泽，神彩怡悦，奉圣旨，依所进方修合，赐诸大臣。

洞阳金丹

治真阳不足，五脏气虚，常服养神安魂魄，通血脉止渴，久服轻身延年，令人不惧寒暑，除去万病。

朱砂五两，一方用枸杞叶二十片，初采得两日，掌之目观其，日咒七遍。咒曰“我要服你，与我摄”，念一遍咒，取日气一口，喷在药上，如此七遍可用

上，用砂合子一个，于底内铺枸杞根皮末一钱，又注蜜半两，蜜上铺金箔，方入朱砂上，又盖金五箔上，又注蜜半两，蜜上盖枸杞根皮末三钱许，多亦不妨，按令实，蜜和赤石脂末固合子缝，务要岩密，次用盐纸泥固济合子一指厚，放干，置平地上，用醋拌细灰拥合，拍作冢子，用木炭一秤簇起，发顶火煅之，俟火尽，经宿取出合子，去泥开合，其朱砂如铁色，生黄土内埋一宿出火毒了，研令极细，用枣肉或糯米煮粥糊和丸，每两作四十粒，阴干，每服一二粒至三粒，空心熟水下。

神仙六甲飞伏雄黄丹

治真阳不足。

五脏气虚并肠风恶痢，百节之内大风积聚，妇人产后一切危证，常服杀诸虫毒，去精邪，久服无飞走入腹中，令人长寿，其功不可尽述，本草见之也。

上等雄黄九两

上，将雄黄捣罗极细，入在砂合子内填实，上却作一坑子，入生蜜四两于蜜上，如莲子枚六块，防风盖子合定，用盐泥七斤，入纸同和熟软，固济合子阴干，却于平地上作一地炉，深三尺二寸、阔三尺，内坐药合子，再用细灰一斗盖之，硬炭二十斤分四

次烧之，须及一伏时，火尽为度，候冷打开合其蜜，或作数重或重上须有雄黄，故曰飞伏也，其丹深紫为上，青亦妙，为极细末，其香如鸡黄，无雄黄之气也，酒煮面糊为丸如梧桐子大，空心每服十丸，温酒下，此丹可常服。

鸡峰普济方卷第三十

备急单方

治中风涎盛，少气不语，附子汤。

附子一枚，重半两，生，去皮、脐

上，锉如麻子大，每服秤一钱，水一盏半，入生姜秤二钱，和皮，片切，同煎至六分，去滓，温服，不以时。

治中风口噤、身体强直，羌活紫神汤。

羌活一两，去芦，锉

上，以酒三升浸一宿，取黑豆一升，淘净，炒出烟，乘热就锅内，以浸药酒沃之，放温，去滓，每服半盏，日二三服，不以时候。

治中风偏枯，积年不瘥，手足瘦细，口面㖞僻，精神不爽，松叶酒。

青松叶一斤，择净，细锉

上，捣令汁出，清酒二斗渍二宿，近火一宿，去滓，日饮二三服，每服半盏或一盏，不以时候，以头面汗为效。

治遍体风痒，干㾕脚气，四肢拘挛，上气眼晕，肺气咳嗽，消食利小便，久服轻身，桑枝煎。

桑枝如箭竿者，细锉，三升

上，入锅内，炒令黄，以水六升，煎取三升，去滓，以重汤再煎至二升，下白蜜一匙，头黄明胶末一钱，同煎成膏，每服一匙汤，化服之，食后、临卧。

治诸虚风有热，癫痫恶疾，耳聋目昏，天门冬散。

天门冬不以多少，去心，焙干

上，为细末，每服二钱，温酒调下，不以时。

治风冷凝滞，筋骨疼痛，肢体拘挛，语言謇涩，乌龙丹。

川乌头炮，去皮脐　五灵脂不夹石者

上，各等分，为细末，清冷水和如鸡头大，每服一粒，生姜汁化破，温酒调下，日二服。

治风痹，手足不随，筋脉挛急及风客头面，口目不正，痰多语涩，肠风泻血，乌荆丸。

川乌头炮，去皮脐，一两　荆芥穗二两

上，为末，醋煮面糊和丸，如梧桐子大，每服二十丸，白汤下，不以时，日二服。

治吐逆不定欲生风者，宜天南星粥。

天南星大者，一枚

上，生捣，罗为细末，每服一钱，研粟米汁三盏，慢火煮成稀粥，放温，缓缓服之。

治缠喉风。

天南星生　白僵蚕生，去丝觜

上，各等分，为细末，每服半钱，白姜自然汁调下，不以时。

治忽遍身风疹瘙痒。

白矾不以多少

上，研细，以冷水调涂之，干即再涂。

又方

桦皮烧灰

上，研细，以蜜水调服二钱，日数服。

治破伤风。

鳔不以多少，烧存性

上，研细，每服一钱，热酒调下。

治骨髓疼痛、风毒流灌脏腑及至骨肉者，宜虎骨酒。

虎骨炙令黄色，刮削令净

上，捶碎如米粒大，每骨一升，以酒三升，渍五宿，每服一盏，空心，温服。

治血风久虚，风邪停滞，手足痿缓，肢体麻痹及皮肤瘙痒，五痔下血。

何首乌一斤，赤白各一半　芍药二两，赤白各一半

上，为细末，煮面糊和丸，梧桐子大，每服三四十丸，空心，米饮下。

治风毒上攻，头昏眼晕，菊花散。

菊花　芎䓖

上，各等分，为细末，每服一二钱，食后、临卧茶清调下。

治五劳干瘦、咳嗽、梦寐不宁。

阿魏一两，真者

上，捶碎，以乳汁一盏，浸软去沙石，研为膏，重汤煮如饧，用炒熟白面和丸梧桐子大，每服十粒，食前，煮羊肉汤下，忌食菜。

治五劳，肌体羸瘦，食少多汗，梦寐纷纭。

儿孩儿胎衣一具，醋浸二日，竹弗火上炙干

上，为细末，入麝香少许同研匀，醋煮面糊和丸梧桐子大，每服三十粒，空心米饮下，日二三服。

治虚劳，有热咳嗽，脓血，口苦咽干，胸满短气，黄芪散。

黄芪四两去芦　甘草一两炙

上，为细末，每服二钱，白汤点服不以时。

治劳嗽，旦轻夕重，憎寒壮热，少喜多嗔，忽进忽退，面色不润，积渐少食，百劳煎。

杏仁半两，汤去皮尖两仁者

上，以童子小便二升，用小口埍瓶一只，浸杏仁七日，泻出去小便，以温水淘过，研如泥，别取一埍瓶，以小便三升煎之如膏，以炒细面糊和如梧桐子大，每服十五丸，食后临卧熟水下。

治诸虚不足，腹胁疼痛，失血少气，不欲饮食，熻熻发热及妇人经病，月事不调，万病丸。

熟干地黄切焙　当归去苗切焙

上，各等分，为细末，后炼蜜和如梧桐子大，每服二三十粒，食前白汤下。

治虚极羸瘦，面色萎黄，咳嗽短气，咯唾有血，尿即精出。

黄明胶捣碎，熳火麸炒成珠子

上，为细末，每服二钱，温酒调下，米饮亦可。

治虚劳，腰脚无力，久服令人强健。

麋角镑，为屑，入酥少许，慢火炒黄色，秤五两　附子炮，去皮脐，半两

上，为细末，酒煮面糊和丸梧桐子大，每服五十粒，空心温酒下。

治虚劳失精，羸瘦酸削，少气，恶闻人声。

韭子不以多少，炒香

上，捣为细末，每服二钱，空心温酒调下。

治气胀不下食，除恶气。

木香　诃黎勒去核

上，各等分为细末，以沙糖水煮面糊和丸梧桐子大，每服三五十粒，温酒下不以时。

治五膈五噎，饮食不下，肌肤羸瘦，橘皮丸。

橘皮不以多少，只拣陈久者，不去白

上，为细末，研大蒜和为膏，如樱桃大，每服一二粒，白汤嚼下，不以时。

治大气上奔，气急不得卧，呼吸气寒。

桂去皮，取有味处

上锉碎，每服秤一钱，以水一盏，煎至六分，去滓温服，不

以时候。

治胸痹，胸背引痛。

半夏汤洗七遍，片切焙干　桂去皮碎锉

上，各等分拌匀，每服二钱，水一盏，入生姜五片，同煎至六分，去滓温服不以时。

治膀胱、小肠气痛，桃仁膏。

桃仁汤去皮尖，两仁者，麸炒赤色，研细　茴香炒香为末

上，各等分，同研匀，每服二钱，先以葱白三寸煨熟，去裤研为膏，同以热酒调下，空心。

治三焦气壅，大便秘滞。

陈橘皮不去白，为末，三两　杏仁汤去皮尖两仁者，麸炒研，一两一分

上，合研匀，炼蜜和丸梧桐子大，每服五七十粒，熟水下，不以时候。

治老人、虚人津液减少，大便秘涩。

麻子仁半两

上，以水研取浓汁煎熟，下粳米煮为粥，任意食之，以大便流利为度。

治阴阳痞隔，吐逆，粥药不下，二气丸。

硫黄　水银

上，各等分研匀，于无油铫子内，慢火炒令变色，再研如粉，水煮面糊和绿豆大，每服十粒、十五粒，丁香汤下，小儿量大小与之。

治脾胃虚弱，饮食减少，易伤难化，无力肌瘦，胶饴煎。

干姜炮裂，为细末

上，以白饧锉如樱桃大，以新水过入铁铫子，灰火中煨冷溶和姜末，丸梧桐子大，每服三十粒，空心米饮下，调适阴阳，和养荣卫，治心胸气痞，饮食不进，凡伤寒阴阳不分服之气正，二和散。

藿香叶　香附子去皮

上，各等分为粗末，每服一钱，水二盏，同煎至六分，去滓温服不以时。

消谷进食，治脾胃虚冷，腹胁胀满，脏腑不调，消谷丸。

吴茱萸　大麦糵　神曲炒

上，各等分，为细末，炼蜜和丸梧桐子大，每服三十丸，空心米饮下。

治伤寒，冷热不和，心腹痞满，时发疼痛，顺阴阳，消痞闷。

桔梗去芦　枳壳麸炒，去瓤

上，各等分，为粗末，每服二钱，水一盏同煎至六分，去滓温服不以时。

治一切寒冷，心腹疼痛，疝瘕痃癖，攻刺发歇。

川乌头炮去皮脐，锉碎

上，每服秤一钱，水一大盏，入蜜半匙头，熳火煎至六分，去滓温服空心。

治痼冷陈寒，伤寒阴盛，手足厥逆，自利自汗，脉短气急，呕逆烦躁。

生硫黄研如粉

上，以汤浸蒸饼和丸，如梧桐子大，每服三五十丸，煎艾叶汤下，不以时。

治伤寒阴盛隔阳，身冷烦躁，脉细沉紧。

附子一枚，重半两者

上，慢火烧存三分性，放冷为末，研入腊茶一大钱，共分二服，每服以水二盏，蜜半匙头，同煎至六分，去滓温服不以时，须臾躁止得睡，汗出而解。

治大泻不止及霍乱吐泻，脉微不渴。

附子一枚，重半两者，炮，去皮脐

上，为细末，每服三钱，水一盏半，入盐半钱，同煎至六分，去滓温服不以时。

治水泻及霍乱，心腹疼痛不可忍者。

良姜不以多少，锉如麻子大

上，每服二钱，水一盏，同煎至六分，去滓温服不以时。

治果菜所伤，腹胀气急，心腹刮痛。

桂去皮，取有味处锉碎

上，每服二钱，水一盏，同煎至六分，去滓温服不以时。

治卒暴心痛不可忍者。

五灵脂不夹石者

上，为细末，每服二钱，热酒调下，妇人醋汤下。

治脾胃湿冷，下利脓血，腹中疼痛。

大艾叶四两　干姜一两炮

上，为细末，醋煮面糊和丸，如梧桐子大，每服三五十丸，空心米饮下，兼治妇人经血不止。

治寒疟久不瘥，食少羸瘦及脏腑滑泄。

干姜炮　良姜

上，各等分为细末，酒煮面糊和如梧桐子大，每服三十丸，空心米饮下。

治吐血、衄血、溺血。

乱头发烧灰

上研细，每服一二钱，米饮调下，衄者吹入鼻中。

治吐血。

上，以伏龙肝末，每服二钱，水一盏，同煎至六分，去滓温服不以时候。

治衄血。

上，以石榴花末，每用一字许，搐鼻内。

又方

上，以龙骨末少许，吹鼻中。

治吐血、衄血。

上，以白茅花，每服秤一钱，水一盏，同煎至六分，去滓温服不以时。

又方

上，以生刺蓟碎切，每服秤三钱，水一大盏，煎至六分，去滓温服不以时候。

又方

上，用新绵烧灰研细，每服一钱，加入小麝香，温酒调下，米饮亦可。

治时气衄血不止。

上，用好细烟墨研为细末，鸡子清和丸如梧桐子大，每服十粒，白汤下不以时。

又方

上，以生萝卜捣取汁，每服半盏，入盐少许，搅匀顿服之，不拘时候。

治舌肿。

上，以百草霜研细，醋调成膏，舌上下敷之，以针决出血汁，敷之弥佳。

治喉咽肿痛闭塞。

白僵蚕生，去丝嘴，二钱　马牙硝二钱

上，同研为末，每服半钱，生姜汁调下，不以时。

治咽喉肿痛，或生疮。

桔梗去芦　甘草炙

上，各等分为粗末，每服一钱，水一盏，同煎至六分，去滓食后临卧温热服，兼治肺壅咯唾脓汁，如粳米粥者。

治口舌生疮久不瘥。

上，以野蔷薇根锉碎，每用一匙头，以水二盏，同煎至六分，去滓，热含冷即吐了。

治齿间血出。

上，用苦竹叶不以多少，水浓煎取汁，入盐少许，寒温得所，含之冷即吐了。

又方

上，以童子小便，每用半升，分为三两次含之，冷即吐了。

治牙齿动摇。

生干地黄　羌活去芦

上，各等分为粗末，每服二钱，水一盏，酒少许，煎十数沸，去滓温漱，冷吐。

治风蚛牙疼。

皂角数寸，去黑皮并子

上，为细末，漱口讫以刷牙子，蘸药贴病处刷之，有涎吐出，不得咽下。

治牙齿肿痛，牵引颐颊。

白芷不以多少，切焙干

上，为细末，炼蜜丸如樱桃大，别研，朱砂为衣，每服一粒，浓煎荆芥汤嚼下。

治牙齿风蚛头痛。

莨菪子不以多少

上，以铜钱七文，烧赤取小口瓶子一枚，令可口含得者，将钱入在瓶子中，急入莨菪子令在钱上，炮作声，仍入少水洒令气出，以口含瓶口，勿令泄气，候冷再作之，以瘥为度。如无莨菪子，以葱子或韭子皆可。

又方

隔蜂窠　舍松

上，各等分为粗末，每用三钱，以水一盏，醋一盏，同煎十数沸，温漱冷吐。

治蚰蜒入耳。

上，以萎葱水研汁灌耳中，侧耳少时即出。

又方

上，以清油滴数点在耳中。

又方

上，以牛乳少许灌耳中，侧卧少时，令虫自出。入腹者饮之治蛇虺伤。上用独头蒜片切于疮上，灸七壮。

治蜘蛛咬。

上，以薤白嚼烂敷之。

治蝎蜇。

上，以猪脂少许擦之。

又方

冷水

上，如是手足被蜇，以水浸之。如是他处，以湿布渍之，热即换易。

治狗咬。

上，以杏仁嚼烂敷之，或以人屎敷之尤良。

治鱼骨鲠。

上，取饴糖如鸡子黄大，含化。

又方

上，以象牙研为细末，每服一钱，蜜水调下。

治汤火烧。

上，以风化石灰，清油调涂之。

又方

上，以荞麦面炒焦，冷水调涂之，或入油少许尤妙。

治金疮。

上，以桑叶新者，切碎捣烂封裹伤处，冬月以桑根白皮封裹之。

又方

风化石灰一斤　生刺蓟一斤

上合捣成团，于透风处悬，令干研细，随伤所大小敷贴。

治漆疮。

上，以蓬莪术研为细末，每一两，以水五盏，煎至二盏，去滓洗之。

又方

上，以白花蟹捣研为细末，水煎洗之。

又方

上，以桂去皮研为末，油调涂之。

治干湿癣久不瘥者。

新楮叶

上，将有芒刺处于疮上贴，以手拍之，候黄水出尽，干即瘥愈。

治丹瘤热毒肿痛。

上，以新粟煮取浓汁洗之。

又方

上，以蛐蟮粪水调如泥，以翎扫涂之。

又方

上，以护火草新者捣取汁涂之。

又方

上，以新浮萍草捣取汁涂之。

又方

上，以豆豉捣细，水和敷之。

又方

上，以栀子去皮研为末，水调涂之。

又方

上，以生地黄捣烂取汁涂之。

又方

大黄末　芒硝

上，合研匀，水调涂之。

治恶毒肿，或着阴卵，或偏着一边疼痛挛急，牵引小腹不可忍。

茴香或叶或根或苗

上，捣取汁，空心服一合许，其滓以贴肿处。

治恶刺肿痛，日夜疹涩，不识眠睡。

仆翁英茎叶根，俗名吃漏花

上，急折断取白汁以涂之，令厚一分许乃佳。

又方

上，以桑柴灰淋汁，渍之冷即易。

治水气肿满，小便不利，身面皆浮。

生樟柳四两，去皮，切碎　赤小豆一升，淘拣净

上，以水三升，慢火同煮之，候豆热，去樟柳，只取豆，任意食之，时饮豆汁。

治肺痈，喘嗽不得卧，欲变成水，胸胁胀满，一身面目浮肿，鼻中塞清涕，不闻香臭。

苦葶苈一两，炒令紫色

上，捣研如脂，蒸枣肉丸如弹子大，每服一粒，水一盏，煎至七分，去滓，食后临卧温服。

治咳嗽积年不瘥，胸膈痛不利。

款冬花

上，为末，炼蜜和如弹子大，烧令烟出，以口吸烟咽之。

治咳嗽上气，时时唾浊，但坐不得卧。

皂荚长大者一铤，去皮，涂酥炙黄色，去子

上，为细末，炼蜜丸如梧子大，每服十粒，食后白汤下。

治赤白痢。

酸石榴皮烧灰

上，研细，每服二钱，空心米饮调下，日二三服。

治久痔及痔痢。

樗根白皮

上，为细末，水煮面糊和如梧桐子大，每服三十丸，空心米饮下。

治血痢，里急后重。

黄连去须

上，为细末，水煮面糊和丸如梧桐子大，每服二三十丸，空心米饮下。

治下血。

黄柏蜜炙，令杏黄色

上，为细末，每服一二钱，空心温浆水调下，日二服。

主五痔结核。

黄芪去芦　枳壳麸炒，去瓤

上，各等分为细末，炼蜜和如梧桐子大，每服三五十粒，空心米饮下。

又方

五倍子捶碎去蚛末

上，为细末，炼蜜和如梧桐子大，每服三十粒，空心米饮下，日二三服，有疮者干末贴之。

主五痔痒痛，肛边结核，或有血者。

皂荚一铤，不蛀蚛者，去黑皮琴弦，烧存性

上研细，入麝香少许，同研匀，每服一钱，空心温酒调下。

又方

槐白皮锉碎

上，每二两，以水四升，煎至二升半，去滓乘热熏洗，桃白皮亦可。

治肠风下血。

五灵脂不夹石者

上，为细末，水煮薄面糊和如梧桐子大，每服三十粒，空心米饮下，日二三服。

治脱肛。

木贼不以多少，火烧存性

上，为末，掺在上，以手按之。

治妇人恶露下赤白臭秽。

益母草

上，花开时采取，阴干末之，每服二钱，空心温酒调下。

又方

白芍药一两　干姜一分，炮

上，为细末，每服二钱，空心米饮调，日二三服。

治产后恶露不下，腹中疼痛，及下血太多，眩晕不能支吾，及妊娠胎动不安，腹痛下血。

芎䓖　当归去芦，切焙

上，为粗末，每服三钱，水一大盏，入酒少许，同煎至六分，去滓温服不以时。

治产后上喘发热，或寒热晕闷。

人参去芦

上，为细末，每服一钱，浓煎苏木汤调下，未愈再服。

治产后风痉，口噤不开，项强，血风头痛，壮热晕闷。

荆芥穗

上，为细末，每服一钱，食后临卧温酒调下。

治赤白带下，或因经候不断者。

狗头骨烧灰

上，为细末，每服二钱，空心温酒调下，日二三服。

又方

龙骨烧过。

上，为细末，空心煎艾叶汤调两钱，日二三服。

治小儿斑疮出不快者。

开花萝卜

上，煎汁，时时与饮之。

又方

上，以紫草去苗，用水煎汁令饮之。

又方

上，以白芍药研为细末，每服一钱或半钱，温酒调下，如只欲止痛，以熟水调下。

治疮子倒压。

上，以生龙脑少许，滴小猪儿尾尖血一两点，以新汲水研下。

治疮疹熏发不快，咽喉不利。

牛蒡子二两，炒　甘草炙半两　荆芥穗一分

上，为粗末，每服一钱，水一小盏，煎至半盏，去滓，时时令服。下痢者不可与服。

治颐开不合，鼻塞不通。

天南星大者一枚，微炮

上，为末，以淡醋调涂绯帛上，以贴颐上，炙热手频熨之。

治小儿惊风涎盛。

天南星二两，为末

上，取腊月黄牛胆一枚，以汁和之，却入胆中，荫干为细末，研入朱砂一钱，麝香少许，煎甘草汤水和鸡头大，每服一岁小儿服半粒，熟水下，不以时，日二服。

治胞冷，夜多小便。

益智子二十一粒，捶碎

上，以水一盏，入盐少许，煎至六分，去滓，空心温服。

治小便不通。

上，用大蒜不以多少，研烂摊在纸上，脐下贴之。

又方

上，以盐填满脐中，大作艾炷灸之，以小便利为度。

治大便秘结不通。

上，以麻子用水研汁饮之。

治一切疟疾。

砒霜二两，研细　寒水石三两，捣为末

上，以一生铁铫子，先铺石末一半，后堆砒末在上，又以余石一半盖之，然后取一厚盏盖合定，盏周回以湿纸条子糊之约十重，以炭火一斤安铫子在上，候纸条子黑色取下，置冷地上候冷，取开盏子净刮砒石末一处，入乳钵内细研，以软粟米饭和如梧桐子，别作一等小者，以备小儿服。皆以朱砂为衣，每服一粒，于发日早以冷茶清下，一日内不得食热物，合时服时并忌妇人、僧尼、猫犬、鸡鼠等见。如妇人病，男子喂药。

治疟疾久不瘥者灸法。

上，以绳量病人脚，绕足跟及五趾一匝，讫男左女右截断取所量得绳置顶心，反绳向后至背上，当绳头尽处脊骨灸三十壮，再作再灸之，老人小儿量减之。

治奔豚气灸法。

上，灸脐下三寸或四寸，五十壮。

治水气胀满灸法。

上，灸脐上一寸，曰可二十壮，以小便利为度。

治小腹坚硬如石，胀满结气如水肿状者，灸法。

上，灸脐下四寸，百壮。

治消渴，饮水无度，日渐瘦弱。

上，取菝葜半两，锉碎，水一大碗，煎至六分，去滓温服，日四五次，服以不渴为度。

又方

上，以新紫桑椹淘拣去浮者，任意食之。

治冬月手足赤裂，血出疼痛者。

上，以猪胰用好酒浸数日，频洗之。

治发背疮灸法。

上，切蒜布疮上，以艾炷灸之，以痛即止，艾炷贵虚而大。

治卒死灸法。

上，灸脐中百壮，鼻中吹皂角末，或研薤汁灌耳中。

治溺水死者灸法。

上，急解本人衣服，脐中多百壮，或倒悬病人挑去脐中垢，或吹两耳中，或绵裹皂角末纳下部。

治伏暑烦躁，头痛恶心，四肢倦怠。

陈橘皮不去白　甘草炙

上，各等分，为粗末，每服三钱，水一大盏，入生姜七片，同煎至六分，去滓温服，不以时，气虚寒冷人，以干姜代生姜。

又方

半夏四两，好醋半升，熳火煮尽醋为度。

赤茯苓去皮　生甘草各一两

上，为细末，以生姜自然汁煮面糊和丸如梧桐子大，每服二三十粒，生姜汤下，不以时。

治鼻衄。

上，用湿纸于项上至肩拓之。

人参汤，礜石发则令人心急口噤，骨节疼强，或者即体热生疮，以冷水洗浴，然后却用生熟汤淋之，数递毕宜以少时饮一中盏稍热酒，行百余步服。

人参　甘草　麻黄各半两　豉二合　葱白八茎　麦门冬一两

上，为粗末，以水二盏，煮取一盏半，去滓，分温三服，覆衣汗出即瘥。

治硫黄破遍身热。

上，以大麻油二合，煎熟放温，以匙抄少许吃之，日三五服。

治硫黄破气闷。

上，以羊血半合服之效。

乌梅汤治硫黄发时令人背膊冷疼，闷眠神暗漠漠。

乌梅肉一两　沙糖半两

上，以浆水一盏，煎至七分，时时温服。

治丹石发动令人体热烦疼，心躁口干。

甘草　露蜂房　荠苨各一两

上，为散，每服四钱，水一盏，煎至六分，去滓服，不以时。

治丹石发动诸药不能治，宜服酒豉方。

美酒一升　好豉二合

上，以酒煮豉五七沸，去滓，稍热饮之使尽，不愈，即再服。

治诸石热气结滞经年，数发宜服此方。

胡荽五月五日采，阴干

上，取一两，以水一大盏，煎至七分，去滓，分温二服，未瘥，更服。

治乳石发动，壅热羸困，宜服此下石方。

露蜂房二两

上，以水二大盏，煮取一盏，分为二服，空心温服，其石当从小便下，如细细砂，砂尽即住服。

下石散主药发甚方

黍米一升，蒸作糜　炼成猪脂五两

上件，调和令匀，宿不食，明旦空心食之，令饱当石下。

又方

肥猪肉二斤　葱白　韭白各四两

上件，以水煮令烂熟，空心食之令尽，不尽，明日更服。

治乳石发动，上攻头面，口干舌燥。

麦门冬　石膏各二两　葛根　葳蕤各一两　甘草半两，生

上，为散，每服四钱，水一中盏，入地黄生者一分，葱白七

寸，豉一百粒，煎至六分，去滓，不以时温服。

治平生服金石，热发所不制金石凌法，服之立愈。

川朴硝　川芒硝半斤　石膏　凝水石各四两

上，以熟水五升，渍朴硝、芒硝一宿，澄清安铜器中，粗捣凝水石，石膏纳其中，仍纳金五两，微微煎之，数以箸头挑看，箸成凌雪去滓。头置铜器中，又安于水盆中冷一宿，皆成凌也，停三日以上，候干研作末，瘥。热病及石发皆蜜水调下二钱，日三四服。

治乳石毒发，壅热烦闷，口苦。

川芒硝一两　豉一两半　猪脂二两　葱白五茎

上件，以水三盏，煎至一盏半，去滓，分温三服，频服。

又，白鸭通一合，以汤一大盏渍之，澄清候冷存性饮之，以瘥为度　又生绿一合，水一大盏研取汁，入蜜和服，如不通转妨闷，以童子小便磨槟榔服之，又以黑铅水浸经宿，取汁服之，偏解硫黄毒。

又，石南叶捣末，以新汲水调一钱服之效。

滑石汤治乳石发动，躁热烦渴不止。

上，滑石半两，研如粉，水一中盏，搅如白饮，顿服之，未瘥再服。

又常含寒水石棋子大，咽津良。

又方

黄连　川升麻　黄药各二两　龙胆三两

上，细锉，水四盏，煮取二盏，去滓，温含漱，吐五七口止，日五七度用之。

白术散治乳石发动，服凉药过多致脾胃虚冷，腹痛不思饮食。

陈皮　白术　当归各一两　人参三分　木香半两

上，为散，每服四钱，水一盏，生姜半分，枣三枚，煎至六分，去滓，温服不以时。

凡服乳石，若少觉不下食，宜服生姜酒汁。

生姜汁半合　白蜜一匙　清酒五合

上，相和匀，微温顿服之，半日乃效。

凡服乳石者，觉食不下兼体弱乏气力，即食鲜鲙、鲜鲫鱼。

上，剥去鳞，破去肠，血勿洗之，但用新布二三条净拭，令血脉断，依常切，鲙法作羹，不使虀，但用椒姜酱等尤佳，益人下食，亦疗气利及冷利神效。

凡服乳石，后有不可食者，有通食而益人者，有益人利乳石者，药菜等物油脂，其性滑肠而令人不能食，纵吃而勿令多。

芜荑能生疮，发石药　荠苨能发石，亦云损石　芥子及芥菜能发药，发热　蔓菁菜发气触石　葵菜滑而且壅，亦不可食　酥其物润腹而能行石气　冬瓜龙葵此一物甚压石，宜多食之

凡服乳石者，并是欲求延龄，补骨填髓矣。五脏既暖，骨髓烦蒸则生其疾，或因不节滋味，或因色欲过多无倦，或驰骋冒暑冲寒，或食冷不节，邪从外入髓，益虚竭复起无端，欲益反损，凡服饵之人足可戒之。

总书目

医　　经

内经博议

内经提要

内经精要

医经津渡

素灵微蕴

难经直解

内经评文灵枢

内经评文素问

内经素问校证

灵素节要浅注

素问灵枢类纂约注

清儒《内经》校记五种

勿听子俗解八十一难经

黄帝内经素问详注直讲全集

基础理论

运气商

运气易览

医学寻源

医学阶梯

医学辨正

病机纂要

脏腑性鉴

校注病机赋

内经运气病释

松菊堂医学溯源

脏腑证治图说人镜经

脏腑图说症治合璧

伤寒金匮

伤寒考

伤寒大白

伤寒分经

伤寒正宗

伤寒寻源

伤寒折衷

伤寒经注

伤寒指归

伤寒指掌

伤寒选录

伤寒绪论

伤寒源流

伤寒撮要

伤寒缵论

医宗承启

桑韩笔语

伤寒正医录

伤寒全生集

伤寒论证辨

伤寒论纲目

伤寒论直解

伤寒论类方
伤寒论特解
伤寒论集注（徐赤）
伤寒论集注（熊寿试）
伤寒微旨论
伤寒溯源集
订正医圣全集
伤寒启蒙集稿
伤寒尚论辨似
伤寒兼证析义
张卿子伤寒论
金匮要略正义
金匮要略直解
高注金匮要略
伤寒论大方图解
伤寒论辨证广注
伤寒活人指掌图
张仲景金匮要略
伤寒六书纂要辨疑
伤寒六经辨证治法
伤寒类书活人总括
张仲景伤寒原文点精
伤寒活人指掌补注辨疑

诊　法

脉微
玉函经
外诊法
舌鉴辨正
医学辑要
脉义简摩
脉诀汇辨
脉学辑要
脉经直指
脉理正义
脉理存真
脉理宗经
脉镜须知
察病指南
崔真人脉诀
四诊脉鉴大全
删注脉诀规正
图注脉诀辨真
脉诀刊误集解
重订诊家直诀
人元脉影归指图说
脉诀指掌病式图说
脉学注释汇参证治

针灸推拿

针灸节要
针灸全生
针灸逢源
备急灸法
神灸经纶
传悟灵济录
小儿推拿广意
小儿推拿秘诀
太乙神针心法
杨敬斋针灸全书

本　　草

药征
药鉴
药镜
本草汇
本草便
法古录
食品集
上医本草
山居本草
长沙药解
本经经释
本经疏证
本草分经
本草正义
本草汇笺
本草汇纂
本草发明
本草发挥
本草约言
本草求原
本草明览
本草详节
本草洞诠
本草真诠
本草通玄
本草集要
本草辑要
本草纂要
药性提要
药征续编
药性纂要
药品化义
药理近考
食物本草
食鉴本草
炮炙全书
分类草药性
本经序疏要
本经续疏
本草经解要
青囊药性赋
分部本草妙用
本草二十四品
本草经疏辑要
本草乘雅半偈
生草药性备要
芷园臆草题药
类经证治本草
神农本草经赞
神农本经会通
神农本经校注
药性分类主治
艺林汇考饮食篇
本草纲目易知录
汤液本草经雅正
新刊药性要略大全
淑景堂改订注释寒热温平药性赋
用药珍珠囊　珍珠囊补遗药性赋

方　　书

医便

卫生编

袖珍方

仁术便览

古方汇精

圣济总录

众妙仙方

李氏医鉴

医方丛话

医方约说

医方便览

乾坤生意

悬袖便方

救急易方

程氏释方

集古良方

摄生总论

摄生总要

辨症良方

活人心法（朱权）

卫生家宝方

见心斋药录

寿世简便集

医方大成论

医方考绳愆

鸡峰普济方

饲鹤亭集方

临症经验方

思济堂方书

济世碎金方

揣摩有得集

亟斋急应奇方

乾坤生意秘韫

简易普济良方

内外验方秘传

名方类证医书大全

新编南北经验医方大成

临证综合

医级

医悟

丹台玉案

玉机辨症

古今医诗

本草权度

弄丸心法

医林绳墨

医学碎金

医学粹精

医宗备要

医宗宝镜

医宗撮精

医经小学

医垒元戎

证治要义

松厓医径

扁鹊心书

素仙简要

慎斋遗书

折肱漫录

济众新编

丹溪心法附余

方氏脉症正宗

世医通变要法

医林绳墨大全

医林纂要探源

普济内外全书

医方一盘珠全集

医林口谱六治秘书

识病捷法

温　病

伤暑论

温证指归

瘟疫发源

医寄伏阴论

温热论笺正

温热病指南集

寒瘟条辨摘要

内　科

医镜

内科摘录

证因通考

解围元薮

燥气总论

医法征验录

医略十三篇

琅嬛青囊要

医林类证集要

林氏活人录汇编

罗太无口授三法

芷园素社痎疟论疏

女　科

广生编

仁寿镜

树蕙编

女科指掌

女科撮要

广嗣全诀

广嗣要语

广嗣须知

孕育玄机

妇科玉尺

妇科百辨

妇科良方

妇科备考

妇科宝案

妇科指归

求嗣指源

坤元是保

坤中之要

祈嗣真诠

种子心法

济阴近编

济阴宝筏

秘传女科

秘珍济阴

黄氏女科

女科万金方

彤园妇人科

女科百效全书

叶氏女科证治

妇科秘兰全书

宋氏女科撮要

茅氏女科秘方

节斋公胎产医案

秘传内府经验女科

儿　　科

婴儿论

幼科折衷

幼科指归

全幼心鉴

保婴全方

保婴撮要

活幼口议

活幼心书

小儿病源方论

幼科医学指南

痘疹活幼心法

新刻幼科百效全书

补要袖珍小儿方论

儿科推拿摘要辨症指南

外　　科

大河外科

外科真诠

枕藏外科

外科明隐集

外科集验方

外证医案汇编

外科百效全书

外科活人定本

外科秘授著要

疮疡经验全书

外科心法真验指掌

片石居疡科治法辑要

伤　　科

正骨范

接骨全书

跌打大全

全身骨图考正

伤科方书六种

眼　　科

目经大成

目科捷径

眼科启明

眼科要旨

眼科阐微

眼科集成

眼科纂要

银海指南

明目神验方

银海精微补

医理折衷目科

证治准绳眼科

鸿飞集论眼科

眼科开光易简秘本

眼科正宗原机启微

咽喉口齿

咽喉论

咽喉秘集

喉科心法

喉科杓指

喉科枕秘

喉科秘钥

咽喉经验秘传

养　　生

易筋经

山居四要

寿世新编

厚生训纂

修龄要指

香奁润色

养生四要

养生类纂

神仙服饵

尊生要旨

黄庭内景五脏六腑补泻图

医案医话医论

纪恩录

胃气论

北行日记

李翁医记

两都医案

医案梦记

医源经旨

沈氏医案

易氏医按

高氏医案

温氏医案

鲁峰医案

赖氏脉案

瞻山医案

旧德堂医案

医论三十篇

医学穷源集

吴门治验录

沈芊绿医案

诊余举隅录

得心集医案

程原仲医案

心太平轩医案

东皋草堂医案

冰壑老人医案

芷园臆草存案

陆氏三世医验

罗谦甫治验案

临证医案笔记

丁授堂先生医案

张梦庐先生医案

养性轩临证医案

养新堂医论读本

祝茹穹先生医印

谦益斋外科医案

太医局诸科程文格

古今医家经论汇编

莲斋医意立斋案疏

医　史

医学读书志

医学读书附志

综　合

元汇医镜

平法寓言

寿芝医略

杏苑生春

医林正印

医法青篇

医学五则

医学汇函

医学集成

医学辩害

医经允中

医钞类编

证治合参

宝命真诠

活人心法（刘以仁）

家藏蒙筌

心印绀珠经

雪潭居医约

嵩厓尊生书

医书汇参辑成

罗氏会约医镜

罗浩医书二种

景岳全书发挥

新刊医学集成

寿身小补家藏

胡文焕医书三种

铁如意轩医书四种

脉药联珠药性食物考

汉阳叶氏丛刻医集二种